中国卫生经济与体系研究

主　编　孟庆跃

编　委（按出现章节先后排序）

孟庆跃　北京大学

李　琦　中国宏观经济研究院

金音子　北京大学

李惠文　中国人口与发展研究中心

侯志远　复旦大学

王书平　国家卫生健康委卫生发展研究中心

傅佩佩　山东大学

袁莎莎　中国医学科学院医学信息研究所

梁思园　四川省卫生健康委员会

赵世超　山东师范大学

宋奎劢　山东第一医科大学（山东省医学科学院）

岳大海　美国马里兰大学

李红敏　济宁医学院

常　捷　西安交通大学

王海鹏　山东大学

王　欣　中山大学

宋宿杭　美国佐治亚大学

张鲁豫　北京大学第一医院

石学峰　北京中医药大学

人民卫生出版社
·北　京·

图书在版编目（CIP）数据

中国卫生经济与体系研究/孟庆跃主编. —北京：
人民卫生出版社，2023.2
　ISBN 978-7-117-34435-7

　Ⅰ.①中… Ⅱ.①孟… Ⅲ.①卫生经济-经济体系-
研究-中国 Ⅳ.①R199.2

中国国家版本馆 CIP 数据核字（2023）第 025282 号

| **人卫智网** | **www.ipmph.com** | 医学教育、学术、考试、健康，购书智慧智能综合服务平台 |
| **人卫官网** | **www.pmph.com** | 人卫官方资讯发布平台 |

中国卫生经济与体系研究

Zhongguo Weisheng Jingji yu Tixi Yanjiu

主　　编：孟庆跃
出版发行：人民卫生出版社（中继线 010-59780011）
地　　址：北京市朝阳区潘家园南里 19 号
邮　　编：100021
E - mail：pmph @ pmph.com
购书热线：010-59787592　010-59787584　010-65264830
印　　刷：人卫印务（北京）有限公司
经　　销：新华书店
开　　本：787×1092　1/16　印张：31
字　　数：774 千字
版　　次：2023 年 2 月第 1 版
印　　次：2023 年 6 月第 1 次印刷
标准书号：ISBN 978-7-117-34435-7
定　　价：128.00 元

打击盗版举报电话：**010-59787491**　E - mail：WQ @ pmph.com
质量问题联系电话：**010-59787234**　E - mail：zhiliang @ pmph.com
数字融合服务电话：**4001118166**　E - mail：zengzhi @ pmph.com

前　言

我国自 2009 年初开始的医药卫生体制改革取得了重要进展,健康成为经济社会发展重要目标令世界瞩目。特别是实施健康中国战略,践行生命至上理念,卫生健康发展既承载着十分繁重的任务和使命,也有着难得的历史发展机遇。这样一片卫生健康改革和发展的沃土,为卫生政策领域提供了更多和更有意义的研究机会和主题。在这样的时代背景下,本书的主要目标是总结和分享卫生经济与体系研究成果。

本书包括四篇二十章。第一篇是"投资于健康",由六章组成,分别是绪论、基于社会决定因素的人均预期寿命预测及增长路径研究、医疗服务需求行为研究、卫生费用和政府卫生投入、社会医疗保险制度建设和区域卫生资源配置与规划。围绕投资于健康主题,绪论讨论了政府与市场、医疗服务价格和效率与公平等几个热点问题。第二章从健康决定因素的角度,预测了到 2050 年我国人均预期寿命,从经济、教育、环境和卫生等几大领域,提出了期望寿命增长的主要路径。第三章以影响居民医疗需求两个的重要因素为切入点,即基本医疗保险覆盖和卫生人力资源,分析了居民医疗服务需求行为。第四章到第六章,从卫生总费用、社会医疗保险制度建设和卫生资源规划等方面,分析了我国健康投资的规模和结构、基本医疗保险制度发展和资源规划新思路。

第二篇的主题是"基层卫生经济政策与改革",由五章组成,包括委托代理视角下家庭医生签约服务、卫生服务供方支付制度、基层卫生人力资源配置与健康、基层卫生人力激励机制和基层卫生人员工作偏好研究。五章的核心内容是基层卫生机构和人员激励机制,包括家庭医生签约服务中的契约关系(第七章)、支付制度改革及其成效(第八章)和基层卫生人员工作偏好和激励等(第九章到第十一章)。十年医改,基层医疗卫生工作得到了极大关注和支持,基层卫生一直是改革和发展的主题。本篇利用卫生经济学主要理论和方法,分析和评价了主要基层卫生经济改革。

第三篇是"卫生经济专题研究",由国家卫生城市创建健康影响评价、宁夏在线卫生服务需求研究、疫苗接种经济分析和糖尿病医疗费用与经济负担分析四章组成。这几个主题之间虽然有一定的跨度,但都是当前及今后一段时期卫生经济学研究的热点。我国卫生城市建设工作影响巨大,第十二章从健康影响维度对其进行评价并提供了新的证据。"互联网+医疗"是医疗卫生领域利用数字信息技术实现快速发展的重要支撑,第十三章从使用者角度分析了在线卫生服务需求现状和未来政策需求。新冠疫情和疫苗接种无疑是近期医疗卫生领域最重要的话题之一,第十四章从经济学角度对疫苗接种进行分析,帮助理解供需双方的支付意愿和供给意愿。第十五章则对特定疾病(糖尿病)服务利用和成本进行了分析。

第四篇的主题是"卫生体系绩效",由五章组成,分别是卫生服务体系整合评价研究、卫生与健康平等、卫生体系效率、基层卫生服务质量评价和中医药服务体系经济分析。卫生体系是国际上近二十年来的热点研究领域,全球新冠疫情流行也对加强卫生体系建设提出了新要求。建设优质高效整合型卫生体系是推进健康中国战略的重要任务。本篇前四章涵盖了卫生体系绩效最重要的四个维度,即整合(第十六章)、公平(第十七章)、效率(第十八章)和质量(第十九章)。中医药服务是我国卫生体系的特色,第二十章从卫生经济视角对中医药服务体系进行分析,以弥补这方面知识的欠缺。

本书的对象是从事卫生经济、卫生政策、社会医学、卫生事业管理等专业的教学研究人员和研究生,以及各级卫生行政部门管理人员。虽然本书作者付出了艰辛劳动,但仍然难免存有不足,敬请读者批评指正,帮助我们不断完善。

孟庆跃

2022 年 5 月

目　　录

第二篇　基层卫生经济政策与改革

第三篇　卫生经济专题研究

第四篇　卫生体系绩效

第一篇

投资于健康

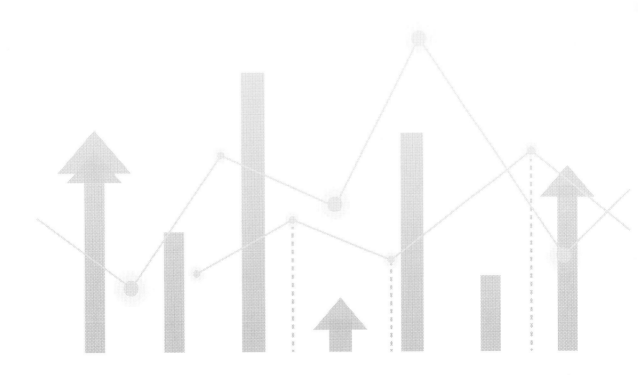

第一章

绪　论

我国卫生经济学科发展自20世纪90年代初进入快车道,培养了一批该领域研究专门人才,所产出的研究成果对卫生经济政策制定产生着越来越重要的影响。卫生体系研究自21世纪初发端以来,已经成为与卫生经济学、社会医学、卫生事业管理学等学科交叉融合重要研究领域。本章选择投资于健康、政府与市场、医疗服务价格、诱导需求、效率与公平、以健康为中心医疗卫生服务体系和卫生政策与体系研究能力等七个主题进行分析,力图从不同的角度为本书其他各章补充背景信息。

第一节　优化健康投资体系

一、健康投资原则

（一）国际倡导与中国实践

健康投资是卫生经济政策领域热词。世界银行1993年发表过一本报告,即"World Development Report 1993,Investing in Health"[1]。该报告为发展中国家政府提出了提高人群健康一系列政策建议,特别是使用了一种新的卫生领域确定投资重点方法学,即通过测算疾病负担(global burden of disease,GBD)及其卫生干预措施成本-效果评价,帮助政府进行合理的卫生投入决策。报告中使用伤残调整寿命年(disability adjusted life year,DALY)测量疾病负担,干预的成本-效果评价使用每获得一个DALY的成本来进行比较,干预的优先重点则根据成本-效果测算结果决定。虽然对该报告的内容有许多争议,包括发展中国家数据可得性和政策可行性问题,以及选择性基本卫生服务(selective primary health care)和全面基本卫生服务(comprehensive primary health care)对卫生服务体系的影响等,但其中建立的逻辑为资源配置提供了新的思路和路径。

2001年,Jeffrey Sachs博士领导世界卫生组织(World Health Organization,WHO)宏观经济与健康委员会发表了报告"Macroeconomics and Health:Investing in Health for Economic Development"[2],阐述了健康在整个经济发展中的作用,就如何改善健康领域投资、如何改善人类健康以及如何通过健康推动经济增长等提出了建议。报告发表后不久,我国举办了宏观经济与健康研究专题报告会,会上Jeffrey Sachs结合他对中国卫生和健康发展的理解解读了该报告的核心内容,其中为我国健康投资提出的两点建议至今仍有意义[3]。一是优先投资于预防服务,"中国有很多吸烟者,许多疾病与吸烟有关。要采取有效的干预措施予以解决。如果采取有效的预防措施,可以省时省钱,可以避免许多疾病。所以,预防是第一道防线"。二是优先投资于重点人群,"要解决低收入人群就医出资问题。最贫困的人口是无法用自己的收入为自己看病付钱的。低收入人群应该如何出资和如何付费是个需要解决的问题";以及投资于制度建设,"要建立某种社会保障机制,也就是说,当生病的时候,家庭不会因此而破产"。那时,我国新型农村合作医疗制度建设刚起步。

如果说 1993 年世界银行报告和 2001 年 WHO 报告阐明了为什么以及如何投资于健康,WHO 2007 年发表的《健康社会决定因素报告》则阐明了健康问题产生的根本性原因、健康公平决定因素,作出实现健康公平必须解决"疾病原因中的原因"这一重要论断[4]。

我国卫生事业发展和健康改善历史,为世界做出了投资于健康良好实践,成为许多国家学习榜样,也为世界卫生发展探索了中国特色之路。如图 1-1 所示,自 1949 年以来,中国在经济发展水平极为落后、卫生资源极端匮乏情况下,通过加强基层卫生组织建设、预防为主、以农村为重点,结合开展大规模群众爱国卫生运动等政策措施,迅速改善了人民健康水平,成为世界上"以较少卫生投入取得较好健康水平"典范之一。

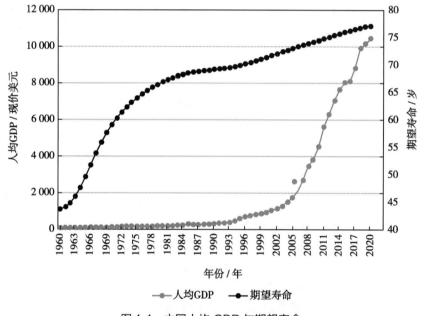

图 1-1　中国人均 GDP 与期望寿命

数据来源:World Bank,World Development Indicators 2022

本书第二章,以健康社会决定因素为主要模型,对未来我国期望寿命增长及其主要影响因素进行了预测和分析。这项研究结果进一步表明,将健康融入所有政策对于实现投资于健康目标的重要性。世界银行 1993 年报告发表至今三十年过去了,世界银行和各个国家有必要审视投资于健康进展、障碍和未来策略。百年不遇新冠病毒感染疫情及其控制,为评估投资于健康成果提供了绝佳机会。

（二）爱国卫生运动和预防为主

无论是过去三十年国际社会呼吁应高度肯定健康的价值以及提出的健康投入建议,还是我国在经济欠发达条件下所取得的卫生事业和健康促进重要成就,都为总结和思考如何更好地投资于健康提供了宝贵思想和经验。我国的爱国卫生运动和预防为主卫生工作方针是值得深入思考和研究的重要领域。

爱国卫生运动始于 1952 年,距今已七十余年,但其具有鲜明中国特色和体现时代背景的健康融入所有政策实践,必将载入卫生与健康发展史册。可以说,我国包括爱国卫生运动在内的成功实践远远早于当今国际社会倡导的理念,也是应当深入挖掘的卫生健康政策发展宝藏。正如中央人民政府所总结[5]:爱国卫生运动是群众性卫生运动,是具有中国特色卫生工作方式,是把群众路线运用于卫生工作伟大创举和成功实践。爱国卫生运动以较低成本实现了较高的健康绩效,是新中国卫生奇迹主要经验之一。

爱国卫生运动围绕不同时期工作重点,先后开展了"除四害""两管五改"(管水、管粪、改水井、改厕所、改畜圈、改炉灶、改造环境等)、"五讲四美"、全国城市卫生检查、卫生城镇创建、九亿农民健康教育行动、"讲文明、讲卫生、讲科学、树新风"活动、城乡环境卫生整洁行动等一系列工作。2015年1月,国务院印发《国务院关于进一步加强新时期爱国卫生工作的意见》,提出了努力创造促进健康良好环境、全面提高群众文明卫生素质、积极推进社会卫生综合治理和提高爱国卫生工作水平等四个方面重点工作任务。爱国卫生运动在不同时期形式和内容不断变化,但四个核心要素贯穿始终:最高领导重视、强调预防、部门责任制、发动人民群众。核心要素中无论哪一条缺失,都会影响这项工作的效果。在爱国卫生运动初期,毛泽东主席推动、周恩来总理任中央防疫委员会(后改为中央爱国卫生运动委员会)主任,各个部门责任明确,为爱国卫生运动提供了最有力的政治保证,群众性卫生运动也在此基础上得到了有效组织和开展。

透过我国爱国卫生运动实践,思考投资于健康问题,有两点重要启发。第一,"投资"不仅仅是资金上的投资,更重要的是需要从政治上对健康进行投资。资金投资决定于政治重视。对健康投资水平虽然决定于经济发展,但政治上对健康价值的认识,将决定在一定的经济条件下对健的支持力度和方式。在中、低收入国家,面对健康投入不足问题,政府最简单的回答就是受限于经济发展水平。我国在新中国成立初期一穷二白的条件下开展健康促进运动,为当今世界更加完整地理解和把握投资于健康实质意义提供了范例。第二,投资于健康不等于投资于医疗卫生。后面还会讨论医疗服务价值的问题。实际上,新中国成立后,国家开始建设以基层医疗卫生体系为重点三级医疗预防保健网络,政府并没有仅仅依靠专业医疗卫生服务解决健康问题,而是动员全社会讲究卫生。在中国实践了半个世纪后,WHO才倡导从健康社会决定因素的维度理解和解决健康问题。

预防为主是我国过去七十多年一直遵循的卫生工作方针。预防服务最具成本-效果,投资于健康最重要的是投资于预防服务,这似乎是世界上早已达成的共识。当前我国卫生健康工作方针以及健康中国战略,把预防为主置于很高的政策优先位置。新冠病毒感染疫情防控,也把做好预防为主工作作为加强公共卫生体系建设的重点内容。但是,说起来简单和容易的事,往往做起来很难。践行预防为主,做到有效的投资于预防,还有很大的需要改善空间。英国十年前成立 Public Health England,其主要职责是通过加强和完善预防服务政策促进健康,包括支持社区组织开展健康促进相关服务。泰国建立专门 National Health Fund,支持社区提供预防和健康促进服务。英国和泰国是两个通过创新组织结构和资金渠道投资于预防例子。我国经济已经发展到较高水平,与七十年前相比,应该有更加丰富和有力的工具优化健康投资,推进预防为主方针落实。以控烟为例,如果以预防为主、生命至上为原则,应当怎么做呢?预防为主需要强有力公共筹资政策支持。本书第四章我国卫生总费用机构构成分析表明,公共卫生机构费用占卫生总费用的比例自2015年以来均低于6%,是1990年以来的低位;公共卫生机构费用占卫生总费用的比例比较高的年份是2007—2014年,均在7%及以上。

（三）医疗服务价值

一般认为,医疗服务对健康水平提高贡献有限。使用平均期望寿命、婴儿死亡率、5岁以下儿童死亡率、孕产妇死亡率,甚至 DALY 等作为健康或疾病负担指标,可能确实如此。这回到了一个很基本的问题,医疗服务消费了大约三分之二卫生总费用,如果它在健康改善中发挥不了主要作用,投资于医疗服务的意义在哪里,或者说在投资于健康中,如何考虑医疗服务的价值?

比较公认的健康定义是 1948 年 WHO 作出的:健康是身体、心理上和社会适应的完好状态,而不仅仅是没有疾病和虚弱。回答投资于健康问题,首先需要全面理解和科学测量健康。除了避免过早死亡和伤残(期望寿命、通过死亡率和 DALY 等指标测量健康),人们从医疗服务中还寻求什么呢,是仅仅延长生命和减少失能吗? 我们是否在健康测量中缩小了健康内涵?

医疗服务已经成为复杂社会现象,它已经不仅仅与服务有关,也不仅仅与健康有关。正如有的学者指出,医疗服务中只有一部分功能可以有益于健康[6]。也就是说,医疗服务更多的功能是为患者提供满足感(satisfaction)、舒适感(comfort)、成就感(achievement)和安全感(safety),而这些与患者健康结局指标并没有必然关系。即使是治疗失败了,患者从医疗服务中仍有可能得到上述获得感。经济社会发展使得人们对医疗服务的期待和获得感体验不断发生变化。延年益寿是患者的追求,解除苦痛、愉悦身心和良好的就医体验也同样重要。仅仅是治病救人,如果患者体会不到关爱和良好的服务,其仍然缺乏满足感和舒适感,仍然体会不到在最脆弱的时候期望得到的尊重。这是为什么在医学技术日新月异、医疗服务技术能力不断提高的当下,患者满意度仍然不高的主要原因。医疗服务所具有的非传统的医学意义上的功能,体现了医疗服务本身具有的社会价值。从这个意义上,对医疗服务投资价值可能被低估了。

二、政府与市场

(一)争论必然性

我国关于医疗卫生领域政府和市场作用讨论甚至始于 20 世纪 80 年代初。1987 年笔者在上海医科大学读硕士时曾经作为服务志愿者参加过一场卫生经济研讨会,虽然当时对所研讨政府和市场在医疗卫生中作用的内容懵懵懂懂,但其场景至今难忘。1985 年 4 月国务院批转卫生部《关于卫生工作改革若干政策问题的报告》,提出对卫生医疗机构实行放权、让利、搞活,实行鼓励创收和自我发展的政策,开始进行收费制度改革,被称为经济改革开放背景下医改开始。在这样一个大的政策环境下召开的研讨会,争论非常激烈,无论是市场主导论还是政府主导论,都从学术、历史经验、国际借鉴等诸多角度进行探讨,至今仍清晰地记得在会上有学者以新中国成立后三十年医疗卫生发展取得的成就为例,阐述政府主导的必要性,以及市场化可能带来的危害;一位美国学者提出忠告,美国医疗卫生领域市场化制度安排,消费了大量资源但没有实现社会健康发展目标,中国需要谨慎考虑医疗卫生制度选择问题。在会上也有学者提出,医疗卫生如果不进行市场化改革,在财政投入不足和部门对资源激烈竞争的情况下,在改革开放大潮下,医疗卫生将失去快速发展的机会,医疗卫生服务能力就得不到较快提升,就难以解决日益尖锐的医疗卫生服务供需矛盾。这是笔者所听到比较早期的关于医疗卫生领域政府和市场作用的讨论,虽然之后不断听到这一主题的讨论或争论,甚至将持有不同意见的双方称为"市场派"和"政府派",但印象都没有那么深了。到了 20 世纪 90 年代初,在医疗机构收费政策改革之后,政府允许和鼓励当时的防疫站开始收费改革,那时候隐隐约约感觉到,防疫服务市场化收费和教科书上讲的公共产品价格政策不一样了。但无论怎样,我国 20 世纪 80 年代初开始的历史性变革,必然带来各个领域的深刻变化或者震荡。现在看来,医疗卫生领域 20 世纪 80 年代中期到 21 世纪初市场为导向的改革,是历史的必然。只有经过这样一段改革,才能让我们正确和全面认识医疗卫生市场特殊性,明确政府在健康中的职责,珍惜曾经创造和拥有的卫生事业发展经验。

在理论指导下,政府一直试图根据公共产品特性,划清医疗服务中政府和市场发挥作用的界限,即哪些服务政府管、哪些服务市场发挥作用。但这是一项艰难的任务,甚至是一项不可能完成的任务。从 20 世纪 90 年代中期开始,不断开展什么是基本医疗服务、什么是非基本医疗服务研究。遗憾的是,虽然尝试了多种研究思路和方法,包括以病种为切入点、以服务项目为切入点、以投入为切入点等等,但至今尚没有具体的研究成果上升到政策操作层面。医疗服务的特殊性、复杂性和变动性,给从医疗服务层面明确政府职责和市场作用带来了很大困难。国家基本医疗保险《药品目录》《医疗服务设施目录》和《诊疗项目目录》规定了基本医疗保险基金使用的范围,是基本医疗保险对利用好公共资金支持基本医疗服务的有益尝试。

(二)筹资与服务提供

政府和市场的作用可以从卫生筹资和服务提供两个维度分析。从筹资角度,通过税收筹资或者社会医疗保险筹资或者两者结合筹资模式,是被我国卫生事业发展历史证明,以及被各国卫生筹资制度检验,具有更高公平和效率的筹资制度。WHO 提出,个人自付医疗费用(out-of-pocket payment,OOP)占卫生总费用的比低于 15% 是比较理想的(公平的)卫生筹资体系,这个比例已经成为世界各国特别是发展中国家完善卫生筹资体系的目标[7]。我国在《"健康中国 2030"规划纲要》中,也把 OOP 作为健康服务与保障领域的重要指标,到 2030 年目标达到 25% 左右。但即使达到这一目标,与 15% 相比仍有较大距离。扩展税收和社会医疗保险筹资渠道,是降低 OOP 的基本选择。无论是通过税收筹资还是通过社会医疗保险制度筹资,都需要政府主导。世界上中、高收入国家卫生筹资体系是以公共筹资为主,个人筹资为辅。即使像美国这样市场化筹资程度比较高的国家,通过税收和各种社会医疗保险项目,2019 年其政府卫生支出占总费用的比例也超过了 50%[8]。欧洲各国公共渠道筹集的资金占比更高。因此,在卫生筹资领域,政府主导不仅仅是各国卫生筹资制度共同遵循,也是当前卫生筹资实践的主流。卫生筹资领域政府主导不仅仅意味着政府对卫生直接投入责任,同时,也意味着政府在卫生筹资制度、资金统筹和支付、资金监管制度建设等方面需要负起首要责任。

2019 年英国约 80% 卫生资金来自税收[8]。但英国最依赖的医疗服务提供者全科医生或者全科诊所,却是个体和私人所有。英国这种筹资和服务提供模式在世界上并不少见。公立主导的卫生筹资体系并不意味着一定通过一个公立医疗服务体系来提供服务。从所有制的角度,世界上存在着私立为主、公立为主、公私平衡等三类医疗服务提供体系。医疗服务提供体系所有制性质主要决定于三个因素,一是各个国家总体经济制度和公共服务制度安排,这是最重要的因素;二是服务体系变迁的路径依赖;三是社会偏好。对于不同所有制形式的医疗服务提供体系,自然会有一个基本问题,即哪种体系更具有效率、公平和质量?为了回答这个问题,世界银行曾支持过一项综述研究,主要发现发表在 *Health Economics* 期刊上[9]。这项研究表明,同样卫生筹资体系下,公立为主导服务提供和私立为主导医疗服务提供体系,其绩效并没有显著差别。在各个国家卫生体系中,既有表现很好的公立主导的医疗服务体系,也有表现很好的私立主导的医疗服务体系。也就是说,决定医疗服务提供体系绩效的不是所有制形式,而是医疗卫生领域治理、监管和评价等方面的制度安排和能力。

上述关于政府与市场作用是从宏观卫生体系筹资和服务提供层面的讨论。在微观和操作层面,市场机制的作用有很大发挥的空间。比如从卫生资源管理的角度,政府如果善用市场机制,可以促进良性竞争和避免恶性竞争,实现卫生资源有效利用。有些地方政府利用市场机制对辖区内医疗卫生机构进行考核评估和排名,在一定程度上起到了促进竞争和发展的作用。如果考核指标合理,能够撬动医疗卫生机构以评估指标为指引创优争先。同理,政府可以通过规制,避免医疗机构之间为了收入竞争患者。

(三) 社会办医

在上面关于医疗服务提供体系所有制形式讨论基础上,结合我国社会办医政策作进一步分析。我国长期以来已经形成公立(或者政府办)为主体的医疗服务提供体系。这个体系既与国民经济发展主体脉络一致,也与国家提供基本公共服务制度安排一致。在此前提下鼓励社会办医,主要期待三方面改变:一是增加办医社会资源,补医疗服务短板,满足不断增长的多层次和多样化医疗服务需求;二是医疗服务体系引入竞争机制,激发公立医院活力,提高医疗服务体系效率;三是推动医疗技术和产品更新换代,提高医疗服务体系能力和水平。到目前为止,社会办医所动员的资源主要是扩张了医疗机构的数量、医院床位和医疗仪器设备,以及增加了初级水平卫生技术人员,但对于社会最需要的优质医疗技术人员扩容作用影响不大。把医生从一个医院动员到或者吸引到另外一个医院,不会从医疗服务体系上增加优质医生总量,也不会提高医疗服务体系能力,反而有可能导致优质医疗资源配置不公平。此外,我国社会办医主要集中在一些专科服务领域,其综合服务能力和条件与政府办三级医院差距较大,所期待的社会办医鲶鱼效应,在短期内还难以看到。在社会办医床位占比20%和服务量占比20%政策要求下,社会办医规模迅速扩大,但总体效果值得进一步研究和评估。

有些地方曾经对公立医院进行民营化或者社会化改造,但罕见成功者,这是医疗服务规律的作用。从整体上看,到目前为止,公立医院民营化既没有解决当地财政问题,更没有解决医疗服务体系效率和公平问题。试图通过改变所有制结构解决医疗机构生存和发展问题,成本很高,效果也不好。政府投资和管理不与民争利原则,是对一般商品生产和服务领域而言。对于医疗服务行业,政府直接投资和直接提供服务,看起来是与社会办医争利,实际上是保护广大患者基本权益。社会办医不应是医疗服务体系发展政策权宜之计,也不应该成为缺乏科学规划和有效监管下资本无序扩张另一个领域。

第二节　医疗服务价格与诱导需求

一、医疗服务价格

(一) 价格基础性作用

从内容结构上,国际上有两大类卫生经济学教材。第一类教材以美国为代表,主要以微观经济学为基础,价格是其中核心内容;第二类教材以英国和德国为代表,主要以宏观卫生资源配置和经济政策为主,更多的是讨论政府干预和保险政策,对微观基础上价格政策介绍很少。我国主要卫生经济学教材内容结构与第一类相似。此外,我国卫生经济学学科发展早期,正是医疗卫生领域市场化改革的阶段,价格是医疗卫生服务筹资重要渠道。所以,有必要对价格机制在医疗服务领域的作用作进一步讨论。

医疗服务领域特殊性,决定了其供需均衡不能仅仅依靠完全竞争市场条件下的价格机制。政府对医疗服务市场的干预,包括社会医疗保险和税收筹资,大大降低了市场价格在实现医疗服务供需平衡方面的作用。无论英国通过税收还是德国通过社会医疗保险,基本免费医疗意味着价格信号对需方已经失去作用。即使在医疗服务市场化程度比较高的美国,随着政府卫生投入占比增加和社会医疗保险覆盖面扩大,市场价格的作用也在减少,而对政府补贴和医疗保险体制下的价格政策讨论越来越多。美国 Folland 主编的《卫生经济学》(第6 版)[10],在介绍市场机制基础上的消费者选择和需求之前,先介绍健康保险需求与供给,反映了医疗服务领域供需的基本特征。

虽然医疗服务市场存在特殊性,但不应忽视价格对医疗服务供需发挥基础性作用。医疗服务价格作用可能在不同的层面上以不同的形式得以体现。充分理解完全竞争市场条件下价格机制,才可能更好地理解医疗服务市场价格机制及其作用。

医疗服务价格弹性是很有价值和吸引人的研究内容。我们以健康保险为例分析其在政策决策中的作用。健康保险是参保者疾病经济风险共担机制,通过参保者享受低于市场价格服务,提高医疗服务可及性,减轻疾病经济负担。健康保险制度最核心问题是保障程度,即保障程度能够提高医疗服务可及性和利用,能够避免参保者出现因病致贫。同时,保障程度不应导致过度医疗和卫生资源浪费。兰德公司所做的健康保险实验表明[11],参保者适当费用分担(cost sharing),并不明显影响参保者健康。免费虽然能够增加卫生服务利用公平性,改善穷人、高危人群和患病者健康,但代价非常昂贵。发达国家健康保险采用各种形式的费用分担来代替完全免费,对控制急剧增长的卫生费用发挥了重要作用。

加入基本医疗保险后,参保者由于存在道德损害(moral hazard)行为,医疗服务可能会出现过度利用和不必要利用。也就是说,在不断升高的医疗服务利用中,从医学的角度,有一定的比例是不必要或者是可以避免的。我国当前住院率已经超过经济合作发展组织(OECD)国家的平均水平[12]。住院率受到人口老龄化、疾病谱、经济水平和医疗条件等因素的影响,与上述国家平均水平相比,难以解释我国医疗服务高利用率主要驱动因素。实现医疗保险全民覆盖后,医疗服务价格对供需双方行为作用机制研究,比如研究不同地区和不同收入水平居民医疗服务价格弹性,为揭示价格作用和完善基本医疗保险筹资和支付等机制将提供重要依据。当然,除了医疗服务价格,还有包括服务能力在内的许多其他因素影响需求行为。第三章研究了医疗保险(价格)和人力资源(服务能力)对医疗服务需求行为的影响。

(二)全民免费医疗

如前面所提及,与医疗服务价格有关的重要话题是全民免费医疗。关于我国全民免费医疗讨论或建议有的来自医疗卫生行业外,有的来自行业内,一直没有中断。总结起来,这类讨论或建议有两方面判断。第一个方面判断认为,如果医疗资源得到合理使用,我国卫生经费规模已经可以支持全民免费医疗。这个判断很重要的假设是全民免费医疗后,卫生费用和利用仍然维持在当前水平。但这可能吗?医疗服务价格缺乏弹性但并非完全无弹性,全民免费后必然进一步刺激医疗服务利用,推动医疗费用进一步攀升,突破当前卫生经费需求水平。通过提高卫生资源使用效率比如控制控制医疗费用不合理增长,但改善效率过程非常复杂,包括优化医疗卫生服务体系功能、提高卫生管理水平、完善卫生投入方式等,需要全面提升和加强医疗卫生治理水平和能力。

第二方面判断认为,全民免费医疗是制度优势体现,应当把它作为标杆,体现我国医疗卫生制度特色和优势。其实,世界上并不存在完美的医疗卫生制度。有些号称免费医疗中、低收入国家,其医疗条件较差、服务质量不高,难以满足基本医疗卫生服务需求,居民健康水平堪忧;有些接近全民免费医疗高收入国家,虽然卫生公平性得到改善,但医疗服务体系却出现了效率低、就医难等问题。医疗服务无论全部免费还是部分免费,无论卫生经费通过什么渠道筹集,所有支出都是人民群众所创造,最重要的是如何把有限的卫生资源利用好。所以,全民免费医疗本身并不是制度优势标志,根本问题是全民免费医疗能否被证明比非全民免费医疗能够带来更高的健康福祉和获得感。医疗服务价格是一个硬币两个方面,它一方面是需方服务利用门槛和供方筹资工具,另一方面是实现公平和高效配置和使用卫生资源的重要杠杆。

(三)阶梯价格

在医疗卫生领域,免疫接种作为公共产品常常被作为价格机制如何发挥典型例子。我国一类疫苗由政府免费提供,二类疫苗居民自费使用。疫苗接种价格差别化政策,即充分考虑了财政支持能力,也对扩大计划免疫接种率发挥了重要激励作用。以此带来的启示是,如何更好地利用价格政策推进免疫接种工作呢?新冠疫苗研发革命性技术创新,我们应该重新思考如何更广泛和更好地利用免疫接种促进健康。第一个问题是评估疫苗研发、生产和使用投入合理性。当前卫生总费用中,相对其他医药技术产品健康收益,评估免疫接种费用占比合理性。

第二个问题是对一类和二类疫苗划分及其补助政策的讨论。每一种疫苗都有其成本效果,更重要的不是疫苗之间比较,而是疫苗与其他医药产品技术比较。即使是被划分为二类疫苗,其健康价值可能比基本医疗保险覆盖的某些医药技术产品还要高。如果存在这种可能性,需要完善当前免疫接种对一类和二类疫苗实行"有"和"无"政府补助政策,比如实行阶梯价格,即根据疫苗成本效果给予不同比例补贴(完全补贴、较高补贴、中补贴和较低补贴),利用价格政策推动免疫接种事业进一步发展。在我国个人信息系统建设基础上,还可以实施更加精准的免疫接种价格补贴政策,比如同一种疫苗接种,对不同收入段居民差别化补助,让低收入人群享有更高的政府补助。

二、诱导需求

(一)诱导需求研究

有研究认为医生诱导需求是导致我国医疗费用不合理增长主要原因[13]。2010—2020年,我国以医疗服务"诱导需求"作为题目博士、硕士论文就接近10本,以"诱导需求"为主题在中国知网上能够检索到上百篇博士、硕士论文,作者单位分布在经济学、管理学、公共卫生等领域,研究热度很高。

供方诱导需求(supplier induced demand,SID)或医生诱导需求(physician induced demand,PID)理论最早由 Evans 提出[14],其基本阐述是:在医疗市场中,由于医患双方存在信息不对称,医生作为患者代理者,可凭借其专业知识和技术,决定诊疗方案,可能出现医生为了自身利益诱导患者增加医疗需求。从信息不对称角度,绝大部分医疗需求都是医生决定和诱导出来,但因为疾病和医疗服务复杂性,区分哪些需求是因为医生利益驱动产生,并不容易证明。虽然诱导需求理论已经提出半个世纪了,但仍有许多研究空白有待填补。目前主要集中在关系研究,比如研究医务人员密度和医疗服务利用之间的关系、医院床位数与医疗费用增长的关系等,对诱导行为进行测量以及诱导行为与服务利用和费用之间因果关系研究极少。医生诱导需求从医生行为角度为研究医疗费用增长提供了重要理论基础,利用该理论研究医疗费用增长内在机制,有利于完善医疗服务监管政策。

(二)诱导需求延伸问题

基于供方诱导需求理论,从以下三个方面做些延伸性讨论。

1. 预防服务诱导需求 从医学目的出发,如果诱导所产生的医疗服务需求不具有健康效果,这部分医疗服务就是过度和非必需医疗。基于当前缺乏激励机制,鼓励医疗机构积极提供预防服务,是否可以利用供方诱导需求理论设计相应政策,促进医疗机构防治结合。预防服务供需双方也存在信息不对称,也存在医疗机构和医生"诱导"预防服务需求的行为基础。如果医疗机构能够更加积极地提供预防服务,对于落实预防为主方针和动员优质医疗资源服务关口前移非常关键。与医疗服务相比,大众对预防服务更加缺乏认识和明确需求,预防服务更依赖服务提供者主动作为。如果患者在诊疗时能够接受到医生足够的疾病预防控制教育,就需要激发医生"诱导"预防服务需求积极性。按照供方诱导需求理论,经济激励是影响医疗机构提供预防服务最重要的因素,对医疗机构提供预防服务给予充分的经济支持,促使其积极主动"诱导"预防服务需求。

2. 需方诱导需求 所谓需方诱导需求(user induced demand)或需方要求的需求(user wanted demand),是需方根据自己掌握的医学信息,提出超出医生正常(标准)服务的需求,包括额外医疗、药品和技术需求。在医疗保险广泛覆盖下需方诱导需求并不鲜见,其主要缘于参保者道德损害(moral hazard)行为和医学认知等因素。如果存在需方诱导需求,则卫生服务利用和费用的快速增长是由供需双方行为共同所致。互联网医学信息爆炸式增长和可及性提高,医患双方信息不对称出现重要变化。一方面,需方更有能力和条件获取医学信息;另一方面,需方仍然缺乏专业知识判断医学信息的价值。这种改变使得一部分人群,通过网络或者其他渠道了解到的信息,在就医前已经备好"需求清单",如果有医疗保险、医疗费用可以承受,就可能发生需方诱导需求。患者或者家人根据掌握的知识和信息选择医院和医生,也是需方诱导需求行为表现。

3. 供方缩减需求 供方诱导需求中常常会讨论委托代理问题。作为契约理论核心内容,委托代理理论(principal-agent theory)对于分析供方诱导需求行为及其控制政策十分重要。在我国医疗卫生治理结构和体系情景下,存在着多层次委托代理关系,比如医生患者委托代理关系、基本医疗保险经办机构和参保者委托代理关系等。医患委托代理关系研究和讨论比较多,这里以基本医疗保险经办机构和参保者委托代理关系为例,讨论可能出现的供方缩减需求(supplier reduced demand)行为。

基本医疗保险经办机构代理参保者与医疗服务供方建立契约关系。经办机构与参保者利益诉求有重合也有差异。参保者关注医疗服务数量、质量和价格,但经办机构除此之外,可能更关心保费结余。虽然保费结余也符合参保者利益,但介于过多,必然会影响当前参保者福利。为了实现结余目标,经办机构会采取支付制度等措施进行控费,比如总额预付。由于总额预付制下,费用超支风险完全由医院承担,为了控制费用,医院将尽可能减少医疗服务投入和选择病情较轻的患者,出现供方缩减需求行为,患者利益受损。对医院而言,供方缩减需求与供方诱导需求本质都是为了经济收益,但在第三方付费体制和委托代理关系多元化下,表现形式并不一样。医疗服务领域在契约关系由简单的医患双方转变为多方之后,对各种委托代理关系进行研究分析,有助于提高医疗服务领域政策系统性和有效性。

第三节　卫生体系效率与公平

一、效率与公平统一

改革开放以来,效率与公平关系一直是我国医疗卫生领域讨论的重要内容,有时甚至把效率和公平作为一对矛盾来认识。

认识医疗卫生领域效率与公平的关系,首先需要明确从什么维度进行评价。有学者认为[15],公平与效率都存在着分属不同主体的区别,即效率有个人效率、单位局部效率和社会整体效率之分;公平也有从个人认识角度,从单位、部门认识角度和从社会整体认识角度之别。局部效率高不代表社会整体效率高,局部公平不代表社会整体公平。在医疗卫生领域,从卫生体系维度(社会整体维度)和从部门单位维度评价效率和公平会得出不同的结论。医疗卫生领域对公平认识和评价,基本是从社会整体维度,但对效率的认识和评价,却需要明确区分不同的维度。

以医疗机构为分析单元的效率,主要评价医疗机构一定资源投入能否实现最大产出,或者一定产出水平是否利用了最小投入。医疗机构维度上产出指标主要包括门急诊人次数、住院人次数、收入等。如果以卫生体系整体维度评价效率,产出指标则发生根本性变化,主要指标是健康、保障和公众满意度,而不是医疗服务利用、机构收入等指标。所以,医疗机构层面上的效率和卫生体系层面上的效率具有完全不同的政策意义。在当前政策环境下,一个单体医院所追求的效率就是以最小资源投入实现服务和收入最大化,至于该医院提供的服务是否具有较高健康价值以及部分服务是否应该有基层卫生机构提供,并不是医院所关心的。

我国三级医院人满为患,医生年人均服务门急诊人次数和住院病人数远超欧美等国家,有人据此认为我国三级医院是世界上最有效率的医院。需要注意的是,此处所说的效率是指医院层面,而不是卫生体系层面。三级医院之所以人满为患,可能是因为基层医疗服务能力不足,许多应该在基层就诊患者到了三级医院,造成资源浪费,导致卫生体系效率(system efficiency)下降。从卫生体系层面而非医疗机构层面评价效率特别重要,是卫生健康事业发展从以治疗为中心向以健康为中心转变重要体现。建设优质高效医疗卫生体系、加强公共卫生体系建设,关键是体系层面而不是医疗机构为核心的建设。

认识医疗卫生领域效率与公平关系,需要正确认识医疗卫生性质。国民收入创造出来后,需要经过初次分配和再分配过程最终进入消费。国民收入初次分配之后还必须在全社会范围内进行再分配。初次分配强调效率,再分配则强调公平。医疗卫生部门属于非物质生产部门,在国民收入分配中隶属于再分配范围。我国建立了基本医疗保险制度和公共卫生服务均等化制度,也是对初次分配调节和再分配,既照顾到效率,也体现社会公平。因此,基于医疗卫生和健康基本性质,从社会(卫生体系)维度上,效率和公平是有机统一的关系。

二、卫生体系效率

本书第十八章分析了卫生体系效率。我国在世界上曾经是卫生资源配置和利用效率最高的国家之一,以较少资源获得了较高健康水平,是发展中国家学习典范。但近期数据表明,我国卫生体系效率优势不再明显,快速增长的卫生费用与改善放缓的健康水平形成对比,资源投入效率正在下降。投资于基层医疗卫生、预防服务和边远贫困地区,是提高卫生资源效率的重要途径。

1980年前,中国是世界上"以较少卫生投入取得较好健康水平"典范,建设基层卫生服务体系、培养基层卫生人力、建立基本医疗保障,被认为是实现高效率卫生和健康服务体系最重要的因素。此后,中国经济社会发展发生了巨大变化,卫生和健康服务体系的规模和质量也有了很大扩张和提升。当前,中国卫生和健康投入产出在国际上仍然处在较高水平,虽然与我们自身历史发展相比,由于投入产出递减规律的影响,已经出现效率下行趋势。

从发达国家发展历程看,随着人均期望寿命等健康指标提高和改善,健康产出边际效率下降是规律。像世界上绝大多数中、高收入国家一样,我国已经进入卫生费用增长快、健康产出改善相对放缓时期,这将成为今后一个阶段卫生投入产出基本趋势。健康生产效率下降主要包含两个方面因素:一是随着健康水平不断提高,卫生投入边际健康产出不断降低,这种规模效率下降是不可避免的;二是由于有限的卫生资源没有得到合理配置和使用,卫生投入尚没有获得最大健康产出,这属于技术效率低下。提升健康生产技术效率是提高卫生体系效率主要途径。在人均期望寿命达到较高水平、婴儿和孕产妇死亡率下降到一定程度、慢病成为主要疾病负担时期,由于成本攀升,健康改善所需要的投入越来越高。如何遵循我国新形势下卫生与健康工作方针,通过健全制度机制和服务体系,采取有效举措提高资源配置和利用的效率,保障健康中国建设未来可持续发展,是需要重视的重大问题。

三、卫生健康公平

健康问题是导致劳动能力下降或丧失的重要因素。有些人即使工作再努力,也无法实现正常收入和具有正常的支付能力。如果资源完全通过市场机制配置,这些人由于支付能力不足,将难以获得所需要的基本医疗卫生服务。通过公共政策干预可以帮助这这些人群获得基本医疗卫生服务,缩小与其他人群之间卫生服务利用和健康方面的差距,改善健康公平。WHO和世界银行最近发布《全民健康覆盖情况追踪:2017年全球监测报告》显示,世界上至少还有一半人口无法获得基本卫生服务,每年都有大量家庭因疾病陷入贫困。健康公平问题是当今世界普遍关注的重大社会和公共卫生问题。

健康公平最重要的基础是经济社会地位平等。我国扶贫战略为研究健康公平提供了最佳样本。在卫生经济和体系研究中,常常涉及公平、平等、差异等不同用语,比如卫生资源分配城乡差异分析、卫生服务利用年龄和性别差异分析、不同收入人群医疗费用负担差异分析等。公平分析的基础是研究"差异":差异有多大、为什么会出现差异、差异造成什么样的后果、如何缩小差异等。差异分析是基础。差异直接反映了不平等,而通过公共政策干预可以缩窄的差异和不平等,则体现了不公平程度,以及对公共政策干预的需求。第十八章展介绍了卫生和健康不平等研究成果。卫生和健康不平等反映了不同地区和人群在投入(筹资和资源)、过程(服务利用)和结果(健康状况)三个维度上的差异。

因病致贫曾经是贫困主要原因,健康扶贫对全面实现脱贫目标发挥了重要作用。我国2020年完成脱贫攻坚任务、实现全面建成小康社会目标,现行标准下贫困人口全部脱贫,贫困县全部摘帽,消除了绝对贫困和区域性整体贫困,取得了人类发展历史上里程碑式成就,为建设共同富裕社会奠定了坚实基础。但我们需要清醒地认识到,无论是在政府支持下脱贫人群,还是接近贫困的低收入人群,面对不断攀升的医疗费用,在现有医疗保障水平下,经济承受能力仍然脆弱,健康保障和健康防贫应当是长远重大研究主题。

我国持续改善健康公平将面临三个方面的挑战。第一,经济增长进入新常态,政府卫生支出压力较大,卫生财政转移支付和医疗保障筹资基础发生重要变化。比如,2018年政府卫生投入增速为4.8%,远远低于2000年以来15%平均增速。第二,医疗服务需求强劲,医疗费用持续攀升。2009—2012年,我国公立医院总费用年增长率接近20%;2013—2017年有所回落,但仍然高达11.7%,远超同期GDP增长水平。第三,低收入人群医疗费用负担依然沉重。低收入人群抵抗健康经济风险能力比较脆弱,存在较大的因病返贫概率。

第四节 建设以健康为中心医疗卫生服务体系

一、概述

《"健康中国2030"规划纲要》和《健康中国行动(2019—2030年)》明确提出要"促进以治病为中心向以人民健康为中心转变"。健康是人民最关心、最现实、最直接、最基本的利益所在,"人民健康是民族昌盛和国家富强的重要标志"。实现以人民健康为中心,是践行生命至上理念重要体现,是提升人民群众健康获得感、幸福感和生活质量根本性要求。医疗卫生服务体系由直接面对人民群众各级各类医疗卫生机构组成,承担着为人民群众提供医疗卫生服务最重要的职能,能否做到以健康为中心,能否为人民群众提供优质高效医疗卫生服务,是能否实现"以人民健康为中心"的关键。

建设以健康为中心医疗卫生服务体系,2 845个县域(包括县级市、市辖区等)应成为基本建设单元和核心,确保建设投入与成果贴近和惠及最广大的人民群众。实现以健康为中心需要作出系统性转变,包括政府在公共政策上体现以健康为中心、医疗卫生服务从治病向健康促进转变、个人和家庭从就医向防病转变等。系统性转变需要系统性体制机制突破,绝非易事,也非一日之功。在政府层面,以健康为中心转变长期性特点带来了最大政策决策和落实上挑战,完善卫生投入绩效评价机制、激发政府关注长期健康改善是关键。在医疗卫生机构层面,需要健全和完善筹资和支付制度,以健康为导向,鼓励医防结合,充分发挥基层医疗卫生机构作用,建设优质高效医疗卫生体系。

二、总体框架和人民美好健康需要

(一)总体框架

利用WHO卫生体系框架,即领导和治理、服务提供、筹资、人力资源、医学技术和药品、信息等六项功能,构建以健康为中心医疗卫生服务体系建设基本逻辑。建设以健康为中心医疗卫生服务体系,是为人民群众提供全方位、全周期、高质量和公平有效医疗卫生服务,其根本目的是改善健康水平和公平、减轻就医经济负担和提升获得感;医疗卫生服务体系建设需要具备科学的健康监测评估、完善的服务功能、优良的服务能力、合理的组织结构和先进的服务模式等五个方面特征,需要得到领导和治理、筹资、人力资源、医学技术与药品和信息等五个方面的保障和支撑(图1-2)。

建设以健康为中心医疗卫生服务体系需要回答三个基本问题:一是人民群众美好健康需要是什么;二是医疗卫生服务体系建设主要任务有哪些;三是如何支撑医疗卫生服务体系建设。

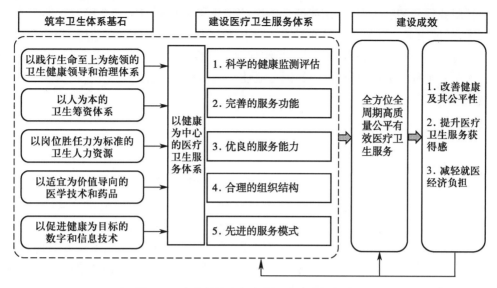

图 1-2　建设以健康为中心医疗卫生服务体系

（二）人民美好健康需要

我国社会主要矛盾已经转化为"人民日益增长的美好生活需要和不平衡不充分的发展之间的矛盾"，据此，医疗卫生领域主要矛盾应当是"人民日益增长的美好健康需要与不平衡不充分的卫生健康发展之间的矛盾"。正确认识新时期人民美好健康需要，是建设以健康为中心医疗卫生服务体系基本方向。人民美好健康需要可以从生物性、人性化和社会性三个层面构建。

1. 健康的生物性需要　健康的生物性需要是指人类共有的与保持和促进个体健康状况相联系的需要，是人们祛除身心病痛、延长生命的基本需要。疾病及其决定因素是最常用反映健康生物性需要的指标，比如肿瘤、心脑血管疾病的患病和死亡，以及吸烟、饮食和环境污染等健康影响因素。另外一个重要维度是人口生物学特征，比如老年和妇幼健康需要。《国际疾病分类第十次修订本（ICD-10）》包含 2.6 万个疾病和健康问题编码，《国际疾病分类第十一次修订本（ICD-11）》包含 5.5 万个与损伤、疾病以及死因有关的代码，编码涵盖内容已经远远超出传统定义的"疾病"，比如正常分娩服务、儿童早期发展、传统医学服务都进入了编码。因此，在认识健康生物性需要方面，需要从疾病向健康转变。

2. 健康的人性化需要　健康的人性化需要是指在人的健康生物性需要得到满足的同时，人类对医疗卫生服务便捷、友好、尊重、高效的需要。健康人性化需要要求医疗卫生服务体系既能满足人的健康生物性需要，又能满足人的心理和优质服务的需要。有效应对健康问题，需要医疗卫生服务体系为人民群众提供综合连续、防治结合、全方位和全周期服务，因此，健康人性化需要主要体现在人们对便利性、综合性和连续性三个方面。便利性包括在空间和时间上容易获得基本医疗卫生服务。综合性包括不同类型和不同部门服务综合提供，比如防治服务、医养服务等。连续性包括医疗服务在不同医疗机构间连续、疾病管理连续和信息共享等。

3. 健康的社会性需要　健康是人类社会经济发展的基础，具有明显的社会性。健康社会性需要是人们美好健康需要重要组成部分，如果这类需要得不到满足，会使人们产生焦虑和痛苦。健康社会性需要至少包括健康保障、健康社会支持和健康交流等三个方面。健康保障包括服务保障和经济保障,比如健全的医疗卫生服务提供网络和全民覆盖的基本医疗保险制度,是健康安全感和幸福感的基础。健康社会支持需要包括家庭、社区和社会对个人提供的支持,比如家庭成员间就医支持,是体现我国优良传统、饱含温暖和亲情的重要形式。健康交流是基本社会需要,包括健康知识一般性交流和特定人群之间交流,比如病友间建立交流网络等。

三、主要建设任务和保障

(一)主要建设任务

在实施健康中国战略和深化医药卫生体制改革过程中,我国已经出台多项加强和完善医疗卫生服务体系建设相关政策,包括推进分级诊疗制度建设、推进医疗联合体(简称"医联体")建设发展、建立家庭医生制度、推进公立医院高质量发展和加强公共卫生体系建设等工作。这些工作已经取得初步成效,为进一步优化医疗卫生服务体系奠定了基础。但是,根据人民群众不断增长的美好健康需要,按照深化医疗卫生服务供给侧结构性改革要求,医疗卫生服务体系改革的重点需要进一步突出,系统性需要进一步提高。根据以健康为中心医疗卫生服务体系应具备的五个特征,提出表 1-1 所列主要建设任务。

表 1-1　以健康为中心的医疗卫生服务体系主要建设任务

建设任务	建设要求	建设要点
健全监测评估机制	• 具备完善的健康评估信息系统 • 具备分析评估健康及其影响因素的基本能力 • 具备提出健康问题应对政策和干预的基本能力	• 健康信息系统 • 健康评价分析机制 • 健康应对策略和干预机制
完善服务体系功能	• 全方位全周期医疗卫生服务 • 各就其位各尽其责的医疗卫生服务机构和组织 • 预防为主,防治结合 • 基层为重点	• 以健康为中心体系功能 • 明确服务功能的断点、短板、弱项 • 提出并落实补短板强弱项各项工作任务
提升服务体系能力	• 加强医疗卫生服务体系整体能力 • 提升医疗卫生服务标准化和规范化水平 • 着重提高基层医疗卫生服务能力	• 以健康为核心的能力建设 • 医疗卫生服务标准化 • 重点加强基层医疗卫生服务能力
优化组织结构	• 健全完善医疗卫生服务网络 • 优化医疗卫生机构合作机制	• 医疗卫生资源和体系规划 • 完善医共体
创新服务模式	• 建设高质量家庭医生服务团队 • 普及医疗卫生适宜技术 • 建设信息和数字健康系统	• 提高家庭医生团队服务能力 • 加强信息技术应用 • 加强适宜技术应用

1. **健全监测评估机制**　我国医疗卫生服务体系健康监测和评估能力有逐级递减现象,县域分析健康问题和提出干预的能力整体上比较弱,一是缺乏对这项工作的重视,二是缺乏技术力量,三是数据和信息系统不完善。主要依靠国家或者省级层面健康分析信息,不利于有效地制定医疗卫生服务体系发展政策。完善健康信息系统,健全健康评价分析机制,培养和提高制定健康应对策略能力是关键。

2. **完善服务体系功能**　县域内有各级各类医疗卫生服务机构,这些机构承担着不同的功能和任务,其集成起来形成了整体医疗卫生服务体系功能。首先需要明确服务体系整体功能。预防为主、防治结合和基层为重点,是实现服务体系向以健康为中心转变和完善服务体系功能基本方向。完善医疗和专业公共卫生机构治理体系,建立工作联动、人员交流、信息互联互通机制和办法,完善基层疾病预防控制网络,通过家庭医生团队服务,实现基层疾病预防控制精细化管理,是完善服务体系功能重要举措。

3. **提升服务体系能力** 县域医疗卫生服务能力不强是难以满足人民群众美好健康需要重要因素。优质医疗卫生资源特别是优质卫生技术人员不足是最大瓶颈,服务标准化和规范化程度低是服务质量不高主要原因。卫生技术人员知识结构和技术水平与健康为中心服务需求差距较大。着重提高基层医疗卫生服务能力,实施以健康为导向能力建设项目,提高医疗卫生服务标准化是工作重点。

4. **优化组织结构** 合理的组织结构是实现服务体系功能和提高体系绩效的基础。2019年国家卫生健康委启动城市医疗集团和紧密型县域医疗服务共同体(简称"医共体")建设试点,到2021年底已建设2 000余个城市医疗集团和4 000余个医共体。当前医联体建设过程中存在着整体建设质量不高、利益协调机制不畅、医疗卫生机构各自为政等亟须解决的问题。优化医疗卫生机构合作机制,发挥医疗卫生资源和体系规划作用,实现行政、人事、财务、业务、用药目录、信息系统等统筹管理,探索不同层级医疗卫生机构紧密合作新机制,是实现县乡医疗卫生资源和服务管理一体化重要工作。

5. **创新服务模式** 创新服务模式是实现服务体系功能重要途径。完善家庭医生签约服务、提高"互联网+医疗"服务质量、拓宽数字健康技术应用场景、优化健康服务流程,都有助于以健康为中心医疗卫生服务体系建设。比如解决当前家庭医生制度建设中存在的问题,需要以基层医疗卫生机构为主要平台,建立以全科医生为主体、全科专科有效联动、医防有机融合的家庭医生签约服务模式,为人民群众提供综合连续的公共卫生、基本医疗和健康管理服务。

(二)支撑和保障

完成以健康为中心医疗卫生服务体系主要建设任务,需要强有力的政治支持、筹资保障和其他重要条件支撑。表1-2是从卫生体系基石角度提出的五个方面支撑和保障。

表1-2 建设以健康为中心医疗卫生服务体系需要的支撑和保障

条件和保障	工作重点
以生命至上为统领的卫生健康领导和治理体系	• 健康进入经济社会发展核心指标 • 完善的组织和领导体系 • 践行健康融入所有政策 • 加强卫生健康统筹和领导
以人为本的卫生筹资体系	• 建立以健康为中心公共资金支出和分配机制 • 以健康为中心对筹资渠道进行整合和协调 • 充分利用战略性服务购买机制和支付制度 • 医保、财政和卫健等部门共同优化卫生投入绩效考核制度
以岗位胜任力为标准的卫生人力资源	• 加强基层卫生人才队伍建设 • 建立合理的激励机制促进人才合理配置和使用
以适宜为价值导向的医学技术和药品	• 利用经济和管理等措施鼓励使用卫生适宜技术和药品
以促进健康为目标的数字和信息技术	• 促进信息互联互通、共建共享 • 积极利用数字和信息技术创新服务模式

1. 以生命至上为统领的卫生健康领导和治理体系 以健康为中心是当今世界各国卫生发展的共识,无论是国际社会积极推动的全民健康覆盖(universal health coverage,UHC),还是WHO 197个成员国一致通过的实现人人享有基本卫生保健《阿斯塔纳宣言》,健康是最重要的目标。新冠病毒感染疫情进一步强化和凸显了健康价值和健康对经济社会广泛和深刻影响。但是,上述共识和行动纲领在大多数国家实践中推进缓慢,政治意愿和领导力是根本原因。我国重视人民健康,践行生命至上,不仅在新冠病毒感染疫情防控中得到充分体现,也为世界卫生健康发展树立了标杆。地方特别是县域政府应把卫生健康作为经济社会发展核心指标,始终把卫生健康作为推动经济社会整体发展重要把手。

2. 以人为本的卫生筹资体系 我国2009年以来卫生总费用增速之快历史上未曾有过、世界也很罕见,主要得益于政府卫生投入和基本医疗保险制度投入快速增长。以人为本卫生筹资,首先是以人的健康为中心筹集和分配资金,其次是在医疗卫生投入上以人的健康为核心。我国基本医疗保险制度主要覆盖医疗服务,基本医疗保险与基本公共卫生服务均等化筹资制度分设,既影响医疗卫生服务体系整合,也不利于落实医防结合任务。此外,对卫生投入绩效考核主要关注短期和过程指标,虽然可操作性强,但健康指标缺失对建设以健康为中心医疗卫生服务体系缺乏引导性。

3. 以岗位胜任力为标准的卫生人力资源 我国卫生人力资源最大挑战是优质资源不足。所谓优质卫生人力资源,一是具有5年及以上正规医学教育经历,二是具备处理常见健康问题基本能力,三是具备医者仁心职业素养。基层医疗卫生机构具备岗位胜任力标准卫生技术人员尤其缺乏。县域特别是经济欠发达地区需要得到更大支持,扩大优质卫生人才总体规模,吸引和留住优质卫生人才。需要加大公共卫生和预防医学知识及技能在医学教育中的比重,培养具有医防结合理念和能力的医学生。

4. 以适宜为价值导向的医学技术和药品 医疗卫生服务提供需要在质量和效率之间实现平衡。医学技术发展和药品研发为解决健康问题提供了越来越多选择,是实现健康目标重要条件。在卫生资源有限的条件下,如何合理使用医学技术和药品就需要多个维度考量。卫生适宜技术从有效、经济、可行和可接受等几个方面评估,所提出的卫生技术具有较高的医学、经济和社会价值。建设以健康为中心医疗卫生服务体系,需要扭转不切实际追求高精尖技术倾向,充分利用适宜卫生技术解决当地主要健康问题。

5. 以促进健康为目标的数字和信息技术 医疗卫生领域信息技术发展日新月异,对医疗卫生服务体系完善功能和提升能力将发挥越来越大的作用。卫生信息技术在健康分析和监测、卫生政策评价、整合医疗卫生服务、统筹医疗卫生资源、优化医疗卫生管理等方面,已经成为不可或缺的条件支撑。当前许多县域还没有构建起基本的卫生信息系统,许多已初步建立了卫生信息系统的县域缺乏有效利用,还没有形成卫生信息共建共享机制和互联互通制度。卫生信息系统建设是医疗卫生基础性工作,对于建设以健康为中心医疗卫生服务体系十分重要,需要得到政府大力支持。

四、卫生政策与体系研究能力

我国卫生政策与体系研究起步较早、起点较高,主要得益于20世纪80年代初期开始的包括社会医学、卫生事业管理学、卫生经济学等学科建设基础。经济社会变迁以及医药卫生领域变革,为我国卫生政策与体系研究提供了难得的历史性机遇。

我国卫生政策与体系研究者学科背景以公共卫生、管理学和经济学为主,还有部分具备社会学、法学等学科背景。我国卫生政策与体系研究人员数量增长较快,已经具备了一定的规模。但与政策需求相比,以及与发达国家比较,研究人员总体规模还有比较大的上升空间。同时,研究人员学历结构需要继续优化,需要加强交叉学科建设。

主要得益于新一轮医改和国家科技投入加大,我国卫生政策与体系研究投入自 2009 年开始进入快速增长期。以国家自然科学基金卫生管理与政策领域项目资助情况为例,2008 年资助 14 个项目,经费 317 万元;2013 年该领域资助 68 个项目,经费达到 3 000 余万元[16]。除了国家自然科学基金支持外,还有政府和国际合作资金支持。但是,在科技研究经费中,政策研究投入占比仍然较小,项目成果对政策影响有限。经济欠发达地区面临的健康问题更加严峻,医疗卫生体系面临的挑战更多,对证据支持的需求更加迫切,但目前研究项目和经费呈现出明显的地区和机构差异,西部地区明显落后于东、中部地区。

我国卫生政策与体系研究首要目标是服务于我国卫生健康事业发展。学术成果在中文学术期刊发表是卫生政策研究成果传播的重要途径。国内卫生政策相关学术期刊质量需要不断提升,吸引更多高质量卫生政策研究文章投稿,形成我国卫生政策研究和成果发表良性循环。卫生政策与体系研究机构有各自的定位,有不同的发展愿景、路径和模式,所处的发展环境也差异很大,如何发挥优势、保持特色、体现自身价值非常重要。有些卫生政策与体系研究机构是以快速政策研究为主,政策报告和简报等是非常重要产出;有些研究机构以服务地方为主,在地方性学术期刊和媒体发表成果也很重要。建立分层次多元化卫生政策与体系研究评价十分必要。

"重研究、轻转化"现象在卫生政策与体系研究中十分普遍。主要原因包括三个方面。第一,对研究人员评价主要是项目、科研经费和论文,成果转化为政策的指标不突出。包括卫生政策与体系研究所在单位和基金管理部门,虽然强调政策应用和影响,但往往简化为以论文发表评价学术成果。第二,卫生政策与体系研究者和政策制定者虽然整体上保持着比较好的沟通和联系,但仍有研究和应用两张皮的问题,一方面是研究者选题与现实对接度不高,另一方面是政策制定者对研究成果缺乏理解和兴趣。第三,卫生政策与体系研究成果转化渠道单一、平台较少,许多研究成果没有机会被决策者了解和掌握。重视研究成果转化、增加对政策转化投入、搭建更多政策转化平台,将推动卫生政策与体系研究发挥更大作用。

(孟庆跃)

参考文献

[1] World Bank. World Development Report 1993, Investing in Health[R]. New York: Oxford University Press, 1993.

[2] World Health Organization. Macroeconomics and Health: Investing in Health for Economic Development. Report of the Commission on Macroeconomics and Health[R]. Geneva: World Health Organization, 2001.

[3] 杰弗里·萨科斯. 投资卫生领域 促进经济发展[J]. 中国卫生经济, 2003, 22(1): 5-6.

[4] MARMOT M. Achieving health equity: from root causes to fair outcomes[J]. The Lancet, 2007, 370(9593): 1153-1163.

[5] 中华人民共和国中央人民政府. 爱国卫生运动. (2012-4-18) [2021-12-15] http://www.gov.cn/test/2012-04/18/content_2116044.htm.

[6] CHILDS A W. The functions of medical care[J]. Public Health Rep, 1975, 90(1): 10-14.

[7] World Health Organization. The world health report: health systems financing: the path to universal coverage

［R］. Geneva：World Health Organization，2010.

［8］ The World Bank. World Development Indicators.（2. 12 World Development Indicators：Health systems）［A/OL］.（2022-3-15）http：//wdi. worldbank. org/table/2. 12.

［9］ EGGLESTON K，LI L，MENG QY，et al. Health service delivery in China：a literature review［J］. Health Economics，2008，17（2）：149-165.

［10］ FOLLAND S，GOODMAN A C，STANO M. The Economics of Health and Health Care（6th Edition）［R］. New York：Pearson Education Inc. ，2010.

［11］ 詹春柳，祖述宪. 兰德健康保险实验简介［J］. 国外医学卫生经济分册，1989，23（3）：21-24.

［12］ XU J，JIAN W，ZHU K，et al. Reforming public hospital financing in China：progress and challenges［J］. BMJ，2019，365：l4015.

［13］ 袁目北，陈在余. 医生诱导需求对我国医疗费用增长的影响［J］. 中国药物经济学，2020，15（5）：33-37，53.

［14］ EVANS R G. Supplier-Induced Demand：Some Empirical Evidence and Implications［M］∥PERLMAN M. International Economic Association Series：The Economics of Health and Medical Care. London：Palgrave Macmillan，1974.

［15］ 王顺达. 对"公平和效率"的误释及其再认识［J］. 探索，2001，（3）：42-45.

［16］ 孟庆跃. 卫生政策与体系研究能力述评［J］. 中国卫生政策研究，2020，13（10）：14-19.

第二章
基于社会决定因素的人均预期寿命预测及增长路径研究

人均预期寿命是健康中国战略核心指标,预测人均预期寿命是刻画健康发展方向与规划健康发展路径重要依据。本章首先全面分析了我国人均预期寿命发展现状和变化规律。进一步,在揭示人均预期寿命关键社会决定因素的基础上,基于社会决定因素发展情景预测我国人均预期寿命发展趋势并分析我国及各省份人均预期寿命增长路径,同时对人均预期寿命差距进行定量分解,最后提出改善我国及各省份人均预期寿命和健康公平性的政策建议,为实现健康中国建设目标提供决策支持。

第一节 研究背景

一、研究问题的提出

健康是人全面发展的基础,是人类发展的首要目标和永恒追求。人均预期寿命是反映宏观健康状况的经典指标之一,可以直观清晰地展现健康变化,能够综合反映不同国家和地区的健康水平、人口素质、社会经济发展实力,它的提高是社会发展和国家进步的重要标志之一[1,2]。人均预期寿命是健康中国战略核心指标,被列入《中华人民共和国国民经济和社会发展第十二个五年规划纲要》,是卫生领域首个进入社会经济发展规划的健康指标,在《“健康中国 2030”规划纲要》中也被列为反映健康的首要指标。中华人民共和国成立 70 多年来,我国居民健康水平持续改善,人均预期寿命从新中国成立初期的 35 岁提高到 2021 年的 78.2 岁,但是,我国人均预期寿命的国际与内部差距明显,最新数据显示[3,4],我国人均预期寿命与高收入国家的平均水平仍存在较大差距,不同省份间人均预期寿命差距也依然存在。健康的社会决定因素是影响人口健康水平和造成健康不公平现象的主要因素[5],是影响健康的“原因背后的原因”[6]。人均预期寿命与跨部门和跨领域的多种社会决定因素关系十分密切[7-9],人均预期寿命的持续增长须关注健康的社会决定因素。健康战略与健康中长期规划对人口健康的发展至关重要[10,11],人均预期寿命预测是规划健康发展方向与路径的重要依据。国际上已有一些著名的健康战略[12,13],在我国,尚未有超越《“健康中国 2030”规划纲要》的更长期的健康发展目标与路径。促进健康公平是健康中国建设的核心任务,缩小人均预期寿命差距是健康公平的重要体现。朝着 2050 年实现全体人民共同健康不断迈进,要提出缩小人均预期寿命差距的关键措施,让健康中国建设成果更多更公平地惠及全体人民。

二、相关理论和方法

健康社会决定因素的相关理论建立在社会流行病学理论的基础上,从不同的切入点解释了健康的社会不平等,并提出政策行动建议[14,15]。社会心理理论,主要强调不平等的社会环境对社会心理的影响,认为在不平等的社会中,个人地位的感知和体验导致压力和不良健康状况[16,17]。Cassel[18]和Wilkinson[19]等研究人员认为来自社会环境的压力增加了宿主对疾病的易感性。疾病的社会生产/健康的政治经济理论,强调健康和疾病的经济与政治决定因素。该理论认为经济过程和政治决策创造和延续了经济和社会的结构性差异和不平等,是健康方面社会不平等的根源[20]。社会生态理论和相关多层次框架,认为应当用动态的、历史的和生态的观点解释人口疾病分布和健康社会不平等的决定因素[21,22],即从细胞到人类社会的所有方面,贯穿整个社会生态系统。其中,疾病的社会生产理论被WHO健康社会决定因素委员会所借鉴[23],运用该理论的实证分析主要集中在国家内部和国家间的健康结构性不平等研究[24,25]。

三、研究意义

(一)学术意义

首次基于社会决定因素发展情景预测我国至2050年人均预期寿命,丰富了该领域研究的思路和方法;首次基于社会决定因素定量测算并分析我国至2050年人均预期寿命增长路径,建立了人均预期寿命潜在增长轨迹与未来因素发展情景之间的定量关系,为今后开展定量政策路径研究提供了经验;利用我国逐步完善的人口生命信息数据,辅之以高斯时空插补技术,首次实现省级层面人均预期寿命变化规律与增长路径的分析;首次定量分解了社会决定因素对于人均预期寿命差距的贡献度。

(二)政策意义

基于社会决定因素发展情景预测我国至2050年人均预期寿命,可为人均预期寿命中长期发展目标的选择提供重要参考依据;建立了人均预期寿命预测目标与增长路径之间的定量关联,突破了既往预测研究只提供预测数值的局限,这对于明确关键政策干预切入点、提高政策干预针对性、制定健康责任部门考核标准、激励责任主体履行健康发展责任,以及推动健康融入所有政策落地至关重要;省级层面人均预期寿命变化规律与增长路径的分析,为提高决策和干预的精准性提供了重要依据,对未来健康公平性的改善具有重要价值;人均预期寿命差距分解研究,对于理解寿命差距的性质和来源,以及推动公共政策介入缩小寿命差距的优先领域具有借鉴意义。

四、文献综述

(一)人均预期寿命与社会决定因素研究

健康的影响因素通常被分为五类:基因、行为方式、社会环境、环境和物理暴露、医疗保健服务[26,27]。McGinnis等[28]估计美国不同因素对早逝的影响大致分布如下:遗传易感性约占30%,社会环境15%,环境因素5%,行为模式40%,医疗保健不足10%。对于形成体系的健康社会决定因素概念框架,最早是Dahlgren和Whitehead于1993年提出的著名的健康决定因素分层模型[29]。其后,WHO健康社会决定因素委员会在汇总全球具有代表性意义证据的基础上,建立起健康社会决定因素的概念框架。具体来讲,第一,经济水平在人口健康的理论中处于核心位置[30,31]。经济水平与人均预期寿命的微观研究常使用个体层面数据[32,33],宏观研究则关注整个国家和地区的国民收入与健康之间的关系,例如揭示国民收入与人均预期寿命之间关系的普雷斯顿曲线[34-36]。第二,受教育程度是社会经济地位的重要指标,大部分研究显示教育与健康之间存在显著的正相关关系[37]。教育被认为是死亡率差异更有力的预测指标[38,39]。第三,就业状况会影响健康,其中失业表现得最为明显[40]。
Moser 等[41]研究发现失业人口的社会经济地位可以解释死亡率上升的 70% ~ 80%。第四,
空气污染是影响人均预期寿命的主要环境风险因素。Pope 等[42]发现细颗粒物的浓度每减
少 $10\mu g/m^3$,人均预期寿命平均增加 0.61 年。第五,获得水和卫生设施被视为健康环境决
定因素的缩影。受污染的水和缺乏卫生设施会导致粪-口途径传播疾病的流行[43],并与新生
儿死亡率[44]、孕产妇死亡率[45]和人均预期寿命[46,47]有关。第六,道路交通伤害是公共安全
评价中的关键部分[48]。有研究发现在我国所有伤害中,道路交通伤害对人均预期寿命影响
最大[49]。第七,医疗服务是重要的健康社会决定因素,很多研究证实了医疗服务可及
性[50,51]和医疗保险[52,53]对健康结果有显著影响。也有研究从卫生筹资角度,研究公共卫生
支出、公共卫生支出占 GDP 的比重和卫生支出中公共卫生支出的比重等指标与健康结果之
间的关系[54,55]。第八,既往研究普遍认为微观因素的健康效应主要受宏观社会决定因素的
影响。研究表明社会弱势群体中消极健康行为更为普遍,如吸烟[56]、酗酒[57]、高热量饮食和
缺乏运动导致肥胖[58]。行为因素被认为是宏观社会经济因素影响健康的重要中间路径[59]。
第九,生物学过程被认为是社会经济地位导致健康结果的重要机制。社会经济地位的降低
通过系统性炎症的增加而导致负面健康风险[60,61],炎症过程被认为会因心理压力[62]、肥胖
和吸烟[63]等因素上调。在临床研究中,系统性炎症标记物 C 反应蛋白和白介素-6 的水平已
被验证可预测许多不良结果,包括抑郁症状[64]、冠心病可能性[65]、缺血性脑卒中发生率[66]
和全死因死亡率[67]。

(二) 人均预期寿命预测研究

按预测所使用的变量不同,可分为单纯使用时间作为自变量的预测,以及采用多变量的
预测。单纯时间预测方法(主要是趋势外推法)是绝大多数研究所使用的方法,目的在于获
得预测值,几乎不关心其他因素变化对人均预期寿命可能的影响,比如常见的 ARIMA 模型
及其衍生模型[68]、贝叶斯模型[69]、Lee-Carter 模型[70]和指数回归模型[71]等。许多人口学研
究仅使用时间作为唯一自变量预测人均预期寿命,或直接根据既往死亡率来预测未来死亡
率的变化[72,73],再用寿命表计算人均预期寿命[11,74]。基于多变量的预测方法可以分析除时
间外其余因素对人均预期寿命预测结果的作用,政策价值更高。但多变量预测除了涉及"模
型选择"外,还有基于理论和框架的"变量选择"的过程,需要建立自变量与健康结果之间的
关联。国际上对我国未来人均预期寿命进行预测的主要有:联合国(United Nations,UN)[75]、
维特根斯坦中心(Wittgenstein Centre,WIC)[76]和全球疾病负担研究(global burden of disease,
GBD)[10]。其中,UN 和 WIC 的预测方法主要基于趋势,GBD 则基于多变量。另有一类研究
采用回归模型[72],如最小二乘法线性回归模型[77]。在预测结果方面,据 UN 估计[78],我国
人均预期寿命将在 2045—2050 年达到 81. 52 岁。GBD 预测 2040 年我国人均预期寿命将超
80 岁(81. 9 岁,95% CI:78. 6 ~ 84. 2 岁)[10]。WIC 预测显示[79],2045—2050 年我国男性和女
性的人均预期寿命将分别达到 80. 4 岁、83. 8 岁(中速发展)。蔡玥等[71,80]采用指数回归法
预测 2030 年人均预期寿命为 79. 04 岁。

(三) 人均预期寿命差距分析与分解研究

Whitehead 对健康差异、健康不平等和不公平概念的界定被研究者普遍认可[81]:可避免
的不可接受的健康不平等即为健康不公平。Wagstaff[82]认为健康不平等分为纯粹的健康状
况不平等和与社会经济地位相关的健康不平等。既往对人均预期寿命或健康差距的研究,
主要集中在对差距的指标测量和趋势描述[83]、利用寿命表从死因角度分解死亡率[84]、一个

或多个因素分组间差距的比较(如教育[85]和种族[86]等),以及多因素的相关性分析[87]。既往研究中常见的健康不平等分解方法包括集中度指数分解法、Oaxaca-Blinder 分解法、Erreygers 指数分解法,以及 Theil 指数分解法[88]。其中,Oaxaca-Blinder 分解技术可以测度出可避免不可接受的健康差异,即健康差异中的健康不公平部分。Oaxaca-Blinder 分解是一种基于回归的分解技术,最初用于两个群组工资差异的分解[89,90],并被扩展于任何变量在任何两个群组之间的差异分解,产生了大量的应用研究。此外,有文献基于回归方程,把模型中变量平均值带入已估算出效应的方程,计算变量的贡献度[91]。

(四)人均预期寿命干预与增长路径研究

定量预测人均预期寿命是规划发展目标与发展路径的重要依据,对于推动健康战略的完善与发展至关重要[92]。根据既往文献研究,大部分人均预期寿命的预测研究仅依据趋势外推,研究常常从得到的预测数值出发,参考已有研究讨论人均预期寿命可能的影响因素,包括慢性病和行为危险因素[11]、医疗卫生体系与改革[71],及重点人群健康策略[80]等方面,从而提出未来可干预的方向。但这类研究对于具体增长路径较少提及。另一类研究,是基于多因素发展情景的预测研究,优势在于除了提供预测数值,还可以从模型纳入因素本身出发给出增长路径,但这类研究对于影响健康的社会决定因素较少提及。其中,部分研究局限于疾病的范畴,以重要疾病的未来发展情景(如心脑血管疾病和痴呆[80])预测人均预期寿命,进而提出针对相应疾病的干预手段。基于社会决定因素发展情景的预测研究,其干预路径的提出,应当从社会决定因素角度出发,符合一定的途径和机制(如社会选择视角[93,94]、社会因果视角[95]、全生命周期视角[96])。根据 WHO 健康社会决定因素概念框架,政策干预主要有三个维度:第一,有针对性地干预社会经济分层中低层次群体的健康;第二,缩小低层次群体和高层次群体之间的健康差距;第三,解决整个社会健康梯度问题。不同维度政策干预框架内部又涉及社会经济地位、危险因素暴露和卫生服务体系三个环节,即 Diderichsen 等[97]和 Mackenbach 等[98]提出的政策干预三个关键切入点。

(五)现有研究局限与不足

第一,未见基于健康社会决定因素的人均预期寿命预测研究。现有针对我国人均预期寿命的预测研究绝大多数采用趋势外推法,政策价值有限。现有研究由于没有统一的研究框架,所纳入的关键变量和指标几乎各不相同,难以直接套用于健康社会决定因素对我国人均预期寿命的影响。第二,未见我国及各省份人均预期寿命增长路径定量分析。现有研究几乎都属于定性讨论,难以考核、监测与评价路径方案的实现程度,未见定量分析增长路径的研究。在分析单元上,尚未见省级层面的研究。第三,未见人均预期寿命差距分解研究。现有研究主要从疾病角度分解寿命差距,几乎没有研究关注与社会经济地位相关寿命差距的可干预部分和不可干预部分。

五、研究目的

1. 研究问题 第一,基于社会决定因素的我国人均预期寿命的预测。人均预期寿命长期发展趋势如何,如何确定长期发展目标,哪些关键社会决定因素会影响未来的人均预期寿命。第二,基于社会决定因素的我国及各省份人均预期寿命增长路径。未来人均预期寿命应如何持续增长,基于社会决定因素的干预路径如何真正落地。第三,基于社会决定因素的人均预期寿命差距分解。人均预期寿命的差距是否可被干预,社会决定因素对于缩小人均预期寿命差距的优先级是怎样的。

2. 研究目的　本研究通过揭示人均预期寿命的关键社会决定因素,基于社会决定因素发展情景预测我国人均预期寿命发展趋势并分析人均预期寿命增长路径,提出改善人均预期寿命和健康公平性的政策建议,为实现健康中国建设目标提供决策支持。具体目的包括:①分析我国人均预期寿命现状及变化;②预测我国至 2050 年人均预期寿命;③刻画我国至 2050 年人均预期寿命增长路径;④提出改善我国及各省份人均预期寿命和健康公平性的政策建议。

第二节　研　究　方　法

一、研究框架

（一）理论基础

疾病的社会生产理论被 WHO 健康社会决定因素委员会所借鉴,也是本研究所参考的理论,原因如下:①该理论与本研究目的契合,关键落脚点在于公共健康政策的完善;②该理论研究问题的主题是改变社会发展的不平衡与不公正,认为经济和社会发展不平衡是健康不平等的原因,这符合我国发展方向;③疾病的社会生产理论与社会因果机制相契合,与 WHO 健康社会决定因素概念框架、Diderichsen 的政策行动框架相衔接,与 Grossman 健康生产模型相对应,可以在该理论基础上,形成本研究的框架与模型。

（二）研究框架

建立在 Diderichsen 政策干预框架的基础上,认为政策干预要针对三个关键切入点:经济社会地位、危险因素暴露、卫生服务体系。本研究的因素作用中间机制,借鉴社会因果论视角解释。研究框架见图 2-1。本研究框架将社会背景与政策背景视为影响健康结构的根本原因。社会经济地位是社会与政策背景最直接的作用点（A）;社会经济地位的结构性差异导致不同群体可能面临不同的健康危险因素（Ⅰ）;特定的危险因素暴露可能会导致特

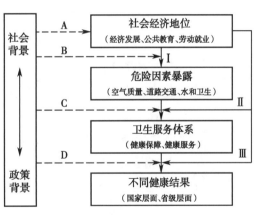

图 2-1　研究框架

定的疾病,更低社会经济地位的群体更容易受到危险因素暴露的影响（Ⅱ）;卫生体系在治疗疾病与维护人群健康过程中发挥重要作用,但不同社会经济地位的群体接受的医疗卫生服务可能是不同的（Ⅲ）;最后,宏观社会环境与政策通过不同的社会经济地位,以及不同的中间机制,造成了不同的健康结果。但不同健康结果的产生可能受宏观背景和政策干预的影响（A、B、C、D）。

二、指标和数据来源

（一）指标选择

主要有四方面原则。第一,政策干预角度:所选取因素应当是实现人均预期寿命发展目标最关键的政策切入点,能够形成体系,具有系统性,Diderichsen 行动框架[97] 是本研究的主

要参考;第二,理论与实证角度:所选取因素应当在理论上是重要的健康社会决定因素,且在实证上与人均预期寿命具有直接或间接的相关性;第三,数据角度:所选取因素应当有可测量指标,在国家和省级层面具有可得性与可比性;第四,政策实践角度:所选取因素应当符合我国政策实践需要,具备可操作性,且容易传播和交流。根据以上原则的因素选择结果见表 2-1。

表 2-1　关键健康社会决定因素的选取及其主要依据

Diderichsen 等健康社会决定因素政策行动框架	WHO 健康社会决定因素概念框架（及监测体系）	指标可测量性	数据可获得性	指标选择
社会经济地位	**社会结构因素**			
	社会分层			
	收入	○	○	纳入框架
	教育	○	○	纳入框架
	就业	○	○	纳入框架
	性别	○	○	固定效应
	民族/种族	○	×	固定效应
	宏观经济/政治环境（政治制度、价值观等）	×	×	固定效应
危险因素暴露	**日常生活环境因素**			
	物质环境			
	水和卫生	○	○	纳入框架
	住房条件	○	×	固定效应
	空气质量	○	○	纳入框架
	工作条件	○	×	固定效应
	道路交通等城市基础设施与规划	○	○	纳入框架
	社会心理因素	○	×	固定效应
	社会支持网络（社会融合、社会资本）	○	×	固定效应
	行为因素			
	吸烟	○	×	据文献综述,假设
	饮酒	○	×	为宏观结构产生
	体力活动	○	×	健康效应的中间
	饮食和营养	○	×	路径
	生物因素（基因）	×	×	
卫生服务体系	**卫生服务体系**（覆盖范围、可及性）	○	○	纳入框架

注:
a:表中"○"代表符合(可测量或可得性之一),"×"代表不符合。"固定效应"指假设为固定效应在模型中控制,无法涵盖部分由模型残差项控制。
b:WHO 健康社会决定因素概念框架(及监测体系)整理自 WHO 健康社会决定因素委员会最终报告(2008),以及郭岩和谢铮同名文章(2009)。健康社会决定因素政策行动框架整理自 Diderichsen 等 2001 年所提出的框架,其主要内容被 WHO 健康社会决定因素委员会所借鉴。

（二）指标测量

主要遵循四个标准，即数据可获得性、指标综合性、实证常用指标、相对重要程度。各因素具体测量指标及其主要依据见表2-2。

表2-2　关键社会决定因素测量指标及其主要依据

因素类别	主要测量指标	数据可获得性	指标综合性	实证常用指标	相对重要程度
经济发展	国内生产总值（GDP）	○	○	×	—
	人均国内生产总值（人均GDP）	○	○	○	○
公共教育	平均受教育年限	○	○	○	○
	入学率（小学、中学等）	○	×	—	—
	特定教育水平（高中、大学等）以上人口占比	○	×	—	—
	文盲率	○	×	—	—
劳动就业	就业率（或失业率）	○	○	○	○
	不同合同类型（非正式工、临时工等）人口占比	×	—	—	—
	不同职业地位（管理者、技术工人等）人口占比	×	—	—	—
空气质量	$PM_{2.5}$年均浓度	○	○	○	○
	PM_{10}年均浓度	○	○	○	×
	总悬浮颗粒物	×	—	—	—
	空气质量达标天数占比	×	—	—	—
	主要工业污染物（二氧化硫、氮氧化物等）浓度	○	×	—	—
道路交通	交通事故死亡率	○	○	○	○
	交通事故受伤人口占比	×	—	—	—
	交通事故财产损失	×	—	—	—
水和卫生	安全饮水人口覆盖率	○	○	○	○
	获得卫生设施人口占比	○	○	○	×
健康保障	个人现金卫生支出占卫生总费用比重	○	○	○	○
	人均医疗卫生费用支出占居民平均收入比例	×	—	—	—
	因自付费用致贫发生率	×	—	—	—
	灾难性卫生支出发生率	×	—	—	—
	医疗保险覆盖率（或筹资水平）	×	—	—	—
健康服务	卫生人力资源（密度）	○	○	○	○
	床位数（密度）	○	○	×	—
	居住地到最近医疗服务点距离	×	—	—	—

注：表中"○"代表符合（四个标准之一），"×"代表不符合。表中主要测量指标整理自文献综述。"数据可获得性"指在（跨）国家层面和省级层面均可获得数据。

（三）数据来源

1. 国家层面数据 人均预期寿命数据主要来自 WHO 全球卫生观察站数据库,其他的自变量数据来自世界银行世界发展指标(world development indicators,WDI)数据库等。分析的国家范畴界定为人口总数大于 1 400 万(以 2018 年我国人口总数 1% 为标准)的中、高收入国家(2018 年人均 GDP 约高于 3 000 国际元,按购买力平价衡量的 2011 年不变价国际元),并排除 1 个数据严重缺失的国家,总计 54 个国家。设置国家范畴主要有以下两点原因:一是数据质量。在人口数量较少的国家,各指标数据显示出较大波动性;在低收入国家,数据缺失较多,质量难以保证[99]。二是参考价值。界定国家的纳入标准,可更好地体现出与我国较为相似国家对我国发展的借鉴意义。

2. 省级层面数据 1990—2017 年各省份人均预期寿命①来自三部分:一是我国每十年人口普查公开发布一次的 31 个省级行政区(包括省、自治区和直辖市,下同)人均预期寿命数据;二是以我国 2015—2017 年人口死亡登记数据库、全员人口数据库每年约 1 000 万条居民死亡信息为基础,利用捕获-再捕获方法处理漏报,并对模型寿命表进行校正,计算的各省份人均预期寿命;三是根据高斯时空过程模型对其余年份 31 个省份人均预期寿命进行插补[100]。最终,本研究形成 1990—2017 年跨度 28 年的分省人均预期寿命数据集。见表 2-3。

表 2-3 关键因素对应的具体指标及其主要数据来源

因素类别	国家层面数据		省级层面数据	
	具体指标	数据来源	具体指标	数据来源
预期寿命	出生人口(0 岁组)平均预期寿命/岁	WHO	出生人口(0 岁组)平均预期寿命/岁	中国卫生健康统计年鉴等
经济发展	人均 GDP/国际元(按购买力平价衡量的 2011 年不变价国际元)	WDI	人均 GDP/国际元(按购买力平价衡量的 2011 年不变价国际元)	中国统计年鉴
公共教育	按年龄别、性别加权调整的平均受教育年限/年	GBD	6 岁及以上人口平均受教育年限/年	中国统计年鉴
劳动就业	15 岁(含)以上总就业人口比率/%	WDI	(三次产业从业人员)就业率/%	各省统计年鉴
空气质量	人口加权平均 $PM_{2.5}$/(μg·m^{-3})	GBD	由环保重点城市代表的年均 $PM_{2.5}$/(μg·m^{-3})	中国环境统计年鉴
道路交通	按年龄别、性别加权调整的交通事故死亡率/10^{-5}	GBD	交通事故死亡率/10^{-5}	中国统计年鉴
水和卫生	安全饮水人口覆盖率/%	GBD	城乡加权的自来水普及率/%	中国卫生健康统计年鉴
健康保障	个人现金卫生支出占卫生总费用比重/%	WDI	个人现金卫生支出占卫生总费用比重/%	中国卫生总费用研究报告
健康服务	卫生人力密度(包括医师、护士、药师等)/10^{-5}	GBD	卫生人力密度(包括卫生技术人员等)/10^{-5}	中国卫生健康统计年鉴

---

① 本研究中各省份人均预期寿命均为常驻人口人均预期寿命,各省份常驻人口人均预期寿命与户籍人口人均预期寿命略有差别。

三、数据处理和分析方法

（一）数据处理

1. 分省人均预期寿命计算　利用人口死亡登记数据系统（2013—2017 年死亡信息）和全员人口数据系统（2009—2017 年死亡信息），在对各省份分性别死亡率的城乡加权调整后，针对漏报问题[101]，采用基于 Chapman 理论的捕获-再捕获进行漏报调整[102]。

2. 高斯时空过程插补　本研究根据高斯时空过程模型对各省份人均预期寿命进行插补，在插补的过程中考虑经济水平这一关键指标。

（二）分析方法

1. 固定效应模型　本研究采用固定效应模型实证分析人均预期寿命与社会决定因素的相关性，在 Grossman 健康生产函数的基础上[103]，自变量引入宏观社会因素指标，形成宏观健康生产函数，模型采用线性形式[104]。

2. 基于情景模拟多变量预测　本研究基于关键社会决定因素发展情景预测人均预期寿命，将人均预期寿命预测数值与多因素发展情景建立起定量的关联。该预测方法相当于计算被解释变量的条件期望。本研究将发展情景设定为快速发展、中速发展和慢速发展三种，分别对应于人均预期寿命预测值的高方案、中方案和低方案。

3. Oaxaca-Blinder 分解技术　本研究利用 Oaxaca-Blinder 分解技术对人均预期寿命差距进行分解，定量测算资源型和结构型差距所占的比例，对不同社会决定因素发展的优先级排序。

4. 敏感性分析方法　本研究采用敏感性分析方法检验固定效应模型估计量的稳定性，以及基于情景模拟的多变量预测结果的可靠性。

第三节　主要结果和讨论

一、人均预期寿命变化趋势

（一）人均预期寿命水平

2019 年我国人均预期寿命达 77.3 岁，高于世界平均水平（72.6 岁）4.7 岁，但低于经合组织国家（80.1 岁）2.8 岁，低于高收入国家（80.7 岁）3.4 岁（图 2-2）。我国人均预期寿命水平当前处于中高等收入国家和高收入国家平均水平范围内，与整体经济发展水平相适应。

（二）人均预期寿命变化

我国人均预期寿命从 1990 年的 68.6 岁增加到 2019 年的 77.3 岁，平均每五年增长 1.5岁，几乎与中高等收入国家和世界平均水平呈现相同的增长趋势。我国人均预期寿命与高收入国家差距逐渐缩小，尤其与美国差距的缩小最为明显。从 2014 年美国人均预期寿命开始出现负增长变化，但诸如日本、韩国和新加坡等国家人均预期寿命仍呈现增长趋势，尤其是韩国人均预期寿命增长速度明显快于我国。我国人均预期寿命增长速度符合世界平均增长规律，但仍有进步的空间。见图 2-3。

（三）区域人均预期寿命发展

区域差距明显，由东向西逐渐降低。2017 年东部人均预期寿命已达 78.5 岁，而西部为

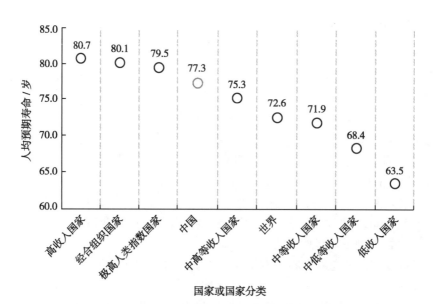

图 2-2 我国与世界主要国家分类的人均预期寿命

注:我国数据来自《中国统计年鉴》;极高人类指数国家数据来自联合国开发计划署;其余数据来自世界银行世界发展指标数据库。所有的国家分类数据为2018年值。

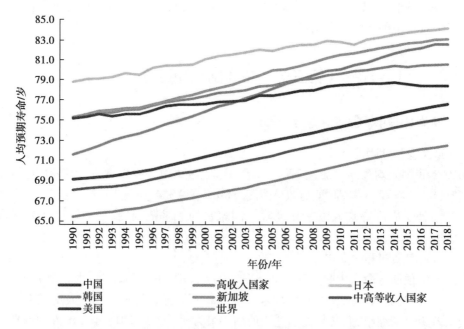

图 2-3 1990—2018年我国与世界主要国家或国家分类人均预期寿命变化情况

注:

a:数据来自世界银行世界发展指标数据库。

b:我国历年人均预期寿命数据在世界银行统计口径下和我国官方统计口径下略有差别,但较为接近,在1990—2018年间均有统计数据的年份,平均差异约为0.2岁。

75.7 岁,东-西部差距 2.8 岁。长三角地区 2017 年人均预期寿命已达 79.4 岁,而云贵川渝地区人均预期寿命为 75.4 岁,差距 4.0 岁。人均预期寿命最高省份与最低省份存在 10.0 岁以上差距(图 2-4)。最高预期寿命组已接近高收入国家和经合组织国家平均水平,而最低预期寿命组不及中高等收入国家平均水平,最高和最低组之间有 5.0 岁以上差距(图 2-5)。

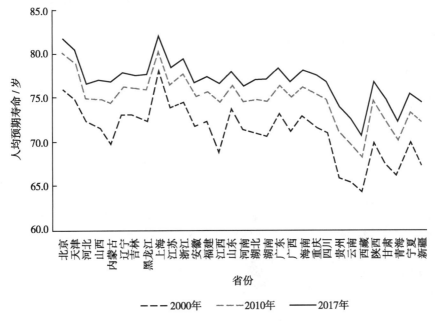

图 2-4　2000 年、2010 年和 2017 年各省份人均预期寿命

注:2017 年人均预期寿命数据系测算值,2000 年和 2010 年数据来自《中国统计年鉴》。

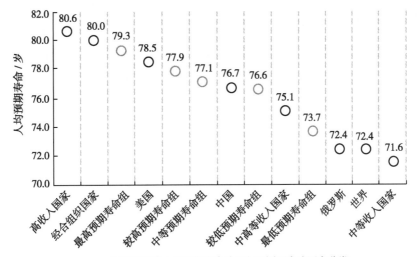

图 2-5　2017 年各省份五等份人均预期寿命分组与不同国家或国家分类现状

注:各省份五等份人均预期寿命分组是将各省份按人均预期寿命从高到低顺序排列,平均分为五个等份(后同)。最高预期寿命组、较高预期寿命组、中等预期寿命组、较低预期寿命组和最低预期寿命组分别为 2017 年人均预期寿命(系测算值)排名前 20%、前 20% ~ 40%、中间 20%、后 20% ~ 40% 和后 20% 省份的人口加权平均预期寿命。各省人口来自《中国统计年鉴》。其他国家或国家分类 2017 年数据来自世界银行世界发展指标数据库。

（四）区域人均预期寿命变化

中部人均预期寿命呈现缓慢增长规律,与东部人均预期寿命逐渐接近,但始终存在近2.0岁差距。西部人均预期寿命稳步增长,与其余三区域差距均逐年缩小(表2-4)。东部各省主要表现为在全国平均水平以上向高收入国家靠拢的规律。各省人均预期寿命朝均衡化发展,省份之间差异越来越小,变异系数逐年降低。最高预期寿命组和最低预期寿命组之间的差距虽然有缩小的趋势,但始终较大,最低组发展轨迹明显与其余组拉开差距,最低组与邻组之间的差距大于其余四组的极差(2005年之后),见图2-6。

表2-4　四大区域与主要国家分类人均预期寿命分阶段变化,1990—2017年

我国各区域与主要国家分类	人均预期寿命/岁				人均预期寿命平均变化量/(岁·年$^{-1}$)		
	1990年	2000年	2010年	2017年	1990—2000年	2000—2010年	2010—2017年
东部	71.21	73.79	76.74	78.50	0.26	0.30	0.25
中部	68.37	71.06	74.73	76.79	0.27	0.37	0.29
西部	66.10	69.22	73.35	75.66	0.31	0.41	0.33
东北	68.50	72.93	76.19	77.75	0.44	0.33	0.22
经合组织国家	74.54	76.93	79.15	80.01	0.24	0.22	0.12
高收入国家	75.29	77.45	79.70	80.59	0.22	0.23	0.13
中高等收入国家	68.10	70.18	73.09	75.12	0.21	0.29	0.29
中等收入国家	63.99	66.40	69.58	71.65	0.24	0.32	0.30
中低等收入国家	58.92	62.10	65.90	68.19	0.32	0.38	0.33
低收入国家	50.84	53.58	59.88	63.14	0.27	0.63	0.47
世界	65.43	67.55	70.56	72.39	0.21	0.30	0.26

注:
a:1990—2017年各区域人均预期寿命系根据各省数据按区域人口加权平均计算而来。世界主要国家分类数据来自世界银行世界发展指标数据库。
b:2000年和2010年作为时间阶段的分界点,前后时间段均包含该时间点。

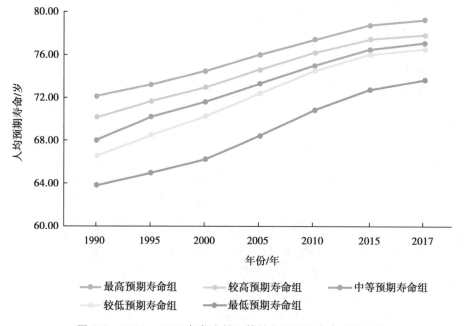

图2-6　1990—2017年各省份五等份人均预期寿命分组变化

二、至2050年人均预期寿命预测

（一）人均预期寿命与社会决定因素

本研究宏观健康生产方程建立在世界人均预期寿命遵循共同的长期变化趋势，以及逐渐趋同的前提假设下。同时构建了一组对照模型以验证回归结果的稳定性。具体来讲，主要构建了个体固定效应模型（模型a）；并额外构建了使用聚类稳健标准误的模型（模型b）、考虑异方差与截面相关的模型（模型c），以及考虑序列相关、异方差与截面相关的模型（模型d）；同时还选取不同时间长度数据（2000年后数据）建模（模型e）、不同层次国家数据（中等收入国家数据）建模（模型f）。模型a~d标准误有所差别，但相对稳定，人均GDP、人均受教育年限、就业率、卫生人力密度、安全饮水覆盖率与人均预期寿命呈正向相关，$PM_{2.5}$年均浓度、交通事故死亡率、OOP占比与人均预期寿命呈负向相关。以模型a为主要模型进行解释，人均GDP、人均受教育年限、卫生人力密度和安全饮水覆盖率每增加1%，人均预期寿命分别增加0.040%、0.150%、0.014%和0.031%；$PM_{2.5}$每增加1%，人均预期寿命减少0.021%；高交通事故死亡率组和高OOP占比组，相对于对照组，人均预期寿命分别平均减少0.010%和0.007%。对比模型a和模型e~f，可知结果稳定（表2-5）。

表2-5　人均预期寿命与社会决定因素相关性分析回归结果

变量	模型a	模型b	模型c	模型d	模型e	模型f
人均GDP（log）	0.040***	0.040*	0.040***	0.040***	0.031***	0.029***
	(−0.005)	(−0.02)	(−0.005)	(−0.003)	(−0.008)	(−0.006)
人均受教育年限（log）	0.150***	0.150***	0.150***	0.150***	0.204***	0.160***
	(−0.01)	(−0.036)	(−0.009)	(−0.005)	(−0.018)	(−0.012)
就业率（log）	0.015	0.015	0.015	0.015	−0.04	0.040*
	(−0.015)	(−0.034)	(−0.02)	(−0.012)	(−0.022)	(−0.02)
卫生人力密度（log）	0.014*	0.014	0.014*	0.014***	−0.003	0.019*
	(−0.006)	(−0.028)	(−0.006)	(−0.004)	(−0.009)	(−0.008)
安全饮水覆盖率（log）	0.031*	0.031	0.031*	0.031**	0.108***	0.041**
	(−0.013)	(−0.039)	(−0.014)	(−0.009)	(−0.022)	(−0.015)
$PM_{2.5}$（log）	−0.021*	−0.021	−0.021	−0.021*	−0.012	−0.002
	(−0.009)	(−0.02)	(−0.014)	(−0.01)	(−0.009)	(−0.012)
交通事故死亡率（对照组：死亡率≤10/10万人口）	−0.010**	−0.010	−0.010***	−0.010***	−0.006	0.002
	(−0.003)	(−0.006)	(−0.002)	(−0.002)	(−0.004)	(−0.009)
OOP占比（对照：占比≤20%）	−0.007*	−0.007	−0.007	−0.007	−0.017***	−0.012**
	(−0.003)	(−0.015)	(−0.008)	(−0.005)	(−0.004)	(−0.004)
常数项	3.402***	3.402***	3.402***	3.402***	3.352***	3.243***
	(−0.086)	(−0.193)	(−0.097)	(−0.065)	(−0.124)	(−0.106)
样本量	1512	1512	1512	1512	972	1148
R^2	0.679	0.679	—	—	0.612	0.671

注：表格中数字为系数（标准误）。
* $P<0.05$，** $P<0.01$，*** $P<0.001$。

（二）人均预期寿命社会决定因素发展情景

1. **经济发展** 低方案设定为人均 GDP 在 21 世纪中叶达到世界银行高收入国家三分之一分位数的水平（当前意大利、西班牙和以色列的相对水平，以世界银行 2016 年标准），即在未来保持年均 3.4% 以上的经济增速；中方案设定人均 GDP 在 21 世纪中叶达到世界银行高收入国家中位数的水平（当前芬兰、英国、日本和法国的相对水平），即未来保持年均 4.1% 以上的经济增速；高方案设定人均 GDP 在 21 世纪中叶达到世界银行高收入国家三分之二分位数的水平（当前澳大利亚、比利时和德国的相对水平），即未来保持年均 4.6% 以上的经济增速[105]。上述人均 GDP 年均增速预测结果与 2019 年世界银行和国务院发展研究中心的预测结果接近（有限改革情形 3.5%；适度改革情形 4.2%；全面改革情形 4.8%）[106]。各情景下经济发展见图 2-7。

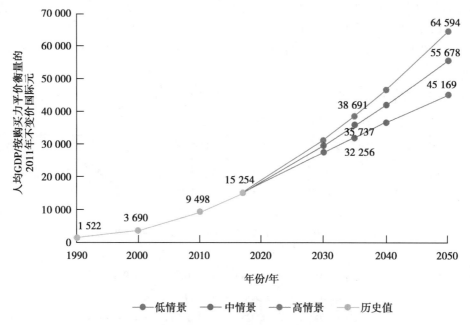

图 2-7 1990—2050 年我国人均 GDP 发展情景

2. **教育发展** 参照有关研究[79,107]，形成三种模拟方案：高方案（年均增加 0.105 年）、中方案（0.088 年）和低方案（0.055 年）。低方案预测到 2050 年人均受教育年限为 12.7 年，明显高于 2018 年经合组织国家（12.0 年，UNDP）和极高人类发展指数国家（12.0 年）水平，将达到 2018 年日本（12.8 年）和澳大利亚（12.7 年）相当的水平。中方案预测到 2050 年人均受教育年限为 13.5 年，与 2018 年美国（13.4 年）和加拿大（13.3 年）水平相近，将达到 2050 年 G7 国家 15 岁及以上人口平均受教育年限（13.5 年，WIC）；高方案（14.2 年）将超过 2018 年德国人均受教育年限（14.1 年，UNDP），且与日本和英国 2050 年 20~64 岁人口平均受教育年限（14.3 年，WIC）相当。各情景下教育程度发展见图 2-8。

3. **劳动就业** 参考既往研究[108]对我国就业率的预测和历史趋势。各模拟方案之间相差 10%，且只有高方案保持正向变化。高方案预测每五年增加 0.44%，2050 年为 69.1%，该就业率与经合组织国家男性劳动参与率（68.5%）接近。中方案预测降低到 60.0%，低方案降低到 49.4%。

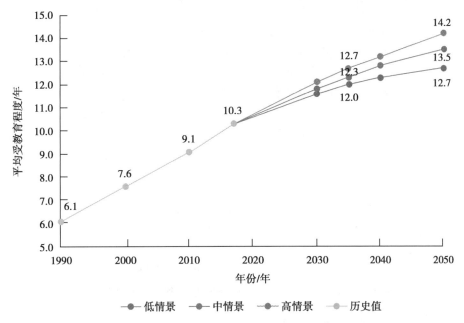

图 2-8　1990—2050 年我国人均受教育年限发展情景

4. 空气质量　参照 GBD 对可持续发展目标卫生健康数据的预测。高方案预测 $PM_{2.5}$ 将降低到 $30.8\mu g/m^3$，该预测值将实现我国《环境空气质量标准》中二级浓度限值（$35\mu g/m^3$）和 WHO 过渡时期目标 1（$35\mu g/m^3$）。中方案降低到 $43.0\mu g/m^3$，接近 2019 年 G20 国家（$43.6\mu g/m^3$，OECD. Stat）。低方案增加到 $56.8\mu g/m^3$。

5. 安全饮水　参照 GBD 预测，三种模拟方案相差较小，不论在何种情景下我国安全饮水覆盖率均可超过 90%，与高收入国家差距大幅缩小。

6. 交通安全　参照 GBD 预测，高方案预测交通事故死亡率降低至 3.5/10 万人口水平，中方案降至 5.9/10 万人口的水平，低方案降低至 9.1/10 万人口的水平。

7. 卫生人力资源　卫生人力密度（包括卫生技术人员等卫生人员）发展情景参考了GBD 预测结果。低方案预测至 2050 年卫生人力密度为 1 744.4/10 万人口，中方案为3 134.8/10 万人口。

8. 健康保障　个人卫生支出占卫生总费用的比重（OOP 占比）的发展情景参考了规划纲要中的约束性指标和历史发展趋势。高方案下 OOP 占比可降低到 20% 以下。

（三）我国至 2050 年人均预期寿命预测结果

1. 预测结果　中方案 2030 年人均预期寿命可达 79.01 岁（95% CI：77.78~80.26 岁）；2040 年的预测值为 82.51 岁（95% CI：81.08~83.96 岁），高于 2018 年高收入国家平均水平（80.66 岁，WDI）；2050 年的预测值为 84.58 岁（95% CI：83.08~86.10 岁）。在快速发展的情景下，高方案预测人均预期寿命在 2030 年可达 80.56 岁（95% CI：79.32~81.81 岁）；2040年估计值为 85.06 年（95% CI：83.60~86.54 岁），略高于日本（84.21 岁，WDI）；2050年预测值为 87.72 岁（95% CI：86.16~89.32 岁）。在发展停滞的负面影响下，2030 年低方案的预测值仅为 77.51 岁（95% CI：76.20~78.84 岁），略高于 2019 年的历史预测值 77.3 岁，接近《健康中国行动（2019—2030 年）》2023 年的预期值 77.7 岁。同时，低情景下的预测值在 2040 年为 79.46岁（95% CI：78.09~80.86 岁），在 2050 年为 81.65 岁（95% CI：80.03~83.29 岁）。见图 2-9。

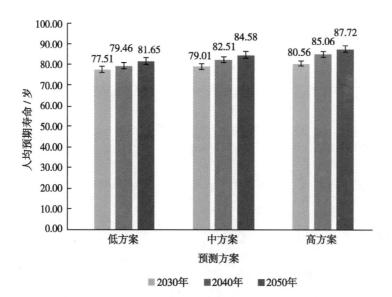

图 2-9 2030—2050 年人均预期寿命低、中、高方案预测结果

2. 国际比较 2050 年是我国全面实现社会主义现代化的重要节点,中方案(84.6 岁)和高方案(87.7 岁)预测值均可超过现阶段人均预期寿命最高的日本(84.2 岁),即使考虑负向误差(83.1 岁),中方案也将高于 2018 年法国(82.7 岁)。低方案预测值(81.6 岁)介于 2018 年英国(81.3 岁)和加拿大(81.9 岁)之间,下限与经合组织国家(80.0 岁)相同。见图 2-10。将高收入国家人均预期寿命未来可能的增长情况考虑在内,图 2-11 显示了我国未来人均预期寿命与高收入国家(根据近 5 年和 10 年历史增长趋势拟合)的比较。在任何情景下,都不会在 2030 年前超过高收入国家。高方案人均预期寿命预测值将在 2040 年超过高收入国家至少 1.47 岁,将在 2050 年超过高收入国家至少 2.82 岁。

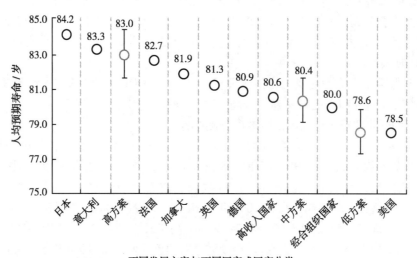

图 2-10 2050 年人均预期寿命预测结果与不同国家或国家分类比较

注:国家与国家分类数据来自世界银行世界发展指标数据库,为 2018 年数据。

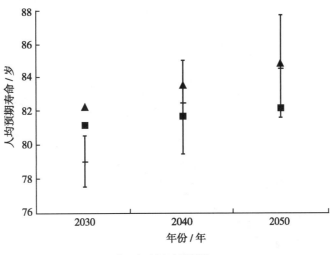

图 2-11　2050 年人均预期寿命预测结果与高收入国家拟合结果比较
注:高收入国家数据来自世界银行世界发展指标数据库,并根据历史发展趋势拟合。

三、至2050年人均预期寿命增长路径分析

(一)我国整体至2050年人均预期寿命增长路径

我国至 2050 年人均预期寿命的低、中、高三个发展方案代表了三种增长路径。中方案增长路径要求通过适度改革保持各因素按现行环境下的增速同步稳定发展,任何一个因素的落后都将影响该路径目标的实现;高方案增长路径要求通过各相关领域的协同高效改革实现各因素的共同发展,高方案增长路径反映出的因素发展情景是综合而全面的快速发展;低方案增长路径对各因素发展的要求都较低,但并不代表不发展,低方案增长路径是考虑经济社会发展受阻和疫情冲击双重负向作用下可能的结果,一旦不利因素消除或进行有效的改革,则可以继续按中或高方案路径增长。不同增长路径可以进行相互地转化。如果以2030 年作为起点考虑 2030—2050 年的增长路径,可以通过因素发展情景的组合产生新的路径(模拟路径 A、B 和 C),详见图 2-12。中方案在 2030 年达到 79.01 岁,如果通过有效改革产生了更为理想的发展环境,则可以转化为高方案的增长路径,在 2050 年达到 86.04 岁(模拟路径 C)。低方案在 2030 年仅 77.51 岁,可以转化为中方案增长路径(模拟路径 A)或高方案增长路径(模拟路径 B),实现与中方案相近的人均预期寿命。

(二)各省份至2050年人均预期寿命增长路径

以经济为例,若以 1.5% 人均 GDP 增速目标发展,各省人均预期寿命增量围绕 2.0 岁上下波动,最高可达 2.08 岁(北京和上海),最低为 1.79 岁(西藏);若以增速 2.0% 目标发展,北京和上海人均预期寿命增量可达 3.0 岁以上,大部分省份增幅在 2.8 岁左右;若以 2.5% 增速目标发展,北京、天津、上海和浙江的人均预期寿命增量可超过 4.0 岁,西藏和青海等地为 3.6 岁;若以 3.0% 增速目标发展,大部分省份的人均预期寿命增量在 5.0 岁以上,京津冀地区平均增长 5.26 岁,长三角地区平均增长 5.29 岁,最高与最低增量的省份间极差为 0.74岁;若以 3.5% 增速目标发展,各省人均预期寿命增量的均值为 6.5 岁,西藏和北京增幅的差

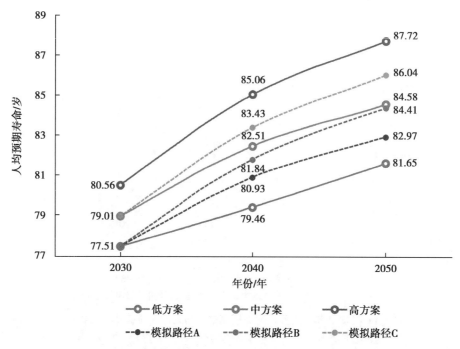

图 2-12 我国至 2050 年人均预期寿命增长（模拟）路径

距接近 1.0 岁；若以增速 4.0% 和 4.5% 目标发展，各省人均预期寿命增量更为明显，该增量将在 7.5 岁以上，极差将进一步扩大。

（三）人均预期寿命差距分解及增长路径优先因素

使用 Oaxaca-Blinder 方法对人均预期寿命的差距进行定量分解，结果见表 2-6。高预期寿命组与低预期寿命组人均预期寿命平均相差 13.423 岁，特征差异可解释 12.461 岁，占 92.833%。大部分寿命差距可由资源型差异（特征差异）进行解释。

表 2-6 人均预期寿命差距的特征差异分解

自变量	特征均值（对数）		特征差异
	低预期寿命组	高预期寿命组	
人均 GDP	8.388	9.780	-1.392
人均受教育程度	1.715	2.239	-0.524
就业率	4.022	4.016	0.006
卫生人力资源密度	5.242	6.420	-1.178
安全饮水覆盖率	3.795	4.414	-0.619
$PM_{2.5}$ 年均浓度	3.572	3.064	0.508
交通事故死亡率	3.154	2.699	0.455
OOP 占比	3.905	3.281	0.624
可解释部分	—	—	-12.461
不可解释部分	—	—	—
总体人均预期寿命及差异	62.273	75.696	-13.423

进一步,在可解释部分,人均受教育程度对人均预期寿命差距的贡献度最高(34.372%),前三者约占87%左右。社会经济地位对于总体人均预期寿命差异贡献度最高(60.905%)(图2-13)。

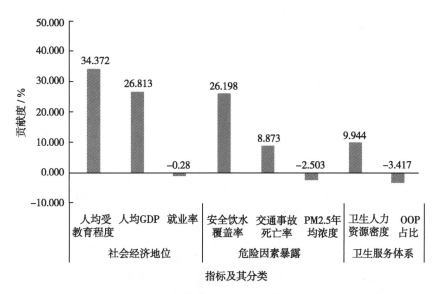

图2-13　人均预期寿命差距可解释部分的因素贡献度及其分类

第四节　政策建议与未来研究方向

一、研究方法讨论

(一)人均预期寿命计算与插补

本研究使用人口死亡登记系统和全员人口系统中分别报告的死亡个案数据,利用捕获-再捕获方法对漏报情况进行调整[109,110],从而估计更可靠的人口死亡率。多源的数据对比是提高死亡登记数据完整性的有效途径。通过整合人口死亡登记系统和全员人口系统两个数据库,利用捕获-再捕获方法,可以使2015年人口死亡登记系统数据的完整性从58.1%提高到80.6%,且漏报率低的县区比例可增加约1倍[102]。本研究在使用高斯时空过程模型时,考虑了经济水平这一关键指标,以增强解释变量对人均预期寿命的预测能力。虽然内插数据难以完全反映真实情况,但是,既往研究显示这种方法具有良好的样本内和样本外的预测能力[100]。

(二)因素情景模拟方法

本研究从数据可比性与情景合理性两个方面来讨论模拟方法的可靠性。在数据可比性方面,本研究所使用的数据,均为时间和截面(国家间或地区间)可比的数据。为了尽可能使省级数据与国际数据具有可比性,更直观地展现模拟情景的国际比较,本研究对数据标准化。在情景模拟的合理性方面,本研究综合了国内外对我国各因素发展趋势的预测研究,并通过国际对比和预期目标对比,描述了各模拟值的具体政策含义。

(三)差距分解方法

传统的回归分析只能基于全部样本变量的平均值估计效应,这样往往会低估不同变量解释群体间差距的程度[111]。相比之下,通过 Oaxaca-Blinder 分解技术可以剔除"不可解释部分"对差距的影响,直观比较与排序"可解释部分"各因素的贡献度。既往也有研究根据个体死因数据利用寿命表计算死因的贡献度,间接计算死因对死亡或寿命的影响[112],这种方法除了要使用大量的个体死因数据,主要缺陷在于死因往往难以清晰明确地与死亡情况对应。国家层面的结构性差异理应大于省级层面,故本研究的可解释部分为保守估计结果。

二、人均预期寿命变化趋势及其公平性

(一)人均预期寿命存在增速回落风险,内部不公平凸显

我国人均预期寿命从 1990 年的 68.6 岁持续增长到 2019 年的 77.3 岁,分时间段来看,人均预期寿命的增长经历了先变快、后变慢的过程。在 2000—2010 年人均预期寿命增速最快,此阶段,我国在卫生健康领域采取了一系列改革,可能直接导致寿命表中分年龄死亡率,尤其是婴儿死亡率大幅降低。增速在 2010 年后出现回落,一方面是由于与医疗服务领域密切相关、直接干预死亡率的健康项目对人均预期寿命增长的贡献作用越来越小;另一方面,发展不平衡、不充分问题使得寿命的可持续增长面临挑战[113]。我国幅员辽阔,尽管在区域协调发展的战略布局下健康公平性得到了显著改善,但不同省份间人均预期寿命差距依然存在。这些差距的来源主要是各地经济与社会发展水平不同[114,115]。

(二)人均预期寿命呈持续增长趋势,但可变动空间较大

本研究预测结果与国内外现有研究预测结果较为接近,均显示我国至 2050 年人均预期寿命呈持续增长趋势。本研究中方案 2030 年预测值与国内学者蔡玥等[80]采用指数回归法所估计的 79.04 岁较为接近,也几乎与健康中国战略 2030 年 79.0 岁目标值相同。本研究中方案 2040 年预测值(82.51 岁)与 GBD 的预测结果(81.9 岁)接近。中方案 2050 年预测值(84.58 岁)介于 WIC 的 2050—2055 年中速发展(83.0 岁,按性别平均)与快速发展(87.1 岁,按性别平均)预测结果之间。本研究预测结果显示我国至 2050 年人均预期寿命增长轨迹符合东亚发达国家的历史发展轨迹。敏感性分析表明,预测模型所产生的预测值与 1990—2017 年历史实际值拟合程度较高,平均绝对百分比误差(MAPE)为 7.5%(<10%),均方根误差(RMSE)为 5.7(<10),两个误差衡量指标均在可接受范围内。

(三)人均预期寿命的绝大部分差距可由资源型差异解释

本研究发现总体人均预期寿命差距绝大部分是可解释的,即可干预的资源型差异。其中,人均受教育年限贡献度最高(34.4%)。Novak 等[116]认为教育年限是人均预期寿命最重要决定因素之一,Jasilionis 等[117]认为教育是人均预期寿命的最强预测指标之一。有研究认为教育可以通过使人获取拥有更多特权的社会地位和高薪的工作以间接影响健康差距[118];也有研究认为教育可以通过健康的生活方式、更强的压力应对能力和更有效的慢性病管理对健康产生直接有益影响[119]。这提示在促进健康公平的过程中,应当始终重视教育的基础性作用。本研究显示经济发展可解释人均预期寿命差距的 26.8%,这也与既往研究结果较为接近,Preston 的跨国研究表明,一个国家的收入增长只能够解释总体预期寿命上升的 10%~25%,其余的 75%~90% 应由收入以外的因素解释[120]。本研究也显示卫生服务体系的贡献只能解释人均预期寿命差距的 6.5%,这与 McGinnis 等[26]研究发现医疗保健因素对美国早逝的影响不足 10% 相一致。此外,既往大量研究证实了社会经济地位是导致健康不平等产生的根本性原因[121],而本研究结果也显示社会经济地位可解释人均预期寿命差距的 60.9%,是造成寿命差距的重要组成部分。

三、研究进展

（一）理论方法进展

1. 人均预期寿命预测　预测方法持续更新,更加关注人均预期寿命增长趋势的可持续性,讨论不同预测情景的选择。Vaupel 等[122]认为新冠疫情可能通过推动公共卫生的进步促进人均预期寿命持续增长,也可能代表着新发传染病的不断出现而使寿命停滞发展。Yang等[123]认为人均预期寿命的增长颓势叠加新冠疫情的影响,可能导致英国寿命丧失增长趋势。2020 年英格兰和威尔士女性和男性人均预期寿命分别下降了 0.9 岁和 1.2 岁[124]。Bourg[125]认为应当根据实际情况选择不同情景的人均预期寿命预期值,单纯依赖中间程度的预测可能导致高估。

2. 人均预期寿命差距分析　更加关注不同地区、不同社会经济地位、不同群体人均预期寿命差距的预测与分析。Hudomiet 等[126]认为美国不同社会经济地位老年人的死亡率差距正在扩大,寿命增长主要集中在高地位人群。Li 等[127]研究发现美国人均预期寿命的地域不平等持续存在,死亡率改善率将趋缓。Andrasfay 等[128]研究发现新冠疫情导致美国黑人和拉丁裔的人均预期寿命减少量是白人的 3～4 倍,将逆转黑人和白人寿命差距逐渐缩小的趋势。Bravo 等[129]利用自适应贝叶斯模型预测人均预期寿命差距的变化,发现至 2050 年有扩大的趋势。

（二）相关政策进展

1. 推动共同富裕引领预期寿命持续提升和差距改善　人均预期寿命的增长受多种健康社会决定因素影响,推动共同富裕涉及经济、社会、生态环境等各方面,成为新发展阶段引领预期寿命持续提升和地区间寿命差距改善的重要战略支撑。

2. 基本公共服务均等化创造弥合寿命差距有效着力点　基本公共服务涉及"学有所教""劳有所得""病有所医"等多方面兜底性民生领域建设,通过提高基本公共服务均等化水平,可以使公共服务资源向基层延伸、向农村覆盖、向边远地区和生活困难群众倾斜,使发展成果更多更公平惠及全体人民,推动区域人均预期寿命差距缩小。

3. 实施积极应对人口老龄化国家战略促进老年人口寿命增长　随着人均预期寿命的持续提升,以及婴儿死亡率、5 岁以下儿童死亡率的不断下降,老年人口寿命增长对整体寿命增长的带动作用逐渐凸显,实施应对人口老龄化国家战略将进一步释放人均预期寿命增长潜力。

四、政策建议

1. 统筹兼顾短期发展与中长期发展,把握分阶段实现目标节奏　健康战略与健康发展规划对未来健康的可持续发展至关重要,《"健康中国 2030"规划纲要》确定了 2030 年人均预期寿命目标值,但尚未有至 2050 年的长期目标值。人均预期寿命的短期目标与长期目标相互影响,若设定一个明确合理的长期目标,有助于更好地实现短期目标。健康中国战略实施以来,我国人均预期寿命目标的确定是基于五年增长 1.0 岁的保守估计,参照国际发展经验与我国当前发展趋势,建议在 2030 年之后制订五年增长 1.25 岁及以上的发展目标,以更加积极的目标值指导未来发展,但应注意到,长期目标的实现离不开当前所处短期发展阶段的优势积累。人均预期寿命的增长是一个缓慢的过程,应以未来为导向、前瞻性干预关键社会决定因素,尤其是难以在短时间内改变的因素,例如经济的持续发展、教育程度的提高、空气质量的改善和卫生人力资源的增长等。

2. **省级政府承担更多健康发展责任,精准施策补齐因素发展短板**　社会决定因素发展与人均预期寿命增量之间存在边际递减效应,人均预期寿命增长路径在不同发展阶段省份存在差异。省级政府是本省人均预期寿命增长目标主要责任人。第一,省级政府应当认识到人均预期寿命增长受多部门、多领域发展的影响,传统上仅依赖医疗服务领域改革对人均预期寿命增长贡献作用越来越小;第二,省级政府应深刻转变人均预期寿命的增长方式,摆脱"自由发展"模式,依据动力因素与寿命增长之间定量关系,明确设立定量考核指标使人均预期寿命未来的增长"有迹可循",并定期考核指标落实情况和达成度;第三,健康责任部门考核指标不仅要有"合格线",还要有"区间范围",凸显底线思维和对发展效益强调,激励责任主体在实现最低标准的基础上向高段发展;第四,省级政府应在巩固发展优势的同时,重点加快补短板、强弱项,制订薄弱领域优先发展方案,体现追赶效应,充分发挥本省人均预期寿命增长潜力。

3. **改善人均预期寿命不平衡发展,聚焦弱势地区以及优先因素**　健康公平是健康中国战略的核心,我国未来人均预期寿命增长潜能也将在解决不平衡发展的过程中不断释放。一方面,要关注弱势地区,针对西部省份和"最低组",在未来发展过程中不仅要落实这些省份政府健康责任,也应意识到健康差距"可干预性",适当予以政策和资源倾斜。应利用好中央投资地区比例差异、财政转移支付制度,加大对欠发达地区支持,逐步实现教育和医疗等优质资源均等化。另一方面,关注优先因素,充分重视教育和经济对于缩小健康差距关键作用,尤其是对于西部地区。

五、未来研究方向

鉴于数据可得性和可比性要求,部分健康社会决定因素未被纳入模型,比如行为、基因、住房和工作条件等因素,还有诸如科技、气候、治理和城市化等新兴因素也没有数据支持。但本研究建立了社会经济地位因素与部分未纳入因素之间关联,将未被纳入因素由已纳入因素代表,对于确实难以涵盖部分,通过固定效应和模型残差项进行控制。本研究因变量使用人均预期寿命的原因不再赘述,之所以未使用健康预期寿命这一指标,是因为健康预期寿命统计口径各异,尚未形成统一标准,绝大部分省份不具备测算基础。随着数据质量和可获得性提升,今后的研究中可以考虑引入其他数据进行补充。

由于样本量受限,本研究所估计均为相关效应,而非因果效应。但是本研究相关效应估计建立在因素框架的基础上,在建立研究框架时已经考虑纳入因素在理论上对人均预期寿命的影响,所参照的健康社会决定因素概念框架也是通过全球证据汇总而来,因此本研究所估计的统计上的相关效应有理论上的因果效应做支撑。此外,由于样本量受限,本研究也难以估计时间上的滞后效应。本研究假设在较长的时间跨度中,较小的时间滞后可以忽略,且未来长期的预期值并不要求短期内立刻实现,因此滞后效应并非必要选项。随着样本量扩大,尤其是我国省级、县级人口生命登记数据的不断完善,本研究尚未分析的部分是今后深入研究的方向和领域。

任何预测研究都不可避免地存在缺陷,因为未来充满了不确定性。预测研究旨在描绘未来最可能出现的趋势,但即使基于良好性能模型的预测,也无法预测未来所有变化。本研究预测主要假设是,目前观测到的关联具有延续性,但是这种数据样本内拟合良好的线性弹性关系未必会在将来持续存在,况且未来发展情景复杂多变,也难以均用统计方法建模。因此,本研究采用了分情景预测方法,且提出了动态调整增长路径方案,以最大程度应对未来不确定性。随着时间进展,需要更多相关研究为今后决策持续提供更加适合未来实际发展情况的依据。

（李　琦）

参考文献

［1］ SMITS J,MONDEN C. Length of life inequality around the globe［J］. Social Science & Medicine,2009,68（6）:1114-1123.

［2］ MONDAL M N I,SHITAN M. Relative importance of demographic,socioeconomic and health factors on life expectancy in low-and lower-middle-income countries［J］. J Epidemiol,2014,24（2）:117-124.

［3］ World Bank Group. World Development Indicators［EB/OL］. (2020-09-12)［2020-09-12］. https://databank. worldbank. org/reports. aspx? source=world-development-indicators#

［4］ United Nations Development Programme. Human Development Report 2019［EB/OL］. (2019-11-09)［2021-01-06］. http://hdr. undp. org/en/content/human-development-report-2019.

［5］ Commission On Social Determinants of Health. CSDH final report:closing the gap in a generation:health equity through action on the social determinants of health［EB/OL］. (2012-06-16)［2020-05-01］. https://apps. who. int/iris/handle/10665/43943.

［6］ 郭岩,谢铮. 用一代人时间弥合差距:健康社会决定因素理论及其国际经验［J］. 北京大学学报（医学版）,2009,41（2）:125-128.

［7］ MARMOT M G,KOGEVINAS M,ELSTON M A. Socioeconomic status and disease［J］. WHO Regional Publications European Series,1991,37:113-146.

［8］ HAAN M,KAPLAN G A,CAMACHO T. Poverty and Health. Prospective Evidence From the Alameda County Study［J］. American Journal of Epidemiology,1987,125（6）:989-998.

［9］ STEPHENS A S,GUPTA L,THACKWAY S,et al. Socioeconomic,remoteness and sex differences in life expectancy in New South Wales, Australia, 2001-2012:a population-based study［J］. Bmj Open, 2017, 7（1）:e013227.

［10］ FOREMAN K J,MARQUEZ N,DOLGERT A,et al. Forecasting life expectancy,years of life lost,and all-cause and cause-specific mortality for 250 causes of death:reference and alternative scenarios for 2016-40 for 195 countries and territories［J］. Lancet,2018,392（10159）:2052-2090.

［11］ KONTIS V,BENNETT J E,MATHERS C D,et al. Future life expectancy in 35 industrialised countries:projections with a Bayesian model ensemble［J］. Lancet,2017,389（10076）:1323-1335.

［12］ Office of Disease Prevention and Health Promotion. Healthy People 2030 Framework［EB/OL］. ［2020-10-23］. https://health. gov/healthypeople/about/healthy-people-2030-framework.

［13］ MIYATA H,EZOE S,HORI M,et al. Japan's vision for health care in 2035［J］. Lancet,2015,385（9987）:2549-2550.

［14］ KRIEGER N. Got Theory? On the 21st c. CE Rise of Explicit use of Epidemiologic Theories of Disease Distribution:A Review and Ecosocial Analysis［J］. Current Epidemiology Reports,2014,1（1）:45-56.

［15］ KRIEGER N. Theories for social epidemiology in the 21st century:an ecosocial perspective［J］. International Journal of Epidemiology,2001,30（4）:668-677.

［16］ RAPHAEL D. Social determinants of health:Present status,unanswered questions,and future directions［J］. International Journal of Health Services,2006,36（4）:651-677.

［17］ RAPHAEL D,BRYANT T. Maintaining population health in a period of welfare state decline:political economy as the missing dimension in health promotion theory and practice[J]. Promotion & Education,2006,13 (4):236-242.

[18] CASSEL J. The contribution of the social environment to host resistance:the Fourth Wade Hampton Frost Lecture[J]. American Journal of Epidemiology,1976,104(2):107-123.

[19] WILKINSON R G,PICKETT K E. Income inequality and population health:a review and explanation of the evidence[J]. Social Science & Medicine,2006,62(7):1768-1784.

[20] LINK B G,PHELAN J C. Understanding sociodemographic differences in health:the role of fundamental social causes[J]. American Journal of Public Health,1996,86(4):471-473.

[21] KRIEGER N. Embodiment:a conceptual glossary for epidemiology[J]. Journal of Epidemiology and Community Health,2005,59(5):350-355.

[22] KRIEGER N. A glossary for social epidemiology[J]. Journal of Epidemiology and Community Health,2001, 55(10):693-700.

[23] SOLAR O,IRWIN A. A conceptual framework for action on the social determinants of health[EB/OL]. [2021-01-06]. https://www. who. int/social_determinants/corner/SDHDP2. pdf? ua=1.

[24] WISE P,CHAVKIN W,ROMERO D. Assessing the effects of welfare reform policies on reproductive and infant health[J]. American Journal of Public Health,1999,89(10):1514-1521.

[25] SCOTT-SAMUEL A. Health impact assessment--theory into practice[J]. Journal of Epidemiology and Community Health,1998,52(11):704-705.

[26] MCGINNIS J M,FOEGE W H. Actual causes of death in the United States[J]. JAMA,1993,270(18): 2207-2212.

[27] PARK H,ROUBAL A M,JOVAAG A,et al. Relative contributions of a set of health factors to selected health outcomes[J]. American Journal of Preventive Medicine,2015,49(6):961-969.

[28] MCGINNIS J M,WILLIAMS-RUSSO P,KNICKMAN J R. The case for more active policy attention to health promotion[J]. Health Aff(Millwood),2002,21(2):78-93.

[29] DAHLGREN G,WHITEHEAD M. Levelling up(part 2):a discussion paper on European strategies for tackling social inequities in health[EB/OL]. [2021-01-06]. https://www. who. int/social_determinants/resources/leveling_up_part2. pdf.

[30] CALDWELL J C. Mortality in relation to economic development[J]. Bulletin of the World Health Organization,2003,81(11):831-832.

[31] MACKENBACH J P,LOOMAN C W. Life expectancy and national income in Europe,1900-2008:an update of Preston's analysis[J]. International Journal of Epidemiology,2013,42(4):1100-1110.

[32] WALDRON H. Mortality differentials by lifetime earnings decile:implications for evaluations of proposed Social Security law changes[J]. Social Security Bulletin,2013,73(1):1-37.

[33] ULE M,KAMIN T. Social determinants of health inequalities[J]. Lancet,2012,51(1):1-4.

[34] DEATON A. Health in an age of globalization[J]. Brookings Trade Forum,2004,2004(1):83-130.

[35] DEATON A. Health, inequality, and economic development[J]. Journal of Economic Literature,2003,41 (1):113-158.

[36] BLOOM D E,CANNING D. Commentary:The Preston curve 30 years on:still sparking fires[J]. International Journal of Epidemiology,2007,36(3):498-499.

[37] ANDREEV E M,JDANOV D,SHKOLNIKOV V M,et al. Long-term trends in the longevity of scientific elites:evidence from the British and the Russian academies of science[J]. Popul Stud(Camb),2011,65 (3):319-334.

[38] MULLER A. Education,income inequality,and mortality:a multiple regression analysis[J]. BMJ,2002,324 (7328):23-25.

［39］MESSIAS E. Income inequality,illiteracy rate,and life expectancy in Brazil［J］. American Journal of Public Health,2003,93(8):1294-1296.

［40］BENACH J,SOLAR O,VERGARA M,et al. Six employment conditions and health inequalities:a descriptive overview［J］. International Journal of Health Services,2010,40(2):269-280.

［41］MOSER K A,FOX A J,JONES D R. Unemployment and mortality in the OPCS Longitudinal-Study［J］. Lancet,1984,2(8415):1324-1329.

［42］POPE C A 3rd,EZZATI M,DOCKERY D W. Fine-Particulate air pollution and life expectancy in the United States［J］. New England Journal of Medicine,2009,360(4):376-386.

［43］HUTTON G,CHASE C. The knowledge base for achieving the sustainable development goal targets on water supply,sanitation and hygiene［J］. International Journal of Environmental Research and Public Health,2016, 13(6):536-571.

［44］BLENCOWE H,COUSENS S,MULLANY L C,et al. Clean birth and postnatal care practices to reduce neonatal deaths from sepsis and tetanus:a systematic review and Delphi estimation of mortality effect［J］. BMC Public Health,2011,11 Suppl 3(Suppl 3):S11.

［45］BENOVA L,CUMMING O,CAMPBELL O M R. Systematic review and meta-analysis:association between water and sanitation environment and maternal mortality［J］. Tropical Medicine & International Health, 2014,19(4):368-387.

［46］MÚJICA O J,HAEBERER M,TEAGUE J,et al. Health inequalities by gradients of access to water and sanitation between countries in the Americas,1990 and 2010［J］. Revista Panamericana de Salud Pública,2015, 38(5):347-354.

［47］HERTZ E,HEBERT J R,LANDON J. Social and environmental factors and life expectancy,infant mortality, and maternal mortality rates:results of a cross-national comparison［J］. Social Science & Medicine,1994,39 (1):105-114.

［48］孙华丽,项美康,薛耀锋. 超大城市公共安全风险评估、归因与防范［J］. 中国安全生产科学技术, 2018,14(8):74-79.

［49］FEI F R,ZHONG J M,YU M,et al. Impact of injury-related mortality on life expectancy in Zhejiang,China based on death and population surveillance data［J］. BMC Public Health,2017,18(1):24.

［50］FLEGG A T. Inequality of income,illiteracy and medical care as determinants of infant mortality in underdeveloped countries［J］. Popul Stud(Camb),1982,36(3):441-458.

［51］ANAND S,B ÄRNIGHAUSEN T. Human resources and health outcomes:cross-country econometric study ［J］. Lancet,2004,364(9445):1603-1609.

［52］司文晴. 基本医疗保险对老人健康的影响机制研究［D］. 广州:华南理工大学,2017.

［53］WILPER A P,WOOLHANDLER S,LASSER K E,et al. Health insurance and mortality in US adults［J］. American Journal of Public Health,2009,99(12):2289-2295.

［54］ANAND S,MARTIN R. Human development in poor countries:on the role of private incomes and public services［J］. The Journal of Economic Perspectives,1993,7(1):133-150.

［55］GUPTA S,VERHOEVEN M,TIONGSON E R. Public spending on health care and the poor［J］. Health Economics,2003,12(8):685-696.

［56］ADLER N E,STEWART J. Health disparities across the lifespan:meaning,methods,and mechanisms［J］. Annals of the New York Academy of Sciences,2010,1186:5-23.

［57］CERDÁ M,JOHNSON-LAWRENCE V D,GALEA S. Lifetime income patterns and alcohol consumption:Investigating the association between long-and short-term income trajectories and drinking［J］. Social Science & Medicine,2011,73(8):1178-1185.

［58］JEFFERY R W,FRENCH S A. Socioeconomic status and weight control practices among 20-to 45-year-old women[J]. American Journal of Public Health,1996,86(7):1005-1010.

[59] JARVANDI S,YAN Y,SCHOOTMAN M. Income disparity and risk of death:the importance of health behaviors and other mediating factors[J]. PloS One,2012,7(11):e49929.

[60] JOUSILAHTI P,SALOMAA V,RASI V,et al. Association of markers of systemic inflammation,C reactive protein,serum amyloid A,and fibrinogen,with socioeconomic status[J]. J Epidemiol Community Health,2003,57(9):730-733.

[61] STEPTOE A,OWEN N,KUNZ-EBRECHT S,et al. Inflammatory cytokines,socioeconomic status,and acute stress responsivity[J]. Brain Behavior & Immunity,2002,16(6):774-784.

[62] COHEN S,JANICKI-DEVERTS D,MILLER G E. Psychological stress and disease[J]. JAMA,2007,298(14):1685-1687.

[63] MORA S,LEE I M,BURING J E,et al. Association of physical activity and body mass index with novel and traditional cardiovascular biomarkers in women[J]. JAMA,2006,295(12):1412-1419.

[64] GIMENO D,KIVIMÄKI M,BRUNNER E J,et al. Associations of C-reactive protein and interleukin-6 with cognitive symptoms of depression:12-year follow-up of the Whitehall II study[J]. Psychological Medicine,2009,39(3):413-423.

[65] DAVIDSON K W,SCHWARTZ J E,KIRKLAND S A,et al. Relation of inflammation to depression and incident coronary heart disease(from the Canadian Nova Scotia Health Survey[NSHS95] Prospective Population Study)[J]. American Journal of Cardiology,2009,103(6):755-761.

[66] ROST N S,WOLF P A,KASE C S,et al. Plasma concentration of C-reactive protein and risk of ischemic stroke and transient ischemic attack:the Framingham Study[J]. Stroke,2001,32(11):2575-2579.

[67] MÖEHLENKAMP S,LEHMANN N,MOEBUS S,et al. Quantification of coronary atherosclerosis and inflammation to predict coronary events and all-cause mortality[J]. Journal of the American College of Cardiology,2011,57(13):1455-1464.

[68] 陈国伟,伍啸青,林艺兰. ARIMA 模型在厦门市居民人均期望寿命预测中的应用[J]. 中国卫生统计,2015,32(6):1045-1047.

[69] GUZMAN-CASTILLO M,AHMADI-ABHARI S,BANDOSZ P,et al. Forecasted trends in disability and life expectancy in England and Wales up to 2025:a modelling study[J]. Lancet Public Health,2017,2(7):e307-e313.

[70] 高原. 国内人口预期寿命研究:运用 Lee-Carter 模型和 CBD 模型[D]. 济南:山东大学,2015.

[71] 蔡玥,孟群,王才有,等. 2015、2020 年我国居民预期寿命测算及影响因素分析[J]. 中国卫生统计,2016,33(1):2-4,8.

[72] GURALNIK J M,LAND K C,BLAZER D,et al. Educational status and active life expectancy among older blacks and whites[J]. New England Journal of Medicine,1993,329(2):110-116.

[73] 吴武刚. 广东省人口寿命预测及其综合利用[D]. 广州:华南理工大学,2014.

[74] SONEJI S,KING G. Statistical security for social security[J]. Demography,2012,49(3):1037-1060.

[75] United Nations. World Population Prospects:The 2019 Revision,Methodology of the United Nations Population Estimates and Projections[EB/OL]. (2019-12-31)[2021-01-06]. https://population. un. org/wpp/Publications/Files/WPP2019_Methodology. pdf.

[76] LUTZ W,GOUJON A,KC S,et al. Demographic and Human Capital Scenarios for the 21st Century:2018 assessment for 201 countries[EB/OL]. (2018-05-31)[2021-01-06]. http://publications. jrc. ec. europa. eu/repository/handle/JRC111148.

[77] NEWHOUSE J P,FRIEDLANDER L J. The relationship between medical resources and measures of health:some additional evidence[J]. The Journal of Human Resources,1980,15(2):200-218.

[78] United Nations. World Population Prospects:The 2019 Revision[EB/OL]. [2021-01-06]. https://popula-

tion. un. org/wpp/Publications/.

[79] Wittgenstein Centre for Demography and Global Human Capital. Wittgenstein Centre Data Explorer Version 2. 0(Beta)[EB/OL].[2020-09-08]. http://www. wittgensteincentre. org/dataexplorer.

[80] 蔡玥,薛明,王才有,等. 我国居民2030年预期寿命预测及国际间比较[J]. 中国卫生信息管理杂志, 2017,14(1):82-87.

[81] WHITEHEAD M. The concepts and principles of equity and health[J]. International Journal of Health Services,1992,22(3):429-445.

[82] WAGSTAFF A,DOORSLAER E V. Income inequality and health:what does the literature tell us? [J]. Annual Review of Public Health,2000,1(21):543-567.

[83] 李婷. 中国成年人口预期寿命的地区差异分析:基于生命力死亡模型的分解[J]. 中国人口科学,2019 (4):102-113.

[84] CHEN H,CHEN G,ZHENG X Y,et al. Contribution of specific diseases and injuries to changes in health adjusted life expectancy in 187 countries from 1990 to 2013:retrospective observational study[J]. BMJ,2019, 364:1969.

[85] OLSHANSKY S J,ANTONUCCI T,BERKMAN L,et al. Differences in life expectancy due to race and educational differences are widening,and many may not catch up[J]. Health Aff(Millwood),2012,31(8): 1803-1813.

[86] HADDAD S,MOHINDRA K S,SIEKMANS K,et al. "Health divide" between indigenous and non-indigenous populations in Kerala,India:Population based study[J]. BMC Public Health,2012,12:390.

[87] 齐亚强,李琳. 中国预期寿命变动的地区差异及其社会经济影响因素:1981—2010[J]. 中国卫生政策研究,2018,11(8):29-35.

[88] 胡琳琳. 我国与收入相关的健康不平等实证研究[J]. 卫生经济研究,2005,12:14-17.

[89] BLINDER A S. Wage discrimination:reduced form and structural estimates[J]. Journal of Human Resources,1973,4(8):436-455.

[90] OAXACA R. Male-female wage differentials in urban labor markets[J]. International Economic Review, 1973,3(14):693.

[91] GULIS G. Life expectancy as an indicator of environmental health[J]. European Journal of Epidemiology, 2000,16(2):161-165.

[92] BLAKELY T. Major strides in forecasting future health[J]. Lancet,2018,392(10159):e14-e15.

[93] WEST P. Rethinking the health selection explanation for health inequalities[J]. Social Science & Medicine, 1991,32(4):373-384.

[94] ILLSLEY R. Social class selection and class differences in relation to stillbirths and infant deaths[J]. British Medical Journal,1955,2(4955):1520-1524.

[95] MARMOT M G,SMITH G D,STANSFELD S,et al. Health inequalities among British civil servants:the Whitehall II study[J]. Lancet,1991,337(8754):1387-1393.

[96] FRANKEL S,ELWOOD P,SWEETNAM P,et al. Birthweight,body-mass index in middle age,and incident coronary heart disease[J]. Lancet,1996,348(9040):1478-1480.

[97] DIDERICHSEN F,EVANS T,WHITEHEAD M. The social basis of disparities in health. In:EVANS T, WHITEHEAD M,DIDERICHSEN F,et al. ,editors. Challenging inequities in health. New York:Oxford University Press,2001.

[98] MACKENBACH J,BAKKER M,SIHTO M,et al. Strategies to reduce socioeconomic inequalities in health. In:Mackenbach J,Bakker M,editors. Reducing inequalities in health:a European perspective. London:Routledge,2002.

[99] ROCKETT I R. Injury elimination and survival:a cross-national study[J]. Public Health,1998,112(1):27-30.

［100］ BOONEN T J,LI H. Modeling and forecasting mortality with economic growth:a multipopulation approach ［J］. Demography,2017,54(5):1921-1946.

［101］ LI Q,MA S,BISHAI D,et al. Potential gains in life expectancy by improving road safety in China［J］. Public Health,2017,144S:S57-S61.

［102］ 杨仁科,薛明,林秋实,等.运用多源数据比对实现我国生命登记全覆盖的方法学研究［J］.中国卫生信息管理杂志,2019,16(2):192-197.

［103］ GROSMAN M. The Demand for Health:A Theoretical and Empirical Investigation［J］. Nber Books,1972,137(2):279.

［104］ OEPPEN J,VAUPEL J W. Demography. Broken limits to life expectancy［J］. Science,2002,296(5570):1029-1031.

［105］ 清华大学中国与世界经济研究中心.十九大后的中国经济:2018、2035、2050［EB/OL］.(2017-10-27)［2020-09-08］. http://www. ccwe. tsinghua. edu. cn/upload_files/file/20171116/1510805397525056015.pdf

［106］ World Bank Group, Development Research Center of the State Council of China. Innovative China:New Drivers of Growth［EB/OL］.(2019-09-17)［2020-09-08］. http://documents. worldbank. org/curated/en/833871568732137448/Innovative-China-New-Drivers-of-Growth.

［107］ 中国教育科学研究院,教育信息与数据统计研究所. 2030 年中国教育展望［M］.北京:人民出版社,2018.

［108］ 胡鞍钢,鄢一龙,唐啸,等. 2050 中国:全面实现社会主义现代化［M］.杭州:浙江人民出版社,2017.

［109］ HOOK E B,REGAL R R. Capture-recapture methods in epidemiology:methods and limitations［J］. Epidemiol Rev,1995,17(2):243-264.

［110］ HUGGINS R,HWANG W H. A review of the use of conditional likelihood in capture-recapture experiments ［J］. Int Stat Rev,2011,79(3):385-400.

［111］ KINO S,KAWACHI I. How much do preventive health behaviors explain education-and income-related inequalities in health? Results of Oaxaca-Blinder decomposition analysis［J］. Ann Epidemiol,2020,43:44-50.

［112］ KRIEGER N. Health equity and the fallacy of treating causes of population health as if they sum to 100%［J］. American Journal of Public Health,2017,107(4):541-549.

［113］ 杨明旭,鲁蓓.中国 2010 年分省死亡率与预期寿命:基于各省第六次人口普查资料［J］.人口研究,2019,43(1):18-35.

［114］ 郭玉玲.中国人均预期寿命时空变化及影响因素分析［J］.中国卫生政策研究,2018,11(8):44-49.

［115］ 李琦,蔡玥,孟庆跃.人均预期寿命差距的健康决定因素贡献度研究［J］.中国卫生经济,2021,40(1):12-16.

［116］ NOVAK A,CEPAR Z,TRUNK A. The role of expected years of schooling among life expectancy determinants［J］. Int J Innov Learn,2016,20(1):85-99.

［117］ JASILIONIS D,SHKOLNIKOV V M. Longevity and education:a demographic perspective［J］. Gerontology,2016,62(3):253-262.

［118］ MCINTOSH C N,FINÈS P,WILKINS R,et al. Income disparities in health-adjusted life expectancy for Canadian adults,1991 to 2001［J］. Health Rep,2009,20(4):55-64.

［119］ GOLDMAN D P,SMITH J P. Can patient self-management help explain the SES health gradient? ［J］. Proceedings of the National Academy of Sciences of the United States of America, 2002, 99 (16):10929-10934.

［120］ PRESTON S H. The changing relation between mortality and level of economic development［J］. International Journal of Epidemiology,2007,36(3):484-490.

［121］ KAWACHI I,ADLER N E,Dow W H. Money,schooling,and health:Mechanisms and causal evidence［J］.

Ann N Y Acad Sci,2010,1186:56-68.

[122] VAUPEL J W,VILLAVICENCIO F,BERGERON-BOUCHER M P. Demographic perspectives on the rise of longevity[J]. Proc Natl Acad Sci U S A,2021,118(9):e2019536118.

[123] YANG J,CARTER S. Loss,Grief,and Racial Health Disparities During COVID-19:Same storm,different boats[J]. Journal of Interdisciplinary Perspectives and Scholarship,2020,3(1):5-9.

[124] ABURTO J M,KASHYAP R,SCHÖLEY J,et al. Estimating the burden of the COVID-19 pandemic on mortality,life expectancy and lifespan inequality in England and Wales:a population-level analysis[J]. Journal of epidemiology and community health,2020,75(8):735-740.

[125] LE BOURG E. New life expectancy forecasts are too optimistic[J]. Biogerontology,2021,22(6):655-658.

[126] HUDOMIET P,HURD M D,ROHWEDDER S. Forecasting mortality inequalities in the U. S. based on trends in midlife health[J]. Journal of Health Economics,2021,80:102540.

[127] LI H,HYNDMAN R J. Assessing mortality inequality in the U. S. :What can be said about the future? [J]. Insurance Mathematics and Economics,2021,99:152-162.

[128] ANDRASFAY T,GOLDMAN N. Reductions in 2020 US life expectancy due to COVID-19 and the disproportionate impact on the Black and Latino populations[J]. PNAS,2021,118(5):e2014746118.

[129] BRAVO J M,AYUSO M,HOLZMANN R,et al. Addressing the life expectancy gap in pension policy[J]. Insurance Mathematics and Economics,2021,99:200-221.

第三章

医疗服务需求行为研究

卫生体系是影响居民医疗服务就医行为的重要因素,只有科学分配卫生资源,才能使有限的卫生资源发挥最大效果,最大程度满足居民医疗服务需求、改善居民健康状况。社会医疗保险和卫生人力,分别从价格和质量两个维度,改善医疗卫生服务的供给,影响居民的医疗服务利用和医疗机构选择。合理提高卫生资源投入、优化结构、调整分布,对于改善居民就医行为、满足居民健康需求、缩小地区和社会群体差异具有重要意义。同时,把握不同地区和社会群体的就医行为特征,为针对性地制定卫生资源配置规划,满足多层次、多元化的医疗服务需求提供参考。本研究旨在建立适合中国实际的医疗服务就医行为模型,揭示中国居民医疗服务就医行为在新医改前后的变化特征及其影响因素,分析社会医疗保险和卫生人力等卫生体系因素对居民就医行为的作用,提出合理引导居民医疗服务利用和就诊分布的政策建议。

第一节 研 究 背 景

一、研究问题的提出

医疗服务需求行为,亦称就医行为(health care seeking behavior),指的是为了满足个人的健康需要,购买和利用医疗服务的行为[1]。从就医方式来看,医疗服务就医行为包括患者自我医疗、门诊和住院服务利用;从就医地点来看,指患者对医疗机构的选择。个体就医行为研究是医疗服务需求研究的重要内容,是为了深入了解和把握人群的需求特点与规律,从而合理组织医疗服务,实现卫生资源的科学配置和有效利用,使有限的资源发挥最大效益,最大程度满足居民的医疗服务需求、改善人群健康。

当前,我国居民医疗服务需求呈现多元化、多层次的特点,不仅与个体特征有关,也受到经济社会环境和卫生体系因素的影响。新医改实施后,社会经济发展和基本医疗保障制度的完善,使得我国居民的医疗服务需求快速释放[2,3];而医疗服务体系发展较慢,尤其是基层医疗机构,出现医疗资源总量不足、结构配置和区域分布不合理问题[2],使得基层医疗机构利用不足、高级别医院看病难看病贵、医疗费用攀升[4,5],且城乡和地区间存在巨大差异[6],导致医疗服务出现需大于求的结构性失衡状态[7]。新医改实施前后就医行为变化及其影响因素是值得关注的研究问题。

影响居民医疗服务需求行为的因素包括两个维度。第一是需方,即患者角度,包括年龄、收入、患病情况等;第二是供方,即卫生体系角度,可概括为卫生筹资、卫生人力、地理和组织可及性、服务提供模式等方面。各国的卫生体系为改善居民就医行为进行了不同形式的实践:英国实行守门人制度,组建全科医生联盟,代表患者购买医疗服务[8,9];美国在推行医改中,强调医疗保险组织形式,在管理保健组织内部实现分级诊疗[10,11];德国围绕支付方式改革,实行与个人收入相挂钩的筹资机制,建立不同人群间的风险调节机制[12,13]。可见,卫生体系因素是影响个体就医行为的根本原因,是系统全面把握个体就医行为的先决条件。其中,医疗保障水平会影响医疗服务的价格,卫生人力配置会影响医疗服务的质量,两者作为卫生体系的核心要素,对居民医疗服务就医行为的影响是亟待回答的科学问题。

二、相关理论和方法

需求行为相关理论是卫生经济学理论体系的重要组成,对解释和预测个体就医行为具有指导意义。经济学理论强调个体为理想经济人,以期望效用最大化来指导行动,以成本、收益的准确计算和固定不变的自利偏好作为假设。经典理论包括 Anderson 卫生服务理论、Grossman 健康需求理论、委托代理理论等。

本研究基于 Anderson 卫生服务理论,该理论自 1968 年创建以来,历经五个发展阶段,经过多次修改完善,成为较成熟的需求行为研究模型。多次修改完善主要体现为模型结构的调整、变量的增加以及变量间关系的扩充,其中不变的是,将就医行为的影响因素归为四类,分别是倾向特征(predisposing characteristic)、使能资源(enabling resources)、医疗需求(need),以及医疗服务体系(health care system)。本研究根据数据可得性和研究可行性,对 Anderson 模型进行整合,形成理论框架(图 3-1)。各部分的关系是,医疗服务体系、人口特征和客观健康结果均会影响需求行为,医疗服务体系会影响人口特征和客观健康结果,客观健康结果会影响人口特征,人口特征和医疗行为会依次影响客观健康结果。

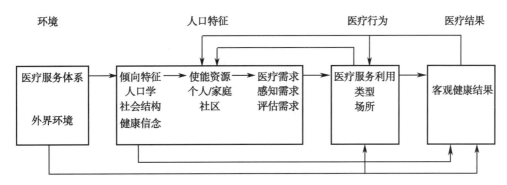

图 3-1 Anderson 卫生服务模型

三、文献综述

通过总结我国医疗服务需求行为研究,发现较少研究将卫生体系特征作为个体就医行为的影响因素之一,方法学上缺少运用计量经济学方法定量分析卫生体系特征和个体就医行为的关系。

(一)医疗保险对就医行为影响的研究现状

国内外有关医疗保险对医疗服务就医行为影响的研究,多涉及覆盖率、共付比、药物报销目录增改以及支付方式转变等对医疗服务利用的影响;对医疗机构选择的研究相对较少。国内外有大量的定量研究支持医疗保障制度是影响居民医疗服务就医行为的重要影响因素,也有部分文献将其作为医疗服务可及性的一个维度进行研究。

国际研究中,文献涉及美国、加拿大、墨西哥、瑞典、韩国、越南、加纳等国家的研究,大多数利用国家抽样调查的数据,具有国家代表性[14-24]。研究的医疗服务就医行为主要以样本人群的年门诊和住院利用次数为主[14,16,17,19-23],也有少数研究针对去全科医生处就诊的次数[15,24]以及产前检查次数和住院分娩率[18]。疾病类型多以全疾病类型为主,仅有少数研究针对类风湿关节炎[16]、孕产妇保健[18]、慢性病[21]、烟草相关疾病[23]等具体疾病类型。研究方法有基于倾向得分匹配(propensity score matching)的倍差法(difference-in-differences)[14,17,20,22]、两步法(two-part model)[16]以及非线性回归模型(nonlinear regression)。其中,两步法和非线性回归多运用负二项回归(negative binomial regression)[15]、二变量 Probit回归(bivariate probit models)[18,24]和 Logistic 回归(logistic regression)[21,23]。主要结论根据不同的研究目的存在差异,可概括为医疗保险计划的覆盖和共付比提高促进了医疗服务利用,对医疗服务利用公平性的改善作用有限[16];初级医疗卫生机构的财政投入增加了初级医疗卫生机构的就诊[15,24]或特定人群(贫困人口、孕产妇、老年人)的医疗服务利用[18,19,21,22];也有来自越南的研究发现针对贫困人口的财政补助政策促进医疗服务利用从公立向私立医疗机构、从初级向二三级医疗机构转变[17]。有少数研究指出,药物目录扩大以及共付制度的设计降低了医疗服务利用[14,20,23]。美国一项研究表明,Medicare Part D 实施同时提高处方药的保险覆盖,降低了老年人的住院率,减少不必要的医疗服务[14]。韩国一项研究表明,私人医疗保险采用共付比的方式后,私人医疗保险参保者的门诊服务利用次数少于无任何医疗保险者[20]。美国马萨诸塞州的研究表明,2006 年戒烟药物的医疗保险覆盖会降低急性心肌梗死和急性冠心病的住院率[23]。

　　国内研究中,多数实证研究选择典型地区,比较不同地区的医疗保险补偿方案、筹资水平以及卫生服务利用情况,通过描述性分析来解释医疗保险制度的保障水平对卫生服务利用的影响。有大量研究表明医疗保险的覆盖程度和保障水平对促进医疗服务利用具有显著影响[25-30],对改善医疗服务利用公平性发挥作用但是有限[31,32]。大多数研究基于单种医疗保险类型[31,33-38],也有研究比较各类医保对医疗服务利用的影响大小[26,29,39]。有研究利用宁夏回族自治区和山东省的抽样家户数据,分析新型农村合作医疗(简称“新农合”)制度的实施对卫生服务利用的影响及其在两省(自治区)间的差异[40]。另一项研究利用山东省三县 2011 年和 2012 年农村糖尿病患者抽样调查数据,描述分析新农合人均筹资水平、不同级别医疗机构的政策补偿比和报销封顶线对农村糖尿病患者就医行为的影响[41]。也有研究在东、中、西部地区各抽取一个城市,运用多元回归定量分析新农合不同级别医疗机构的住院补偿比差距对居民住院医疗机构选择的影响,但没有准确界定补偿比差距的测量[42]。有研究将医疗保险的保障水平按照高和低进行分类,利用因子分析和多元 Logistic 回归得到保障水平高的参保农民选择县级及以上医院的概率较大[37]。合肥市一项基于新农合住院病人就医选择行为的研究通过描述和比较得出,基层医疗卫生机构的医保报销比例提高对居民选择乡镇卫生院概率有正向作用[43]。有研究以山东省三县农村地区住院可分流病种患者为研究对象,探索县乡住院病人人均补偿比之比对住院可分流病种患者就医机构选择的影响,通过多元回归分析得到,与县级医疗机构相比,乡镇卫生院住院病人人均补偿比越高,患者越倾向选择乡镇卫生院[38]。沈阳一项研究采用多主体建模与系统动力学混合仿真实验,模拟调整各级医疗机构的医保补偿比,分析医保补偿比对患者就医机构选择的影响,发现单独调整某一级别医院的补偿比,不能提高患者选择相应级别医院就诊的比例,但会影响患者选择其他级别医院的比例;要想实现各级医疗机构的比例最优,需要同时提高各级医疗机构的补偿比并考虑各级医疗机构间的差距[44]。

（二）卫生人力对就医行为影响研究现状

卫生人力的分析主要包括数量和质量两个维度，其中数量多以卫生人力密度作为衡量指标。第一，卫生人力密度维度。WHO 对卫生人力密度的计算是按照每 10 000 人口的卫生人力数量，将世界各国的卫生人力密度主要按<5.0,5.0~19.9,20.0~29.9,≥30.0 分类，并区分不同类别的卫生人员[45]。多数研究通过千人口卫生人力数量[46,47]、每张床位配备的卫生人力数量[48]来反映卫生人力密度。我国卫生统计年鉴则通过千人口卫生人力数量来反映我国卫生人力密度。也考虑到某些地区地广人稀或地小人多，卫生人力资源的地理分布和人口分布相分离，即人口密度与每千人卫生人力资源拥有量呈负相关，与每平方千米卫生人力资源指标呈正相关，因此以每千人卫生人力资源和每平方千米卫生人力资源的几何平均数为基础，构建卫生人力密度指数[49]。也有研究考虑到执业医师、执业助理医师、注册护士、药剂检验人员等对医疗服务的贡献，利用 Delphi 法对各类卫生人员设置不同的权重[50]。第二，卫生人力质量维度，国外对卫生人力能力的评价主要集中在卫生人力团队的技术多样性（skills mix）[51,52]或多学科性，或者通过服务提供绩效来反映服务能力[53]。也有从技术准入和注册[51]或医学课程教育[52]的标准来衡量。国内研究中，大多考虑到受教育年限、职称和年龄[54,55]会影响卫生人员的能力，也有通过执业医师比例、教育水平、医护比、乡村医生比例等构建综合指标来反映卫生人力能力[56]。

国际研究中，文献涉及美国、荷兰、伊朗以及尼日利亚等国家的研究，大多数以社区或医疗机构为研究单位[57-62]，也有国家层面的宏观研究[63,64]。研究的医疗服务就医行为主要以样本人群的门急诊服务利用次数为主[57,60,61,64]，也有研究针对初级医疗卫生机构的就诊次数和转诊次数[58,59,62,63]。对于国家层面的宏观研究，多分析卫生人力密度对卫生服务覆盖和健康结局的影响。卫生服务覆盖包括专业助产分娩率、疫苗接种率、结核阳性涂片监测率、HIV 治疗服务覆盖率等[46,47,65]，健康结局包括孕产妇死亡率、5 岁以下儿童死亡率等[46,47,66]。在这类研究中，值得借鉴的是控制了卫生筹资水平[65]、全人群收入水平[67]、各地经济水平如 GDP（以各地区购买力平价进行标化）、贫困率、个体（父母）教育水平[46,66]或地区面积[65,68]等重要混杂，分析不同类型卫生人力的作用强度[66]。对于以社区或医疗机构为单位的研究，疾病类型涉及口腔卫生[57,58]、残障理疗[59]、女性肿瘤[60]、小儿慢性病[61]、高血压和糖尿病[62,63]等具体疾病。研究方法有描述性分析[57-60]、相关分析（correlation analysis）[57,58]、多水平回归（multilevel regression）[62-64]，以及系统综述[61]。极少研究将个体层面和社区或国家层面的数据结合，通过多水平模型分析某类卫生人力的雇佣或卫生人力密度对居民医疗服务利用次数的影响[63,64]。主要结论根据不同的研究目的存在差异，可概括为卫生人力的督促、随访以及专业医护团队提供的综合健康管理项目促进了医疗服务利用[57-61]。初级医疗保健护士和社区医疗卫生人员等卫生人力的引入可提高居民在初级医疗卫生机构的服务利用和转诊，加强慢性病的管理[62-64]。

国内研究中，实证研究以描述性分析为主，缺少多因素分析等深度研究，卫生人力数量多通过每千人口卫生技术人员来反映，以人均就诊次数评价卫生服务利用数量。主要结论是卫生人力数量增长速度不及医疗卫生服务需求和利用的增长，基层卫生人力数量的增加幅度小于县级及以上医院卫生人力的增加幅度，医疗卫生服务利用逐渐流向高级别医疗机构[3,69,70]。国际对中国情况的研究中，有研究分析中国卫生人力的数量、质量和分布，通过卫生人力密度来反映卫生人力数量，用教育水平占比来反映卫生人力质量，用公平性指数来反映卫生人力分布情况，通过多元回归分析卫生技术人力密度对新生儿死亡率的影响[68]。有研究以山东省三县农村地区住院可分流病种患者为研究对象,探索卫生人力质量对住院可分流病种患者就医机构选择的影响,研究以学历、职称和年龄三个维度,采用 Delphi 法明确权重系数,构建卫生人力素质综合评分指标;结果发现,乡县医疗机构卫生人力综合素质评分之比对农村住院可分流病种患者选择乡镇卫生院就诊具有明显正效应[38]。

(三)研究空白

从医疗保险来看,国内外有大量研究表明医疗保险的覆盖率提高可促进医疗服务利用。国外研究有定量分析医疗保险共付比对医疗服务利用的影响;国内以描述性分析为主,较少研究定量分析政策补偿比对就医机构选择的影响。而这类研究没有考虑到医疗保险实际补偿比的影响;实际上,医保的保障水平除了政策补偿比以外,还受到起付线和封顶线的影响,也缺少定量分析医疗保险在各级医疗卫生机构的实际补偿比差距对居民就医行为的影响。

从卫生人力来看,国际上多数研究从宏观角度分析卫生人力密度对人群健康的影响,近两年有研究通过多水平模型分析某类卫生人力密度对慢性病患者的医疗服务利用和慢性病管理的影响;国内以描述性分析为主,缺乏通过计量经济学方法定量分析中国卫生人力对个体就医行为影响的深度研究。这类研究更没有考虑医疗保险和卫生人力的交互作用的影响。

四、研究目的

本研究的总目标是通过分析中国居民医疗服务就医行为特征及其影响因素,为提升卫生体系能力、引导居民合理就医提供决策依据。

具体研究目的包括:构建适合中国国情的医疗服务就医行为模型;揭示中国居民医疗服务就医行为变化及其决定因素;分析社会医疗保险和卫生人力对居民就医行为的影响;提出加强卫生体系建设和引导居民合理就医的政策建议。

第二节 研 究 方 法

一、研究框架

在 Anderson 卫生服务模型理论框架的基础上,构建本研究的实证研究框架(图3-2)。就医行为包括医疗服务利用和医疗机构选择两部分,包括门诊和住院行为。影响就医行为的个体因素包括倾向特征、使能资源、医疗需求;卫生体系因素包括卫生人力和社会医疗保险,分别以乡镇卫生院/社区卫生服务中心(简称"乡镇/社区医疗机构")和县/区医院的千人口执业(助理)医师数和医保实际补偿比为指标。重点分析社会医疗保险和卫生人力对居民就医行为的影响、两者的交互作用对居民就医行为的影响、两者在各级医疗卫生机构间的差距对居民就医行为的影响。进一步分析新医改前后社会医疗保险和卫生人力及其交互作用与机构差距对居民就医行为的影响。同时分析社会医疗保险和卫生人力对不同地区及不同社会群体就医行为的影响,不同地区包括城乡、东中西部、不同经济水平地区,不同群体包括不同收入水平群体、不同社会医疗保险参保者。

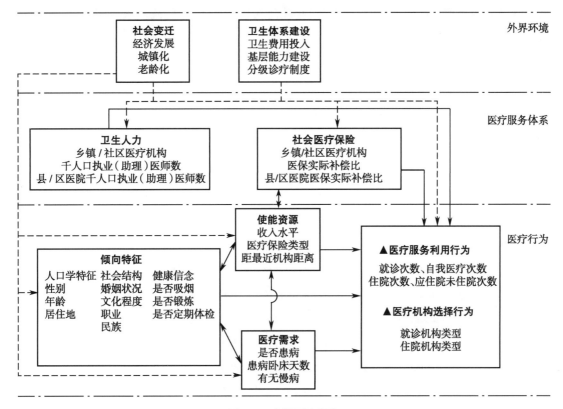

图 3-2 实证研究框架

二、资料来源

本研究利用 2008 年和 2013 年国家卫生服务调查的家户数据以及各调查县/区的医疗卫生机构上报数据开展研究。国家卫生服务调查采用多阶段分层整群随机抽样的方法, 2008 年在全国随机抽取 94 个县/市区、470 个乡镇/街道、940 个行政村/居委会、56 456 户, 共 177 501 人。2013 年在全国随机抽取 156 个县/市区、780 个乡镇/街道、1 560 个行政村/居委会、93 613 户, 共 273 687 人。

各调查县/区的医疗卫生机构上报数据包括 2008 年和 2013 年国家卫生服务调查分别抽取的 94 个和 156 个调查县/区的基本情况和医疗卫生服务体系情况, 包括人口和社会经济发展情况、医疗卫生机构的分布、卫生人力和床位等资源配置、医疗保险的管理情况等。由调查县/区的卫生行政部门组织各乡镇和行政村填写并上报数据。其中, 各调查县/区的人口数、执业(助理)医师数、医保实际补偿比为可得数据, 各调查县/区的经济指标(人均地区生产总值)参考"县级社会经济人口数据库"等资料。

通过调查县/区的行政区划代码, 将个体数据和县/区级数据连接起来, 得到整合后的数据库。数据类型为横跨新医改前后的重复横断面数据, 数据结构为包括个体和县级的两水平数据。

三、指标和调查工具

医疗服务就医行为实证模型构建包括医疗服务利用和医疗机构选择两部分。医疗服务利用分别以两周就诊次数、自我医疗次数、年住院次数、应住院未住院次数为因变量;医疗机构选择分别以门诊机构类型和住院机构类型为因变量,门诊机构类型包括卫生室/站、乡镇/社区医疗机构、县/区医院、地市及以上医院,住院机构类型包括乡镇/社区医疗机构、县/区医院、地市医院、省及以上医院(表 3-1)。

表 3-1 因变量说明

因变量	变量名	变量类型
门诊利用	就诊次数	居民两周内因病伤保健等原因去医疗卫生机构就诊的次数
	自我医疗次数	居民两周患病未去医疗卫生机构就诊次数
住院利用	住院次数	居民被调查一年内在医疗卫生机构住院的次数
	应住院未住院次数	居民被调查一年内应住院而未能住院的次数
门诊选择	卫生室/站	1=卫生室/站,0=其他
	乡镇/社区医疗机构	1=乡镇/社区医疗机构,0=其他
	县/区医院	1=县/区医院,0=其他
	地市及以上医院	1=地市及以上医院,0=其他
住院选择	乡镇/社区医疗机构	1=乡镇/社区医疗机构,0=其他
	县/区医院	1=县/区医院,0=其他
	地市医院	1=地市医院,0=其他
	省及以上医院	1=省及以上医院,0=其他

分析社会医疗保险和卫生人力对居民就医行为的影响时,自变量和控制变量的选择不仅基于理论基础和实证研究框架,也考虑到数据可得性以及两次调查方式的差异。自变量为乡镇/社区医疗机构医保实际补偿比和千人口执业(助理)医师数、县/区医院医保实际补偿比和千人口执业(助理)医师数。控制变量包括个体水平和县/区水平,个体水平包括倾向特征(性别、年龄、居住地、民族、婚姻状况、文化程度、职业、是否吸烟、是否锻炼、是否定期体检)、使能资源(家庭人均年收入水平、医疗保险类型、距最近医疗卫生机构所需时间)、医疗需求(是否患病、因病卧床天数、有无慢性病);县/区水平包括各县/区人均 GDP 水平、县/区医院医保实际补偿比和千人口执业(助理)医师数。

四、分析方法

(一)多水平模型

考虑到个体就医行为在各县/区间的差异,本研究采用多水平模型(multilevel model)。第一层自变量 X_{1ij} 为个体倾向特征、使能资源、医疗需求,X_{2ij} 为卫生体系特征,见式(3-1);第二层自变量 W_{ij} 为各县/区经济水平和卫生资源水平,见式(3-2);组合后得到两水平截距模型,见式(3-3)。该模型测量了各县/区间经济水平和卫生资源水平差异对个体医疗服务就医行为的影响。

第一层:$Y_{ij} = \beta_{0j} + \beta_{1j}X_{1ij} + \beta_{2j}X_{2ij} + r_{ij}$ 式(3-1)

第二层:$\beta_{0j} = \gamma_{00} + \gamma_{01}W_{ij} + \mu_{0j}$ 式(3-2)

组合后得到:$Y_{ij} = \gamma_{00} + \gamma_{01}W_{ij} + \mu_{0j} + \beta_{1j}X_{1ij} + \beta_{2j}X_{2ij} + r_{ij}$ 式(3-3)

（二）两水平零膨胀负二项回归

医疗服务利用模型，以两周就诊次数、自我医疗次数、年住院次数、应住院未住院次数作为因变量，采用两水平零膨胀负二项回归（multilevel zero-inflated negative binomial regression）。该模型将行为分为是否去就诊/住院［式（3-4）］和就诊/住院次数［式（3-5）］两个阶段，分别为 logistic 和负二项部分，能有效解决住院次数 0 值存在过度离散的问题；y_{ij} 指得是 i 县 j 个体的就诊/住院次数，π 是 0 值响应的概率，λ 是均值，logistic 和负二项两部分在 i 县级水平存在差异［式（3-6）和式（3-7）］，自变量 W_{ij} 为各县人均 GDP 和卫生资源水平[71]。

$$P(\pi_{ij}=0)=\pi_{ij}+(1-\pi_{ij})(1+\alpha\pi_{ij})^{\alpha^{-1}} \qquad \text{式（3-4）}$$

$$P(\pi_{ij}=k)=(1-\pi_{ij})\frac{\prod(k+\alpha^{-1})}{k!\ \prod(\alpha^{-1})}\left[\frac{\alpha^{-1}}{\alpha^{-1}+\lambda_{ij}}\right]^{\alpha^{-1}}\left[\frac{\lambda_{ij}}{\alpha^{-1}+\lambda_{ij}}\right]^{k},k>0 \qquad \text{式（3-5）}$$

$$Logit(\pi_{ij})=\tau_{ij}=\gamma W_{ij}+\delta_i \qquad \text{式（3-6）}$$

$$Log(\lambda_{ij})=\varphi_{ij}=\beta W_{ij}+\varepsilon_i \qquad \text{式（3-7）}$$

（三）两水平混合多项 logit 回归

医疗机构选择模型，以门诊机构类型和住院机构类型作为因变量，采用两水平多项 logit 模型（multilevel multinomial logit model）。该模型解决了行为不仅受个体因素影响，也随选择方案而变的问题，i 县 j 个体选择方案 m 的概率方程［式（3-8）］，ξ_i 和 δ_{ij} 在 i 县级水平和 ij 个体水平存在差异［式（3-9）和式（3-10）］[72]。

$$p(Y_{ij}=m\,|\,x_{ij},\xi_i,\delta_{ij})=\frac{\exp\{\eta_{ij}^{(m)}\}}{1+\sum_{i=2}^{M}\exp\{\eta_{ij}^{(l)}\}} \qquad \text{式（3-8）}$$

$$\xi_i'=(\xi_i^{(2)},\cdots,\xi_i^{(M)})'\overset{\text{iid}}{\sim}N(0,\textstyle\sum\xi) \qquad \text{式（3-9）}$$

$$\delta_{ij}'=(\delta_{ij}^{(2)},\cdots,\delta_{ij}^{(M)})'\overset{\text{iid}}{\sim}N(0,\textstyle\sum\delta) \qquad \text{式（3-10）}$$

（四）分层分析

本研究采用分层分析（stratified analysis），比较新医改前后社会医疗保险和卫生人力对居民就医行为的影响，以及比较社会医疗保险和卫生人力对不同地区居民、不同社会群体的医疗服务就医行为的影响。方法一，通过分层回归，将样本按年份、地区、社会群体分为各亚组，分别构建多水平模型，比较各亚组回归结果中医保实际补偿比和卫生人力密度对医疗服务利用和医疗机构选择的作用系数的大小。以年份为例，2008 年和 2013 年的回归方程分别见式（3-11）和式（3-12），β_{a2j} 和 β_{b2j} 分别为 2008 年和 2013 年医保实际补偿比和卫生人力密度对医疗服务利用和医疗机构选择的作用系数。样本除按年份分组外，还包括按城乡、东中西部、经济水平高中低地区以及 18 个交叉地区、不同收入水平和不同医保参保者进行分组。

$$Y_{aij}=\beta_{aj}+\beta_{a1j}X_{a1ij}+\beta_{a2j}X_{a2ij}+r_{aij} \qquad \text{式（3-11）}$$

$$Y_{bij}=\beta_{bj}+\beta_{b1j}X_{b1ij}+\beta_{b2j}X_{b2ij}+r_{bij} \qquad \text{式（3-12）}$$

方法二，通过设置交互项，将医保实际补偿比和卫生人力密度分别与年份、地区、社会群体交互，纳入回归方程中［式（3-13）］，得到交互项的系数和 P 值，交互项的系数是方法一中各亚组回归系数的差值，P 值可用于检验方法一中各亚组回归系数大小的统计学差异。以年份为例,医保补偿比和人力密度与年份的交互系数为 $\beta_{2j'}$,实际上 $\beta_{2j'}$ 等于 β_{a2j} 和 β_{b2j} 的差值。

$$Y_{ij} = \beta_j + \beta_{1j}X_{1ij} + \beta_{2j}X_{2ij} + \beta_{2j'}X_{2ij}X_{year} + r_{ij} \qquad 式(3-13)$$

$\beta_{2j'}$ 为正数,代表与 2008 年相比,2013 年医保补偿比和人力密度的正向作用进一步提高,或负向作用有所减弱。$\beta_{2j'}$ 为负数,代表与 2008 年相比,2013 年的医保补偿比和人力密度的正向作用减弱,或负向作用进一步增大。模型除与年份交互外,医保补偿比和人力密度还与城乡、东中西部、经济水平高中低地区、不同收入水平和不同医保参保者进行交互。

第三节 主要结果

一、居民就医行为

2008—2013 年,调查居民中 65 岁及以上老年人占比从 14.5% 上升为 18.0%,家庭人均年收入翻倍,人均医疗费用同时增长 1.35 倍;医药支出占家庭总支出的比例有所增加,其中农村家庭的医药支出占比大于城市(表 3-2)。

表 3-2　2008 年和 2013 年居民基本特征

基本特征	2008 年			2013 年		
	城市	农村	合计	城市	农村	合计
性别/%						
女性	51.5	49.5	50.0	51.1	50.5	50.7
年龄/%						
≤14 岁	9.4	9.3	9.3	11.1	17.9	14.6
15~44 岁	48.4	56.4	53.7	44.0	47.4	45.7
45~64 岁	26.1	22.9	23.9	26.0	26.5	26.2
≥65 岁	16.0	11.4	12.9	20.0	16.1	18.0
民族/%						
汉族	91.1	82.2	84.6	29.9	21.2	24.5
婚姻状况/%						
未婚	13.8	13.2	13.3	11.0	10.2	10.5
已婚	64.9	60.6	61.7	69.6	65.2	66.8
丧偶或离婚	21.2	26.3	24.9	19.5	24.6	22.7
教育程度/%						
未上过学	6.1	15.3	12.9	4.7	13.6	10.3
小学	24.1	44.9	39.3	23.5	43.6	36.1
初中	26.0	30.3	29.2	26.1	30.7	29.0
高中/中专	26.7	8.3	13.2	25.4	9.5	15.5

续表

基本特征	2008 年			2013 年		
	城市	农村	合计	城市	农村	合计
大专	8.9	0.8	2.9	11.2	1.7	5.3
大学及以上	8.2	0.4	2.5	9.1	0.8	3.9
职业/%						
农业	2.8	64.2	46.9	4.1	66.7	45.7
管理/专业技术人员	29.7	5.4	12.4	32.6	4.2	14.9
商业/服务人员	11.6	2.5	4.9	12.9	5.7	8.4
产业工人	6.4	8.1	7.6	9.3	2.6	5.2
在校学生	6.5	7.2	7.0	3.9	3.6	3.7
失业无业	22.2	12.5	15.2	13.1	14.2	13.8
家庭人均年收入/元	11 193	4 932	6 572	19 968	10 613	14 116
样本量/人	46 510	130 991	177 501	103 578	170 109	273 687

2008 年和 2013 年,居民两周患病率分别为 18.9% 和 24.1%。2013 年居民两周就诊率为 13.0%,较 2008 年(14.5%)有所下降。2013 年居民住院率为 9.0%,较 2008 年(6.8%)有所上升。2013 年患病未就诊比例和应住院未住院比例分别为 15.5% 和 17.1%,比 2008 年(37.6% 和 25.1%)明显下降。

2008 和 2013 年,分别有 73.7% 和 72.6% 的居民选择基层医疗卫生机构(卫生室/站、乡镇/社区医疗机构)就诊。2013 年,50.2% 居民去卫生室/站就诊,其中城市和农村居民分别有 34.7% 和 58.7%;22.4% 居民在乡镇/社区医疗机构就诊。2008—2013 年,选择地市及以上医院就诊的居民有所升高,城市居民在县/区医院和地市及以上医院就诊的比例均高于农村。

2013 年,72.6% 居民选择县域内医疗卫生机构住院,较 2008 年(76.9%)有所下降。2013 年,21.0% 居民选择乡镇/社区医疗机构住院,其中城市和农村居民分别有 8.0% 和 28.9%。2013 年,在县/区医院和地市医院住院的居民分别为 51.6% 和 17.9%,其中城市居民在地市及以上医院就诊的比例均高于农村(表 3-3)。

表 3-3　2008 年和 2013 年居民医疗服务需求行为

单位:%

居民医疗服务需求行为	2008 年			2013 年		
	城市	农村	合计	城市	农村	合计
两周患病率	22.2	17.7	18.9	28.2	20.2	24.1
两周就诊率	12.7	15.2	14.5	13.3	12.8	13.0
自我医疗率	6.9	4.4	5.1	5.4	2.2	3.4
遵循两周前医嘱	7.2	3.4	4.4	17.1	7.9	11.4
患病未就诊比例	37.3	37.8	37.6	14.5	16.9	15.5
年住院率	7.1	6.8	6.8	9.1	9.0	9.0

居民医疗服务需求行为	2008 年			2013 年		
	城市	农村	合计	城市	农村	合计
应住院未住院率	26.0	24.7	25.1	17.6	16.7	17.1
应经济困难未住院比例	67.5	71.4	70.3	39.6	47.8	43.2
门诊机构选择						
卫生室/站	24.8	57.3	49.5	34.7	58.7	50.2
乡镇/社区医疗机构	23.5	24.4	24.2	22.7	22.3	22.4
县/区医院	23.7	15.3	17.3	21.9	14.1	16.9
地市及以上医院	28.0	2.9	8.9	20.8	4.9	10.5
住院机构选择						
乡镇/社区医疗机构	6.7	36.6	28.7	8.0	28.9	21.0
县/区医院	43.4	50.0	48.2	47.5	54.0	51.6
地市医院	26.5	6.7	11.9	29.2	11.1	17.9
省及以上医院	20.1	3.9	8.2	14.2	5.0	7.3

二、社会医疗保险和卫生人力分布

2008—2013 年,医保覆盖率从 87.1% 提高至 95.2%。2013 年,有 9.7% 参加了城乡居保。城市医保覆盖率为 91.6%,其中 53.4% 和 26.8% 分别参加了城镇职工基本医疗保险(简称"城职保")和城镇居民社会养老保险(简称"城居保");农村医保覆盖率为 97.3%,其中 76.3% 和 12.7% 分别参加了新农合和城乡居保(表 3-4)。

表 3-4　2008 年和 2013 年医保覆盖率

单位: %

医保类型	2008 年			2013 年		
	城市	农村	合计	城市	农村	合计
新农合	9.5	89.7	68.7	6.6	76.3	50.2
城乡居保	—	—	—	4.8	12.7	9.7
城居保	12.5	0.7	3.8	26.8	5.2	13.3
城职保	44.2	1.5	12.7	53.4	3.1	21.9
无医保	28.1	7.5	12.9	8.4	2.7	4.8

2008—2013 年,住院实际补偿比提高了 16% 左右。乡镇/社区医疗机构的实际补偿比高于县/区医院。乡镇/社区医疗机构和县/区医院的实际补偿比分别从 2008 年 48% 和 40% 提高至 2013 年的 60% 和 50%。乡镇卫生院的实际补偿比提高了 19%,社区卫生服务中心则提高了 12%;其中,东部的增幅大于中部和西部。县/区医院的实际补偿比的增幅在不同地区间存在明显差异,东部农村增幅较大,西部农村增幅较小(表 3-5)。

表 3-5 调查县/区的实际住院补偿比（标准差）

单位：%

医疗机构级别	东部		中部		西部	
	2008 年	2013 年	2008 年	2013 年	2008 年	2013 年
合计						
城市	0.52(0.08)	0.56(0.07)	0.42(0.10)	0.51(0.07)	0.53(0.11)	0.55(0.07)
农村	0.35(0.14)	0.48(0.07)	0.34(0.09)	0.46(0.06)	0.40(0.15)	0.46(0.08)
乡镇/社区医疗机构						
城市	0.60(0.18)	0.71(0.17)	0.54(0.14)	0.63(0.19)	0.52(0.16)	0.63(0.13)
农村	0.47(0.14)	0.61(0.09)	0.41(0.18)	0.50(0.17)	0.45(0.18)	0.53(0.13)
县/区医院						
城市	0.50(0.10)	0.58(0.09)	0.42(0.10)	0.54(0.05)	0.44(0.11)	0.57(0.11)
农村	0.35(0.09)	0.50(0.07)	0.34(0.09)	0.50(0.06)	0.35(0.16)	0.44(0.07)

县/区医院的千人口执业医师数高于乡镇/社区医疗机构。2008—2013 年，乡镇/社区医疗机构千人口执业（助理）医师数几乎未改善；而县/市区医院则增长近一倍，且城市增幅明显大于农村（表 3-6）。

表 3-6 调查县/区的千人口执业（助理）医师数（标准差）

单位：人

医疗机构级别	东部		中部		西部	
	2008 年	2013 年	2008 年	2013 年	2008 年	2013 年
合计						
城市	2.40(2.48)	3.81(4.12)	2.07(2.25)	3.16(2.91)	2.29(1.02)	2.90(2.29)
农村	1.01(1.04)	1.71(0.88)	0.92(0.28)	1.36(0.36)	0.92(0.71)	1.39(0.81)
乡镇/社区医疗机构						
城市	0.36(0.08)	1.23(0.69)	0.33(0.09)	0.41(0.13)	0.35(0.12)	0.96(0.41)
农村	0.36(0.12)	0.45(0.12)	0.15(0.04)	0.16(0.05)	0.32(0.11)	0.35(0.11)
县/区医院						
城市	3.20(1.45)	4.99(1.25)	2.30(0.97)	3.21(1.27)	2.25(0.64)	3.36(0.63)
农村	0.71(0.19)	0.95(0.32)	0.66(0.18)	0.80(0.22)	0.84(0.12)	1.17(0.36)

三、社会医疗保险和卫生人力对就医行为的影响

（一）门诊服务利用

控制个体因素后，乡镇/社区医疗机构和县/区医院医保补偿比每增加 1 个百分点，居民的平均就诊次数分别增加 9% 和 5%。乡镇/社区医疗机构人力密度每增加 1 个单位，可提高 11% 的居民平均就诊次数，大于县/区医院人力密度的正向作用（8.0%）。模型二加入医

保补偿比和人力密度的交互作用,发现乡镇/社区医疗机构和县/区医院的医保补偿比对居民平均就诊次数的正向作用,在乡镇/社区医疗机构人力密度也处于较高水平地区更大,分别为19%和14%。模型三分析乡镇/社区医疗机构和县/区医院医保补偿比和人力密度差距的作用,发现乡镇/社区医疗机构和县/区医院的人力密度差距增加1个单位,会减少47%的居民平均就诊次数(表3-7)。

表3-7　医保和卫生人力及交互作用和机构差距对两周就诊次数的影响(IRR,95%CI)

社会医疗保险和卫生人力	模型一		模型二		模型三	
	IRR	95%CI	IRR	95%CI	IRR	95%CI
基层补偿比	1.09***	[1.05,1.14]	1.04	[0.99,1.10]		
县/区补偿比	1.05**	[1.01,1.10]	0.98	[0.91,1.05]		
基层人力密度	1.11***	[1.06,1.16]	1.08***	[1.03,1.14]		
县/区人力密度	1.08***	[1.03,1.13]	1.06	[0.87,1.30]		
基层补偿比×基层人力密度			1.19***	[1.14,1.24]		
基层补偿比×县/区人力密度			1.08***	[1.04,1.13]		
县/区补偿比×基层人力密度			1.14***	[1.10.1.19]		
县/区补偿比×县/区人力密度			1.02	[0.98,1.07]		
基层与县/区补偿比差距					1.13	[0.84,1.52]
基层与县/区人力密度差距					0.53***	[0.46,0.63]

注:* $P<0.10$,** $P<0.05$,*** $P<0.01$。基层指乡镇/社区医疗机构。

(二)门诊机构选择

控制个体因素后,乡镇/社区医疗机构的医保补偿比和人力密度每增加1个单位,居民选择乡镇/社区医疗机构就诊的概率分别提高1.37倍和53%;同时,乡镇/社区医疗机构人力密度的提高可降低8%居民选择县/区医院就诊的概率。模型二,乡镇/社区医疗机构的医保补偿比对居民选择乡镇/社区医疗机构就诊概率的正向作用,在乡镇/社区医疗机构人力密度也提高的地区更大。但在县/区医院医保补偿比较高的地区,乡镇/社区医疗机构人力密度对居民选择乡镇/社区医疗机构就诊概率反而为负向。可见,医保补偿比对于提高居民基层就诊率发挥的作用较大。模型三,医保补偿比在机构间差距每提高1个百分点,居民选择乡镇/社区医疗机构就诊的概率提高57%;人力密度在机构间差距增加,居民选择乡镇/社区医疗机构就诊的概率会减少7%(表3-8)。

(三)住院服务利用

控制个体因素后,乡镇/社区医疗机构的医保补偿比每增加1个百分点,可提高37%的居民平均住院次数,大于县/区医院医保补偿比的正向作用(30.0%)。模型二加入医保补偿比和人力密度的交互作用,发现乡镇/社区医疗机构和县/区医院的医保补偿比对居民平均住院次数的正向作用,在乡镇/社区医疗机构和县/区医院人力密度处于较高水平地区均更大。模型三发现,乡镇/社区医疗机构和县/区医院的医保补偿比差距每提高1个百分点,居民平均住院次数会提高28%;乡镇/社区医疗机构和县/区医院的人力密度差距的增加,居民平均住院次数会减少(表3-9)。

表 3-8 医保和卫生人力及交互作用和机构差距对门诊机构选择的影响（RRR，95%CI）

模型（对照＝卫生室/站）	乡镇/社区医疗机构		县/区医院		地市及以上医院	
	RRR	95%CI	RRR	95%CI	RRR	95%CI
模型一						
基层补偿比	2.37***	[1.87,3.00]	1.34**	[1.03,1.76]	1.02	[0.98,1.06]
县/区补偿比	1.02	[0.95,1.08]	1.54***	[1.14,2.08]	1.97***	[1.43,2.71]
基层人力密度	1.53***	[1.21,1.93]	0.92***	[0.88,0.96]	0.94***	[0.91,0.98]
县/区人力密度	0.94***	[0.91,0.96]	1.01	[0.99,1.04]	1.03**	[1.00,1.06]
模型二						
基层补偿比	1.68***	[1.20,2.36]	0.97	[0.65,1.44]	0.46***	[0.30,0.70]
县/区补偿比	1.39**	[1.02,1.88]	1.43**	[1.05,1.93]	2.05***	[1.48,2.83]
基层人力密度	1.04	[0.82,1.34]	0.94	[0.82,1.08]	0.63	[0.29,1.34]
县/区人力密度	1.32***	[1.15,1.52]	1.95**	[1.12,3.38]	1.11	[0.95,1.30]
基层补偿比×基层人力密度	3.55***	[1.71,5.51]	0.51***	[0.33,0.78]	0.46***	[0.28,0.74]
基层补偿比×县/区人力密度	1.05	[0.84,1.31]	1.20*	[0.98,1.49]	1.87***	[1.47,2.39]
县/区补偿比×基层人力密度	0.50**	[0.28,0.90]	0.58	[0.23,1.45]	1.61***	[1.22,2.13]
县/区补偿比×县/区人力密度	0.50***	[0.36,0.70]	0.92	[0.71,1.21]	0.43***	[0.32,0.57]
模型三						
基层与县/区补偿比差距	1.57***	[1.25,1.97]	1.19	[0.95,1.50]	0.94	[0.73,1.21]
基层与县/区人力密度差距	0.93***	[0.91,0.96]	1.01	[0.99,1.04]	1.03***	[1.01,1.06]

注：* P<0.10，** P<0.05，*** P<0.01。基层指乡镇/社区医疗机构。

表 3-9 医保和卫生人力及交互作用和机构差距对年住院率的影响（IRR，95%CI）

社会医疗保险和卫生人力	模型一		模型二		模型三	
	IRR	95%CI	IRR	95%CI	IRR	95%CI
基层补偿比	1.37***	[1.25,1.51]	1.00	[0.87,1.16]		
县/区补偿比	1.30***	[1.11,1.54]	1.00	[0.93,1.07]		
基层人力密度	1.00	[0.99,1.02]	0.95	[0.86,1.04]		
县/区人力密度	0.98	[0.96,1.01]	0.92***	[0.88,0.97]		
基层补偿比×基层人力密度			2.12***	[1.74,2.59]		
基层补偿比×县/区人力密度			1.63***	[1.28,2.06]		
县/区补偿比×基层人力密度			1.43***	[1.25,1.63]		
县/区补偿比×县/区人力密度			1.14***	[1.04,1.24]		
基层与县/区补偿比差距					1.28***	[1.16,1.40]
基层与县/区人力密度差距					0.98***	[0.98,0.99]

注：* P<0.10，** P<0.05，*** P<0.01。基层指乡镇/社区医疗机构。

（四）住院机构选择

控制个体因素后,乡镇/社区医疗机构的医保补偿比和人力密度每增加 1 个单位,居民选择县/区及以上医院住院的概率会降低;县/区医院医保补偿比和人力密度的增加,居民选择县/区医院住院的概率则有所提高。模型二中,乡镇/社区医疗机构的医保补偿比对居民选择县/区及以上医院住院概率的负向作用,在乡镇/社区医疗机构人力密度也提高的地区更大;在县/区人力密度较高的地区,县/区医院医保补偿比对提高县/区医院住院概率的正向作用更大。模型三中,乡镇/社区医疗机构和县/区医院的医保补偿比差距每提高 1 个百分点,居民选择县/区及以上医院的概率均有所下降;人力密度在机构间差距的增加,居民选择县/区及以上医院住院的概率则有所提高(表 3-10)。

表 3-10　医保和卫生人力及交互作用和机构差距对住院机构选择的影响（IRR，95%CI）

模型（对照=乡镇/社区医疗机构）	县/区医院		地市医院		省及以上医院	
	RRR	95%CI	RRR	95%CI	RRR	95%CI
模型一						
基层补偿比	0.65***	[0.55,0.76]	0.27***	[0.22,0.32]	0.45***	[0.36,0.57]
县/区补偿比	1.23***	[1.10,1.38]	1.72***	[1.46,2.02]	2.14***	[1.78,2.57]
基层人力密度	0.85***	[0.80,0.90]	0.78***	[0.73,0.84]	0.86***	[0.80,0.92]
县/区人力密度	1.17***	[1.13,1.22]	1.21***	[1.16,1.26]	1.23***	[1.17,1.28]
模型二						
基层补偿比	0.72***	[0.61,0.85]	0.30***	[0.24,0.37]	0.53***	[0.42,0.67]
县/区补偿比	1.27***	[1.13,1.43]	1.78***	[1.51,2.10]	2.18***	[1.82,2.63]
基层人力密度	0.31***	[0.17,0.52]	0.23***	[0.11,0.50]	0.24***	[0.09,0.60]
县/区人力密度	1.10	[0.92,1.32]	1.42***	[1.16,1.73]	1.56***	[1.25,1.94]
基层补偿比×基层人力密度	0.07***	[0.02,0.33]	0.09***	[0.02,0.41]	0.06***	[0.01,0.29]
基层补偿比×县/区人力密度	0.46***	[0.31,0.66]	0.52***	[0.35,0.78]	0.65**	[0.43,0.99]
县/区补偿比×基层人力密度	0.37***	[0.30,0.45]	0.39***	[0.29,0.52]	0.40***	[0.28,0.57]
县/区补偿比×县/区人力密度	2.76***	[1.73,4.42]	1.60*	[0.97,2.63]	1.07	[0.64,1.80]
模型三						
基层与县/区补偿比差距	0.13***	[0.09,0.18]	0.10***	[0.07,0.15]	0.09***	[0.06,0.13]
基层与县/区人力密度差距	1.17***	[1.13,1.22]	1.21***	[1.16,1.26]	1.24***	[1.19,1.29]

注:* $P<0.10$,** $P<0.05$,*** $P<0.01$。基层指乡镇/社区医疗机构。

第四节　政策建议与未来研究方向

一、对研究方法的讨论

（一）样本代表性

本研究利用 2008 年和 2013 年国家卫生服务调查的家户数据以及各调查县/区的医疗卫生机构上报数据,研究样本具有全国代表性。国家卫生服务调查作为中国规模较大的居民健康询问调查,采用多阶段分层整群随机抽样的方法,2008 年和 2013 年分别在全国 31 个省、自治区和直辖市随机抽取 94 个和 156 个县/区,每个县/区随机抽取 5 个乡镇/街道,每个乡镇/街道随机抽取 2 个行政村/居委会,每个行政村/居委会随机抽取 60 户。2008 年和 2013 年的调查县/区在城乡和东中西部的分布较均衡。为了确保样本的完整性,对于缺失数据,采用均值最大化填补法和混合回归填补法,对缺失数据进行填补,保证每条数据的完整,避免由于数据缺失造成样本丢失的风险。均值最大化插补法是利用极大似然估计方法估计完全似然模型的参数,重新估计一个可替代值。回归填补法是基于完整的数据集,建立回归方程;对于包含缺失值的对象,将已知变量值代入方程来估计缺失的变量值,以此估计值进行填补。

（二）有效性

本研究在构建研究框架的基础上,根据研究内容选择测量指标,尽可能使所测量的结果能反映所要考察的内容。第一,基于数据可得性和研究可行性,对 Anderson 卫生服务模型进行修改和整合,构建本研究的就医行为实证研究框架。第二,由于两次国家卫生服务调查表中的调查内容和变量存在较大差别,通过罗列两个调查问卷中本研究可能涉及的变量,比较变量名称及变量性质(历年对于同一问题存在不同的提问方式)的差异,挑选可用于重复横断面研究的相同变量,对于相同变量名的不同性质,进行适当处理,例如调整和设置分类等,明确测量指标。第三,在构建医疗服务就医行为实证模型时,基于文献综述总结的变量,结合数据的可得性,筛选出具有代表性的测量医疗服务就医行为的因变量,纳入控制变量,定量分析社会医疗保险和卫生人力等卫生体系因素与医疗服务就医行为的相关关系。

（三）可靠性

本研究根据数据类型和指标性质,选择相应的分析方法,运用计量经济学方法构建模型。考虑到数据结构包括个体和县/区级两个水平,研究采用两水平模型,第一水平自变量为个体因素,第二水平自变量为卫生体系因素,即各县/区的人均 GDP、医保实际补偿比和千人口执业医师数,通过计算组间方差下降的比例,以反映第二水平自变量所能解释的组间变异的比例,从而测量各县/区间经济水平和卫生资源水平差异对个体医疗服务就医行为的影响;放松方差齐性和随机误差独立性假设,降低个体水平的随机误差,提高结果的稳定性和一致性。其中,医疗服务利用研究采用两水平零膨胀负二项回归,该方法将行为分为是否就诊和就诊次数两个阶段,能有效解决就诊次数 0 值存在过度离散的问题。Stata 提供了 Voung 统计量,其渐近分布为标准正态分布,结果显示 Vuong 统计量很大,则选择零膨胀负二项回归。医疗卫生机构选择研究采用两水平多项 logit 模型,该方法解决了行为不仅受个体因素影响,也随选择方案而变的问题。

二、医疗服务需求行为决定因素

本研究的主要结果显示,乡镇/社区医疗机构和县/区医院的医保补偿比和千人口执业医师数的增加会提高居民的门诊和住院次数,降低其自我医疗和应住院未住院的次数,且乡镇/社区医疗机构的正向作用更大。乡镇/社区医疗机构医保补偿比的增加,使得居民选择乡镇/社区医疗机构就诊的概率增加;乡镇/社区医疗机构人力密度的增加,使得居民选择县/区医院就诊的概率有所降低。可能原因是,随着基本医疗保障制度的完善,我国居民医疗服务需求快速释放,而医疗卫生服务体系发展较慢,尤其是基层医疗卫生机构的卫生人力供给不足,可能成为限制居民医疗服务可及的主要原因;虽然医保在各级医疗卫生机构设置梯度政策补偿比,即基层补偿比高于高级别医院补偿比,但由于基本药物制度等安排使得基层医疗卫生机构的实际补偿比相对低,医疗服务在基层医疗卫生机构占比呈逐年下降的趋势。因此,千人口执业医师数和医保实际补偿比的增加对于提高居民医疗服务利用、满足医疗服务需求发挥显著作用,尤其在基层医疗卫生机构。与既往研究比较来看,卫生人力密度与医疗服务利用呈正相关与既往结果一致,例如初级卫生保健护士、社区卫生工作者等卫生人力的引入可提高基层医疗卫生机构的服务利用和转诊、加强慢性病的管理[62-64]。医保实际补偿比与医疗服务利用呈正相关的结果也有大量既往研究支持,例如医保共付比的提高促进了医疗服务利用[16];基层医疗卫生机构的财政投入增加了基层医疗卫生机构的就诊[15,24]。国内研究显示,基层医疗卫生机构的新农合补偿比提高对居民选择乡镇卫生院的概率有正向作用[43],结果与另一项研究一致,比较得到新农合人均筹资水平、不同级别医疗卫生机构的政策补偿比和报销封顶线对农村糖尿病患者就医行为的影响[41]。因此,基层医疗卫生机构的卫生资源投入对改善居民医疗服务利用、引导合理就诊机构选择、提高县/区内就诊率起到关键作用。

医保补偿比和千人口执业医师数的交互作用研究发现,乡镇/社区医疗机构医保补偿比对提高门诊和住院率、提高乡镇/社区医疗机构就诊和住院概率的作用,在乡镇/社区医疗机构千人口执业医师数也提高的地区更大。在县/区卫生人力密度较高的地区,县/区医院医保补偿比对提高县/区医院住院概率的正向作用更大。可以解释为,医保补偿比会影响医疗服务的价格,卫生人力配置会影响医疗服务的质量,两者都会影响居民的医疗服务就医行为。从卫生经济学理论出发,由于价格需求弹性,价格下降使得需求上升,但由于医疗服务需求的特殊性,医疗服务价格往往缺乏弹性,患者还会考虑医疗服务的质量等因素,因此在卫生人力供给增加的同时,居民就医行为的改善作用较大。目前我国医保覆盖率达到95%以上,虽然住院政策补偿比达到70%以上,但在2013年仍有近20%的应住院患者没有获得住院服务,其中经济困难是最重要的原因。人均卫生总费用的快速升高,可部分归因于居民医疗服务需求的释放及就医分布的趋高现象。要真正解决就医趋高现象,仅通过医保补偿比的梯度设计是不够的,关键在于提高基层医疗卫生机构的卫生人力供给,加强基层医疗卫生机构的能力建设,只有这样才能改善居民医疗服务的可及性,实现患者合理分流。这与墨西哥的一项研究结果一致,即社区医疗保险的覆盖对于提高医疗服务利用,在社区卫生人力提供充足的地区,将发挥更大作用[73]。因此,卫生人力投入和社会医疗保险保障水平提高对于改善患者就医行为均发挥作用,两者应协同发展。

医保补偿比和千人口执业医师数在乡镇/社区和县/区的差距研究发现,乡镇/社区医疗机构和县/区医院的千人口执业医师数差距的扩大,会减少居民的门诊和住院次数,也会减少居民选择乡镇/社区医疗机构就诊的概率。医保补偿比在机构间差距的提高,使得居民选择乡镇/社区医疗机构就诊的概率增加。可以解释为,县/区医院的卫生人力密度高于乡镇/社区医疗机构,成为基层医疗服务占比低、就医流向趋高的原因之一。虽然医保在各级医疗机构设置梯度政策补偿比,但由于医保目录和基本药物制度等安排,医保实际补偿比在各级医疗机构间差距较小,难以实现引导患者选择基层医疗卫生机构,并不利于基础医疗卫生服务占比的提高。因此,医保补偿比在机构间差距的提高,有利于乡镇/社区医疗机构就诊占比的增加;卫生人力密度在机构间差距的扩大,会减少乡镇/社区医疗机构就诊占比。这与既往研究结果一致。该研究采用多主体建模与系统动力学混合仿真实验,模拟调整各级机构的医保补偿比,分析医保补偿比对患者就医机构选择的影响,指出想实现各级机构分布的比例最优,要同时提高各级机构的补偿比并考虑各级机构间的差距[44]。国内有项研究在东中西部各选取一个城市,运用多元回归分析得到,新农合在不同级别机构的住院补偿比差距增加,会促进居民选择低级别医疗卫生机构[42]。有研究以农村地区住院可分流病种患者为研究对象,探索县乡住院患者人均补偿比之比和卫生人力质量之比对住院可分流病种患者就医机构选择的影响,通过多元回归分析得到,与县医院相比,乡镇卫生院住院患者人均补偿比和卫生人力质量越高,患者越倾向选择乡镇卫生院[38]。因此,为改善居民医疗服务就医行为,要缩小乡镇/社区医疗机构和县/区医院的卫生人力差距、扩大乡镇/社区医疗机构和县/区医院的医保补偿比差距。

研究进一步发现,与 2008 年相比,2013 年乡镇/社区医疗机构的医保补偿比和千人口执业医师数以及交互作用对于提高居民就诊和住院次数的正向作用减少。2013 年县/区医院千人口执业医师数的提高反而使得居民住院次数有所下降。可能原因是,新医改实施后,医保实际补偿比提高,2008—2013 年间增加了 16%,其中新农合的实际住院补偿比增幅最大,从 2008 年的 39% 提高至 2013 年的 50%,城居保和城职保分别提高了 6% 和 8%。根据边际效应递减的经济学原理,随着医保补偿比的提高,其对居民医疗服务利用的促进作用逐渐减少。千人口执业(助理)医师数在 2008—2013 年间也有所增加,但乡镇/社区医疗机构仅从 0.41 人增至 0.44 人,而县/区医院则增长近一倍,从 0.74 人增至 1.47 人。因此,乡镇/社区医疗机构的卫生人力密度对医疗服务利用的正向作用有所减少;县/区医院的卫生人力密度增长幅度较大,2013 年居民住院率已达到 9.0%,使得县/区医院的卫生人力密度对居民住院次数的促进作用削弱甚至呈负相关。新医改前后医疗服务利用的变化与既往研究结果一致,医改实施后,医疗卫生资源投入的增大,医疗服务利用改善,患病就诊比例提高、应住院未住院比例下降[74,75]。因此,随着社会医疗保障水平和卫生人力密度的提高,其对居民就医行为的改善作用会逐步减少,在推进医改过程中要控制和调整卫生资源的存量,而不是一味追求卫生资源的增量。

三、政策建议

(一)深化医药卫生体制改革,协同健康筹资和卫生人力

中国医药卫生体制改革旨在建立健全覆盖城乡居民的中国特色基本医疗卫生制度,完善医疗卫生服务体系,创新医疗卫生服务供给模式,为居民提供可负担且高质量的医疗卫生服务,不断解决群众看病就医问题。社会医疗保险和卫生人力,分别从价格和质量两个维度,改善医疗卫生服务的供给,以满足居民的医疗卫生服务需求。研究表明,社会医疗保险实际补偿比和千人口执业(助理)医师数的提高,可降低居民的自我医疗和应住院未住院次

数、提高就诊和住院服务利用,且在社会医疗保险实际补偿比较高的地区,千人口执业(助理)医师数的提高对于改善居民的医疗服务利用将发挥更大的作用。因此,卫生人力投入和社会医疗保险保障水平提高对于改善居民就医行为均发挥作用,两者应协同、联动地发展。研究进一步表明,新医改实施后,社会医疗保险和卫生人力对于居民就医行为的改善作用有所减弱,这可以用边际效益递减的经济学原理解释,随着社会医疗保障水平和卫生人力密度的提高,其对居民就医行为的改善作用会逐步减少。目前,中国医改已进入"深水区",为进一步完善医疗卫生服务体系和创新医疗卫生服务供给模式提出更高的要求,推进医改过程中要注重卫生资源的存量调整,而不是一味追求卫生资源的增量。在提高社会医疗保障水平和增加卫生人力密度的同时,还需要考虑医疗卫生服务供给的结构和区域分布等问题,明确各级医疗卫生机构的功能定位和资源供给规模,加大对中、西部贫困地区医疗卫生机构建设,推进区域医疗卫生协同发展等。

(二)优化卫生资源投入结构,加强基层医疗机构建设

卫生资源配置不仅会影响医疗卫生机构功能的实现,也会影响其提供服务的内容、数量和质量,从而影响居民医疗服务就医行为。基层医疗卫生机构是提供基层医疗服务的主体,对改善居民医疗服务利用、合理引导居民就医机构选择、提高县/区内就诊和住院率起到关键作用。本研究发现乡镇/社区医疗机构卫生资源增加,可显著提高基层医疗卫生机构就诊概率,降低县/区及以上医院就诊概率。有研究表明患者合理流向可带来很大经济效益,节约近10%医疗费用[76]。因此,在有限的财政卫生投入中,适当提高基层医疗卫生机构的卫生人力和实际补偿比,可强化基层医疗卫生服务体系的功能定位,有效地满足居民的医疗服务需求。研究进一步发现,新医改实施后,卫生人力密度的增加对于提高居民医疗服务利用的作用尤为显著,特别对于农村地区、中西部地区以及低收入、低保障群体的作用更为突出。因此,加强基层卫生队伍建设应成为优化卫生资源配置的核心,发挥基层医疗卫生机构的卫生资源投入在提高医疗服务利用、引导合理就医机构选择中的关键作用。

(三)调整卫生资源配置分布,缩小城乡和地区间差异

调整卫生资源区域分布是促进医疗服务公平可及的基础。有研究表明新医改实施后基层卫生资源配置的公平性有所提升,但区域内的不公平是导致基层卫生资源配置不公平的主要原因[77]。医疗卫生机构的卫生资源投入虽在2008—2013年间有所增长,但其数量在城乡和地区间差异较大;城市多于农村,东部多于中部和西部。本研究通过比较城乡和地区间医保实际补偿比和千人口执业(助理)医师数对居民医疗服务需求行为的改善作用,发现农村大于城市、西部和中部大于东部,低经济水平地区大于高经济水平地区。因此,提高农村、中西部和低经济水平地区的卫生资源配置,对于缩小城乡、不同地区居民医疗服务利用差距具有重要意义;尤其是中部地区,面临资源禀赋低和政府转移支付不足的双重压力,医保和卫生人力对其就医行为的改善作用较大。由于我国幅员辽阔,各区域的卫生资源禀赋差异大,要进一步细分地区,提高宏观调控的精准性。进一步划分地区,发现中部农村低经济水平、西部城市低经济水平等地区的卫生资源配置较低,医保实际补偿比和千人口执业(助理)医师数的提高,对于改善其居民就医行为发挥相对突出的作用,这些地区在卫生资源规划中应予以倾斜。此外,研究发现,县/区医院医保补偿比和人力密度的增加,提高了居民选择地市及以上医院就诊的可能性,该作用在城市、东部和高经济水平地区较大。可能的解释是,县/区医院的门诊和住院率提高、医师日均担负诊疗人次数和病床使用率增加,会挤压出患者尤其是经济水平高的患者选择更高级别的医院就诊和住院,因此卫生资源配置中还需要

考虑经济效应。因此,细分地区类型,提高卫生资源配置的定位能力,细化应对措施,对于促进卫生资源配置的效率和可持续性发挥积极作用。

(四)推动医疗保障制度融合,提高服务可及的公平性

城乡基本医疗保障制度,是实现卫生资源投入对居民医疗服务就医行为改善的支撑,也是实现全民健康的基础。把握不同医疗保险参保者的就医行为特征,深化卫生资源配置对医疗服务就医行为的作用路径,使得卫生资源配置有的放矢。在快速城镇化进程中,城乡二元化导致新农合、城居保和城职保在覆盖和保障水平等方面的差异持续加深。城乡居民基本医疗保险(简称"城乡居保")的建立,为城乡医保的衔接整合提供有益实践。对于城乡居保参保者来说,县/区卫生资源投入对增加患者医疗服务利用、提高县/区内就诊率和住院率有着显著作用。同时,基层卫生资源的投入对新农合参保者的就医行为改善的作用大于其他参保者,表现为医疗服务需求释放,可进一步缩小城乡差距。但也发现,城职保参保者在县/区卫生资源投入加大的过程中,更大程度上表现为医疗服务利用"放大",可能与其高保障水平有关。因此,缩小各社会医疗保险的保障水平差距,对于实现全人群医疗服务就医行为的合理改善、促进城乡医保的衔接整合和管理都有着重要意义。

(五)聚焦贫困地区和弱势群体,促进精准医疗扶贫

我国扶贫事业取得瞩目成效并持续保持稳定发展。"十三五"时期,我国扶贫开发工作进入攻坚冲刺阶段,对精准扶贫提出新要求。研究表明,2008—2013年间,因病致贫者因经济原因未就诊比例明显高于非因病致贫者;并且其基层就诊率也相对较低。同时,社会医疗保险实际补偿比的提高和卫生人力的投入对低收入群体的就医行为的改善作用大于高收入群体,表现为医疗服务需求释放。那么,若能通过基层卫生资源配置来改善贫困人口以及因病致贫人群的就医行为,合理引导其选择医疗机构,则可能有效避免因病致贫的发生、提高其经济风险保护能力。从其他配套政策措施来看,通过社会保障等政策工具,完善以城乡居民最低生活保障制度为核心的社会救助体系,夯实贫困群体福利政策,根据财政负担能力有序提高低保及其他专项救助和福利保障标准,可进一步缩小贫困和非贫困人口的差距,发挥医疗扶贫在国家消除贫困战略中的作用,实现医疗卫生精准扶贫。

四、未来研究方向

本研究的创新点在于:第一,将卫生体系数据和个体数据结合,构建了新的居民医疗服务就医行为模型,深度剖析了我国居民医疗服务就医行为特征及其影响因素。第二,首次定量分析社会医疗保险和卫生人力资源配置对个体就医行为的影响,并探索了两者间的交互作用对个体就医行为的影响。第三,采用交叉性研究,精准分析医疗服务就医行为特征,为提高决策和卫生政策干预的精准性提供了依据。

研究也存在诸多不足,有待进一步完善和探索:第一,因数据可得性和研究可行性,在构建医疗服务就医行为模型时,部分影响居民就医行为特征的因素没有被采用,比如不同病种、疾病严重程度等,研究采用因病卧床天数、有无慢性病作为衡量疾病严重程度的指标予以弥补。为了进一步挖掘个体就医行为特征,应基于需求行为理论,设计更加全面的资料收集方案,面向人群开展系统调查研究。第二,分析卫生体系特征对居民就医行为的影响时,因数据限制,主要使用了医疗保险实际补偿比、千人口执业(助理)医师数等指标,对卫生人力的质量和其他卫生资源配置要素对居民就医行为的影响缺乏分析,这是未来需要研究的重点。第三,卫生体系还有许多其他维度,比如医疗服务提供模式、医疗服务质量、服务人群

和健康干预措施等,都会影响居民的就医行为。因时间和数据等原因,本研究尚未分析,是今后深入研究的方向和领域。

(金音子)

参考文献

[1] CHRISMAN N J. The health seeking process:an approach to the natural history of illness[J]. Cult Med Psychiatry,1977,1(4):351-377.

[2] 国家卫生和计划生育委员会.2016 年中国卫生和计划生育统计年鉴[M].北京:中国协和医科大学出版社,2016.

[3] 中华人民共和国国务院新闻办公室.中国健康事业的发展与人权进步[M].北京:人民出版社,2017.

[4] 卫生部统计信息中心.中国基层卫生服务研究:第四次国家卫生服务调查专题研究报告[M].北京:中国协和医科大学出版社,2009.

[5] JIN Y,ZHU W,YUAN B,et al. Impact of health workforce availability on health care seeking behavior of patients with diabetes mellitus in China[J]. International Journal for Equity in Health,2017,16(1):80-89.

[6] 国家卫生计生委统计信息中心.2013 第五次国家卫生服务调查分析报告[M].北京:中国协和医科大学出版社,2015.

[7] 孟庆跃.医改应解决医疗服务供需失衡问题[J].卫生经济研究,2014(10):65-67.

[8] 顾昕.全民免费医疗的市场化之路:英国经验对中国医改的启示[J].东岳论丛,2011,32(10):25-31.

[9] 华颖.英国全民医疗服务(NHS)的组织管理体制探析——兼论对中国的启示[J].中国医疗保险,2014(3):67-70.

[10] 谭相东,张俊华.美国医疗卫生发展改革新趋势及其启示[J].中国卫生经济,2015,34(11):93-96.

[11] 黄海.美国医疗保险的做法及对我国医疗保险制度建设的启示[J].医院院长论坛-首都医科大学学报:社会科学版,2014(4):58-63.

[12] 房珊杉,孙纽云,梁铭会.德国医疗保障体系改革及启示[J].中国卫生政策研究,2013,6(1):28-33.

[13] 李滔,张帆.德国医疗卫生体制改革现状与启示[J].中国卫生经济,2015,34(4):92-96.

[14] AFENDULIS C C,HE Y,ZASLAVSKY A M,et al. The impact of medicare part D on hospitalization rates[J]. Health Services Research,2011,46(4):1022-1038.

[15] AGERHOLM J,BRUCE D,PONCE DE LEON A,et al. Equity impact of a choice reform and change in reimbursement system in primary care in Stockholm County Council[J]. BMC Health Services Research,2015,15:420.

[16] ANIS A H,GUH D P,LACAILLE D,et al. When patients have to pay a share of drug costs:effects on frequency of physician visits, hospital admissions and filling of prescriptions[J]. CMAJ, 2005, 173(11):1335-1340.

[17] AXELSON H,BALES S,MINH P D,et al. Health financing for the poor produces promising short-term effects on utilization and out-of-pocket expenditure:evidence from Vietnam[J]. International Journal for Equity in Health,2009,8:20.

[18] BRUGIAVINI A,PACE N. Extending health insurance in Ghana:effects of the National Health Insurance Scheme on maternity care[J]. Health Economics Review,2016,6(1):7.

[19] CHOI J W,PARK E C,CHUN S Y,et al. Health care utilization and costs among medical-aid enrollees,the poor not enrolled in medical-aid,and the near poor in South Korea[J]. International Journal for Equity in Health,2015,14:128.

[20] CHOI Y,KIM J H,YOO K B,et al. The effect of cost-sharing in private health insurance on the utilization of

health care services between private insurance purchasers and non-purchasers：a study of the Korean health panel survey（2008-2012）[J]. BMC Health Services Research,2015,15:489.

[21] GOTSADZE G,MURPHY A,SHENGELIA N,et al. Healthcare utilization and expenditures for chronic and acute conditions in Georgia：Does benefit package design matter? [J]. BMC Health Services Research, 2015,15:88.

[22] KIM J H,LEE K S,YOO K B,et al. The differences in health care utilization between medical aid and health insurance：a longitudinal study using propensity score matching[J]. PloS One,2015,10(3):e0119939.

[23] LAND T,RIGOTTI N A,LEVY D E,et al. A longitudinal study of medicaid coverage for tobacco dependence treatments in Massachusetts and associated decreases in hospitalizations for cardiovascular disease[J]. PLoS Medicine,2010,7(12):e1000375.

[24] LEYVA-FLORES R,SERVAN-MORI E,INFANTE-XIBILLE C,et al. Primary health care utilization by the Mexican indigenous population：the role of the Seguro Popular in socially inequitable contexts[J]. PloS One, 2014,9(8):e102781.

[25] WANG Y,WANG J,MAITLAND E,et al. Growing old before growing rich：inequality in health service utilization among the mid-aged and elderly in Gansu and Zhejiang Provinces,China[J]. BMC Health Services Research,2012,12:302.

[26] 郑莉莉.医疗保险改变了居民的就医行为吗? ——来自我国 CHNS 的证据[J].财政研究,2017(2): 84-97.

[27] 郑杭春.非货币因素对农村居民就医行为的影响研究[D].武汉:中南财经政法大学,2017.

[28] 张雪薇.基本医疗保险对城乡居民医疗服务利用的影响研究[D].北京:首都经济贸易大学,2017.

[29] 柴化敏.中国城乡居民医疗服务需求与医疗保险研究[D].天津:南开大学,2013.

[30] 张春汉.农村居民就医行为研究[D].武汉:华中农业大学,2005.

[31] 官海静,刘国恩,熊先军.城镇居民基本医疗保险对住院服务利用公平性的影响[J].中国卫生经济, 2013(1):42-44.

[32] 张琳.我国新型农村合作医疗实施效果的实证研究[D].济南:山东大学,2013.

[33] DONG H. Health financing policies：patient care-seeking behavior in rural China[J]. International Journal of Technology Assessment in Health Care,2003,19(3):526-532.

[34] WAGSTAFF A,LINDELOW M,JUN G,et al. Extending health insurance to the rural population：an impact evaluation of China's new cooperative medical scheme[J]. Journal of Health Economics,2009,28(1): 1-19.

[35] LEI X,LIN W. The New Cooperative Medical Scheme in rural China：does more coverage mean more service and better health? [J]. Health Economics,2009,18(S2):S25-S46.

[36] LIU G G,ZHAO Z,CAI R,et al. Equity in health care access to：assessing the urban health insurance reform in China[J]. Social Science & Medicine,2002,55(10):1779-1794.

[37] 于长永.疾病类型、医疗保险与农民就医机构选择行为研究[J].农业技术经济,2017(2):82-92.

[38] 韩志琰.基于医疗服务分流的农村医疗机构住院患者就医选择行为及其满意度研究[D].济南:山东大学,2012.

[39] 刘文莉.山东省农村居民门诊就医选择行为研究[D].济南:山东大学,2017.

[40] YU B,MENG Q,COLLINS C,et al. How does the New Cooperative Medical Scheme influence health service utilization? A study in two provinces in rural China[J]. BMC Health Services Research,2010,10:116.

[41] 王海鹏,刘晓云,孙晓杰,等.新医改对农村糖尿病患者就医行为影响[J].中国公共卫生,2013,29 (6):901-903.

[42] 黄宵,顾雪非.新农合补偿方案对居民住院机构选择影响研究[J].中国卫生事业管理,2012,29(7): 523-525,546.

［43］周丽娟.新农合住院病人就医选择行为研究［D］.合肥:中国科学技术大学,2017.

［44］孟繁元,陈亮亮.调整基本医疗保险报销比例对患者就医选择的影响之多主体建模仿真研究——以沈阳市为例［J］.第一资源,2014(1):170-189.

［45］World Health Organization. World health statistics 2010［M］. Switzerland, Geneva:World Health Organization,2010.

［46］SPEYBROECK N,KINFU Y,POZ MRD,et al. Reassessing the relationship between human resources for health,intervention coverage and health outcomes［J］. Bulletin of the World Health Organisation,2006:1-7.

［47］CHEN L,EVANS T,ANAND S,et al. Human resources for health:overcoming the crisis［J］. Lancet,2004, 364(9449):1984-1990.

［48］BUCHAN J,DAL POZ M R. Skill mix in the health care workforce:reviewing the evidence［J］. Bulletin of the World Health Organization,2002,80(7):575-580.

［49］方勇,斯朗.卫生人力资源密度指数研究［J］.中国卫生事业管理,2000(4):253-254.

［50］李刚.口腔卫生服务现况评价与口腔卫生人力预测研究［D］.成都:四川大学,2004.

［51］DIALLO K,ZURN P,GUPTA N,et al. Monitoring and evaluation of human resources for health:an international perspective［J］. Human Resources for Health,2003,1(1):3.

［52］World Health Organization. The World Health Report 2006:working together for health. Switzerland［R］,Geneva:World Health Organization,2006.

［53］ANDERSEN R M. National health surveys and the behavioral model of health services use［J］. Medical Care,2008,46(7):647-653.

［54］袁敏,吕军,程亮,等.乡镇卫生院医疗服务能力的变迁分析［J］.中国初级卫生保健,2011,25(5): 17-19.

［55］姜晓朋,王薇,宋宝良,等.乡镇卫生院卫生人力素质综合评价指标及其检验［J］.中国卫生资源, 2001,4(2):73-75.

［56］朱霖.欠发达地区农村社区卫生服务能力评价指标体系研究［D］.南昌:南昌大学,2010.

［57］ONYEJAKA N K,FOLAYAN M O,FOLARANMI N. Barriers and facilitators of dental service utilization by children aged 8 to 11 years in Enugu State,Nigeria［J］. BMC Health Services Research,2016,16:93.

［58］AGBOR A M,NAIDOO S. Knowledge and practice of traditional healers in oral health in the Bui Division, Cameroon［J］. Journal of Ethnobiology and Ethnomedicine,2011,7:6.

［59］IGWESI-CHIDOBE C. Obstacles to obtaining optimal physiotherapy services in a rural community in southeastern Nigeria［J］. Rehabilitation Research and Practice,2012,2012:909675.

［60］MCCORKLE R,JEON S,ERCOLANO E,et al. Healthcare utilization in women after abdominal surgery for ovarian cancer［J］. Nursing Research,2011,60(1):47-57.

［61］RAPHAEL J L,RUEDA A,LION K C,et al. The role of lay health workers in pediatric chronic disease:a systematic review［J］. Academic Pediatrics,2013,13(5):408-420.

［62］VAN DIJK C E,VERHEIJ R A,HANSEN J,et al. Primary care nurses:effects on secondary care referrals for diabetes［J］. BMC Health Services Research,2010,10:230.

［63］FARZADFAR F,MURRAY C J,GAKIDOU E,et al. Effectiveness of diabetes and hypertension management by rural primary health-care workers(Behvarz workers)in Iran:a nationally representative observational study ［J］. Lancet,2012,379(9810):47-54.

［64］LÓPEZ-CEVALLOS D F,CHI C. Assessing the context of health care utilization in Ecuador:a spatial and multilevel analysis［J］. BMC Health Services Research,2010,10:61.

［65］HU G. Health workers and vaccination coverage in developing countries［J］. Lancet,2007,370(9586): 479-480.

［66］BALASUBRAMANIAN R,GARG R,SANTHA T,et al. 结核病的性别差异:南印度某农村地区 DOTS 项

目报告[J].国际结核病与肺部疾病杂志(中文版),2004,7(4):131-139.

[67] MACINKO J,GUANAIS F C,DE FÁTIMA M,et al. Evaluation of the impact of the Family Health Program on infant mortality in Brazil,1990-2002[J]. Journal of Epidemiology & Community Health,2006,60(1):13-19.

[68] ANAND S,FAN V Y,ZHANG J,et al. China's human resources for health:quantity,quality,and distribution[J]. Lancet,2008,372(9651):1774-1781.

[69] 王芳,朱晓丽,丁雪.我国基层卫生人力资源配置现状及公平性分析[J].中国卫生事业管理,2012.29(2):108-110.

[70] 刘冰,王保郧,卢祖洵.我国卫生人力资源现状及其研究进展[J].中国社会医学杂志,2008,25(5):262-264.

[71] MOGHIMBEIGI A,ESHRAGHIAN M R,MOHAMMAD K,et al. Multilevel zero-inflated negative binomial regression modeling for over-dispersed count data with extra zeros[J]. Journal of Applied Statistics,2008,35(10):1193-1202.

[72] GRILLI L,RAMPICHINI C. A multilevel multinomial logit model for the analysis of graduates' skills[J]. Statistical Methods & Applications,2007,16(3):381-393.

[73] BLEICH S N,CUTLER D M,ADAMS A S,et al. Impact of insurance and supply of health professionals on coverage of treatment for hypertension in Mexico:population based study[J]. BMJ,2007,335(7625):875.

[74] 汪彦辉.全民健康覆盖视角下江苏省医改进展评价研究[D].南京:南京医科大学,2015.

[75] MIER N,WANG X,SMITH M L,et al. Factors influencing health care utilization in older Hispanics with diabetes along the Texas-Mexico border[J]. Population Health Management,2012,15(3):149-156.

[76] 王书平,薛杰,孟庆跃.合理患者流向带来的经济效益分析与影响[J].中国卫生经济,2016,35(12):31-34.

[77] 鲁志鸿,孟庆跃,王颖.新医改前后中国基层卫生人力资源配置公平性分析[J].中国公共卫生,2017,33(7):1203-1205.

第四章

卫生费用和政府卫生投入

本章利用 1978—2019 年中国卫生总费用测算数据,分析筹资水平、筹资结构、机构流向及其变化趋势,比较和分析我国与经济合作与发展组织(OECD)国家卫生总费用和政府卫生支出,探索卫生总费用主要影响因素,为完善我国卫生筹资体系提出相关政策建议。

第一节 研 究 背 景

一、研究问题的提出

随着我国工业化、城市化进程的不断加快,在经济社会不断发展的同时,健康问题也日趋复杂,人们健康需求不断升级,人口老龄化进程加快,慢性非传染性疾病、精神疾病增多以及新发传染病潜在威胁,同时环境、饮用水以及食品药品安全对人民群众的健康威胁日益加大,人们正在面临多重挑战,卫生健康工作任务更加艰巨。自然灾害、事故灾害及社会安全事件也对医疗卫生保障提出更高的要求。随着生活水平的提高,人民群众日益增长的卫生服务需求与优质卫生资源配置和供给不平衡不充分之间的矛盾日益突出,城市集中了大量优质医疗卫生资源,越来越多的患者直接到三级公立医院就医,加速了卫生费用的不合理增长,给卫生筹资带来较大挑战,"看病难、看病贵"依然是人们关注的焦点问题,亟须对服务理念、服务模式作出相应调整。

卫生总费用(total health expenditure,THE)是一个国家或地区在一定时期内(通常指一年)以货币形式反映的全社会用于医疗卫生事业所消耗的资源总量。对其研究是从全社会角度反映卫生资金的全部运动过程,分析与评价卫生资金的筹集、分配和使用效果[1]。WHO 认为凡是用于维持和改善健康的一切活动所消耗的费用都属于卫生总费用[2]。

卫生总费用作为国民经济体系的重要组成部分,是国民经济在卫生领域的进一步延伸,随着人们对卫生服务需求的不断增长,各国政府对于卫生总费用的重视程度不断加深。《"健康中国 2030"规划纲要》中明确提出了卫生总费用发展目标,提高政府和社会卫生支出占卫生总费用的比例,个人卫生支出比重降至 25% 左右,并指出健全医疗保障体系,完善健康筹资机制,加大健康领域投入力度。

卫生筹资作为卫生系统的六个关键组成部分之一,充足的资金对其他五个组成部分特别是医疗卫生服务提供体系必不可少。卫生筹资系统的任务是以促进公平的方式筹集足够的财政资源为卫生系统提供资金,对于提高卫生体系公平效率和风险保障方面具有重要作用。卫生总费用测算和分析可以为卫生筹资决策提供客观依据,是评估卫生系统绩效、倡导卫生系统政策变革的先决条件。卫生总费用的分析与评价是社会宏观经济分析的重要组成部分,是对卫生领域的经济运行过程进行主导分析,是通过运用宏观经济统计分析方法,对卫生领域经济活动进行反映、判断、分析和评价。

近年来,我国的卫生总费用呈逐年增长态势。自 2009 年新一轮医药卫生体制改革启动以来,各项卫生政策的全面实施,已经取得了良好进展,公共财政对卫生投入增加,但依然面临医疗费用攀升和资源使用效率较低的挑战[3-4]。加大政府对医疗卫生的投入将缺乏可持续性,有限的财政资源是所有卫生系统面临的普遍制约因素。如何控制卫生总费用的不合理增长,越来越成为卫生总费用的理论和实践研究所应考虑的问题。为准确把握下一步卫生总费用的发展趋势,判断宏观卫生筹资战略目标以及卫生政策筹资的合理性和实施效果,应该对卫生总费用进行综合的分析与评价。了解卫生总费用的筹资水平、筹资结构以及趋势变化等内容,从卫生总费用数据的分析中获取有效信息,对于卫生总费用的分析与评价制订和调整好宏观卫生经济政策具有十分重要的意义。

二、卫生总费用基本特点和核算方法

(一)卫生总费用基本特点

卫生总费用具有以下四个方面的特点:①卫生总费用是一种信息工具,作为一种经济信息而被各国广泛应用;②卫生总费用是一个全社会的概念,从全社会的角度反映了卫生保健总支出,包括卫生部门内部和卫生部门以外的资金运动;③需要在动态中了解和把握卫生总费用,卫生总费用分别从筹资、分配和使用三个方面研究卫生领域资金运动的全过程;④卫生总费用是与卫生政策有关的基础性研究之一,卫生总费用发展的关键在于对其的研究成果能否对卫生政策产生影响[5]。

(二)卫生总费用核算方法

卫生总费用核算根据资金从哪里来、资金流向哪里和资金如何使用,分为来源法、机构法和功能法三种方法。①来源法(卫生筹资):目前,世界各国卫生筹资种类至少包括政府卫生筹资、社会健康保险、私人健康保险、现金支付和社区卫生筹资五种。根据我国现行体制和卫生政策分析需要,从卫生部门角度,卫生总费用筹资主要来源包括政府卫生支出(包括医疗卫生服务直接投资和医疗保险参保费补助)、社会卫生支出(包括个人和雇主支付的社会医疗保险参保费、商业医疗保险参保费和社会捐助等)和个人现金卫生支出(个人自付医疗费用)三个部分。②机构法(资源配置):包括医院(城市医院、县医院、社区卫生服务中心、卫生院和其他医院)、门诊机构、药品零售机构、公共卫生机构、卫生行政与医疗保险管理机构和其他卫生机构。③功能法(服务利用):包括个人治疗费用(医疗费用)、公共卫生费用、卫生发展和其他费用。

三、文献综述

卫生费用研究正被国际社会视为一种卫生政策分析工具。自 20 世纪 50 年代以来,世界上许多国家开始全面、系统地研究卫生领域的经济活动,开启对卫生总费用的研究的先河。1963 年,英国卫生经济学家 Abel Smith 率先试图对跨国卫生费用进行标准化研究。1967 年,Abel Smith 在对调查表进行修正的基础上,完成了第二次对各国卫生总费用更大规模的国际性调查研究。1993 年,WHO 在关于"投资与健康"的世界发展报告中,首次向全世界提供了世界各国卫生总费用估计值。2001 年,世界卫生报告中第一次向世界各国公布了所有会员国 1997 年卫生总费用占各国国内生产总值(GDP)比重及其内部构成。1995 年以来,在亚洲许多国家,成立了卫生总费用核算网络,开展国际卫生总费用核算交流与合作,促进卫生总费用核算研究,并于 2001 年 5 月 9—11 日召开了亚洲国家卫生总费用核算与卫生改革会议。2009 年 WHO 在《亚太地区卫生筹资战略(2010—2015)》中将卫生总费用相关核心指标作为检测和评价"全民覆盖"政策目标实现程度的指标。

国内对卫生总费用的研究比较滞后,始于 20 世纪 80 年代初。1981 年世界银行派专家对我国卫生部门进行考察,引用卫生总费用概念,我国政府开始了与世界银行的合作,拉开了总费用研究的序幕。1995 年,世界银行派专家对我国卫生总费用测算方法和测算结果进行全面系统、深入细致的考察,并提交了《中国卫生总费用评估报告》。随着研究的逐步深入,我国卫生总费用从理论研究阶段进入实际应用阶段。2002 年,我国卫生总费用已经正式纳入国家信息发布系统。2008 年,卫生费用核算研究协作组的建立标志着我国地区级卫生费用核算研究适应现阶段卫生事业发展需要。目前,卫生总费用核算主要提供来源法和机构法卫生总费用数据,从资金筹集和资金流向角度揭示卫生资金在不同运动环节的流量及其内部构成。

现有关于卫生总费用的研究基本集中于卫生总费用核算结果,分析其变化趋势或结构特征[6-7];或采用多元回归分析[8-11]、灰色综合关联分析[12-14]、结构方程模型[15]等方法,研究影响卫生总费用的相关因素。通过文献综述研究发现,影响卫生总费用增长的因素主要包括人口学因素、社会经济水平、卫生资源和健康需求等几个方面。

(一)人口学因素

年末总人口数[13]、老龄化[9,12,15]、城镇人口比例[11,15]等是影响卫生总费用的重要因素。Grossman 健康需求模型认为健康是一个逐渐损耗掉的资本,随着年龄的增加健康资本的折旧率会提高,健康初始存量会逐渐减少,人们为了让自己活得更久,需要不断地投资健康以维持生存[16]。因此,健康需求和医疗卫生服务利用就会增加,进而造成医疗费用的上升。

(二)社会经济水平

GDP[11,13]、人均 GDP[9-10,12,15]、城乡居民人均医疗保健支出[8]、个人卫生费用支出比例[11]、恩格尔系数[15]、居民家庭人均可支配收入[15]等是影响卫生总费用的重要因素。Newhouse 等人研究表明,人均卫生总费用的收入弹性大于 1[17]。关于经济发展趋势与卫生总费用筹资来源结构的关系研究发现,GDP 的不断稳定增长有利于提高政府和社会卫生支出、降低个人卫生支出、提高居民的健康水平和生活质量,提高经济实力才是改善卫生总费用的根本之路[18]。

(三)卫生资源

卫生人员数[8,3-13,15]、医疗卫生机构床位数[13]、住院病人人均医疗费用[8-9]、医疗卫生机构万元以上设备台数[12-13]、医疗机构固定资产总值中专用设备总值[15]、财政卫生支出占比[9,15]、社会医疗保障总额占 GDP 比重[15]、人均药品费用[10]等是影响卫生总费用的重要因素。由于医疗卫生行业的特殊性,卫生人员行为可以直接影响卫生服务需求,医生诱导需求行为普遍存在,从而造成卫生服务需求过度的现状,在一定程度上造成了卫生总费用不合理增长。医院作为卫生服务的提供方,其床位规模的扩张会导致医疗服务成本的提高,从而造成卫生费用的增长。医疗技术的不断提高使得疾病能够较早地被诊断和治疗,不仅提高了疾病诊疗成本,也满足了人们潜在卫生服务需求。卫生资源越丰富,其服务利用就有可能得到充分或者过度释放,进而影响卫生费用。

（四）健康需求

平均期望寿命[15]、医疗卫生机构诊疗人次或入院人数[9,13]等是影响卫生总费用的重要因素。居民健康状况将直接影响居民卫生服务需求，健康状况越好，其卫生服务利用特别是住院服务越少，医疗费用也越低。

四、研究目的

（一）研究目的

通过对卫生总费用相关指标的分析和比较，了解我国卫生筹资规模、筹资结构及变化趋势，评估卫生总费用现状，分析存在的问题，为更加全面准确了解一个国家或地区全社会卫生消费水平及其结构提供依据。具体研究目的包括：

1. 揭示卫生总费用筹资水平和结构的发展变化；
2. 分析卫生总费用机构流向和居民医药费用的发展变化；
3. 探索卫生总费用的影响因素；
4. 提出完善卫生筹资体系的政策建议。

（二）研究内容

分析 1978—2019 年卫生总费用的筹资水平、筹资结构、机构流向及其变化趋势；对 1978—2019 年卫生总费用增长速度以及卫生消费弹性进行初步分析，揭示卫生事业发展与国民经济发展的协调程度；比较我国与 OECD 国家卫生总费用和政府卫生支出；探究卫生总费用的影响因素，以期为研究卫生总费用上涨的原因提供参考依据，为改善卫生总费用筹资提供措施与建议。

第二节 研 究 方 法

一、研究指标和数据来源

（一）研究指标

本研究从卫生总费用资金哪里来、资金流向哪里和资金如何使用三个方面总结卫生总费用的发展趋势，评估卫生总费用现状，主要包括以下指标。

1. **卫生总费用** 指一个国家或地区在一定时期内（通常为一年），为开展卫生服务活动从全社会筹集的卫生资源的货币总额，按来源法核算。它反映一定经济条件下，政府、社会和居民个人对卫生保健的重视程度和费用负担水平，以及卫生筹资模式的主要特征和卫生筹资的公平性合理性。

2. **人均卫生费用** 即某年卫生总费用与同期平均人口数之比。

3. **卫生总费用占 GDP 百分比** 即某年卫生总费用与同期 GDP 之比。

4. **政府卫生支出** 指各级政府用于医疗卫生服务、医疗保障补助、卫生和医疗保障行政管理、人口与计划生育事务支出等各项事业的经费，直接反映了政府对医疗卫生的重视程度。

5. **广义政府卫生支出** 广义政府卫生支出（general government health expenditure）是目前卫生总费用国际分类标准，也称为一般政府卫生支出，主要包括狭义政府卫生支出和社会保障卫生支出,反映政府组织和机构作为筹资主体在卫生筹资中所发挥的作用。

6. 社会卫生支出 指政府支出外的社会各界对卫生事业的资金投入。包括社会医疗保障支出、商业健康保险费、社会办医支出、社会捐赠援助、行政事业性收费收入等。

7. 个人现金卫生支出 指城乡居民在接受各类医疗卫生服务时的现金支付,包括享受各种医疗保险制度的居民就医时自付的费用。可分为城镇居民、农村居民个人现金卫生支出,反映城乡居民医疗卫生费用的负担程度。

(二)数据来源

本研究所涉及中国卫生总费用数据主要来源于《中国统计年鉴 2020》《中国卫生健康统计年鉴 2020》和国家卫生健康委卫生发展研究中心《中国卫生总费用研究报告 2018》;OECD 国家卫生费用相关数据主要来自 World Health Organization Global Health Expenditure Database(http://apps.who.int/nha/database)。

二、分析方法

(一)趋势分析和国际比较

1. 趋势分析法 分析改革开放以来卫生总费用的历史趋势变化特点,通过卫生总费用筹资水平、筹资结构、机构流向和居民医药费用纵向比较,分析卫生事业是否健康、可持续发展。

2. 国际比较法 运用世界银行的最新数据对我国与 OECD 国家经常性卫生支出占 GDP 比重,以及广义政府卫生支出占政府支出、经常性卫生支出和国内生产总值的比重进行分析比较。

3. 弹性分析法 本研究采用卫生消费弹性系数分析卫生投入与经济发展协调程度,是卫生总费用筹资水平研究的主要内容。卫生消费弹性系数是指卫生总费用增长率同 GDP 增长率之间的比值,表示卫生总费用增长速度与国民经济增长速度之间的相互关系。卫生消费弹性系数大于 1,表明卫生总费用的增长快于 GDP 增长;卫生消费弹性系数小于 1,表明 GDP 的增长快于卫生总费用增长;卫生消费弹性系数等于 1,表明卫生总费用的增长与 GDP 增长速度相适应。

4. 文献综述法 搜集大量国内外卫生总费用相关资料,综合相关文献,阅读、分析、归纳并整理当前卫生总费用国内外研究进展。通过对现有文献研究归纳总结,本研究从实际目的出发,选择将人口学特征、社会经济水平、健康需求等方面指标作为影响卫生总费用的重要因素进行分析。

(二)多因素分析

基于以上文献回顾和数据可获得性进行自变量的选择,通过散点图初步分析发现,人均卫生费用与年末总人口数、人均 GDP、65 岁以上人口比例和医院入院人数呈现较为明显的线性相关关系。因此,本研究以人均卫生费用作为因变量,最终选取以下变量纳入模型,进行多因素分析:①年末总人口数作为反映人口的变量;②人均 GDP 作为反映收入水平的变量;③65 岁以上老年占总人口比重作为反映老龄化的变量;④医院入院人数作为反映健康需求的变量。

为消除可能出现的异方差,本研究将以上变量统一取自然对数纳入回归模型。

第三节　主　要　结　果

一、卫生总费用筹资水平及其影响因素

（一）筹资水平

1. 卫生总费用与人均卫生费用　通常从卫生总费用和人均卫生费用两个方面来评价全社会的卫生筹资水平,卫生总费用代表了一个国家或地区对卫生事业的重视和投入力度。自改革开放以来,卫生投入不断提高,卫生总费用和人均卫生费用随着经济发展持续增长,从 1978 年 110.21 亿元增长到 2019 年的 65 841.39 亿元,年均增长 16.87%;同期,人均卫生费用从 11.45 元增长到 4 702.79 元,年均增长 15.81%。自 2009 年新医改启动以来,卫生事业发展更加迅速,医改十年来,卫生总费用由 2009 年的 17 541.92 亿元增长到 2019 年的 65 841.39 亿元,增长了 2.75 倍。见表 4-1。

表 4-1　卫生总费用与人均卫生费用（当年价格）

年份/年	卫生总费用/亿元	人均卫生费用/元
1978	110.21	11.45
1980	143.23	14.51
1985	279.00	26.36
1990	747.39	65.37
1995	2 155.13	177.93
2000	4 586.63	361.88
2005	8 659.91	662.30
2008	14 535.40	1 094.52
2009	17 541.92	1 314.26
2010	19 980.39	1 490.06
2011	24 345.91	1 806.95
2012	28 119.00	2 076.67
2013	31 668.95	2 327.37
2014	35 312.40	2 581.66
2015	40 974.64	2 980.80
2016	46 344.88	3 351.74
2017	52 598.28	3 783.83
2018	59 121.91	4 236.98
2019	65 841.39	4 702.79

资料来源:《中国统计年鉴 2020》。

2. 卫生总费用占国内生产总值百分比　1978—2019 年,卫生总费用占 GDP 比重总体上呈波动式上升的趋势,从 3.00% 上升至 6.64%,增加 3.64 个百分点。特别是 2009 年新医改后,卫生总费用占 GDP 比重呈快速增长趋势,十年增加了 1.61 个百分点,超过 WHO《亚

太地区卫生筹资战略(2010—2015)》提出的卫生总费用占 GDP 比重至少在 4% ~ 5% 的要求[19]。见图 4-1。

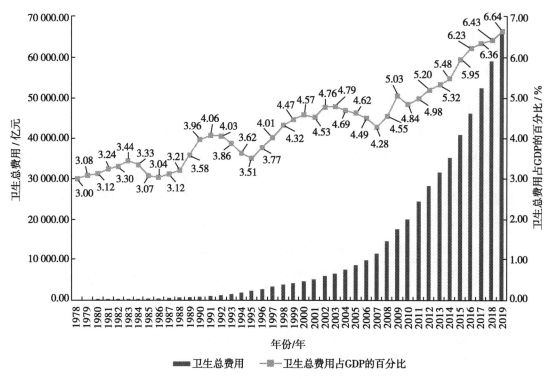

图 4-1 1978—2019 年卫生总费用及其占 GDP 比重

2018 年,我国人均经常性卫生支出为 501.06 美元,与世界 OECD 国家相比,仅高于土耳其(389.87 美元),且仅为美国人均经常性卫生支出(10 623.85 美元)的 1/20。美国作为经常性卫生支出占 GDP 比重最高的国家,2018 年的占比达 16.89%,比我国高 11.53 个百分点;其次为瑞士(11.88%)、德国(11.43%)和法国(11.26%)。在亚洲,日本和韩国的经常性卫生支出占 GDP 比重分别为 10.95% 和 7.56%,而我国仅为 5.35%。目前,我国人均卫生费用和卫生总费用占 GDP 的比重与 OECD 国家相比仍存在较大差距。见图 4-2。

（二）影响因素

1. 卫生总费用增长 对于卫生总费用发展变化趋势选取可比价格进行分析,以避免不同年份间经济发展和物价水平差异造成的影响。自改革开放以来近 40 多年,我国 GDP 一直保持较快增长速度,卫生消费弹性系数呈现出短期内波动长期趋于稳定的发展趋势,说明卫生事业发展水平长期以来与我国国民经济发展相适应。

从卫生事业发展与国民经济发展的协调程度来看,新医改以来的近十年,我国卫生事业发展整体快于国民经济发展水平。2010 年之后卫生消费弹性系数均超过 1,表明当前卫生总费用相对于国民经济仍保持较快增长;2015 年的卫生消费弹性系数为 2.28,即 GDP 每增长 1%,卫生总费用增长 2.28%,卫生总费用增长快于国民经济增长,达近三十年来最高水平。为避免卫生消费弹性系数过高对卫生事业发展造成阻碍以及卫生总费用过高加重居民社会负担,对国民经济可持续发展造成负面影响,我国应采取措施将卫生消费弹性系数的长期趋势稳定在 1.1 ~ 1.2 之间[20]。见图 4-3。

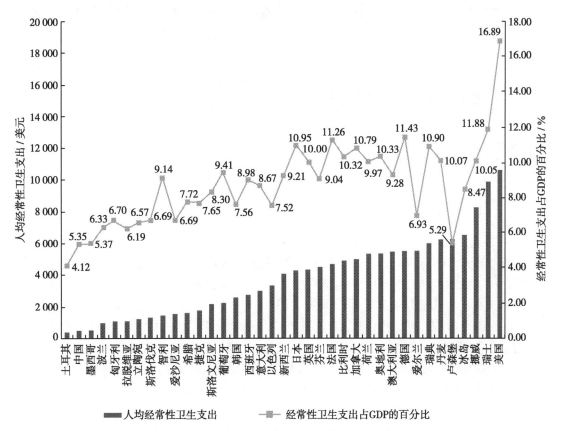

图 4-2　2018 年我国与 OECD 国家经常性卫生支出占 GDP 比重

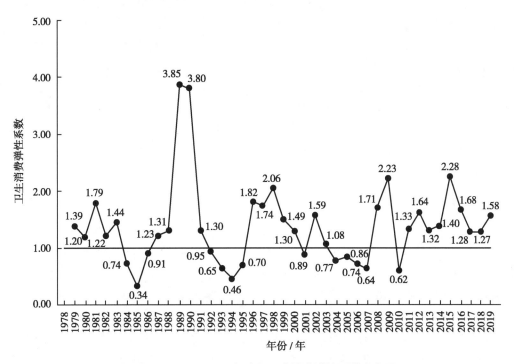

图 4-3　1979—2019 年我国卫生消费弹性系数变化图

2. 卫生总费用增长影响因素 经过多因素分析发现,我国人均卫生费用的影响因素有年末总人口数、65 岁及以上人口比例、人均 GDP、医院入院人数,且均具有统计学意义。见表 4-2。

表 4-2 人均卫生费用影响因素分析

变量	系数	标准差	t	P
年末总人口数	7.22	1.18	6.12	0.000
65 岁及以上人口比例	0.53	0.07	8.04	0.000
人均 GDP	0.53	0.22	2.37	0.026
医院入院人数	0.19	0.06	3.30	0.003

(1) 社会因素:人口基数的增加会带来各种资源的消耗增加,卫生医疗资源的消耗有所增加,进而导致卫生总费用的增长。结果表明,老龄化程度(65 岁及以上人口比例)每增加一个百分点,我国人均卫生费用将可能增加 0.53%。由于老年人患病风险和健康需求更大,老年人口的医疗费用负担更重。研究表明,老年人口的医疗费用支出明显高于其他群体约 3~5 倍[21]。随着我国人口老龄化进程的加快,老年人口医疗卫生服务需求必然增加,对卫生总费用的增长所带来的压力将越来越大,这与既往的研究结果相一致[9,22]。但也有观点认为老龄化并不是卫生费用增长的决定性因素,由老龄化所带来的潜在医疗卫生服务需求能否转化为实际卫生费用实际上取决于外在的收入、医疗保险和医疗技术进步等因素[23]。

(2) 经济因素:人均 GDP 每增加一个百分点,我国人均卫生费用将可能增加 0.53%。大量研究表明 GDP 是影响卫生总费用的重要因素之一[24],社会经济水平的提高一方面通过新技术的应用推动医疗成本增加,另一方面也提高了人民群众的支付能力,促使其将未满足的卫生服务需要转换为需求,使得卫生费用也随之增长。为维持医疗卫生事业相对于国民经济仍保持较快增长,未来随着国民经济的发展必然带来卫生总费用的增加。

(3) 卫生因素:医院入院人数每增加一个百分点,我国人均卫生费用将可能增加 0.19%。医院入院人数作为卫生服务利用的指标,在一定程度上反映了居民健康需求,与卫生费用密切相关。研究表明,卫生服务利用是影响卫生总费用的重要因素[9,24]。随着医疗技术进步和医疗水平的提高,重大疾病治愈越来越好,生存时间延长,住院病人所消耗大量的医疗器械和药物都带来了高额的卫生医疗支出,必然导致卫生总费用的增长。

二、卫生总费用筹资结构和政府卫生支出

1. 卫生总费用筹资来源 按当年价格计算,我国政府卫生支出、社会卫生支出和居民个人现金卫生支出分别从 1978 年的 35.44 亿元、52.25 亿元和 22.52 亿元增长到 2019 年的 18 016.95 亿元、29 150.57 亿元和 18 673.87 亿元。与此同时,政府卫生支出、社会卫生支出和居民个人现金卫生支出占卫生总费用的百分比分别从 32.16%、47.41% 和 20.43% 变化为 27.36%、44.27% 和 28.36%。

进入 21 世纪以来,各级政府和社会各界对卫生事业的资金投入明显增加,政府卫生支出和社会卫生支出的增长速度明显高于个人卫生支出,居民个人现金卫生支出所占比重逐年下降。1996—2005 年,个人卫生支出占比高于 50%;2006—2008 年,个人卫生支出占比

40%~49%;2009—2019 年,个人卫生支出占比不断下降,从 2009 年的 37.46% 逐年降低到 2019 年的 28.36%,已达到"十三五"卫生与健康规划 2020 年目标值;这一比例预计会在 2030 年下降到 25%[25]。群众看病就医的负担逐渐减轻,政府开始对卫生筹资公平性问题 给予重视。

新医改以来,卫生总费用筹资来源结构日趋合理,已经达到 WHO 在《亚太地区卫生筹资战略(2010—2015)》[19]中提出的居民个人现金卫生支出占卫生总费用百分比不应超过 30%~40% 的要求。尽管个人自付医疗费用占卫生总费用的比例一直在下降,但是个人平均自付医疗费用的绝对值仍然很高,疾病经济负担绝对水平特别是对于低收入人群并没有显著降低[26]。高的个人自付医疗费用是我国发生灾难性卫生支出和经济保护不足的主要原因之一。见图 4-4。

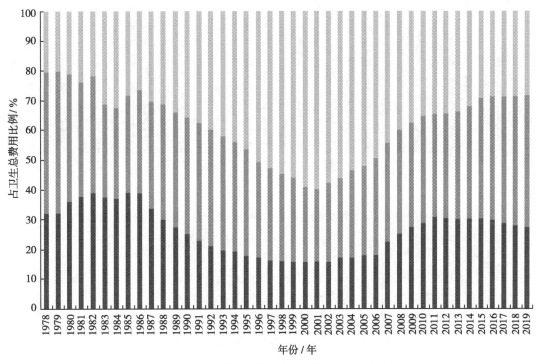

图 4-4　1978—2019 年卫生总费用筹资构成

2. 政府卫生支出　2000—2006 年,政府卫生支出每年平均增长 100 亿到 200 亿; 2009—2019 年间,政府卫生支出每年平均增长 1 000 亿到 1 500 亿。持续增加的政府投入是实现基本医疗保险制度和基本公共卫生服务均等化制度全民覆盖的关键。

从政府卫生支出的结构来看,按当年价格计算,我国医疗卫生服务支出、医疗保障支出、行政管理事务支出和人口与计划生育事务支出分别从 1990 年的 122.86 亿元、44.34 亿元、4.55 亿元和 15.53 亿元增长到 2019 年的 7 986.42 亿元、8 459.16 亿元、883.77 亿元和 687.61 亿元。与此同时,医疗卫生服务支出、医疗保障支出、行政管理事务支出和人口与计划生育事务支出占卫生总费用的百分比分别从 65.60%、23.68%、2.43% 和 8.29% 变化为 44.33%、46.95%、4.91% 和 3.82%。政府用于医疗保障补助的经费明显增加,用于医疗卫生服务和人口与计划生育事务支出所占比重有所下降,政府开始加大对于需方的投入,政府卫生支出进行了结构性调整。见图4-5。

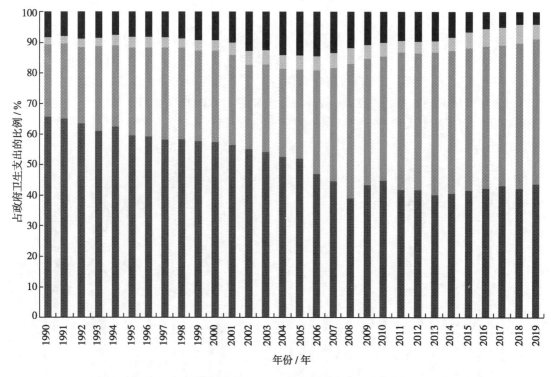

图4-5 1990—2019年政府卫生支出构成

2019年,我国政府卫生支出占财政支出的比重为7.54%,比1990年(6.07%)增加1.47个百分点;政府卫生支出占卫生总费用的比重为27.36%,比1990年(25.06%)增加2.30个百分点;政府卫生支出占国内生产总值的比重为1.82%,比1990年(1.00%)增加0.82个百分点。近三十年,政府加大了对卫生的投入,但重视程度仍有进一步提升的空间。见图4-6。

2018年,我国广义政府卫生支出占政府支出的比重为8.85%,与世界OECD国家相比,仅高于希腊(8.53%),与其他国家仍具有明显的差距。日本作为政府卫生支出占政府支出比重最高的国家,2018年占比达23.65%,比我国高14.79个百分点;其次为美国(22.50%)、爱尔兰(20.19%)和德国(19.99%)。见图4-7。

2018年,我国广义政府卫生支出占经常性卫生支出的比重为56.42%,与世界OECD国家相比,高于瑞士(31.22%)、墨西哥(50.07%)、美国(50.41%)、智利(50.84%)和希腊(51.93%),与其他国家仍具有一定的差距。挪威作为政府卫生支出占经常性卫生支出比重最高的国家,2018年占比高达85.32%,比我国高28.91个百分点;其次为瑞典(85.09%)、卢森堡(84.92%)和日本(84.09%)。见图4-7。

2018年,我国广义政府卫生支出占国内生产总值的比重为3.02%,与世界OECD国家相比,仅高于墨西哥(2.69%),与其他国家仍具有明显的差距。瑞典作为政府卫生支出占国内生产总值比重最高的国家,2018年占比达9.27%,比我国高6.25个百分点;其次为日本

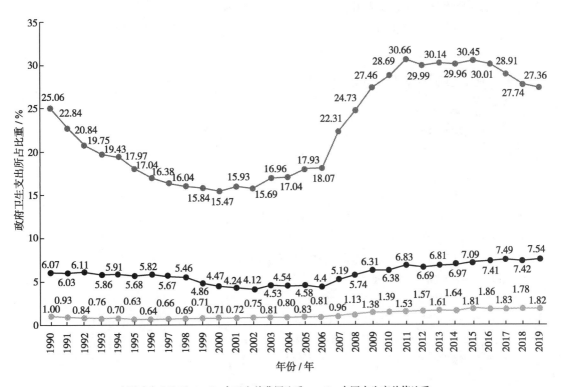

图 4-6 1990—2019 年政府卫生支出占比

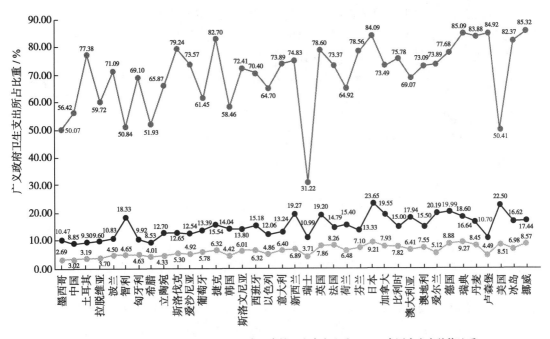

图 4-7 2018 年我国与 OECD 国家广义政府卫生支出占比

（9.21%）、德国（8.88%）、挪威（8.57%）和美国（8.51%）。见图4-7。

总的来说，目前我国政府卫生支出与 OECD 国家相比仍存在一定的差距，有待进一步提高。

三、卫生总费用机构流向和医药费用

（一）机构流向

1. 卫生机构流向构成 从1990年到2018年，我国医院费用以及其占卫生总费用的比重均有所增加，从1990年医院费用占卫生总费用比重的56.07%不断增加，到2003年达到峰值68.88%，此后有所减少；2018年我国医院费用为36 801.27亿元，占卫生总费用的62.91%，比1990年医院费用（860.62亿元）占卫生总费用的比重增加6.84个百分点。同期，公共卫生机构费用占卫生总费用比例在波动中有所减少，从1990年的6.54%不断减少；受2003年非典型性肺炎疫情影响，国家对公共卫生的投入有所增加，到2007年达到峰值（8.84%）后逐渐减少；2018年，公共卫生机构费用为3 263.61亿元，占卫生总费用的比重为5.58%，比1990年减少了0.96个百分点。

公共卫生机构费用占卫生总费用比例从1990年的6.54%不断减少，到2003年（SARS疫情）有所增加，到2007年达到峰值（8.84%）后逐渐减少；2018年，公共卫生机构费用为3 263.61亿元，占卫生总费用的比重为5.58%，比1990年减少了0.96个百分点。近三十年间，门诊机构费用占卫生总费用比例不断降低，2018年比1990年降低了14.16个百分点；药品零售机构费用和卫生行政与医疗保险管理机构费用占比不断增加，2018年比1990年分别增加了9.38和2.87个百分点。见表4-3。

2. 医疗机构流向构成 在2018年医院费用中，城市医院、县医院、社区卫生服务中心和乡镇卫生院费用分别占40.65%、13.93%、2.83%和5.44%；与1990年相比，城市医院和县医院费用分别上升了7.89和3.12个百分点，乡镇卫生院费用占比降低了5.18个百分点（表4-3），说明患者更倾向于选择更高级别的医院就诊。从图4-8可以较为直观地看出，新医改以来的近十年间，各级医疗机构占卫生总费用的比例构成基本保持相对稳定。

（二）居民医药费用

1. 城乡居民医疗保健支出 2018年，城镇居民人均年消费支出为26 112.3元，其中人均医疗保健支出为2 045.7元，占比7.8%；农村居民人均年消费支出为1 2124.3元，其中人均医疗保健支出为1 240.1元，占比10.2%。从2000年到2018年，农村居民人均医疗保健支出占消费性支出的比例不断增加，增加了5个百分点，逐渐超过了城镇居民医疗保健支出占比。2000年，城镇居民人均医疗保健支出（318.1元）是农村居民人均医疗保健支出（87.6元）的3.63倍；此后城乡居民医疗保健支出均随着时间不断增长，城乡差距也随之不断减小；截至2018年，城镇居民人均医疗保健支出是农村居民人均医疗保健支出的1.65倍。见表4-4。

2. 门诊病人次均医药费用 医院门诊病人次均医药费用随着经济发展持续增长，从2010年166.8元增长到2019年的290.8元，年均增长6.37%（当年价格，下同）。同期，社区卫生服务中心门诊病人次均医药费用从2010年的82.8元增长到2019年的142.6元，年均增长6.23%；乡镇卫生院从2010年47.5元增长到2019年的77.3元，年均增长5.56%，低于医院门诊病人费用涨幅。

表 4-3　卫生总费用机构构成

单位：%

| 年份/年 | 医院 | | | | | | 门诊机构 | 药品零售机构 | 公共卫生机构 | 卫生行政与医疗保险管理机构 | 其他卫生机构 |
	合计	城市医院	县医院	社区卫生服务中心	卫生院	其他医院					
1990	56.07	32.76	10.81	0.00	10.62	1.89	20.93	2.23	6.54	0.34	13.89
1991	57.21	34.17	10.63	0.00	10.48	1.93	20.18	2.60	6.24	0.34	13.42
1992	58.74	36.31	10.15	0.00	10.35	1.94	19.39	2.72	6.28	0.36	12.51
1993	58.96	39.56	9.73	0.00	8.58	1.10	16.57	3.83	6.24	0.36	14.04
1994	60.57	40.34	8.64	0.00	10.11	1.49	16.71	4.24	5.83	0.37	12.28
1995	61.94	41.72	8.60	0.00	10.16	1.45	16.65	4.53	5.51	0.37	11.01
1996	61.61	42.17	8.53	0.00	9.62	1.29	15.42	5.36	5.26	0.51	11.84
1997	61.91	43.09	8.44	0.00	9.30	1.08	14.52	5.55	5.45	0.44	12.13
1998	62.40	44.05	8.19	0.00	9.12	1.05	14.14	5.78	5.88	0.45	11.35
1999	63.16	45.33	8.60	0.00	7.87	1.37	13.69	6.92	5.16	0.53	10.54
2000	64.90	47.16	8.74	0.00	7.63	1.37	13.61	6.37	5.07	0.55	9.51
2001	62.50	47.96	6.04	0.00	6.61	1.89	14.52	6.60	5.21	0.63	10.53
2002	68.33	51.00	8.78	0.46	7.33	0.75	13.57	7.92	5.41	0.77	4.01
2003	68.88	52.02	8.33	0.48	7.35	0.71	12.12	7.64	6.14	0.80	4.42
2004	66.56	51.11	7.70	0.61	6.46	0.68	11.78	10.19	5.81	0.77	4.90

续表

年份/年	合计	医院						门诊机构	药品零售机构	公共卫生机构	卫生行政与医疗保险管理机构	其他卫生机构
		城市医院	县医院	社区卫生服务中心	卫生院	其他医院						
2005	66.30	51.02	7.50	0.79	6.38	0.61	12.04	9.61	6.17	0.79	5.10
2006	65.91	50.20	7.43	1.14	6.57	0.56	12.13	9.38	6.27	0.82	5.49
2007	63.15	41.77	12.74	2.04	6.21	0.38	10.53	9.26	8.84	1.70	6.52
2008	62.48	41.11	12.77	1.95	6.31	0.33	10.52	10.10	8.58	1.68	6.64
2009	62.32	40.85	12.97	2.10	6.12	0.29	9.89	9.40	8.17	2.01	8.21
2010	60.77	39.78	12.30	2.30	6.22	0.18	8.53	11.81	7.93	2.66	8.29
2011	61.11	39.19	13.00	3.16	5.68	0.07	9.63	11.14	7.98	2.34	7.80
2012	62.15	39.09	14.09	2.75	6.11	0.11	8.00	12.28	7.49	2.27	7.82
2013	62.33	39.29	14.26	2.67	6.01	0.10	7.43	12.45	7.38	2.29	8.12
2014	61.52	39.31	14.06	2.34	5.72	0.09	6.84	12.38	7.02	3.63	8.61
2015	61.73	39.52	13.91	2.55	5.67	0.08	6.74	12.47	6.56	3.34	9.15
2016	61.90	39.88	13.80	2.57	5.57	0.08	6.45	12.54	6.05	3.48	9.57
2017	62.59	40.44	13.78	2.74	5.57	0.07	6.64	11.73	5.85	3.20	9.98
2018	62.91	40.65	13.93	2.83	5.44	0.06	6.76	11.60	5.58	3.21	9.93

资料来源:《中国卫生总费用研究报告 2019》。

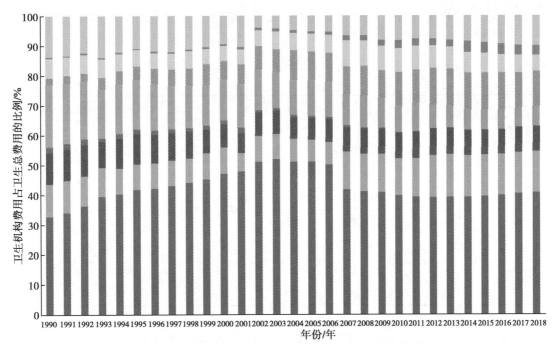

图 4-8　1990—2019 年政府卫生支出构成

表 4-4　城乡居民医疗保健支出

年份/年	城镇居民		农村居民	
	人均医疗保健支出/元	医疗保健支出占消费性支出比例/%	人均医疗保健支出/元	医疗保健支出占消费性支出比例/%
2000	318.1	6.4	87.6	5.2
2005	600.9	7.6	168.1	6.6
2010	871.8	6.5	326.0	7.4
2015	1 443.4	6.7	846.0	9.2
2016	1 630.8	7.1	929.2	9.2
2017	1 777.4	7.3	1 058.7	9.7
2018	2 045.7	7.8	1 240.1	10.2

资料来源:《中国卫生健康统计年鉴 2020》。

各级医院与基层医疗卫生机构之间门诊病人次均医药费用存在明显差异。2010 年,三级公立医院门诊病人次均医药费用是乡镇卫生院门诊病人次均医药费用的 4.64 倍;随着新医改的持续深入推进,三级公立医院与乡镇卫生院费用差距有所减少,截至 2019 年,三级公立医院门诊病人次均医药费用是乡镇卫生院的 4.37 倍。见表 4-5。

3. 住院病人人均医药费用　医院住院病人人均医药费用随着经济发展持续增长,从 2010 年的 6 193.9 元增长到 2019 年的 9 848.4 元,年均增长 5.29%(当年价格,下同)。同期,社区卫生服务中心住院病人人均医药费用从 2010 年的 2 357.6 元增长到 2019 年的

3 323.9 元,年均增长 3.89%,低于医院住院病人费用涨幅;乡镇卫生院从 2010 年的 1 004.6 元增长到 2019 年的 1 969.6 元,年均增长 7.77%,高于医院住院病人费用涨幅。

表 4-5 门诊病人次均医药费用

单位:元

年份/年	医院				基层医疗卫生机构	
	合计	三级公立医院	二级公立医院	一级公立医院	社区卫生服务中心	乡镇卫生院
2010	166.8	220.2	139.3	93.1	82.8	47.5
2015	233.9	283.7	184.1	132.9	97.7	60.1
2016	245.5	294.9	190.6	144.5	107.2	63.0
2017	257.0	306.1	197.1	150.1	117.0	66.5
2018	274.1	322.1	204.3	156.8	132.3	71.5
2019	290.8	337.6	214.5	162.2	142.6	77.3

资料来源:《中国卫生健康统计年鉴 2020》。

各级医院与基层医疗卫生机构之间住院病人人均医药费用存在明显差异。2010 年,三级公立医院住院病人人均医药费用是乡镇卫生院住院病人人均医药费用的 10.39 倍;随着新医改的持续深入推进,三级公立医院与乡镇卫生院费用差距不断缩小,截至 2019 年,三级公立医院住院病人人均医药费用是乡镇卫生院的 6.94 倍。见表 4-6。

表 4-6 住院病人人均医药费用

单位:元

年份/年	医院				基层医疗卫生机构	
	合计	三级公立医院	二级公立医院	一级公立医院	社区卫生服务中心	乡镇卫生院
2010	6 193.9	10 442.4	4 338.6	2 844.3	2 357.6	1 004.6
2015	8 268.1	12 599.3	5 358.2	3 844.5	2 760.6	1 487.4
2016	8 604.7	12 847.8	5 569.9	4 312.2	2 872.4	1 616.8
2017	8 890.7	13 086.7	5 799.1	4 602.8	3 059.1	1 717.1
2018	9 291.9	13 313.1	6 002.2	4 937.0	3 194.0	1 834.2
2019	9 848.4	13 670.0	6 232.4	5 100.4	3 323.9	1 969.6

资料来源:《中国卫生健康统计年鉴 2020》。

第四节 政策建议与未来研究方向

一、研究进展

国内国家卫生健康委卫生发展研究中心每年都会发布我国卫生总费用的核算分析结果。最新数据分析结果表明[27],2020 年我国卫生总费用为 72 175.00 亿元,占 GDP 比重为

7.12%。"十三五"期间,我国卫生总费用保持较快增长,筹资结构明显优化。受新冠疫情影响,政府卫生投入大幅增长,个人卫生支出相对比重下降明显,但未来政府卫生投入可持续性面临较大挑战。

国际 Global Burden of Disease Health Financing Collaborator Network 定期发布关于世界各国卫生费用的研究。《柳叶刀》发表的最新研究利用分析了 1995—2016 年全球 195 个国家卫生费用的数据,描述了全球卫生健康支出的过去、现在和未来,对政府卫生支出变化相关的一系列因素进行分解,并基于更高的政府卫生支出预测了两种替代的未来情景,以评估政府为卫生创造更多资源的潜在能力。研究发现,过去 20 年,全球卫生总费用稳步增长,预计未来将继续增长,尽管增长速度较慢且各国人均卫生支出持续存在差异。在缺乏持续的卫生新投资的情况下,提高卫生筹资的效率对于实现全球卫生目标至关重要[28]。

卫生总费用被形象地比喻为制定卫生发展战略的作战地图,卫生总费用及其相关指标主要用于评价全社会对于卫生健康事业的投入水平、资源配置及筹资公平性等问题[29]。《中华人民共和国基本医疗卫生与健康促进法》指出进一步加大政府卫生投入责任,确保政府卫生投入的稳定性和可持续性。在《"健康中国 2030"规划纲要》中明确提出到 2030 年个人卫生支出占卫生总费用的比重降至 25% 左右的目标规划,并指出健全医疗保障体系、完善健康筹资机制、加大健康领域投入力度。卫生费用核算成果,在国家和地区制定完善卫生经济政策、调整和配置卫生资源、推进医药卫生体制改革进程中发挥了越来越重要的作用。

二、政策建议

通过研究发现我国筹资水平增速明显,未来将呈现稳步发展的趋势,但是卫生投入总量仍然不足,卫生总费用占 GDP 的比例低于同期 OECD 国家平均水平;筹资来源构成日趋合理,政府和社会卫生投入增加,个人现金卫生支出明显降低。卫生总费用能否发展的关键在于对其的研究成果能否对卫生政策产生影响。针对目前我国卫生总费用研究发现,提出相关政策建议如下。

第一,优化卫生投入,提高对卫生健康事业的重视程度。我国卫生总费用占 GDP 比重仍有相当的增长空间,应当进一步健全完善公共财政投入,确保政府卫生投入的稳定性和可持续性,促进卫生总费用筹资水平与国民经济发展相适应。同时应兼顾我国医疗卫生体系效率,避免仅追求卫生总费用增加而忽视国民健康水平的提高。

第二,完善筹资结构,健全基本医疗和社会保障体系。在加大政府卫生投入的基础上,改善卫生筹资结构,进一步整合基本医疗保险,适当提高社会医疗保险保障水平,发展商业医疗保险,降低个人卫生支出的比例,提高人们疾病经济风险分担能力和就医获得感,特别保障农村和低收入人群的利益,进一步缩小城乡医疗保障差距,减少资源配置不平衡所带来的医疗卫生服务利用不公平。通过加大政府资金投入责任,整合医疗保险种类和风险统筹层级以及均等化福利包,降低城镇非就业人口、自由职业者以及农村人口的个人自付医疗费用[26]。

第三,加强监测预警,合理控制卫生总费用过快增长。政府部门应该在维持经济平稳增长的大环境下,不断提高城乡居民的收入水平,提高基本医保的筹资水平和报销补偿比例,满足城乡居民合理的医疗卫生服务需求;与此同时,有关部门应加强对医疗行为和医疗机构费用监管,避免过度医疗,合理规划布局卫生资源,控制医疗费用的不合理增长。加快建立符合我国国情的充足、公平、有效、可持续的卫生总费用监测预警系统,对卫生总费用变化情况进行监测和预警,及时发现控制卫生总费用的不合理增长[30]。

第四,坚持预防为主,构建优质高效的医疗卫生体系。积极应对人口老龄化,注重疾病预防,加强全人群全生命周期的健康管理服务,落实预防为主的工作方针,提高人民群众特别是老年人口的健康状况;切实加强基层医疗卫生服务体系的能力,加速支付制度改革,通过支付方式改革来控制供方行为,引导居民到基层医疗卫生机构就医,构建优质高效的整合型医疗卫生服务体系;整合医疗和预防服务筹资体系,在医疗保险筹资中对部分预防服务给予一定资金支持,提高医保基金的使用效率,有效控制医疗费用攀升和改善服务质量,提高医疗卫生体系的效率。

三、未来研究方向

越来越多的文献对卫生总费用进行趋势预测,利用灰色马尔可夫模型[12]、ARIMA 模型时间序列分析[14]对卫生总费用进行预测。未来一方面可以开展对卫生总费用趋势预测研究等;另一方面应尽可能多地获得医疗费用、技术发展和卫生体系的相关变量,对现有卫生总费用的影响因素进行更加深入的研究分析,探索不同国家、不同经济发展阶段、不同制度变迁对卫生总费用的影响。

（李惠文）

═══════════════════ **参考文献** ═══════════════════

[1] 孟庆跃. 卫生经济学[M]. 北京:人民卫生出版社,2013.

[2] World Health Organization. World Health Report 2010—health systems financing:the path to universal coverage[R]. Geneva:World Health Organization,2010.

[3] MENG Q,MILLS A,WANG L,et al. What can we learn from China's health system reform? [J]. BMJ, 2019,365:l2349.

[4] 国家卫生健康委员会. 中国卫生健康统计年鉴:2020[M]. 北京:中国协和医科大学出版社,2020.

[5] 孟庆跃. 中华医学百科全书:卫生经济学[M]. 北京:中国协和医科大学出版社,2017.

[6] 翟铁民,张毓辉,万泉,等. 2018 年中国卫生总费用核算结果与分析[J]. 中国卫生经济,2020,39(6): 5-8.

[7] 颜梦欢,俞雯雅,马海燕. 2000—2011 年中国卫生总费用发展变化趋势分析[J]. 卫生软科学,2014, (10):636-639.

[8] 汤榕,杨健珍,党媛媛,等. 基于 shapely 分解法的宁夏卫生总费用影响因素研究[J]. 卫生软科学,2021, 35(5):59-61.

[9] 李相荣,汤榕,张晨曦,等. 我国卫生总费用影响因素分析[J]. 卫生软科学,2018,32(1):50-53.

[10] 文捷,杜福贻,李丽清,等. 我国卫生总费用影响因素及实证研究[J]. 中国全科医学,2016,19(7): 824-827.

[11] 丁李路,孙强. 我国卫生总费用影响因素通径分析[J]. 山东大学学报:医学版,2015,53(12):86-89.

[12] 王延赏,李浣青,孙华君,等. 基于灰色马尔可夫模型的我国卫生总费用预测及影响因素研究[J]. 中国社会医学杂志,2020,37(1):89-91.

[13] 孙健,陈飞,文秋林,等. 中国卫生总费用影响因素的灰色关联分析[J]. 农村经济与科技,2017,28 (16):176-177.

[14] 王奕晨,曹阳. 我国人均卫生费用趋势预测及影响因素研究[J]. 卫生软科学,2020,34(8):47-50.

[15] 高雨,张倍,高倩倩,等. 新医改前后我国卫生总费用影响因素变化研究[J]. 中国卫生经济,2020,39

（8）:39-41.

[16] GROSSMAN M. On theconcept of health capital and the demand for health[J]. Journal of Health Economics, 1972,80(2):223-255.

[17] NEWHOUSE J P. Medical-care expenditure: a cross-national survey[J]. J Hum Resour, 1977, 12(1): 115-125.

[18] 刘柏,张艾莲,赵振全.卫生总费用结构与经济发展态势的协动关系分析[J].中国卫生经济,2011,30 (3):5-8.

[19] World Health Organization. Health Financing Strategy for the Asia Pacific Region(2010—2015)[Z]. Manila: WHO Regional Office for the Western Pacific,2009.

[20] 徐融飞,徐凌忠,郭振,等.近30年我国卫生总费用与国内生产总值的关系研究:基于小波神经网络模型[J].中国卫生经济,2012,31(10):5-8.

[21] 李亚青.社会医疗保险财政补贴增长及可持续性研究——以医保制度整合为背景[J].公共管理学报,2015,12(1):70-83.

[22] 陈立中.转型期我国医疗卫生费用上涨的影响因素[J].改革与战略,2007,23(12):151-153.

[23] 王超群.老龄化是卫生费用增长的决定性因素吗?[J].人口与经济,2014(3):23-30.

[24] 洪媛媛.广东省卫生总费用影响因素主成分回归分析[J].卫生软科学,2015,29(12):756-759.

[25] FU W,ZHAO S,ZHANG Y,et al. Research in health policy making in China: out-of-pocket payments in Healthy China 2030[J]. BMJ,2018,360:k234.

[26] FANG H,EGGLESTON K,HANSON K,et al. Enhancing financial protection under China's social health insurance to achieve universal health coverage[J]. BMJ,2019,365:l2378.

[27] 李岩,张毓辉,万泉,等.2020年中国卫生总费用核算结果与分析[J].卫生经济研究,2020,39(1): 2-6.

[28] Global Burden of Disease Health Financing Collaborator Network. Past,present,and future of global health financing: a review of development assistance,government,out-of-pocket,and other private spending on health for 195 countries,1995—2050[J]. Lancet,2019,393(10187):2233-2260.

[29] 傅卫,郭锋,张毓辉.健康中国建设中卫生费用与健康产业评价指标的辨析[J].中国卫生经济,2021, 40(1):5-8.

[30] 张毓辉,万泉,王秀峰,等.中国卫生总费用监测预警体系与方法研究[J].卫生经济研究,2017(1): 4-7.

第五章

社会医疗保险制度建设

我国已形成以城乡居民基本医疗保险和城镇职工基本医疗保险为主体、大病保险和医疗救助为补充的多层次社会医疗保障体系。本章首先介绍我国社会医疗保险制度的建立与完善;其次介绍医疗保险筹资和支出,包括筹资渠道、筹资模式、筹资水平、医保基金收支情况和流向;然后介绍医疗保险基金管理,包括基金统筹管理、支付方式改革、异地就医结算、医保药品目录调整和药品集中招标采购;最后,在总结国内外研究进展基础上开展讨论,对我国社会医疗保险制度提出政策建议与未来研究方向。

第一节 社会医疗保险制度建立与完善

在计划经济体制下,我国城市建立了以机关事业单位为本位的公费医疗和以企业为本位的劳保医疗制度,农村则建立了以公社为本位的合作医疗制度,各自独立运行。这种城乡分割、三元并列、封闭运行的医疗保障体系,在当时满足了城乡居民的基本医疗需求。然而,随着改革开放的推进,传统医疗保障体系赖以生存的制度基础发生变化,制度的运行效率面临着严峻挑战。经过改革发展,传统的医疗保障体系被打破,逐步形成城镇职工基本医疗保险、城镇居民基本医疗保险、新型农村合作医疗和城乡医疗救助共同构成的基本医疗保障体系。随着医疗保障体系不断完善,城镇居民基本医疗保险和新型农村合作医疗进一步整合为城乡居民基本医疗保险,同时建立了大病保险制度,形成了基本医保制度为主体、大病保险为补充、医疗救助为兜底的多层次医疗保障体系。

一、社会医疗保险制度建立

(一)城镇职工基本医疗保险制度

20 世纪 50 年代初,我国在城市建立劳保制度和公费医疗[1],经过改革逐渐演变为城镇职工基本医疗保险制度。1951 年,根据原政务院颁布的《中华人民共和国劳动保险条例》,我国建立劳保制度。1952 年,《关于全国各级人民政府、党派、团体及所属事业单位的国家工作人员实行公费医疗预防的指示》发布后,公费医疗制度建立。劳保制度和公费医疗制度在保障城镇职工的身体健康、维护社会稳定、促进经济建设等方面发挥了积极作用,但随着社会主义市场经济体制的建立和国有企业改革的不断深化,这两种医疗保障制度的弊端日益暴露。这些弊端包括国家和用人单位对职工医疗费用包揽过多,财政和企业不堪重负;对医患双方缺乏有效的约束机制,医疗费用增长过快、资源浪费严重;覆盖范围过窄,只包括国家机关工作人员、事业单位职工和国营、集体所有制企业职工,不能适应多种所有制经济共同发展的实际情况;费用主要来自政府和用人单位,社会互济和社会化管理程度较低。

改革开放以来,我国开始对医疗制度实施改革,不断寻求符合社会主义市场经济要求的社会医疗保险模式。1989 年,国务院批准在吉林四平、辽宁丹东、湖北黄石、湖南株洲四个城市进行医疗保险制度改革试点。1991 年提出要建立"社会统筹与个人账户相结合"的新型职工医疗保险制度,从 1994 年开始在江苏镇江和江西九江进行试点,俗称"两江试点"。1996 年,国家经济体制改革委员会等四部委提出《关于职工医疗保障制度改革扩大试点的意见》,标志着城镇职工医疗保险制度改革试点工作由镇江、九江两市推广至全国 57 个城市。在总结各地试点经验和广泛征求意见的基础上,1998 年国务院发布了《国务院关于建立城镇职工基本医疗保险制度的决定》,正式建立了统账结合的医疗保险筹资模式,并逐步形成包括基本医疗保险、企业补充医疗保险和商业医疗保险等各种形式在内的医疗保险体系。以这一文件的发布为标志,城镇职工基本医疗保险制度进入全面发展阶段。

城镇职工基本医疗保险针对有工作单位的在职员工及退休人员,单位包括企业(国有和私营企业等)、机关和事业单位。乡镇企业及其职工、城镇个体经济组织业主及其从业人员是否参加城镇职工基本医疗保险,由各省、自治区、直辖市人民政府依据当地情况决定。城镇职工基本医疗保险建立以来,参保人数逐年增加,截至 2020 年已覆盖 3.45 亿人(表 5-1)。

表 5-1　2010—2020 年城镇职工基本医疗保险参保人数和参保率

年份/年	城镇总人口/万人	城镇职工基本医保参保人数/万人			城镇职工医保参保率/%
		参保职工数	参保离退休人数	参保总人数	
2010	66 978	17 791	5 944	23 735	35.44
2011	69 927	18 948	6 279	25 227	36.08
2012	72 175	19 861	6 624	26 486	36.70
2013	74 502	20 501	6 942	27 443	36.84
2014	76 738	21 041	7 255	28 296	36.87
2015	79 302	21 362	7 531	28 893	36.43
2016	81 924	21 720	7 812	29 532	36.05
2017	84 343	22 288	8 034	30 323	35.95
2018	86 433	23 308	8 373	31 681	36.65
2019	88 426	24 224	8 700	32 925	37.23
2020	90 220	25 429	9 026	34 455	38.19

注:数据来源于 2021 年《中国统计年鉴》,2010—2017 年《人力资源和社会保障事业发展统计公报》,2018—2020 年《全国医疗保障事业发展统计公报》。城镇职工医保参保率=城镇职工基本医保参保总人数/城镇总人口×100%。

(二)新型农村合作医疗制度

新中国成立后,我国开始探索面向农民群众的医疗保险制度[2]。1959 年,卫生部山西会议肯定了农村合作医疗制度,1976 年全国 90% 的农民参加合作医疗,基本解决农民群众看病难的问题。改革开放以后,随着农村土地承包责任制的推行,加上财税体制变革,农村合作医疗制度迅速瓦解。1989 年,全国行政村中只有 4.8% 还在实行农村合作医疗。随着合作医疗的瓦解和医疗卫生领域的市场化改革,医疗费用成了农村居民日益沉重的经济负担。

为解决我国农村地区的医疗保障问题,2002 年 10 月,中共中央、国务院下发《关于进一步加强农村卫生工作的决定》,要求各级政府要积极引导农民建立以大病统筹为主的新型农村合作医疗制度和医疗救助制度,到 2010 年要在全国农村基本建立起适应社会主义市场经济体制要求和农村社会经济发展水平的农村卫生服务体系和农村合作医疗制度。2003 年 1 月，国务院办公厅转发了国家卫生部、财政部、农业部联合发布的《关于建立新型农村合作医疗制度的意见》，要求从 2003 年起，各省、自治区、直辖市至少要选择 2~3 个县（市）先行试点，取得经验后逐步推行，到 2010 年实现在全国建立基本覆盖农村居民的新型农村合作医疗制度的目标。自 2003 年以来，开展新农合的区县数和新农合参保人数逐年增加，截至 2015 年已覆盖 6.7 亿人（表 5-2）。

表 5-2　2004—2015 年新型农村合作医疗参保人数

年份/年	全国县级区划数/个	开展新农合县区数/个	新农合参保人数/万人
2004	2 862	333	8 000
2005	2 862	678	17 900
2006	2 860	1 451	41 000
2007	2 859	2 451	72 600
2008	2 859	2 729	81 500
2009	2 858	2 716	83 300
2010	2 856	2 678	83 560
2011	2 853	2 637	83 200
2012	2 852	2 566	80 500
2013	2 853	2 489	80 200
2014	2 854	—	73 600
2015	2 850	—	67 000

注：数据来源于 2005—2016 年《中国统计年鉴》和《中国卫生和计划生育年鉴》。2009 年之后全国开展新农合县区数减少，由于一些地方将其整合为城乡居民基本医疗保险。

（三）城镇居民基本医疗保险制度

随着城镇职工基本医疗保险和新型农村合作医疗制度的确立，还有一部分人群的医疗保障工作有待解决——城镇非就业人群。为解决城镇中非就业人员，特别是中小学生、少年儿童与婴幼儿、老年人、残疾人等群体看病就医问题，国务院于 2007 年颁布《关于开展城镇居民基本医疗保险试点的指导意见》。2007 年，全国 79 个城市首批试点开展城镇居民基本医疗保险，2010 年在全国全面推开。该指导意见提供了可供操作的具体实施方案，随着城镇居民基本医疗保险制度的确立，我国医疗保障在制度层面实现了全民医保。2007—2015 年，城镇居民基本医疗保险的参保人数逐年增长，截至 2015 年已覆盖 3.77 亿人（表 5-3）。

表 5-3　2007—2015 年城镇居民基本医疗保险参保人数和参保率

年份/年	城镇总人口/万人	城镇居民基本医保参保人数/万人	城镇居民基本医保参保率/%
2007	60 633	4 291	7.08
2008	62 403	11 826	18.95
2009	64 512	18 210	28.23
2010	66 978	19 528	29.16
2011	69 927	22 116	31.63

续表

年份/年	城镇总人口/万人	城镇居民基本医保参保人数/万人	城镇居民基本医保参保率/%
2012	72 175	27 156	37.63
2013	74 502	29 629	39.77
2014	76 738	31 451	40.98
2015	79 302	37 689	47.53

注:数据来源于 2021 年《中国统计年鉴》,2007 年《劳动和社会保障事业发展统计公报》,2008—2015 年《人力资源和社会保障事业发展统计公报》。城镇居民基本医保参保率=城镇居民基本医保参保人数/城镇总人口×100%。

(四) 城乡医疗救助制度

城乡医疗救助制度是政府对患病后无力支付医疗费用的城乡困难居民按一定标准给予救助的一项医疗保障制度。医疗救助本质是通过转移支付实现不同人群和地区之间卫生资源的公平分配,保障贫困人口的卫生服务利用公平[2]。我国的医疗救助制度由农村和城市两部分组成,农村医疗救助制度始于 2003 年民政部、卫生部和财政部联合下发的《关于实施农村医疗救助的意见》,以民政部门为主导,对农村的五保户和贫困农民家庭实行医疗救助。城市医疗救助制度始于 2005 年国务院办公厅转发民政部等部门《关于建立城市医疗救助制度试点工作的意见》,主要针对城市居民最低生活保障对象中未参加城镇职工基本医疗保险人员、已参加城镇职工基本医疗保险但个人负担仍然较重的人员和其他特殊困难群众。随着医疗救助制度的逐步推行,2006 年底,我国所有涉农县(市、区)全面建立了农村医疗救助制度。2008 年底,所有地市建立了城市医疗救助制度。

二、社会医疗保险制度改革

随着我国经济快速增长,市场经济对人们观念和行为的影响日益凸显。不同地区之间的经济差异,城乡之间的公共福利差异,以及制度缺位导致的"看病贵、看病难""因病致贫、因病返贫"等问题,成为人民群众关注的焦点。为建立中国特色医药卫生体制,逐步实现人人享有基本医疗卫生服务的目标,中共中央、国务院于 2009 年出台《关于深化医药卫生体制改革的意见》,明确指出要"加快建立和完善以基本医疗保障为主体,其他多种形式补充医疗保险和商业健康保险为补充,覆盖城乡居民的多层次医疗保障体系"。新医改以来,我国社会医疗保险体系不断发展完善,通过开展两保合一、建立大病保险制度、成立国家医保局加强医保监管等举措,初步建成多层次的医疗保障体系(表 5-4)。

表 5-4　我国医疗保障体系改革重大纪事

年份/年	医保改革内容
1951	《中华人民共和国劳动保险条例》确立劳保医疗制度,企业承担职工及其家属的医疗费用
1952	《关于全国各级人民政府、党派、团体及所属事业单位的国家工作人员实行公费医疗预防的指示》,国家工作人员的医药费由国家财政拨款,由各级人民政府领导的卫生机构统筹统支
1960	《人民公社卫生工作报告》要求合作社开设医务室,提供低水平免费医疗给农民
1998	经过镇江、九江城镇职工医疗保险改革试点,城镇职工基本医疗保险制度正式建立
2003	新型农村合作医疗展开试点,个人缴费与财政补助共同筹资,2009 年全面推广,由各级卫生行政部门管理运行

续表

年份/年	医保改革内容
2007	城镇居民医疗保险制度建立,个人缴费与财政补助共同筹资,由社会保障经办机构管理运行
2008	人力资源和社会保障部成立,城镇职工基本医疗保险和城镇居民基本医疗保险均归属各级人社部门管理运行
2010	《中华人民共和国社会保险法》颁布,确立了我国社会保险制度的基本框架
2012	《关于开展城乡居民大病保险工作的指导意见》提出要建立城乡居民大病保险
2016	《关于整合城乡居民基本医疗保险制度的意见》要求开展城镇居民医保与新农合的整合工作
2018	国务院设置国家医疗保障局,整合我国医疗保险运行管理相关职能

（一）开展两保合一改革，缩小城乡医疗保障差异

我国居民基本医疗保险体系建立在城乡二元社会经济发展差异化的基础上,在基本实现全民覆盖的同时,也致使我国居民医保制度呈现出碎片化特征。城镇居民基本医疗保险和新型农村合作医疗分属不同管理部门且封闭运行,既增加了医保基金运行的风险,又降低了管理资源的利用效率,且两者之间的筹资和保障水平差距较大[3]。城镇居民医保人均筹资占城镇居民人均可支配收入的比例从 2008 年的 0.89% 上升至 2015 年的 1.65%,同期新农合人均筹资占农民人均纯收入的比例从 2.02% 上升至 4.55%[4]。城乡居民基本医保的二元体系不利于医保制度的公平性。

2009 年,《中共中央 国务院关于深化医药卫生体制改革的意见》强调探索建立城乡一体化的基本医疗保障管理制度[5]。2012 年,党的十八大报告提出,通过统筹推进城乡社会保障体系建设、整合城乡居民基本养老保险和基本医疗保险制度等政策,缩小城乡社会保障差距,实现两者统筹[6]。2016 年出台《关于整合城乡居民基本医疗保险制度的意见》,推进城镇居民医保与新农合的整合工作,将两者整合为城乡居民基本医疗保险。各省份相继出台两保整合方案,以实现两大医保制度在覆盖范围、筹资政策、保障待遇、医保目录、定点管理和基金管理的"六统一"。城乡居民基本医疗保险纳入了不属于城镇职工基本医疗保险制度覆盖范围的中小学阶段的学生(包括职业高中、中专、技校学生)、少年儿童和其他非从业城镇居民和农民。2017—2020 年,城乡居民基本医疗保险参保人数逐年增加,截至 2020 年已覆盖10.2 亿人。2020 年全国总人口中,参加城乡居民基本医疗保险的人群占比 72.0%,参加城镇职工基本医疗保险的人群占比 24.4%,两者结合来看基本医保参保率达到 96.4%(表 5-5)。

表 5-5　2017—2020 年基本医疗保险参保人数和参保率

年份/年	全国总人口/万人	城乡居民基本医保		城镇职工基本医保		基本医保参保率/%
		参保人数/万人	参保率/%	参保人数/万人	参保率/%	
2017	140 011	87 359	62.39	30 323	21.66	84.05
2018	140 541	89 736	63.85	31 681	22.54	86.39
2019	141 008	102 483	72.68	32 925	23.35	96.03
2020	141 212	101 676	72.00	34 455	24.40	96.40

注:数据来源于 2021 年《中国统计年鉴》,2017 年《人力资源和社会保障事业发展统计公报》,2018—2020 年《全国医疗保障事业发展统计公报》。基本医疗保险包括城乡居民基本医疗保险和城镇职工基本医疗保险。

（二）建立大病保险制度，筑牢医疗保障防线

覆盖全民的基本医疗保障体系起到保基本的作用，但"因病致贫、因病返贫"现象依然严峻，需要建立基本医保以外的补充医疗保险[7]。2012年我国城市和农村家庭发生灾难性医疗支出的比例分别达到14.6%和17.0%[8]。为减轻人民群众的医疗负担，2012年国家六部委共同发布《关于开展城乡居民大病保险工作的指导意见》，提出实施城乡居民大病保险制度。大病保险是针对城镇居民基本医保和新农合参保人群的补充保险，对基本医保补偿后个人负担的大额医疗费用给予二次报销。在城乡居民大病保险的实施过程中，绝大多数省份没有限制疾病病种，只要个人年度累计负担的合规医疗费用超过大病保险起付线即可获得大病保险报销。2020年，《中共中央国务院关于深化医疗保障制度改革的意见》进一步提出要健全重特大疾病医疗保障制度，解决重特大疾病带来的灾难性卫生支出风险[9]。自建立以来，我国大病医疗保险制度的保障水平不断提高，覆盖范围逐步扩大。

（三）成立国家医疗保障局，解决碎片化管理问题

一直以来，我国基本医疗保险存在碎片化管理的问题。不同保险归属不同行政部门管理；同一保险内部，有的地区实现了省级统筹，有的地区是地市级统筹，甚至县级统筹，碎片化现象严重，不利于医保资金统一管理[10]。并且，医疗保险是引导医疗服务供方的价格杠杆和影响医疗服务行为的调控阀，在"三医联动"改革中处于核心和关键地位[11-13]。因此，整合医保相关的多部门职能，不仅有利于医保管理与运行的规范化，还有利于医保在"三医改革"中发挥其应有效能。

2018年，国务院机构改革决定组建国家医疗保障局，将原属于人力资源和社会保障部的城镇职工和城镇居民基本医疗保险与生育保险管理职责、国家卫生和计划生育委员会的新型农村合作医疗管理职责、国家发展和改革委员会的药品和医疗服务价格管理职责和民政部的城乡医疗救助管理职责加以整合，移交国家医疗保障局（简称"国家医保局"）。国家医疗保障局负责拟定医疗保险、生育保险、城乡医疗救助等医疗保障制度的政策、规划标准并组织实施，监督管理相关医疗保障基金，完善国家异地就医管理和费用的结算平台，组织制定和调整药品、医疗服务价格和收费标准，制定药品和医用耗材的招标采购政策并监督实施，监督管理纳入医保范围内的医疗机构相关服务行为和医疗费用。同时，基本医疗保险和生育保险费用交由税务部门统一征收，以提高医保资金的征管效率[14]。

国家医疗保障局的成立，是中国医疗保障管理体制的一次革命性变革，有利于打破长期以来基本医疗保险管理分割所造成的人员重复参保、财政重复补贴和信息系统重复建设等现象[15]，有助于参保人员流动与转移接续，发挥医疗保险第三方监督机制[16]。

（四）初步建成多层次的医疗保障体系

经过几十年改革完善，在三大基本医疗保险的基础上，开展两保合一，实行城乡居民大病医疗保险制度，我国初步建成以城镇职工医疗保险和城乡居民基本医疗保险为主，补充医疗保险为辅的多层次、多支柱的医疗保障制度体系（表5-6）。与此同时，整合不同行政部门掌握的医保管理职权，成立国家医保局，建立规范有效的监督管理机制。截至2021年，全国基本医疗保险参保人数超过13.6亿，参保率稳定在95%以上，全国农村建档立卡贫困人口参保率稳定在99.9%以上，基本实现全民医保（图5-1）[17]。

表5-6 我国基本医疗保险制度的特征

特征	城镇职工基本医疗保险	城乡居民基本医疗保险	
		城镇居民基本医疗保险	新型农村合作医疗
建立时间	1998 年	2007 年	2003 年
保险性质	强制性	非强制性	非强制性
覆盖人群	城镇在职职工和退休人员	城镇非就业人群	农村居民
参保人数[17]	2020 年 3.45 亿人	2020 年城乡居民基本医保覆盖 10.17 亿人	
参保率[17]	稳定在 95% 以上	城乡居民基本医保参保率稳定在 95% 以上	
筹资标准	单位按工资总额 6% 缴费,个人按工资收入 2% 缴费	财政补助+个人缴费,2020 年财政补助标准为 580 元,个人缴费标准为 320 元	
缴费年限	满 15~35 年终身受保	当期缴费、当期受保	
统筹层次	市级统筹	市级统筹	
基金构成	统筹账户+个人账户	统筹账户	

注:2016 年城镇居民基本医疗保险和新型农村合作医疗整合为城乡居民基本医疗保险。

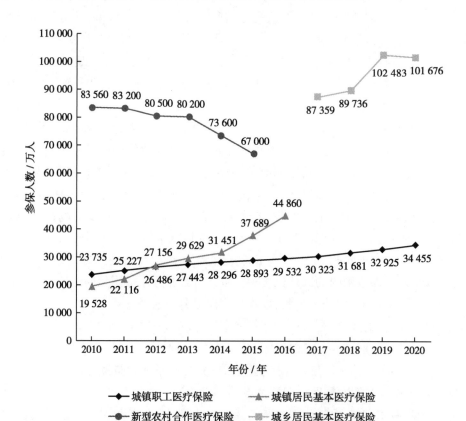

图 5-1 2010—2020 年我国基本医疗保险参保人数

注:数据来源于 2008—2021 年《中国统计年鉴》,2005—2011 年《中国卫生事业发展情况统计公报》,2012—2015 年《我国卫生和计划生育事业发展统计公报》,2016—2017 年《人力资源和社会保障事业发展统计公报》,2018—2020 年《全国医疗保障事业发展统计公报》。2016 年开始"两保合并"推行城乡居民基本医疗保险,因此无新型农村合作医疗和城镇居民基本医疗保险的数据。

第二节 医疗保险筹资和支出

社会医疗保险基金通过补偿医疗服务费用,以保障参保人的基本医疗权利。稳健可持续的筹资机制需要筹资水平与当前社会经济发展水平相适应,在保证社会公平的前提下不断优化筹资结构,为社会医疗保险制度稳定运行奠定良好基础。医疗保险基金支出是连接医疗保险各方利益的重要环节,影响着医疗保险各方的行为和选择。医保基金支出既指医疗保险机构在参保人接受医疗服务后对其产生的花费进行补偿,也指对医疗机构产生医疗行为并消耗成本后进行的补偿。医保支付在保障参保人医疗卫生服务和充分发挥医保基金使用效率方面发挥着重要作用。本部分分别介绍社会医疗保险的筹资渠道、筹资模式、筹资水平、医保基金收支情况和流向。

一、筹资渠道

我国基本医疗保险筹资的主要来源包括政府财政补贴、用人单位缴费和个人缴费等。

(一)政府财政补贴

政府按规定通过财政拨款方式向医保基金提供直接或间接补助,体现了资源再分配特性。城乡居民基本医疗保险和医疗救助均以财政补贴作为主要资金来源。

(二)用人单位缴费

在我国,用人单位是城镇职工基本医疗保险基金最重要的筹资主体。城镇职工基本医疗保险制度规定参保人员所在企业缴费比例占职工工资总额的6%左右,企业缴费列入企业生产成本或营业外支出。城乡居民基本医疗保险制度中,鼓励居民家属所在单位为居民参保缴费。

(三)个人缴纳保费

个人缴纳保费可视为个人或家庭的健康投资。参加城镇职工医保的劳动者,其缴纳的社会医疗保险费通常按照年平均工资总额的2%提取并由企业代扣款。在实际操作过程中,统筹地区对劳动者个人年平均工资总额设立最低缴费线和最高缴费线。当劳动者的收入低于最低缴费线时,可以少交甚至免交社会医疗保险费;同样劳动者报酬超过上限的部分无须缴纳。

(四)其他筹资渠道

医疗保险管理机构罚没的滞纳金、医疗保险基金利息及投资收益等也归入医疗保险基金。

二、筹资模式

我国多层次医疗保障体系由基本医疗保险、大病保险、医疗救助三部分构成,各类医疗保险筹资模式有所差异。城镇职工基本医疗保险采用职工个人和雇主共同缴费的筹资机制,同时确立统账结合的医疗保险制度模式。新型农村合作医疗和城镇居民基本医疗保险的筹资来源和筹资方式类似,采取政府补助和个人缴费相结合的筹资机制,不受参保人收入水平的影响,两者在2016年进一步整合为城乡居民基本医疗保险。各类医疗保障制度的筹资模式如下。

（一）城镇职工基本医疗保险的筹资模式

城镇职工基本医疗保险保费由用人单位（企业、机关、事业单位等）和职工个人共同缴纳，退休人员不缴费。用人单位缴费率控制在职工工资总额的6%左右，职工缴费率一般为本人工资收入的2%。职工工资收入高于当地职工平均工资三倍的，以当地职工平均工资的三倍作为缴费基数；低于当地平均工资60%的，以当地职工平均工资的60%作为缴费基数。随着社会经济发展，各统筹地区视本地实际情况对用人单位和职工缴费率作相应调整。以上海市为例，2022年上海市职工医保（包括生育保险）单位缴费费率高达10.5%，在职职工个人承担2%。

（二）城乡居民基本医疗保险的筹资模式

城乡居民基本医疗保险整合前，新型农村合作医疗由个人、集体和政府多方筹资，以大病统筹为主，实行农民医疗互助共济；城镇居民基本医保则以家庭缴费为主，政府予以适当补助。两者均为自愿参保，参保人员只有按照规定缴纳医疗保险费用，才能享受医疗保险待遇。受城乡居民收入差异影响，许多地方城镇居民医保和新农合个人缴费标准差距较大。2016年两者整合为城乡居民基本医疗保险，采用政府财政补贴和个人缴费相结合的筹资方式，对城镇和农村居民采取统一标准进行财政补助，但个人缴费标准可以有所差异。城乡居民医保整合过程中，各地统一城乡居民筹资标准的方式主要归纳为三类：统一筹资、有差别筹资和分档筹资[18]。

1. 统一筹资 在城镇居民医保和新农合筹资水平较为接近的省份，按照"筹资就低不就高"的原则，统一城乡居民医保的筹资定额标准。全国有较多地区实行城乡居民统一筹资标准的模式，如福建、安徽等省份。

2. 有差别筹资 这种筹资标准考虑了不同人群的收入水平和承受能力，针对不同人群设定差异化筹资标准，有利于推进制度的顺利衔接和逐步整合。以上海为例，上海市2022年城乡居民基本医疗保险分为60周岁以上老年人、18~59周岁城乡居民、大学生、中小学生和婴幼儿等组别，采取定额筹资的方式，并对医保基金个人缴费标准和政府补贴标准做出适应性调整。

3. 分档筹资 很多地区考虑到城乡居民的收入差距，为了保证制度整合的顺利推进，实施了多档自由选择的筹资模式。筹资标准考虑到城乡居民的收入差距、承受能力、支付水平和参保意愿，不同地区会根据经济水平差异设定两档或三档筹资标准[19]。经济水平差异越大的地区越多采取分档缴费模式，参保人员可自由选择缴费档次，目的是通过政策引导逐步过渡，避免出现农村逆向补贴城市的现象。但是，多档筹资不同缴费档次也对应了不同的待遇保障水平，低收入群体缴纳低档次医保费用也导致其在患病后医保待遇水平不足。分档筹资可作为过渡性措施，最终需要实现筹资及保障待遇的统一。

（三）城乡居民大病保险的筹资模式

城乡居民大病保险作为基本医疗保险基础上守护居民健康的第二道防线，覆盖人群包括城乡居民基本医疗保险所有参保人员。在筹资渠道上，依托城乡居民基本医疗保险基金结余从中划出一定额度，在统筹地区面临结余不足或没有结余时通过适当提高年度医保费用解决资金来源。单一的筹资渠道影响大病保险的可持续性，需要探索多渠道筹资机制[20]。

（四）医疗救助的筹资模式

医疗救助作为多层次医疗保障体系的最后一道防线，发挥托底保障功能，有效防止发生家庭灾难性医疗支出，提高城乡居民医疗保障的公平性。医疗救助资金来源以财政拨款为主,社会捐助、彩票公益金等其他渠道为辅,形成中央、省、市、县政府共同出资的筹资模式[21]。

三、筹资水平

城镇职工基本医疗保险基金收入每年都在增长,呈现持续上升趋势。我国城镇职工基本医疗保险筹资金额在 2020 年高达 15 732 亿元,相较 2007 年的 2 214 亿元增长了 6 倍(图 5-2)。

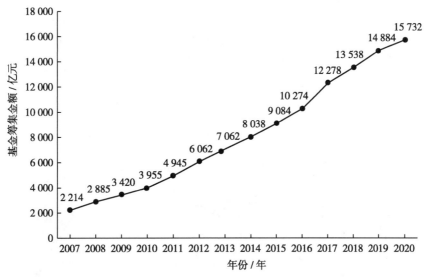

图 5-2　2007—2020 年我国城镇职工基本医疗保险基金筹集金额

数据来源:2008—2020 年《中国统计年鉴》,2018—2020 年《全国医疗保障事业发展统计快报》。

城乡居民基本医疗保险采取个人(或家庭)缴费和政府补贴相结合的筹资方式。在新农合制度建立之初,农民每人每年缴费不低于 10 元,经济较发达地区可以适当提高缴费比重,政府予以补贴。2009 年,城镇居民基本医保在个人缴费外,政府按照人均不低于 40 元进行补贴。在此基础上,对于低保户、患有重度残疾的学生和儿童、丧失劳动能力的重度残疾人或低收入家庭 60 岁以上的老年人,再给予额外补助。政府补贴和个人缴费逐年增加。到2021 年,城乡居民基本医疗保险人均财政补助标准达到每人每年不低于 580 元,个人缴费标准达到每人每年 320 元(表 5-7)。

表 5-7　2012—2021 年城乡居民基本医疗保险缴费额

单位:元

年份/年	个人缴费	政府补贴	合计	年份/年	个人缴费	政府补贴	合计
2012	60	240	300	2017	180	450	630
2013	70	280	350	2018	220	490	710
2014	90	320	410	2019	250	520	770
2015	120	380	500	2020	280	550	830
2016	150	420	570	2021	320	580	900

数据来源:2012—2017 年《关于做好新型农村合作医疗工作的通知》,2012—2017 年《关于做好城镇居民基本医疗保险工作的通知》,2018—2021 年《关于做好城乡居民基本医疗保障工作的通知》。2017 年城乡居民医保合并之前分别为新农合和城镇居民医保。

四、医保基金收支

自 2009 年新医改以来,医保基金收入每年都在增长,但年增长率却并非一直呈上升趋势(图 5-3)。医保基金收入的年增长率在 2011—2015 年间由 28.6% 下降到 15.5%,经过 2016 年和 2017 年回升至 37.0%,这也是 2011—2020 年间医保基金收入年增长率的最高点;之后三年基金收入的年增长率不断下降,2020 年降至 1.7%。基金支出的年增长率呈现和基金收入相同的趋势。基金累计结余在 2011—2020 年间均呈上升趋势,年增长率在 13%～30% 的区间内小幅波动。与基金收入和支出的年增长率一样,累计结余的年增长率在 2020 年达到最低值 13.7%。2020 年新冠疫情可能影响医保基金的收支情况。

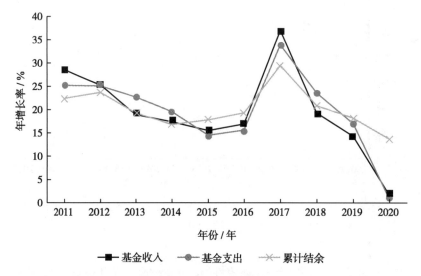

图 5-3 2011—2020 年城镇职工和城乡居民基本医保基金收支年增长率

数据来源:2012—2021 年《中国统计年鉴》。

五、医保资金支出与流向

城镇职工基本医疗保险(简称"职工医保")和城乡居民基本医疗保险(简称"居民医保")参保人群住院率在 2012—2019 年间呈上升趋势,2019—2020 年受新冠疫情影响短暂下降(图 5-4)。具体来看,职工医保参保人群住院率从 2012 年的 13.5% 增至 2019 年的 18.7%,2020 年则降至 15.9%;居民医保参保人群住院率从 2012 年的 6.6% 增至 2019 年的 16.6%,2020 年则降至 15.1%。持续上升的住院率,一方面不断满足了居民卫生服务需要,另一方面也可能存在供需双方推动的过度医疗现象。另外,职工医保参保人群的住院率在各年间均高于居民医保,但是两者差距逐步缩小,在 2020 年基本持平。这说明,两类保险之间参保人群卫生服务利用的公平性不断改善。

职工医保和居民医保次均住院费用在 2012—2020 年逐年增加,唯一例外是居民医保次均住院费用在 2015—2017 年有所下降(图 5-5)。具体来看,职工医保次均住院费用从 2012 年的 9 313 元增至 2020 年的 12 657 元;居民医保次均住院费用从 2012 年的 5 698 元增至 2020 年的 7 546 元。职工医保次均住院费用在各年间维持在居民医保的 1.6～1.7 倍。次均住院费用的增加,一方面体现了物价改变,另一方面也意味着住院治疗内容的变化;而两类

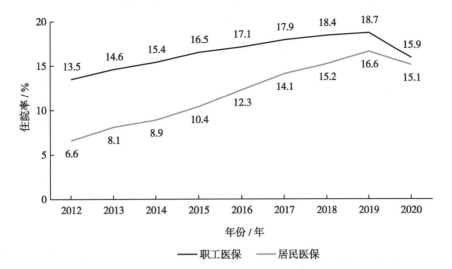

图 5-4　2012—2020 年城镇职工和城乡居民基本医保参保人群住院率

注：数据来源于 2017—2021 年《中国统计年鉴》，2016—2017 年《人力资源和社会保障事业发展统计公报》，2018—2020 年《全国医疗保障事业发展统计公报》。图中居民医保 2016 年之前为城镇居民医保，2016 年"两保合一"之后为城乡居民医保。

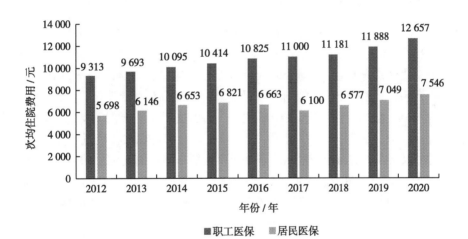

图 5-5　2012—2020 年城镇职工和城乡居民基本医保次均住院费用

注：数据来源于 2017—2021 年《中国统计年鉴》，2016—2017 年《人力资源和社会保障事业发展统计公报》，2018—2020 年《全国医疗保障事业发展统计公报》。图中居民医保 2016 年之前为城镇居民医保，2016 年"两保合一"之后为城乡居民医保。

医保之间住院费用的差距则反映了住院治疗内容的不公平性。

　　表 5-8 展示了 2020 年职工医保和居民医保在各级医疗机构住院费用支付比例的差异。无论是职工医保还是居民医保，一级及以下医疗机构的医保支付比例均高于二级医疗机构，二级医疗机构的医保支付比例高于三级医疗机构，但同一种医保不同层级医疗机构医保支付比例的差距较小。另外，职工医保的政策内支付比例均高于居民医保，2020 年两种医保支付比例全国平均相差 15.2%。

表 5-8　2020 年各级医疗机构住院费用医保政策内支付比例

单位：%

机构级别	职工医保政策内支付比例	居民医保政策内支付比例
全国平均	85.2	70.0
三级医疗机构	84.3	65.1
二级医疗机构	86.9	73.0
一级及以下医疗机构	88.7	79.8

数据来源：2021 年《全国医疗保障事业发展统计公报》。

第三节　医疗保险基金管理

医疗保险基金管理是对医疗保险资金的筹集、支出、标准、运行以及监管等的管理办法和相应的管理机制。医保基金管理不仅需要加强政务信息公开，还需完善供需双方责任分担和协商机制，更好地发挥其为参保人提供医疗卫生保障的功能。本部分分别介绍医保基金统筹管理、支付方式改革、异地就医结算、医保药品目录调整和药品集中招标采购等内容。

一、医保基金统筹管理

职工医疗保险基金的管理采用基本医疗保险统筹基金和个人账户相结合的方式。在职职工个人缴纳的基本医疗保险费计入个人账户；用人单位缴纳的基本医疗保险费分为两部分，一部分用于建立统筹基金，一部分计入个人账户。居民医疗保险则不设立个人账户，个人（家庭）缴费与政府财政补助全部纳入医保基金财政专户统一管理。

医保统筹基金由医保经办机构集中管理，统一调剂使用，主要用于支付住院医疗费用和门诊老年病、慢性病等特殊病种医疗费用。统筹基金设立起付标准和最高支付限额，起付标准以上、最高支付限额以下的医疗费用从统筹基金中按照一定比例支付，起付标准以下的医疗费用由个人账户支付或个人自费。起付标准、最高支付限额及个人负担比例由各统筹地区确定。

我国个人账户制度借鉴新加坡保健储蓄账户制，个人账户只针对参加职工医保的个人设立，是用于记录本人医疗保险筹资和偿付本人医疗费用的专用基金账户。资金来自职工个人缴费和企业缴费的一部分，主要用于支付门诊一般疾病医疗费用和住院医疗费用中的个人负担部分。个人账户运行至今，存在基金沉淀、社会互助共济性较差等问题[22]。个人账户资金可以积累储存，职工对此享有支配权，因此会避免使用个人账户资金，通过住院等方式将个人账户支付的门诊费用转换为统筹基金负担的住院费用，加重统筹基金负担。同时我国个人账户资金不断沉淀，大部分个人账户特别是身体健康年轻人的资金没有发挥应有作用；而对于患有慢性病、特殊疾病的病人来说，个人账户资金又不足以负担其日常医药、门诊费用开销，导致个人账户缺乏互助共济性。

为增强个人账户的互助共济功能，2021 年国务院办公厅印发《国务院办公厅关于建立健全职工基本医疗保险门诊共济保障机制的指导意见》，改革职工医保个人账户，将门诊费用纳入职工医保统筹基金支付范围，建立健全门诊共济保障机制。对在职职工个人缴纳的基本医疗保险费计入个人账户，计入标准原则控制在本人参保缴费基数的 2%，用人单位缴纳的基本医疗保险费用全部计入统筹基金;退休人员个人账户由统筹基金按定额划入。调整统筹基金和个人账户结构后,增加的统筹基金主要用于门诊共济保障,扩展慢性病、特殊疾病病人的保障范围,提高医疗保障水平和参保人员门诊待遇。

二、医保支付方式改革

1994 年,江苏镇江和江西九江开始医保制度改革试点,后续开展的支付方式改革包括按项目付费、按病种付费和总额预付制等。按项目付费是一种最传统的支付方式,会导致过度医疗,从而增加医保基金的压力,造成医疗资源浪费。2007 年开始试行总额预付制度,以预付代替后付,规定好医疗机构的医保支付上限,试图激励医院和医生减少医保基金使用。但是在总额预付制度下,医院承担了控费压力,医生服务动力减少,医院可能出现强行减少服务量或推诿拒接病人的情况。按病种付费也是"两江"试点后国内开展的多种尝试之一,当时只选择一类或少数几种疾病付费,其余的仍然按项目付费,这容易使得按病种付费的疾病费用转移到不包括在内的疾病上。浙江金华曾尝试过按服务单元付费,先按照特定参数划分为相同部分,再统一付费,但是这种模式缺乏总额管理,依然无法实现控费目标。

目前,按疾病诊断分组付费(diagnosis related groups,DRG)和按病种分值付费(diagnosis-intervention packet,DIP)逐渐成为主流。DRG 体现了支付方式改革约束与激励并存的总基调,用 DRG 方式确定疾病分组,并确定价格,同时规定总额平衡整体费用。可以按照医院等级设置差异系数,不同医院同一病组的价格不同,同时从设置单个医院的总额预算调整为划定一个地区的总额。DIP 也是一种按不同病组换算分值后支付费用的方式。但是,医院不清楚分得的医保基金额度,可能会让病人分解住院以获得翻倍的分值或点数,同时也可能产生推诿重症病人、减少服务和药品耗材使用等情况。无论哪种支付方式改革,都需要结合中国实际,在实践中探索。

三、异地就医结算

我国医保制度实行属地化管理,然而人口流动导致异地就医现象频繁发生。参保人在参保统筹地区以外的医疗机构发生就医行为,给医保支付带来困难,需要异地就医结算来满足居民就医需求。异地就医结算指参保人在参保统筹地区以外的医疗机构就医,由就诊地区的医保机构提供及时的医保费用结算服务。然而,各地医保的报销标准不一,报销比例、起付线、封顶线、自付比例等规定各异,医保诊疗范围也不一致,实行医保异地就医结算面临巨大挑战。

异地就医结算需要各地医疗信息的实时传递,但这往往受限于各地医疗信息水平的差异以及医院内部实行的信息管理制度。如何在保证医疗信息安全的前提下,完善医疗费用的在线审核和医保信息的共享,是医改进程中仍在不断思考的问题。另外,医保机构对参保人的偿付虽然是即时的,异地就医费用却由医保或医疗机构垫付,之后再与参保地对接,不同地区的医保基金无法实现完全的平衡和及时对接,由此产生的资金缺口会使部分医疗机构规避风险,对异地患者设限,同样不利于异地结算工作的持续健康发展。另外,需要完善分层分级的管理制度,建立异地就医结算管理监督机制,统一进行异地结算管理。

四、医保药品目录调整

《国家基本医疗保险、工伤保险和生育保险药品目录》(简称"国家医保药品目录")在

2000 年出版第一版,至 2021 年相继更新出版第七版,每一版纳入的药品数量都在增加(表5-9)。尤其是 2018 年国家医保局成立之后,连续几年对国家医保药品目录进行调整,形成了每年调整一次的动态调整机制。这项重大的制度创新,为药品的调入调出提供了保障,优化了目录内药品结构,使药品保障和管理水平得到提升。国家医保局还以基金承受能力作为底线,在满足广大参保人药品需求的同时,在诸如新冠疫情等特殊时期及时将相关治疗药品纳入支付范围。

表5-9　2000—2021 年《国家基本医疗保险、工伤保险和生育保险药品目录》药品种类

单位：种

年份/年	西药	中药	目录调出	目录调入	合计
2000	654	654	—	—	1 308
2004	1 027	823	172	714	1 850
2009	1 164	987	471	831	2 151
2017	1 297	1 238	49	387	2 535
2019	1 322	1 321	150	148	2 643
2020	1 426	1 374	29	119	2 800
2021	1 486	1 374	11	74	2 860

数据来源:2000 年、2004 年、2009 年、2017 年、2019 年、2020 年、2021 年《国家基本医疗保险、工伤保险和生育保险药品目录》。

国家医保药品目录作为基本医疗保险控费的有效手段,占据了公立医院药品销售市场的 80%。对企业来讲,如果所生产药品进入医保,可以享受到国家医保药品目录带来的市场放量优势。对居民来说,更多的药品进入国家医保药品目录,可以用更低的价格买到药物,使更多的医疗药品和卫生服务需求得到满足。如何加强医保、医药和医疗之间的政策衔接,一直是"三医联动"的重难点。将国家医保药品目录的调整紧贴工作重点和民生诉求,加强各部门之间的合作,可以使"三医联动"更加紧密。政府通过引导药品适度竞争,以量换价,一些目录内的药品多次降价,从而有更多的基金空间去购买性价比更高的药品,最终提高药品的保障水平。

五、药品集中招标采购

1993 年之前,我国实行公立医疗机构独立采购药品的分散采购模式。1993 年,河南省成立我国第一个医疗采购联合体,该联合体由 22 家省直医院组成,首先以定点采购方式购买药品,促进我国公立医疗机构由分散采购向集中采购转变。1997 年,厦门市 57 家职工医疗保险定点医疗机构也开展药品集中采购,多地均开始相关尝试。2000 年,我国开始了国家层面的药品集中采购政策。2001—2004 年,我国多以地市和县级作为药品集中招标采购的平台,但存在手续繁杂、关注低价、忽视药品质量、规则体系不完善等隐患。

2004 年 9 月,卫生部发布文件明确药品集采要遵循"质量优先、价格合理、行为规范"的原则。各省市不断创新,出现了带量采购模式、药品交易所模式以及药品集中采购组织模式。2015 年之后,国内省级药品集中招标采购框架形成,采用招采合一、量价挂钩和"双信封"制,针对不同特点的药品,设定了集中招标采购、谈判采购、医院直接采购、国家定点生产议价采购、国家管控采购 5 种采购方法。

2018 年,国家医保局成立,明确了国家医保药品目录和医保价格制订并动态调整职能,这一职能划定为集采规则的制订和集采平台的搭建提供了基础。2018 年末,"4+7"带量采购结果显示,中选药品价格平均降幅达到 52%,该模式的可行性得到行业认可。2019 年,11个试点城市按照其所有公立医疗机构年度药品总用量的 60%～70% 估算采购总量,量价挂钩、以量换价,确保将"4+7"带量采购落实。之后,国家不断完善药品集采的体制和规则,比如采取多家企业中选的体制,健全"政府组织、联盟采购、平台操作"的工作机制。通过对医药、用药和医保的不断改革,加强从药品生产、使用到医保报销的全产业链管控。

第四节　政策建议与未来研究方向

一、国内研究进展

国内研究进展部分总结我国社会医疗保险的效果,包括医保对居民经济负担、卫生服务利用和健康公平性三个方面的影响。

（一）医保对居民经济负担的影响

医疗保险通过分担的方式帮助个体规避医疗开支风险,减少人们就医的经济负担。近年来,医保药品在医疗机构药品使用占比逐年上升,个人负担比重下降,患者可及性明显提高,医疗服务利用也随之增长。2021 年国家医保药品目录更新,在保证基金安全的前提下,取消部分药品的支付限定,新纳入药品补齐肿瘤、慢性病、抗感染、罕见病、妇女儿童等用药需求,其中 67 种目录外独家药品通过谈判降价新增进入目录,平均降幅超过 50%,扩大受益人群,提升药品可及性和用药公平性。

（二）医保对卫生服务利用的影响

社会医疗保险对健康的促进作用通过影响卫生服务利用来实现,参保后可以释放出更多的医疗服务需要,卫生服务利用的提升会显著提高居民的健康水平。表 5-10 比较了 2018年我国不同社会医疗保险参保人群的卫生服务利用情况。城镇职工医保和城乡居民医保参保人群的两周就诊率和住院率都高于无医保人群,而住院费用自付比例则低于无医保人群。这表明,参加社会医疗保险的居民相比于没有参加社会医疗保险的人有更高的卫生服务利用率且医疗费用负担有一定程度减轻。另外,现行医保制度多数以市级为统筹单位,跨省市就医结算问题依然存在,影响居民卫生服务利用。目前在推进的异地即时结算政策可提高医保的可接续性以及卫生服务可及性[23]。

表 5-10　2018 年不同社会医疗保险之间医疗服务利用比较

单位：%

指标	城镇职工医保	城乡居民医保	无社会医保
两周就诊率	22.8	24.6	17.4
年住院率	14.8	13.7	7.4
住院费用自付比例	32.5	45.4	47.5

资料来源:《2018 年全国第六次卫生服务统计调查报告》。

（三）医保对健康公平性的影响

我国目前已基本完成城乡居民基本医疗保险的整合。统筹新农合和城镇居民医保并不是两种制度的简单合并,而是要以公平性为原则建立一体化的医疗保险制度。城乡居民基本医疗保险制度的建立,扩大了医保覆盖面,增强了医保公平性,重复参保和重复报销的现象也得到控制,减轻了财政负担。与此同时,制度整合采取了"待遇就高不就低"的原则,整合后的保障待遇和统筹层次与整合前相比有所提高。此外,全国 300 多个地市实现市地级统筹,市地级范围内实现保障范围、资金筹集、基金管理、支付方式的统一,向省级统筹迈出实质性一步。城乡一体化基本医疗保障体系,打破了城乡居民户籍壁垒,方便流动人口参保,也使农村和城镇居民享有同样医疗保险待遇,促进医疗保险制度的完善和相关公共资源的整合[24]。

二、国外研究进展

(一)日本医疗保险和长期护理保险制度借鉴

1. 日本医保和长期护理保险制度 从 20 世纪 60 年代起,日本建立了覆盖全体国民的医疗保险制度,属于全民医保国家。作为高度老龄化的国家,其医疗保险制度强调不同职业、不同年龄、不同地域人群享受不同待遇,并详细规划了 65 岁以上老人的医疗保障制度。日本医疗保险制度分为三大系统[25]:第一类是国民医保,保障对象包括自雇者、75 岁以下退休老人以及所有不符合第二和第三类参保条件的人;第二类是雇员医保,其保障对象覆盖雇员本人及其家属,该制度又可细分为适用于公务员和教职工的互助共济保险、适用于大企业雇员的健康保险组合以及适用于中小企业雇员的政府掌管医保;第三类是高龄医保,年满 75 岁老年人将自动转为这一制度的被保险人,并且以个人为单位参保(表 5-11)。筹资以各级政府、个人和企业为主,个人负担率在 5.6% ~ 10.0% 之间。截至 2011 年,日本医疗保险体系中,雇员医保参保人数占比达到 58%[26-27],国民医保参保人数占比为 31%。

表 5-11 日本的医疗保险制度[25]

项目	国民医疗保险(地域险)		雇员医疗保险(职域险)			高龄医疗保险
	市町村国民医疗保险	国民医疗保险组合	健康保险组合	政府掌管医疗保险	互助共济保险	—
亚类						
参保对象	非就业居民、非正式雇员等,<75 岁退休人员	医师、药剂师、律师等自雇人群	大企业员工及其家属	中小企业员工及其家属	公务员和学校教职员及其家属	≥75 岁老人或 65~75 岁残疾人
参保人数/万人	3 549	328	2 961	3 485	919	1 434
统筹层次	各市町村	全国	参保企业	全国	全国	全国
保险方	市、町、村	国民医疗保险协会	健康保险协会	政府	互助协会	老年人联合会
筹资方式	个人负担 5.6% ~ 10.3%					
共付比例	义务教育年龄前支付 20%,义务教育年龄至 70 岁支付 30%,70~74 岁支付 20%,75 岁以上支付 10%					
待遇水平	不同保险类别待遇不同					
支付范围	不仅支付医疗服务和药物费用,还支付住院餐费、误工现金补贴等					
覆盖医院	无定点医院,参保者可自由选择					

注:数据来源于日本厚生劳动省《日本医疗制度概要》,数据截至 2011 年。

为应对老龄化挑战,除了医疗保险,日本专门设立长期护理保险覆盖 40 岁以上有长期护理需求的人群,针对不同人群设置一级护理保险和二级护理保险两种,支付范围涵盖家庭服务、日间服务、养老服务和护理设施等(表 5-12)[28]。

表 5-12 日本的长期护理保险制度[28]

项目	二级护理保险	一级护理保险
参保对象	因晚期癌症或类风湿关节炎等疾病而有长期护理需求的 40~64 岁人群	有长期护理需求的年满 65 岁人群
参保资格人数	15 万人	569 万人
共付比例	10%	
支付范围	家庭服务:上门护理、上门洗澡护理、居家长期护理等; 日间服务:门诊日间护理、门诊康复等; 养老服务:养老住宿服务,入住痴呆症患者指定服务机构等; 长期护理设施:老人长期护理的基础设施	

注:数据来源于日本厚生劳动省《日本长期护理保险制度》,数据截至 2018 年。

2. 日本医保和长期护理保险制度对我国的启示 首先,由个人参保转为家庭联保,提升家庭内部互助共济。在雇员医保财政较为充裕的 1942 年,日本修订了《健康保险法》,以家庭为单位参保被正式予以法定地位[29]。家庭联保是社会医疗保险模式的一般规律,德国、韩国等国家也选择了此种参保机制,将个体置于家庭单元之中,实现从个体之间的风险分散到家庭之间的互助共济的转变[30]。在我国,家庭是一个经济共同体,财务风险多是以家庭为单位面临的,家庭联保的基本医疗保障制度符合我国以家庭作为分散社会风险基本单位的传统,可以提高家庭抵御外部风险的能力。我国职工医保基金的大量结余为这种参保制度提供了实现条件。此外,城镇非就业家庭成员参加保障水平较低的居民医保会导致家庭灾难性卫生支出风险增加,而实施家庭联保能在一定程度上有效分散风险,提高职工家庭抗风险能力[31]。

其次,应进一步明确政府在建立和健全老年人医疗保障制度中的主导地位,无论是对基本医疗保险、大病医疗保险、医疗救助还是商业医疗保险,政府都应发挥引导和支持作用。一方面,引导建立健全老年医疗保障制度相关的法律体系和多层次的老年医疗保障框架;另一方面,给予老年医疗保障充足的财政支持,特别是偏远地区无收入和低收入的老人,政府应根据医保基金运营情况适当调整财政结构,加大对这部分老年群体的财政援助力度[32]。

最后,完善长期护理保险制度,同时关注老年人医疗保障制度的可持续发展。近年来,我国逐步开始建立面向老年群众的长期护理保险制度,2016 年人力资源和社会保障部办公厅印发《关于开展长期护理保险制度试点的指导意见》[33]。日本随着人口老龄化、高龄化以及未富先老趋势,低水平缴费与高水平医疗福利的不对称导致财政负担不断加重,同时大众对制度的接受度较低,医疗保障制度的可持续性问题日益突出[34]。因此,我国在追求保障制度的公平性、可及性和有效性的同时,应更加重视制度的可持续性发展,处理好待遇水平与缴费水平之间的关系,确保基金收支平衡,同时还需考虑普及性,可选择经济发展水平较高、高龄者比例适中的城市展开试点再逐步推广[32]。

(二)德国医疗保险制度借鉴

1. 德国医疗保险制度 1883 年,德国颁布《疾病保险法》,标志着德国医疗保险制度的建立。立法规定了健康保险的基本服务、疾病基金会的分类和管理等内容,奠定了德国医疗保险制度的基本框架。经过 100 多年的改革发展与完善,德国已成为世界范围内推行社会医疗保险模式的代表性国家。

德国医疗保险体系包括法定医疗保险、商业医疗保险以及特殊人群医疗服务计划三部分,实现全民医保覆盖。以法定医疗保险为主,覆盖了全德国 90% 左右的人口,剩余 10% 由商业医疗保险进行补充。德国以雇员收入情况作为分类标准,规定低收入者强制参加社会医疗保险并由雇主与雇员各承担 50% 费用;高收入者同样要强制加入医疗保险,但可以根据自身意愿选择社会医疗保险或商业保险中的一种进行参保[35]。此外,针对军人、国家公务员这类为国家和人民服务的特殊人群,德国政府建立了专门的医疗服务计划,并从政府预算中划出资金用于支付专项医疗费用;这类特殊人群也可在一定条件下自愿选择购买商业医疗保险或参加法定医疗保险。

德国的医疗保险属于自治管理模式,联邦、州、民间合法协会三方进行协商并共同决策。联邦政府设立医疗保险局,主要负责执行医疗保险相关法律法规和监督管理等宏观工作[36]。德国医疗保险的经办机构则由几百个非盈利性私人保险基金组织构成,负责医保资金筹集、协调和支付等日常运行工作。这些基金会分别属七大类,包括地区基金、公司基金、替代基金、行业基金、农业基金、海员基金、矿工基金[37]。德国的医疗保险制度实施"管办分开"的管理方法,明确区分政府与民间组织的权力与责任,有利于提高医疗保险经办服务的效率[38-39]。筹资方面,当德国医疗基金面临财政赤字时,政府在参保人供款基础上增加对法定医疗保险的财政投入,保证医疗保险基金顺利运转。由于德国社会医疗保险基金在医疗服务过程中扮演第三方购买者的角色,可以减少不合理的医疗服务供给与需求。支付方面,作为医疗服务提供者的医师加入医师协会并通过协会与代表医疗服务购买者的疾病基金会签约,得到医疗保险基金补偿。

2. 德国医疗保险制度对我国的启示 首先,立法强化居民参保责任。我国城乡居民医保属于自愿参保,不具备强制性,需要政府不断加大财政补助保证居民医保覆盖率,政府负担过重。德国通过立法措施对居民参加医疗保险进行强制性规定,全体国民必须参加社会医疗保险或商业医疗保险中的一种,医保扩面政策实施效果显著,德国基本实现社会医疗保险制度的全覆盖。

其次,德国医疗保险覆盖面扩展到雇员的家庭成员乃至农民、失业人群、生活无依靠者和退休人群等。失业者、残疾人等弱势群体允许少缴或不缴医疗保险费,并且由政府对其进行补助,保障其纳入医保基金管理范围。同一基金被保人享受相同医疗待遇,突出了社会医疗保险社会共济的优势。此外,德国退休雇员需要缴纳医疗保险保费,费用由养老保险基金会代替参保人扣除,在提高医保覆盖率的同时解决退休职工筹资问题。相比之下,我国退休职工不缴费,职工基本医疗保险参保人群中约 26% 为退休人员,退休不缴费政策会导致基本医疗保障体系资金危机。老年人卫生服务需要量高,在职职工缴费压力过大,可能导致基金运行障碍。需要对退休人员采取适当缴费手段,如延长退休年龄、实施老年人缴费等措施缓解医保支付压力,增进制度公平性。

最后,优化工作效率,强化宏观监管。德国的自治管理模式体现了劳工与雇主的协作,减轻了政府管理卫生体系和权力集中的决策负担,使政府重心放在宏观监管上,能够以一个独立的规制者、法定监管者的角色来监督医保法规的有效执行。

三、讨论与政策建议

（一）我国社会医疗保险制度讨论

1. 社会医疗保险制度有待进一步整合　大部分地区在城乡居民医保整合后，面临着职工医保和居民医保制度的进一步衔接问题。一方面，城乡居民医保与职工医保间衔接仍然不畅通，医保制度全覆盖有待巩固完善。另一方面，基本医疗保险存在碎片化管理的问题，统筹层级有待提高，有的地方实现了省级统筹，有的地方还是地市级统筹[10]。

2. 基本医保筹资模式有待优化和制度保障　基本医保筹资面临多种困难，需要法律法规的保障。首先，职工医保和居民医保资金征集不到位。对职工医疗保险来说，用人单位少报缴费基数和参保人数的现象长期存在，同时仍有部分在职职工（主要为小微企业职工）未被职工医保覆盖[40]。居民医保筹资增长机制缺失，主要依靠财政补助进行定额筹资，筹资额度增幅较大但缺乏稳定性，筹资标准的确定和增长缺乏基于经济水平、地区和需求等因素的计算依据[22]。居民医保筹资机制不稳定的另一方面表现在政府与个人费用分担失衡，筹资水平的增长过度依赖财政[41]，财政负担过大。随着我国经济进入新常态，经济和财政增长放缓，影响着居民医保的筹资。

其次，筹资未完全体现制度公平性。居民医保对不同收入水平家庭居民实行相同的筹资标准，会加大低收入家庭负担，虽然表面看起来公平，但实际上目前医保筹资对高收入家庭更有利[42]。职工医疗保险的参保人群包括在职职工和退休职工，退休职工不再缴纳医疗保险费用。然而，随着我国老龄化程度加剧，退休职工人数和比例逐年攀升，新的参保人员则不断减少，长此以往可能导致基金收不抵支，产生基金风险。职工医保覆盖的退休人员个人不缴纳保费，单位缴费划入个人账户，而居民医保覆盖的老年人需要个人缴纳保费，这样的制度设计不仅与人口老龄化趋势不相适应，而且进一步拉大了职工医保和居民医保老年人之间的福利差距，不利于改善老年人的医保筹资公平性。

3. 基本医保基金支付压力增加　尽管城乡居民医保整合取得了显著效果，可解决重复参保和重复补贴问题，但在整合后的具体实施及后续发展仍存在一些问题。整合后的居民医保统筹层次遵循"就高不就低"的原则，支付待遇明显提高，医保基金面临更大的保值增值压力，承担更多的运营风险[7,43]。医疗费用上涨明显，医保基金支付压力增大。

4. 基本医保基金管理效率有待进一步提高　当前医保基金结余过多，影响居民保障水平。我国医保基金采取纵向积累、精算平衡原则，然而没有明确精算平衡的周期，实际运行过程中累计结余逐年增加，以2020年为例，基本医保基金累计结余占当年基金收入的比例高达127%。医保基金管理与医保制度不相适应，基金沉淀量较大，结余过多，影响基金使用效率和居民保障水平。

5. 基本医保待遇有待进一步统一　构建多层次医疗保障体系的过程中，基本医疗保险改革成就巨大，但制度尚不成熟。国家逐年提高针对居民的医保补贴与报销水平，但医保待遇清单仍需统一完善，各地出台的基本医保待遇不同，造成地区间医保待遇的不公平性[44]。

6. 医保支付方式有待进一步完善　医保支付方式改革在不断推进，但仍未完全扭转按项目付费的局面。医疗费用增长过快，医疗服务质量有待进一步提高，医保对医疗费用和质量的引导作用仍需完善。分级诊疗效果不理想，尚未完全形成"小病进社区、大病进医院"的良好就医格局。

7. 大病医保制度有待进一步完善 大病保险目前还不具备明确、可持续的筹资标准和筹资模式,需要从基本医疗保险基金中划入一部分支持大病保险运转,这对医保的收支平衡造成巨大风险。同时,大病医疗保险的补偿范围有限,与其他保障制度衔接不足。地方对大病保险制度保障目标、筹资补偿政策和发展策略理解不同,医疗保障体系的社会性未能得到充分体现[45]。

8. 异地就医结算制度有待进一步衔接 异地就医结算过程中,不同地区和部门协调配合较差,实时结算制度有待进一步完善[46]。地区间的信息化水平差异使得患者就医信息无法及时传递,影响医保实时报销;信息不完善也加重了异地骗保问题,垂直监管体系还需不断完善。各地医保基金不平衡,异地结算给人口流出地医保造成压力,不利于人口流出地医疗体系建设;人口流入地医保未把异地就医纳入监管,对异地就医医院缺乏约束性;需要在流出地和流入地之间建立有效监管和协商机制。

（二）政策建议

1. 理念上从医疗保险向健康保险转变 目前,我国医疗保险只覆盖医疗服务,没有覆盖预防保健、健康管理等公共卫生服务,这不利于医防融合和以人民健康为核心的理念。未来需要理念上从医疗保险向健康保险转变,并且通过立法来强化健康保险理念,将医疗服务和预防保健等公共卫生服务纳入保险覆盖范围统筹考虑。这样,医保机构和公众个人都将健康视为一个整体去对待,从而增强公共卫生行为、服务和意识,促进医防融合,减少疾病发生,最终实现节约医保基金、提高人民群众健康水平的目标。

2. 健全医疗保险相关法律法规,尽快促使法定医疗保障制度成型 完善医疗保险相关法律法规,保障城乡居民医疗保险的稳健运行。明确政府的监管责任,加大对医保基金的监管力度,保证医保基金安全与稳定运行。同时,加强医保审核和监控,医保对公立和私立医疗机构加强监管,构建医疗保障行政与监管的垂直体制。

卫生费用"适宜增长"与精准控费并行,兼顾满足人民群众健康需求与控制卫生费用不合理增长;建立以人群健康需要为导向的政府卫生投入机制,推动卫生投入配置再优化;与此同时,进一步发展多层次医疗保障体系,降低个人卫生支出占比,提高筹资保障水平与人民群众获得感。

3. 强化居民参保和缴费义务,建立稳健的医保长效筹资机制 目前城乡居民医疗保险严重依赖财政补贴,不可持续。应强化公民参保责任和缴费义务,通过立法措施对居民参加医疗保险进行强制性规定,同时针对贫困人口减免参保费用。探索按照人均可支配收入一定比例缴纳保费的长效筹资机制,建立稳健的医保筹资保障机制。

在医保筹资方面,也要加强对筹资的监督管理。医保基金筹资制度的稳定运行依赖筹资过程的动态监管,应建立第三方监管机构对企业和个人医保缴纳的监管机制,杜绝医保费用应缴未缴和法定人员的应保未保现象[47]。

4. 推进医保制度进一步整合,提高统筹层次,统一医保待遇 运用系统性、整体性、战略性思维对城乡医保制度进行一体化改革,强化城乡医保制度的顶层设计,推进城乡医保制度有效整合与成熟定型[23]。同时做好社会医疗保险制度之间的强化衔接,奠定城乡医疗保险制度一体化实现的基础。对基本医保、大病保险等支付后,个人医疗费用负担仍然较重的救助对象按规定实施救助,合力防范因病致贫、返贫风险。除了制度整合,还须提高统筹层次,尽量将统筹层次提升到省级或地市级。同时完善统一的医保待遇清单,缩小医保待遇的地区差异。

5. 发挥医保战略购买作用,进一步完善医保支付制度 推进创新药品目录动态管理,加强政策衔接,避免医保药品目录调整政策的执行不畅[48]。以大数据分析支持决策,持续完善医保战略性购买机制,根据药品价格构成建立利益替代和激励机制;针对不同药品类别制定医保采购战略并配套相应的保障政策[49]。

完善复合支付方式,促进科学合理的医疗服务体系,建立公开透明的费用支付标准,激励医生合理用药和行医,减少医保基金压力;发挥医保对医院和医生的引导和监督作用,促进价值医疗的实现[50]。

6. 完善异地就医结算制度,促进流动人口医疗保障 针对当前异地就医结算差异化问题,从国家层面进行统筹沟通,加强地区部门间政策、信息技术等的沟通共享,打造统一的异地就医数据共享平台,对国家医疗保险数据进行统一管理[51]。在人口流出地和流入地之间建立有效监管和协商机制,可以通过流入地医保机构对异地就医行为的监管,来保障流出地医保基金安全。

7. 应对老龄化,建立并完善长期护理保险 积极开展应对人口老龄化行动,在长期护理保险试点基础上进行推广,建立和完善长期护理保险制度,明确长期护理保险的筹资来源、保障对象、支付范围和标准,保障老年人的照护需求。

(侯志远)

参考文献

[1] 沈世勇.社会医疗保险基金收支的可持续性透析[M].上海:上海交通大学出版社,2014:125.

[2] 金晶.中国农村医疗保险制度研究:基于构建农村社会医疗保险取向[M].杭州:浙江工商大学出版社,2011:240.

[3] 商晓.山东省城乡居民基本医疗保险制度整合效果评价研究[D].济南:山东大学,2017.

[4] 朱坤,张小娟,朱大伟.整合城乡居民基本医疗保险制度筹资政策分析:基于公平性视角[J].中国卫生政策研究,2018,11(3):46-50.

[5] 于建华,魏欣芝.山东省统筹城乡医疗保障制度的可行性分析[J].卫生经济研究,2011(11):22-24.

[6] 尹蔚民.统筹推进城乡社会保障体系建设[J].求是,2013(3):23-25.

[7] 谢明明,李琴英,鲁一鸣.扶贫补充医疗保险缓解贫困脆弱性的效果研究:基于河南焦作托底救助数据[J].金融理论与实践,2020(12):1-8.

[8] TA Y,ZHU Y,FU H. Trends in access to health services,financial protection and satisfaction between 2010 and 2016:Has China achieved the goals of its health system reform? [J]. Soc Sci Med,2020,245:112715.

[9] 徐文娟,褚福灵.灾难性卫生支出水平及影响因素研究:基于 CHARLS 数据的分析[J].社会保障研究,2018(5):64-72.

[10] 沈丹豫,黄宝丽.城乡居民基本医疗保险制度整合实践、成效与建议:以十堰市为例[J].经营与管理,2019(4):136-138.

[11] 仇雨临.医保与"三医"联动:纽带、杠杆和调控阀[J].探索,2017(5):65-71.

[12] 申曙光.新时期我国社会医疗保险体系的改革与发展[J].社会保障评论,2017,1(2):40-53.

[13] 欧阳煌.找准医改突破口:关于医保制度改革创新的思考[J].中国财政,2017(1):35-36.

[14] 郑功成.组建国家医保局绝对是利民之举[J].中国医疗保险,2018(4):5-6.

[15] 仇雨临,翟绍果,郝佳.城乡医疗保障的统筹发展研究:理论、实证与对策[J].中国软科学,2011(4):75-87.

[16] 邓微,朱雄君.实现湖南省城乡居民医疗保险统筹发展的若干思考[J].湖南社会科学,2011(5):

104-107.

［17］国家医疗保障局.2020 年医疗保障事业发展统计快报［EB/OL］.［2022-02-24］.http://www. gov. cn/
　　　shuju/2021-03/08/content_5591551. htm.

［18］程斌,崔雅茹,任静.城乡居民基本医疗保险筹资待遇统一模式分析［J］.中国农村卫生事业管理,
　　　2019,39(1):36-40.

［19］郑功成.医疗保障蓝皮书中国医疗保障发展报告(2021):走向全面深化的医疗保障改革［M］.北京:
　　　社会科学文献出版社,2021:204.

［20］林源,刘笑丹.城乡居民大病保险筹资机制探讨［J］.合作经济与科技,2020(24):180-181.

［21］陈俊衣,王超群.关于建立医疗救助筹资自然增长机制的思考［J］.中国医疗保险,2021(11):30-33.

［22］朱坤,林玲.我国基本医疗保险筹资机制研究［J］.卫生经济研究,2020,37(8):17-21.

［23］何运臻,侯志远.基本医疗保险异地结算政策对卫生服务利用的影响研究［J］.中国卫生政策研究,
　　　2016,9(5):67-71.

［24］谢莉琴,秦盼盼,高星,等.中国城乡居民基本医疗保险制度发展历程、挑战与应对策略［J］.中国公共
　　　卫生,2020,36(12):1673-1676.

［25］日本厚生劳动省.日本医疗制度概要［EB/OL］.(2011-12-01)［2022-02-24］.https://www. mhlw. go. jp/
　　　english/policy/health-medical/health-insurance/index. html.

［26］顾亚明,王小合.医改红利的制度创新和社会治理:日本经验的启示［M］.杭州:浙江大学出版社,
　　　2015:59-61.

［27］日本厚生劳动省.福利统计手册第 2 卷健康与卫生第 2 章医疗［EB/OL］.［2022-02-24］.https://
　　　www. mhlw. go. jp/toukei/youran/indexyk_2_2. html.

［28］日本厚生劳动省.日本长期护理保险制度［EB/OL］.(2011-12-01)［2022-02-24］.https://www. mhlw.
　　　go. jp/english/policy/care-welfare/care-welfare-elderly/dl/ltcisj_e. pdf.

［29］蒋浩琛,李珍.从参保机制看日本医疗保险制度的经验与教训［J］.社会保障研究,2021(5):103-111.

［30］党思琪,施文凯.职工基本医疗保险家庭联保模式的国际经验与启示［J］.中国卫生政策研究,2020,
　　　13(1):15-23.

［31］高山宪之.日本公共医疗保险制度的互助共济机制［J］.社会保障评论,2020,4(1):48-66.

［32］苏会娟.人口老龄化背景下日本高龄者医疗保险研究［J］.现代商业,2019(23):38-39.

［33］人力资源社会保障部办公厅.人力资源社会保障部办公厅关于开展长期护理保险制度试点的指导意
　　　见［EB/OL］.(2016-06-27)［2021-12-12］.http://www. mohrss. gov. cn/SYrlzyhshbzb/shehuibaozhang/zc-
　　　wj/201607/t20160705_242951. html.

［34］李婉,韩彩欣.老龄化背景下日本老年人医疗保障机制研究［J］.决策探索,2018(20):84.

［35］王川,陈涛.德国医疗保险制度的改革及启示［J］.经济纵横,2009(7):105-107.

［36］李珍,赵青.德国社会医疗保险治理体制机制的经验与启示［J］.德国研究,2015,30(2):86-99.

［37］姚玲珍,德国社会保障制度［M］.上海:上海人民出版社,2011:139.

［38］陈翔,王小丽.德国社会医疗保险筹资、支付机制及其启示［J］.卫生经济研究,2009(12):20-22.

［39］高健,徐英奇,李华.德国经验对中国社会医疗保险省级统筹设计的启示［J］.中国卫生政策研究,
　　　2019,12(6):29-34.

［40］邹云奇.社会医疗保险资金筹集与管理中的问题及对策［J］.北方经贸,2017,(12):30-32.

［41］李亚青.城乡居民基本医疗保险筹资动态调整机制的构建［J］.西北农林科技大学学报(社会科学
　　　版),2018,18(5):86-93.

［42］王力男,李芬,张晓溪.我国卫生筹资制度建设进展及问题［J］.中国卫生经济,2017,36(9):46-50.

［43］向运华,曾飘.城乡居民医保制度整合后的成效、问题及对策［J］.决策与信息,2020(4):53-60.

［44］许飞琼.中国多层次医疗保障体系建设现状与政策选择［J］.中国人民大学学报,2020,34(5):15-24.

［45］向国春,顾雪非,李婷婷,等.医疗救助与大病保险衔接中的难点及实践探索［J］.卫生经济研究,2014

（3）:6-8.

［46］卢颖.基本医疗保险异地就医结算法律问题分析［J］.行政事业资产与财务,2018(10):78-79.

［47］杨松华.职工基本医疗保险基金运转中的问题及对策［J］.中国市场,2018(18):55-56.

［48］谭清立,郭润镒,孙慧琳,等.药品集中带量采购与医保谈判政策的协同作用［J］.中国药房,2021,32（15）:1793-1799.

［49］李毅仁,路云,卢钰琼,等.帕累托改进:我国医保战略性购买的践行路径［J］.卫生经济研究,2020,37（10）:8-11.

［50］曾艳.我国基本医疗保险支付方式现状与对策研究［J］.中国社会医学杂志,2020,37(1):19-22.

［51］薛燕.对基本医疗保险异地结算政策的研究［J］.现代国企研究,2019(6):172.

第六章

区域卫生资源配置与规划

健康是促进人的全面发展的必然要求。全民健康是全面小康的重要基石,既是全面建成小康社会的核心目标之一,也是全面建成小康社会的重要保障。《"健康中国2030"规划纲要》提出了未来15年我国推进"健康中国"建设的行动纲领及《健康中国行动(2019—2030)》。在这样的背景下,医疗卫生服务体系如何更好地为"健康中国2030"服务,尤其是卫生资源配置与规划如何在改善居民健康水平上更好地发挥作用,将会是未来重要的研究领域。

第一节　研　究　背　景

一、研究问题的提出

我国中央和地方政府已经开展了大量的卫生资源规划工作,这些工作对于优化卫生资源配置发挥了重要作用。但是现有卫生资源规划缺少合理的理论框架和模型,从而导致卫生资源配置跟着卫生管理者的感觉走或者跟着上级政府的规划目标走,脱离居民的实际需求和相应工作的实际,带来规划目标引领性不强的问题。这也导致卫生服务体系中存在着卫生资源配置不均衡和卫生服务提供不能满足健康需求等问题。如何利用卫生资源规划更好地深化医药卫生体制改革和促进"健康中国"建设,仍然需要在规划制订的科学性、规划实施的有效性等方面做出更大努力。

现有卫生资源配置研究主要是基于供方资源现状及趋势分析,这些研究对居民健康需求的研究不足,因而影响了卫生资源配置与居民健康需求的衔接。未来,中国人口总量和结构变化导致需求总量和结构发生巨大改变。根据2021年国家统计局发布的第七次人口普查数据,我国65岁及以上人口占总人口的比重高达13.5%,人口老龄化速度较快,同时慢性病患者及呼吸系统疾病患者增加。为了满足居民健康需求总量与结构的变化,确保居民需求与卫生资源有效衔接,应该如何调整不同类型的卫生资源总量及结构,如何在需方的基础上进行卫生资源配置是未来需要进一步深化的研究领域。

二、研究意义

该研究建立健康需求影响因素的概念框架,梳理出健康个体影响因素,如个人基本特征、个人行为方式等。该研究还探索微观模拟模型在国内卫生资源配置领域中的应用,通过构建模型有效整合了居民需求个体层面健康影响因素和宏观层面的因素,能够量化宏观政策对微观影响及个体之间差异,能够预测未来需求总量及结构。该研究打通了从居民健康需求到卫生资源配置的通道,能够确保居民更好地享有卫生服务,从而满足居民多层次和多样化服务需求。

　　通过构建微观模拟模型预测未来医疗卫生服务需求总量及结构,并从需求角度预估资源总量及结构,为卫生资源配置规划和合理配置资源提供依据。该研究也给出患者合理流向下资源配置,有利于促进分级诊疗政策的有效实施,从而促进居民卫生服务的可及性和改善居民的健康公平性。

三、文献综述

(一)卫生资源配置相关理论及应用

　　本研究主要集中分析和梳理卫生资源相关理论的健康需求相关理论,分别介绍健康社会决定因素和 Anderson 卫生服务理论。健康需求相关理论主要从健康社会决定因素(图6-1)和 Anderson 卫生服务理论等方面来阐述居民健康的影响因素,并将相应的影响因素进行分类。郭岩等[1]利用该理论分析慢性病防治策略;杜维婧[2]利用该理论明确出农村居民健康的社会决定因素及影响程度;章伟芳等[3]利用该理论分析儿童健康公平性现状及相应的影响因素;张树辉等[4]等利用健康社会决定因素分析青少年成瘾行为;Pablo Buitron de la Vega等[5]研究在健康社会决定因素框架下以电子病历为主监测和转诊系统来解决初级保健中的健康问题;Joseph Cuthbertso[6]利用健康社会决定因素来分析健康危险因素的防控。

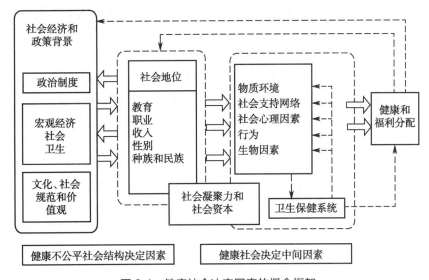

图 6-1　健康社会决定因素的概念框架

　　Andersen 模型由洛杉矶加州大学公共卫生学院的罗纳德·安德森教授于1968年创建,是用于研究与分析卫生服务利用的影响因素的模型。该模型最初的应用是分析以家庭为分析单位的医疗服务利用的影响因素。模型自创立以来历经多次的补充和修正,在大量的实证研究检验与验证下,逐渐成为国际医学、社会学和卫生服务等研究领域公认的医疗卫生服务研究的主流模型[7]。Andersen 卫生服务理论在国内外被广泛应用,如低收入人群[8]、老年人[9]、失能患者[10]、精神病患者[11]、慢性病患者[12]、人类免疫缺陷病毒感染者[13]、流动人口[14]、孕产妇的护理服务[15]、自我医疗或就诊行为[16]、医院再住院患者[17]等研究。

（二）居民健康需求影响因素及预测的相关研究

目前卫生服务需求的测量指标分别为两周就诊率、应就诊未就诊率、年住院率、应住院未住院率等。居民卫生服务需要/需求是卫生资源优化配置的基础。

1. **健康需求影响因素的分析方法** 关于居民健康需求影响因素的研究较多。如张禄生等[18]利用 Logistic 回归分析农村居民需求影响因素；战亚玲等[19]对衡水市 3 个区县农村家庭空巢老人需求影响因素的研究；张艳艳等[20]利用 Logistic 回归分析 18~79 岁的慢性病患者需求影响因素；彭海艳等[21]利用岭回归分析我国医疗卫生需求影响因素，并计算出相应弹性系数；游毅等[16]利用两分类的 Logistic 回归模型分析我国 18 岁以上居民需求影响因素；曾智等[22]基于非线性平滑过渡回归模式(smooth transition regression, STR)模型分析得出城镇和农村居民卫生服务需求的收入弹性；周启良等[23]利用 283 个城市非平衡面板数据得出城市化数量和城市化质量显著促进城市居民卫生服务需求。

2. **健康需求的预测方法** 国内需求总量的预测主要是基于供方提供的卫生服务利用数据，采用的主要方法是趋势外推法。如王庆延等[24]利用各级医院服务量的增长率和当年卫生服务调查数据预测未来 5 年门诊服务量和住院服务量；赵增科等[25]利用门急诊人次数和实际占用床日数构建自回归移动平均模型 ARIMA(0,1,1)预测了 2010 年山东省卫生服务需求总量；马庆波等[26]利用全国乡镇卫生院数据构建了 ARIMA(1,1,0)模型，预测基层医疗卫生服务未来需求变化量；徐琼花等[27]利用多年二级综合医院的业务工作量，采用一阶灰色预测模型 GM(1,1)，预测卫生服务的需求量。另外，还有一些学者通过构建卫生服务需求量与影响因素的多元回归方程来预测卫生服务需求量，如毛正中等[28]利用区域机构门诊量和年住院床日数与区域 6 个影响因素构建两个多元方程，利用多元回归方程来预测各区域未来的居民卫生服务需求。从这些研究可以看出，未来需求预测的数据基础是供方的卫生服务利用数据，而对于需方卫生服务调查的数据基本没有涉及。

国外预测卫生服务需求主要基于需方调查数据，采用微观模拟模型。很多研究通过构建微观模拟模型来评估慢性病患病率、发病率和健康关系[29]，如肥胖[30]、糖尿病和心血管疾病。美国的 Lu Shi 等[31]利用微观模拟模型(UCLA 健康预测工具)，预测加利福尼亚州 2020 年 2 型糖尿病的患病率；Timothy M. Dall 等[32]通过整合全国数据库构建模拟模型预测全国 2020 年妇女卫生服务需求；Douglas G. Manuel 等[33]通过利用微观模拟方法预测加拿大 2021 年心血管疾病的危险因素；Douglas G. Manuel 等[34]利用人口为基础微观模拟模型预测了阿尔茨海默病和其他痴呆患者的卫生服务需求；加拿大人群健康微观模拟模型 POHEM(population health model)预测包括疾病发病率和患病率等指标的健康结果[35]。

3. **不同需求预测方法的对比分析** 目前卫生服务需求预测方法主要是三种，分别为趋势外推法、回归模型方法和微观模拟模型。相关研究表明，以供方数据为来源的趋势外推法不是中立的，该方法具有限制政策选择性，应用这些方法预测的时间越长，结果就越不稳定，并且可能会过高的预估需求[36,37]。在中国以需方为基础的卫生服务需求预测主要是利用每 5 年一次的卫生服务调查数据，因此不适合使用趋势外推法。应用回归模型方法的预测只能得出卫生服务需求的总量而不能得出结构，只能是针对静态的人群，不能考虑到参数之间的相互影响。微观模拟模型能够利用不同数据库中的个体数据，全面地结合过去变化趋势及未来变化;能够量化宏观政策对微观的影响及考虑到个体之间的差异,有效避免了趋势预测中所需要数据年限较长、只能基于过去变化趋势及没有考虑个体之间差异等问题;能够基于样本个体有效、准确地预测未来需求总量及结构。同时微观模拟模型能够准确预测居民医疗卫生服务需求,为资源合理配置提供量化的依据。

4. 卫生资源配置的方法及应用 定量方法包括 WHO 推荐的测算方法:卫生需求量法、卫生需要量法、服务目标法、人力/人口比值法。除了以上四种测算方法,文献中常用的方法还可以归纳为:项目预算与边际分析[38]、灰色模型法[39]、医院规划模型法[40]、时间序列计算法[41]、多元回归法[42]、系统论法[43]、人工神经网络分析[44]等。卫生资源配置方法很多,但是每种方法需要的资料和应用条件都不同,因此需要根据不同的研究目的、时间、范围等选用适合的研究方法[45]。另外,不同地区有其各自的特点,每个区域中影响卫生人力和床位需要/需求的因素很多,包括自然环境、地理、交通、社会经济发展程度和收入水平、人口规模及年龄结构、教育状况、文化结构、健康状况、医疗保障和卫生服务能力等,研究中一种预测方法得出结果往往有局限性,通常可以把两种或几种方法结合起来,从而保障结果的可用性。

以供方为主的卫生资源配置方法可以归类为趋势外推法、回归模型法和复杂模型法。这三类方法数据来源于供方的卫生资源数量和区域层面上的卫生资源影响因素,如人均GDP、人口密度等。这些方法是基于观察到已有的趋势/关系预测未来的趋势/关系。其优点是数据容易收集、分析方法有现成软件、操作比较方便等,方法中存在的不足表现在数据关系是符合逻辑的,但是在现实中存在逻辑问题,这些方法计算出资源配置的目标将会继续保留过去和目前资源配置的弊端。以需方为主的资源配置方法是在居民需求的基础上进行卫生资源配置,该方法主要包括两部分,分别为需求的预测和需求转化为资源的方法。

需求的预测在需求影响因素及预测部分进行文献综述,该部分主要针对需求转化为卫生资源的方法。WHO 推荐的四种需求转化为卫生资源的方法,分别为卫生服务需要法、卫生服务需求法、服务目标法和人力/人口比值法。四种方法之外的其他的方法可以归结为基于需方的复杂模型法。对比 WHO 推荐的常用的四种方法可以看出,卫生服务需要法的指标是两周患病率、死亡率等,效率值指的是标准生产效率或专家判断的效率值,这就会忽略效率问题或者是技术改变将带来效率改变的问题,并且按照该方法测算出的资源目标是难以实现的。服务目标法中目标的确定存在不符合现实的假设,并且目标的确定需要数据的完整性和连续性[45]。人力/人口比值法在测算资源的过程中没有考虑资源的效率,也没有考虑资源的数量、分布和健康结果间关系。卫生服务需求法的计算基于卫生服务利用的指标,并且效率来源于现实中效率值,该方法在现实中是最为常用的方法。

5. 小结 卫生资源配置涉及需求和供给有效衔接,需要把个体需求与宏观的卫生资源有效匹配。因此,在卫生资源配置领域适宜使用微观模拟模型。通过文献梳理发现,微观模拟模型在卫生资源配置的应用主要集中在人群健康的预测、干预策略的对比、卫生体系资源调整及医院内部资源调整等方面。该模型具有多对象、多水平、多过程,同时具有系统性、复杂性、非线性和综合性的特点,并且可以对政策效果和行为变化进行多层次、多因素、非线性过程动态综合分析。但该模拟分析存在几个不足:首先,微观模拟模型在建立模型方面和微观数据文件的动态"时化"方面还没有产生系统、严密和完整的理论和方法,仍然是试验性和经验性的。其次,数据要求高,来源困难。目前微观模拟模型的通用性还不强,开发成本费用高。因此在卫生资源配置领域运用模型需要充分考虑模型的优缺点。

四、研究目的

(一)研究目的

本研究的总目标是以辽宁省为研究样本,通过预测 2020—2030 年医疗卫生服务需求总量及结构,测算卫生资源的总量与结构,并与卫生资源现状进行对比分析,提出卫生资源调整方向与实现的策略,为合理制订卫生资源规划提供核心信息,从而满足居民健康需求、提高居民的健康水平。

(二)研究内容

主要从现状、模型构建、需求及资源预测和政策建议等方面论述。

1. 分析辽宁省居民健康需求及卫生服务提供现状 分析辽宁省居民卫生服务需要及卫生服务利用现状,同时还分析居民面临的主要健康问题。在分析居民健康问题基础上,分析辽宁省卫生服务体系资源、资源效率和服务能力的现状及变化趋势,总结出卫生服务体系供需之间的问题。

2. 构建微观模拟模型 微观模拟模型构建分为五步完成。第一,明确模型的目的及模型中主要参数和主要结果指标。第二,构建初始数据库,明确模型中主要参数与主要结果之间关联函数。第三,确定主要参数的变化概率函数,并更新主要参数数据,根据关联函数计算出 2015—2030 年主要结果指标。第四,通过将预测 2015—2017 年结果与现实中年鉴数据和慢性病调查数据进行比较分析来校验模型。第五,模型在现实中应用。

3. 预测辽宁省 2020—2030 年需求及医疗资源的总量及结构 根据微观模拟模型的产出数据,利用描述分析方法,描述 2020—2030 年模拟人群总计和分城乡、年龄组的两周就诊率和年住院率。同时分析两周就诊率、年住院率在不同类型机构的分布。在 2020—2030 年需求总量和结构的基础上,根据不同类型医疗机构的床位数和执业(助理)医师的工作效率,利用卫生服务需求法,测算不同类型医疗机构的每千人口床位数和执业(助理)医师配置总量和结构。

4. 提出卫生资源调整方向及实现建议 根据预估 2020—2030 年卫生资源总量及结构,结合当前卫生资源总量及结构的现状,测算出未来不同类型资源与现状之间的差距,并根据资源之间差距提出不同类型资源调整方向,并且为实现资源配置提供相应的措施。

第二节 研 究 方 法

一、研究框架

微观模拟模型能够把健康社会影响因素中宏观政策影响与 Anderson 模型中卫生服务利用模型中的因素有效地结合,不仅考虑个体因素带来需求变化进而影响到体系中资源配置,同时还考虑到宏观政策的要求也会带来居民健康需求的改变,从而也会影响着相应的资源配置的总量及结构(图 6-2)。个体健康社会影响因素则来源于 Anderson 卫生服务利用模型,包括年龄、城乡、性别、教育、职业、婚姻、收入、是否吸烟、是否饮酒、是否参加经常性体育锻炼等。通过构建模型把宏观因素与微观个体因素相结合,最后预测未来居民的医疗卫生服务利用总量及结构,在考虑不同类型资源效率的基础上,得出各类机构资源的数量。

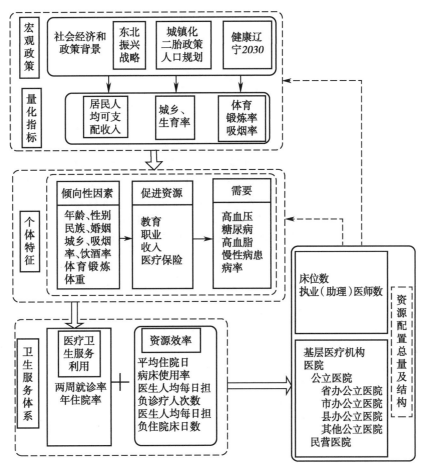

图 6-2 以卫生服务需求为导向的卫生资源配置概念框架

二、指标和资料来源

本研究以辽宁省作为分析对象,使用的资料主要来源于课题组在 2014 年开展的"辽宁省医疗卫生服务体系规划研究"数据。具体包括各种公开的年鉴数据及机构上报数据,辽宁省家庭卫生服务调查数据,辽宁省不同层级医院医生工作效率调查数据,不同层级医院患者合理流向调查数据及相关行政管理人员访谈数据。

（一）分析指标

本研究中涉及指标包括四个方面,分别为健康相关指标、资源总量和结构指标、资源效率指标和其他指标(详细见表 6-1)。

表 6-1 研究中涉及的指标维度及具体指标

一级指标	二级指标	三级指标	数据来源
健康相关指标	需要指标	死亡率；慢性病患病率、慢性病患病种类数、高血压患病率、糖尿病患病率；两周患病率	1990—2017 年《辽宁统计年鉴》/2003—2017 年辽宁省死因登记数据；2014 年卫生服务调查数据
	需求指标	两周就诊率、年住院率	2003—2017 年《辽宁省卫生计生统计年鉴》/2014 年卫生服务调查数据
	需要影响因素	城乡、性别、年龄、教育、婚姻、吸烟、饮酒、BMI 分组、体育锻炼	2014 年卫生服务调查数据/2000—2017 年《中国劳动统计年鉴》/1987—2017 年《中国教育统计年鉴》/2013 年中国家庭收入调查（CHIP）入户调查数据
	需求影响因素	城乡、性别、年龄、教育、婚姻、吸烟、饮酒、BMI 分组、体育锻炼、收入、医疗保险	
	需求结构	省办医院就诊/住院人次数占比、市办医院就诊/住院人次数占比、县办医院就诊/住院人次数占比、基层医疗卫生机构就诊/住院人次数占比	2003—2017 年《辽宁省卫生计生统计年鉴》/2014 年卫生服务调查数据/患者合理流向调查数据
资源总量和结构指标	资源总量	每千人口床位数、每千人口执业（助理）医师数	2003—2017 年《辽宁省卫生计生统计年鉴》/2003—2017 年辽宁省全部医疗卫生机构资源
	资源结构	每千人口省办医院床位数/执业（助理）医师数、每千人口市办医院床位数/执业（助理）医师数、每千人口县办医院床位数/执业（助理）医师数、每千人口基层医疗卫生机构床位数/执业（助理）医师数	
资源效率指标	床位数	病床使用率、平均住院天数	不同级别医院医生工作效率数据
	医生数	医生日均担负诊疗人次数、医生日均担负床日数	2003—2017 年《辽宁省卫生计生统计年鉴》
其他指标	资源相关	非日常医生占比；流入人口、流出人口	文献；辽宁省 2010 年人口普查数据

（二）数据来源

本研究资料来源主要分为三部分：各种年鉴的数据、机构上报数据和现场调查数据。调查数据包括辽宁省 2014 年家庭卫生服务调查数据、患者合理流向调查数据、不同级别医院医生工作效率数据。

三、抽样和调查方法

家庭卫生服务调查来源于 2014 年辽宁省卫生厅统计信息中心组织扩大样本的家庭卫生服务调查。在辽宁省选择 14 区（县）、78 个街道/乡镇、158 个居委会/村和 9 434 户家庭，共调查人口为 27 477 人。医生工作量调查来自 5 个地市的 12 家不同类型医院，共计 2 984 人。在医生调查选择的 12 家医院基础上，按照医院不同类型选择 6 家医院，随机抽取一个季度，按照 5% 比例随机抽取病例，共计 4 619 个病例，并由医院质控委员会专家根据方案实施。管理人员访谈选择 5 个地市卫生计生委局长、相关科室负责人、院长及负责人，共计 25 人。

四、分析方法

（一）单因素分析和多因素分析

描述性分析用于描述居民的主要健康问题、卫生服务体系现状及存在问题。单因素分析主要用于分析居民健康需要与卫生服务利用在不同人群之间差异。单因素分析还用在微观模拟模型的校验过程。时间序列模型主要分析人群的死亡率、出生率、新生儿人口出生性别比、人均消费性支出年均增长率等指标。多因素分析主要用于构建自变量与因变量之间关联函数，也就是构建微观模拟模型中主要参数与主要结果指标之间的关联函数。混合 logit 回归模型用于构建个体 BMI 分组与城乡、性别、年龄、教育、婚姻、锻炼等自变量关系，用于预测未来个体的 BMI 分组具体值。列联表函数用于计算城镇化、婚姻、吸烟和教育的不同状态之间转化概率。

（二）微观模拟模型

微观模拟模型用来预测居民健康需求，通过五步实现。第一，明确模型中主要参数指标，包括年龄、性别和城乡等因素。第二，根据不同函数或政策目标计算这些主要参数指标未来更新概率函数或概率变化数值。第三，明确模型的主要产出指标，包括是否患有慢性病、两周患病率、两周就诊率和年住院率。第四，通过利用初始化数据库中个体主要参数指标和结果指标之间关系来建立函数关系，包括概率模型实现函数关系和条件医疗服务需求函数关系。第五，利用主要参数未来更新概率函数或概率变化数值更新主要参数，然后把更新后的主要参数代入相应的主要参数与结果指标之间的关联函数，计算居民未来健康需要和卫生服务利用的相应指标（图 6-3）。主要参数实现函数是为了获取主要参数每年变化概率或每年变化的数值，具体实现函数见表 6-2，由 R 语言编程实现，程序实现的具体路径见图 6-4。

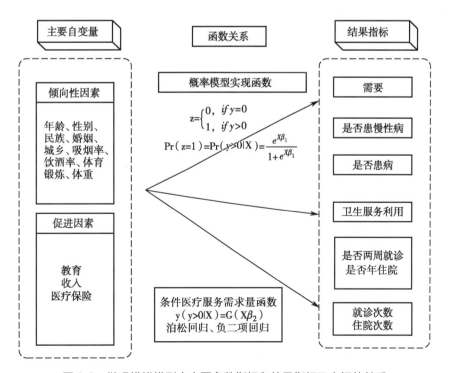

图 6-3　微观模拟模型中主要参数指标和结果指标及之间的关系

表6-2 微观模拟模型主要参数及参数实现函数

参数	指标	模型	对象	数据来源
年龄	年龄（周岁）	$Age_{t+1} = age_t +1$	个体	
N（样本量）	死亡率	ARIMA（p，q，d）	城乡、年龄组	2013—2016年死因监测数据
	死亡率	ARIMA（p，q，d）	地级市	1991—2016年14个地市统计年鉴数据（出生率和死亡率）
	出生率	人群人口出生率时间序列预测		
性别模块	新生儿的人口出生性别比	时间序列预测出生人口性别比	地级市	2013—2016年死因监测数据
	其他人群中性别	保持不变		
收入模块	人均消费性支出年均增长率	时间序列预测	地级市	1990—2016年各地市数据；《东北振兴"十三五"规划》
城乡模块	城镇化率	列联表函数	全省	《辽宁省人民政府关于印发辽宁省人口发展规划（2016—2030年）的通知》（辽政发〔2018〕20号）
婚姻模块	4种状态之间转化概率	列联表函数	全国城乡、年龄组	2013年CHIP个体数据
吸烟模块	2种状态之间转化概率	列联表函数	城乡、性别	2014年卫生服务调查个体数据
教育模块	4种状态之间转化概率	列联表函数	全省	2001—2016年全省不同类型学生数；《辽宁省教育事业发展"十三五"规划》（辽政发〔2017〕60号）
体育锻炼模块	经常参加体育锻炼人数年均增长率	列联表函数	全省	"健康辽宁"2030行动纲要 辽宁省全民健身实施计划（2016—2020年）辽政发〔2016〕80号
BMI分组	BMI_{group}	混合logit回归	个体	2014年辽宁省卫生服务调查数据
饮酒模块	状态之间转化概率	列联表函数	城乡性别	文献
医疗保险模块	状态之间转化概率	列联表函数	全省	1999—2016年城镇职工医疗保险参保率
患者流向模块	门急诊人次数	列联表函数	全省	2000—2017年门急诊人次和住院人次流向
	住院人次数	列联表函数	全省	患者合理流向调查

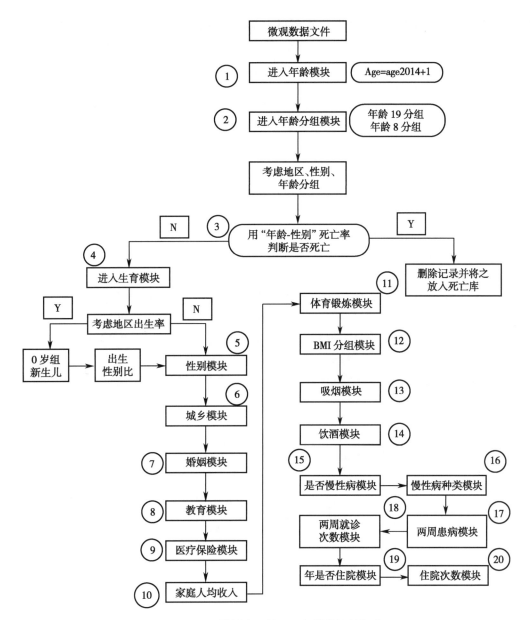

图 6-4　微观模拟实现过程及相关模块的顺序

（三）卫生服务需求法

卫生服务需求法是在居民卫生服务需求和资源效率的基础上把居民健康需求转化为相应的资源。根据卫生服务的需求量与效率指标,测算出满足一定人口卫生服务需求量所必须拥有的病床数和执业(助理)医师数。

第三节　主要结果和讨论

一、主要结果

准确地预测需求是卫生资源规划的基础,而卫生资源规划的核心是卫生资源的优化配置。因此准确地预测需求是卫生资源配置的基础。健康需求受到很多因素的影响,这些因素包括个人层面的因素,如年龄、性别、职业、教育水平、行为方式等,同时也受到很多宏观层面因素影响,如经济水平、卫生相关政策等,微观模拟模型能够把个体层面因素和宏观层面因素有效结合,并且可以得出宏观政策实现的前提下居民未来健康需求的总量及结构,同时还可以考虑到不同因素之间的相互关系。微观模拟模型在该研究中应用主要解决的问题是能够全面考虑需求各个因素,准确地预测未来需求的总量及结构。

（一）构建微观模拟模型

根据微观模拟模型目的和研究概念框架明确模型中主要参数和主要结果指标。基于其他调查数据库、各类统计年鉴中数据和宏观政策的目标数据,利用多种方法计算出主要参数2014—2029年概率变化函数或者概率变化具体数值。在2014年辽宁省卫生服务调查个体数据的基础上,利用抽样权重,扩大样本数量。对比抽样样本与扩大样本居民两周患病率和年住院率,两者之间无统计学差异。基于2014年数据利用多种方法建立主要参数与主要结果指标之间关联函数。在构建关联函数时,利用90%的样本数据,剩余10%的样本用于关联函数校验,并且明确关联函数的预测临界值和准确性。然后利用主要参数概率变化函数更新主要参数,把更新后的2015—2030参数数值代入主要参数与结果指标之间关联性函数,根据关联函数的临界值,确定个体结果事件是否发生,最后计算出2015—2030年结果指标。利用2015—2017年的慢性病调查数据结果和统计年鉴数据对模型进行校验。校验的结果显示模拟数据与校验数据之间无统计学差异。综上所述,构建的微观模拟模型在预测需求时是有效的(图6-5)。

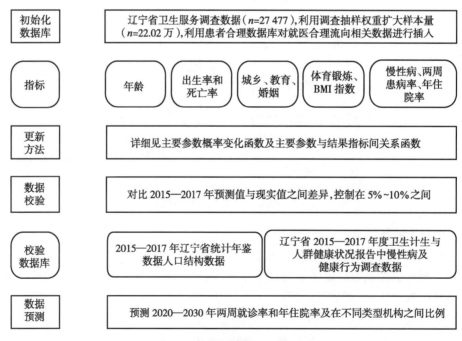

图6-5　微观模拟模型构建的过程

（二）需求总量预测

需求总量指标为两周就诊率和年住院率。在微观模拟构建的过程中死亡率的参数获取有两种方式,第一种方式为分城乡和年龄组的死亡概率,简称为死亡率模型1,第二种方式为各地市的城乡合计的死亡率,简称死亡率模型 2。针对两周就诊率的预测也是分为两个模型,第一个模型为利用零膨胀负二项回归模型预测两周内患病的个体的两周内就诊的次数(0~14 次),简称预测模型 a,第二种模型分为两个阶段,分别为预测两周患病的个体是否就诊(0 和 1),然后预测就诊人群的就诊的次数(1 次和 2 次及以上),并且通过方程把 1 次和 2 次及以上人口转化 0 和 1,预测后再转化成相应的 1 次和 2 次及以上,简称预测模型 b。根据上述死亡概率和两周就诊率的模型,可以把两周就诊率的结果按照 4 种情景给予展示。同样的道理,模型预测居民年住院率的结果也会以 4 种情景展示。

从表 6-3 可以看出无论是城市、农村还是城乡合计居民两周就诊率均呈现出上升的趋势,4 种情景下城乡之间两周就诊率差距相对较小。辽宁省居民两周就诊率由 2020 年的 15.2% 上升至 2030 年的 21.1%。农村居民的两周就诊率基本上高于城市居民的两周就诊率。

表 6-3　辽宁省 2020—2030 年人群两周就诊率预测

年份/年	分类	两周就诊率/%		
		城市	农村	合计
2020	情景 1	15.0	15.7	15.2
2020	情景 2	17.7	17.3	17.6
2020	情景 3	15.4	16.1	15.6
2020	情景 4	16.7	17.0	16.8
2025	情景 1	15.5	15.9	15.6
2025	情景 2	19.2	18.5	19.0
2025	情景 3	16.0	15.6	15.9
2025	情景 4	17.5	18.0	17.6
2030	情景 1	17.3	17.2	17.3
2030	情景 2	21.2	20.8	21.1
2030	情景 3	17.1	16.9	17.1
2030	情景 4	19.0	19.5	19.1

表 6-4 显示 2020—2030 年辽宁省居民的年住院率呈现出快速上升趋势,且城乡之间差距逐渐缩小。2020 年居民的年住院率为 12.9% ~ 15.1%,2025 年年住院率为 14.6% ~ 18.8%,2030 年年住院率为 17.4% ~ 20.6%。

表 6-4　辽宁省 2020—2030 年人群年住院率预测

年份/年	分类	年住院率/%		
		城市	农村	合计
2020	情景 1	13.2	13.4	13.3
2020	情景 2	15.1	15.2	15.1
2020	情景 3	12.6	13.8	12.9

续表

年份/年	分类	年住院率/%		
		城市	农村	合计
2020	情景 4	14.2	14.9	14.4
2025	情景 1	14.2	15.8	14.6
2025	情景 2	17.2	18.5	17.5
2025	情景 3	17.1	17.4	17.2
2025	情景 4	18.7	19.1	18.8
2030	情景 1	17.5	17.1	17.4
2030	情景 2	19.8	20.0	19.9
2030	情景 3	18.5	19.2	18.7
2030	情景 4	20.7	20.4	20.6

（三）需求结构预测

需求结构主要指的是患者在门急诊和住院时对机构的选择。门急诊和住院机构分为基层医疗卫生机构、县办医院、市办医院、省办医院和其他机构。需求结构的情景分为3类,基于患者就诊现状、患者向基层分流和患者向大医院聚集。表6-5和表6-6是以2030年门诊患者和住院患者不同分布情景展示。

2030年居民就诊结构分布按照6种情景进行展示(表6-5),即情景1和情景2与2020年结构相同。情景3是在2025年情景3的基础上继续由大医院向下一级医院分流其10%的患者,同时把其他机构中10%的患者流入基层医疗卫生机构。情景4是在2025年基础上再继续由大医院向下一级别机构分流10%的患者。情景5即为患者流向在2025年情景5的基础上继续向大医院聚集,基层医疗卫生机构向县办医院流入其5%的患者,县办医院5%的患者流入市办医院,市办医院患者向省办医院流入5%的患者。情景6即在2025年情景6基础上继续向大医院集中,每个层级中有10%的患者向上一级医院聚集。

表6-5 辽宁省2030年门诊患者就诊机构分布预测

单位：%

机构类型	保持患者就诊现状		患者向基层机构分流		患者向大医院聚集	
	情景 1	情景 2	情景 3	情景 4	情景 5	情景 6
基层医疗卫生机构	62.6	48.6	60.0	55.2	41.7	35.4
县办医院	24.5	12.8	13.1	12.0	17.2	20.0
市办医院	9.5	17.0	16.1	14.8	16.8	15.7
省办医院	2.2	9.0	8.1	5.9	11.7	16.3
其他医院	1.3	12.6	2.6	12.1	12.6	12.6

注:其他医院包括其他公立医院、社会办医院和公共卫生机构(妇幼保健院等)。

2030年情景1和情景2中患者住院机构分布与2020年相同。情景3是在2025年情景3的基础上,住院患者流向继续由省办医院向市办医院分流10%入院患者,市办医院10%入院患者分流到县办医院,县办医院10%的入院患者分流到基层医疗卫生机构。情景4是在

2025 年情景 4 基础上,每个层级的医院向下一级别的医院分流 10% 住院患者。情景 5 在 2025 年情景 5 的基础上患者流向继续向大医院聚集,基层医疗卫生机构入院患者中 5% 流入县办医院,县办医院 5% 的住院患者流入市办医院,市办医院 5% 的住院患者流入省办医院。情景 6 是在 2025 年情景 6 基础上患者流向继续向大医院集中,每个层级中有 10% 的患者流入上一级医院,即基层医疗卫生机构中 10% 的住院患者流入县办医院,县办医院中 10% 的住院患者流入市办医院,市办医院中 10% 的患者流入省办医院。表 6-6 给出 2030 年住院患者结构预测,从表中可以看出,基层医疗卫生机构住院患者的占比呈现出上升趋势,由情景 6 中 6.9% 上升至情景 4 的 24.7%;县办医院的住院患者的占比呈现出下降趋势,最高的是情景 1,占比为 53.2%,占比最低的是情景 6,为 21.3%。市办医院住院患者占比集中在 25% 左右。

表 6-6　辽宁省 2030 年住院患者就诊机构分布预测

单位:%

机构类型	保持患者就诊现状		患者向基层机构分流		患者向大医院聚集	
	情景 1	情景 2	情景 3	情景 4	情景 5	情景 6
基层医疗卫生机构	9.0	9.4	17.8	24.7	7.7	6.9
县办医院	53.2	26.3	26.0	24.1	22.9	21.3
市办医院	28.2	28.0	23.9	24.1	27.1	26.6
省办医院	7.8	15.6	11.3	8.6	21.6	24.5
其他医院	1.9	20.7	20.7	18.5	20.7	20.7

注:其他医院包括其他公立医院、社会办医院和公共卫生机构(妇幼保健院等)。

(四)资源总量及结构的预测

表 6-7 给出 2030 年年住院率情景 4 时和 6 种住院患者流向情景下不同类型机构每千人口床位数区间取值预测。与资源现状相比,情景 1 的县办医院每千人口床位数、情景 4 基层医疗卫生机构每千人口床位数和情景 5、情景 6 省办医院每千人口床位数呈现出增加趋势,而其他类型机构床位数都呈现出减少的趋势。从表中可以看出住院情景 4 和患者流向情景 4 基层医疗卫生机构每千人口床位数最高,为 1.49~1.72 张。住院情景 4 和患者流向情景 1 县办医院和市办医院每千人口床位数最高,分别为 2.84~3.18 张和 1.68~1.95 张。住院情景 4 和患者流向情景 6 省办医院每千人口床位数最高,为 1.31~1.54 张。

表 6-7　辽宁省 2030 年不同情景下不同类型机构每千人口床位数区间值预测

单位:张

机构类型	患者就诊保持现状不变		患者向基层机构分流		患者向大医院聚集	
	情景 1	情景 2	情景 3	情景 4	情景 5	情景 6
基层医疗卫生机构	0.54~0.63	0.57~0.65	1.08~1.24	1.49~1.72	0.53~0.50	0.42~0.48
县办医院	2.84~3.18	1.39~1.55	1.39~1.55	1.28~1.44	1.22~1.37	1.14~1.27
市办医院	1.68~1.95	1.66~1.93	1.42~1.65	1.43~1.66	1.61~1.87	1.58~1.83
省办医院	0.42~0.49	0.83~0.98	0.60~0.71	0.46~-0.54	1.15~1.35	1.31~1.54
其他医院	0.15~0.17	1.56~1.75	1.56~1.75	1.39~1.57	1.56~1.75	1.56~1.75

表 6-8 是 2030 年不同情景下不同类型机构每千人口执业（助理）医师数区间值预测。两周就诊率/年住院率的情景 4 时,患者流向情景 4 基层医疗卫生机构每千人口执业（助理）医师数数值较大(1.55~2.79 人),患者流向情景 6 数值最小(0.67~1.04 人)。县办医院每千人口执业（助理）医师在患者流向情景 4 下是最小值(0.42~0.53 人),患者流向情景 1 数值最大,为 0.89~1.13 人。对市办医院每千人口执业（助理）医师来说,患者流向情景 4 和情景 2 分别为最小值和最大值,其数值分别为 0.49~0.59 人和 0.63~0.89 人。对省办医院每千人口执业（助理）医师来说,患者流向情景 1 下,其数值最小(0.16~0.21 人),而患者流向情景 6 下,其数值最大(0.69~0.81 人)。

表 6-8 辽宁省 2030 年不同类型机构每千人口执业（助理）医师数区间值预测

单位：人

机构类型	患者保持现状不变		患者向基层机构分流		患者向大医院聚集	
	情景 1	情景 2	情景 3	情景 4	情景 5	情景 6
基层医疗卫生机构	1.07~1.58	0.92~1.42	1.36~2.28	1.55~2.79	0.77~1.19	0.67~1.04
县办医院	0.89~1.13	0.45~0.57	0.45~0.58	0.42~0.53	0.44~0.56	0.52~0.66
市办医院	0.49~0.74	0.63~0.89	0.57~0.79	0.49~0.59	0.62~0.87	0.59~0.84
省办医院	0.16~0.21	0.41~0.53	0.33~0.42	0.21~0.25	0.55~0.72	0.69~0.88
其他医院	0.13~0.16	0.66~0.81	0.37~0.49	0.61~0.75	0.66~0.81	0.66~0.81

（五）资源预测值与现实差距

图 6-6 给出不同患者流向情景下资源预测数值与 2017 年现状差距。2030 年情景 1,县办医院每千人口床位数增加 1.66 张,而其他机构床位数均需要减少,减少数值在 0.05~1.84 张之间;基层医疗卫生机构、县办医院和市办医院每千人口执业（助理）医师数需要增加量分别为 0.56 人、0.61 人和 0.04 人,而其他类型机构出现减少趋势,省办医院和其他医院减少数值分别为 0.20 人和 0.38 人。情景 2 到情景 6 变化详见图 6-6。

二、讨论

（一）微观模拟模型构建及应用

微观模拟基于辽宁省扩大样本家庭卫生服务调查数据,调查的人口结构能够很好地代表人群总体的特征。该模型分析代表了现实人群微观个体的异质性,有助于模拟政策干预效果。这种需求预测方法基础上进行优化资源配置,能够充分考虑人群健康需要、政府政策影响、政治和社会经济等因素[46],但是没有考虑到卫生服务体系改变带来的影响,如新技术引入和"互联网+医疗"等[47]。另一方面,需要预测方法并不能包括影响需求的全部因素,需要预测所需数据的质量和技术也可能面临着巨大的挑战,如 O'Brien-Pallas L[48]认为"复杂模型可能会增加误差的风险"。同时该模型预测估计方面存在量化困难和不确定性,模型很难描述和总结。模型的不确定性评估是通过随机化模拟(stochastic simulation)实现,该方法与确定敏感性分析是评估预测模型中不确定性的常用方法[49]。

两种死亡率预测的模型均使用时间序列模型,时间序列预测在现实世界中存在着广泛

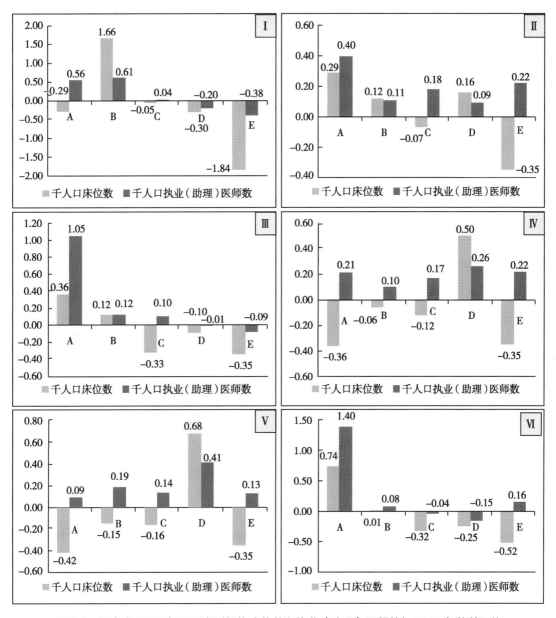

图6-6　辽宁省2030年不同类型机构床位数和执业（助理）医师数与2017年的差距值

注：Ⅰ、Ⅱ、Ⅲ、Ⅳ、Ⅴ、Ⅵ为患者流向的情景1~6。图表中横坐标轴A、B、C、D、E表示不同类型医疗机构，A为基层医疗卫生机构，B为县办医院，C为市办医院，D为省办医院，E为其他医院。

的应用,其预测具有连续性和随机性[50]。死亡率在时间上具有一定的关联性,过去和现在的情况在一定程度上影响着未来发展变化。时间序列模型分析是通过探究数据内在规律进行预测,适用于近期的预测,对于较远的未来,可能会出现较大偏差和存在局限性[51]。目前很多研究用时间序列模型预测死亡率,如陈强(2004)[52]和曾伟(2007)[53]利用人群死亡率预测模型,吕娜(2016)[54]和刘洁(2011)[55]利用5岁以下儿童死亡率模型。两周就诊次数/年住院次数的2种预测方法利用的是相同的数据,两周就诊率和年住院率方法一使用的分别为零膨胀负二项回归和负二项回归模型。零膨胀负二项回归和负二项回归在很多研究中用于确定居民两周就诊人数和年住院人次数的影响因素[56,57]，确定模型的原则是利用 AIC 数值最小。两周就诊次数/年住院次数预测的第二种方法是两步 logistic 回归。两种方法预测 10% 样本的准确率，方法二的准确性高于方法一。

（二）卫生服务需求法能把需求转化为卫生资源

在本研究中卫生资源预测方法是卫生服务需求法，是在微观模拟预测未来不同年龄人口卫生服务利用情况的基础上，再考虑不同类型资源的效率指标（即为不同资源生产率的标准）。该方法在测算未来资源配置水平时考虑了人口数量和结构变化、卫生政策与政策法规目标、卫生服务利用率、不同提供者的效率等因素。在需求总量与结构固定的前提下，床位数和执业（助理）医师效率高，则会导致资源配置数量相对较小，若床位数和执业（助理）医师效率较低，则会导致资源配置数量相对较高，因此资源的效率大小影响着资源配置数量。本研究中床位数和执业（助理）医师的工作效率指标主要来源于现状调查、统计年鉴趋势数据、文献调查和专家咨询。考虑多方面因素本研究中床位数和执业（助理）医师的工作效率基于这几个方面数据，经过专家讨论确定取值范围。

（三）居民需求呈现出上升趋势将会给资源总量带来影响

从预测需求的总量来说，模型预测出 2020 年、2025 年和 2030 年辽宁省居民两周就诊率分别是 15.2%～17.6%、15.6%～19.0% 和 17.1%～21.1%，换算居民年均就诊人次数分别为 4.0～4.6 人次、4.1～4.9 人次和 4.5～5.5 人次。从这些数据可以看出未来居民年均就诊人次呈现出上升趋势，这与 OECD 中部分国家结果相似，部分 OECD 国家人均诊疗人次数集中在 4.0～6.0 人次之间，呈现出缓慢的上升趋势。模型预测出 2020 年、2025 年和 2030 年居民的年住院率分别为 12.9%～15.1%、14.6%～18.8% 和 17.4%～20.6%，这些结果显示未来辽宁省年住院率呈现出上升趋势，并且这些数据与 OECD 国家 1980—2016 年年住院率聚集分布在 10%～20% 之间的结果相似，并且 OECD 国家数据显示发达国家的年住院率年变化率非常小。这也说明未来辽宁省居民年住院率应该处于稳步上升阶段。

（四）实现患者合理流向下资源的调整有利于分级诊疗政策的有效实施

基层医疗卫生机构资源的增加，主要指的是基层医务人员数量的增加。一是继续采用辽宁省政府集中为基层招聘全科医生措施；二是继续加大全科医生的培养；三是通过建立合理的基层机构人力资源绩效体系留住现有基层人员；四是继续通过组建医疗联合体、对口支援、医师多点执业等方式，鼓励二级以上医院医师到基层医疗卫生机构多点执业或定期出诊，增加基层执业（助理）医师数量的同时也提高基层服务能力。对于基层床位数资源的增加，主要在县/区办医院丰富的地区把没有专科特长的县/区办医院转化为服务于老年人的长期照护机构或医养结合机构。

市办医院和省办医院资源减少是通过多种措施限制大医院规模和医院转制为民营医院或接续型医疗机构。限制大医院规模的方法是合理的区域卫生规划和财政投入方式引导。建立合理的和可操作的区域卫生规划，在卫生资源规划中明确提出降低大医院平均住院日，结合辽宁省医院现有的效率数据提出不同层级综合性公立医院的床位规模，鼓励省级和地市级区域医疗中心医院以办分院、托管、兼并、与社会资本合作等模式拓展业务，组建紧密型医疗集团，在集团内部分流患者。

第四节　政策建议与未来研究方向

一、研究进展

（一）理论进展

随着规划认识的加深和规划实践的发展,规划理论逐渐分化为两类,即规划程序理论和规划本体理论。规划程序理论(procedural theory)是规划的理论(theory of planning),是规划自身的社会定位,说明什么是规划,规划的作用、功能、编制的程序等;规划本体理论是规划中的理论(theory in planning),关注规划的内容,是与规划相关的多学科理论,包括土地规划、城市规划、交通规划等。规划理论本身并不是一成不变的,而是随着社会变迁、制度创新和经验积累而不断演进,其本质是在特定社会中制度的不断创新[58,59]。对规划理论的认识必须从时代变迁和制度创新的高度去理解。

理性过程规划是一个动态的、持续的、反馈的过程。为了保证规划的客观性,在机构设置和制度安排上,规划研究、规划编制和规划决策必须保持独立。倡导式规划理论的核心是多元主义,强调规划的价值理性和程序理性,它认为确定规划目标,是一个复杂的政治过程。规划过程中应该引入民主参与程序,规划师参与整个政治协商过程,确定合适的规划决策程序,代表并服务于不同社会利益群体并解决其争端,力争达成共识。注重定性与定量分析技术,吸收政策制定和管理科学上的先进方法,同时强调多元主体共同参与,减少不同利益主体之间的矛盾和隔阂,通过合作而非无序竞争达成共同目标。我国的五年规划是计划经济时期的独特产物,随着计划经济体制向社会主义市场经济体制转变,"五年计划"也变为"五年规划",从指令性计划向指导性、约束性规划转变,从单一的经济计划向综合的社会规划转变,从专业人员的闭门编制向开门办规划转变。

（二）政策进展

卫生规划则要在充分研究和分析卫生服务需求的基础上,依据卫生资源总量,寻求卫生资源的有效配置。因此,规划是在市场经济条件下,在测算居民的健康需求、医疗卫生服务的提供量、卫生费用水平的基础上,依据国家法律法规和卫生政策,充分考虑市场因素,在整个社会经济向"市场成为资源配置的决定性因素"的形态转变的情况下,结合不同类型医疗卫生服务的性质和特点,在具体资源配置上发挥政府和市场的各自作用[60]。规划通过确定资源配置标准,确保重点项目,政策扶持放开专科市场,优化医疗卫生资源配置的布局和结构等刚性的和灵活的策略,实现规划目标[61]。

1. 规划体系相关政策　为探索建立与社会主义市场经济相适应的规划体制,《国务院关于加强国民经济和社会发展规划编制工作的若干意见》(国发〔2005〕33 号)指出要建立三级三类规划管理体系。国家发改委分别印发了《国家级专项规划管理暂行办法》(发改规划〔2007〕794 号)和《国家级区域规划管理暂行办法》(发改规划〔2015〕1521 号),对国家级专项规划和国家级区域规划编制总体要求、基本内容、编制流程做出较为明确的规定。2016 年中共中央办公厅、国务院办公厅印发《关于建立健全国家"十三五"规划纲要实施机制的意见》提出:健全相互衔接的规划体系。2018 年颁布《关于统一规划体系更好发挥国家发展规划战略导向作用的意见》提出更好发挥国家发展规划的战略导向作用,为创新和完善宏观调控、推进国家治理体系和治理能力现代化、建设社会主义现代化强国提供有力支撑的总体要求。在此基础上,2020年6月,国家卫生健康委出台《国家卫生健康委关于印发规划管理办法(试行)的通知》(国卫规划发〔2020〕8号),明确卫生规划编制和管理工作的规范化、制度化,并且明确卫生健康规划的体系和规划编制流程(图6-7)。

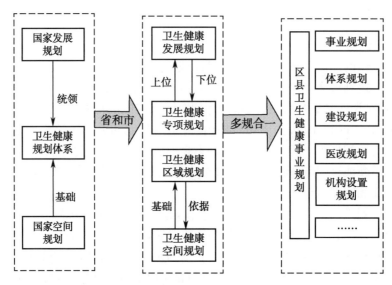

图6-7 我国规划的体系构成及相互作用关系

2. 分级诊疗下构建优质高效医疗卫生服务体系政策进展 2015年,国务院办公厅颁布《国务院办公厅关于推进分级诊疗制度建设的指导意见》(国办发〔2015〕70号),这是统领分级诊疗全局的纲领性文件,在此基础上,一系列落实文件,分别明确分级诊疗特定政策试点及重点问题;同时相继出台医疗联合体(简称"医联体")和紧密型医疗卫生共同体(简称"医共体")建设的相关文件,2018—2020年,从医联体绩效考核、城市医联体试点和医联体管理办法等方面出台相应文件,而2019—2020年,国家相继出台了县域紧密型医共体试点、建设评判标准和监测指标体系等方面的文件。在此基础上,2015—2021年,国家同步出台"双中心"建设规划及相应中心设置标准和实施方案,出台单病种分级诊疗相关文件,如高血压、糖尿病、慢性阻塞性肺疾病(简称"慢阻肺")、心力衰竭等分级诊疗技术方案。为了更好地有序推进分级诊疗制度,国家卫健委出台家庭医生签约服务、基层医疗卫生机构标准化建设等文件。这些政策出台和实施促进卫生资源有序地流动,从而为区域卫生资源配置提供政策依据。

二、政策建议

1. 通过量化不同级别医院功能的考核指标来确保医院功能定位落实 建议政府明确不同级别医院的功能定位量化考核指标,如门诊与住院的转化比、住院患者中下转患者人次数、日间手术占择期手术比、出院患者中手术患者占比、出院患者中微创手术占比、出院患者中四级手术患者占比和特需医疗服务占比等。同时根据不同级别医院的现状制订考核的指标目标,并引导不同级别医院向其政策规定的功能定位转化。政府对于基层和医院的床位数是否增加需要考核的指标是不同的,对于基层政府注重提高床位数病床使用率,而医院的考核指标是降低平均住院天数和提高疑难患者占比。

2. 发挥财政投入在引导医院落实功能定位中的作用 财政对医院的投入方式包括基本建设、设备购置、公共卫生任务、重点学科发展、对于取消药品加成专项补助、其他6方面，这种财政补助的方式是在明确医院功能定位的基础上，按照政府采购服务方式来进行财政投入，引导医院在区域卫生规划的基础上合理地发展规模。通过考核医院的功能定位是否实现来确定下一期财政投入的数量及结构。

3. 发挥医保在促进患者合理流向中的作用 研究表明[62-64]医保制度可以通过设定定点医疗机构、设定不同级别医疗机构阶梯型补偿比例、起付线及封顶线等手段来调节患者就医流向。通过扩大医疗保险在不同层级医院之间的报销比例的差距来促进患者在区县和基层医疗机构的就诊，同时继续完善医疗保险的双向转诊制度，根据不同地区基层机构的服务能力，明确基层机构救治的病种。在推进医保门诊统筹时，建立和完善"基层首诊、逐级转诊"机制，通过病种分流和患者的分级诊疗，建立良好的诊疗秩序，引导参保人小病在社区、大病去医院、康复回社区的就医习惯。

4. 提升基层医疗机构能力，促进分级诊疗政策的落实 基层医疗机构能力提升主要指的是基层医务人员数量的增加和质量的提升。在基层人才提升质量方面，根据基层医疗卫生机构人员面临常见病多发病的诊断、治疗等相关培训，继续开展基层医生和护士的学历提升计划，通过这些措施提升基层医疗卫生机构的服务能力。打破基层人员财政"大锅饭"的体制，建立根据基层工作岗位、工作数量、成本控制、患者难易程度的人员绩效分配，促进基层人员多劳多得，同时也体现基层人员的职业发展。基层卫生机构对职工考核与职工收入挂钩。坚持"不劳不得、少劳少得、多劳多得、奖勤罚懒、绩效优酬"的原则，各基层医疗卫生机构依据《绩效工资分配方案》，从职工定性、定量、岗位系数三个方面进行考核，建议基础性绩效工资与奖励性绩效工资的比例调整为5∶5，合理拉开职工收入，充分发挥绩效工资的杠杆作用。

5. 基层机构床位数转型为家庭病床和医养结合病床 家庭病床是顺应社会发展出现的一种新的医疗护理形式，其以家庭作为护理场所，选择适合在家庭环境下治疗或康复的病种，促进患者在熟悉的环境中接受医疗和护理，非常适合于慢性病多发、病程时间比较长和消耗大量的卫生资源的患者。大量研究表明对终末期癌症患者来说，家庭病床是一种不错的选择。建议把部分基层医疗卫生机构床位数按照家庭病床服务规范转为家庭病床，更好地为失能、半失能的老年人提供居家的医疗和护理服务。同时引导社会办、民办基层医疗机构转型为护理院，或者开设医疗护理型床位或医疗护理型病区，鼓励公立基层医疗机构发展老年医疗护理服务特色科室，确保能够更好地为老年人口服务。

6. 加强不同层级医院间及医院与基层间合作 县域层面上组建县域医共体，通过人、财、物统一管理或者成立唯一法人集团方式来整合区域医疗资源，并且利用医保支付改变激励，促进患者在基层就诊，从而优化配置医共体内各医疗卫生机构功能，构建整合型医疗卫生服务共同体，引导优质医疗资源下沉，为辖区居民提供全生命周期健康服务[65]。以医保资金及流向作为政府监管抓手，从而保证县医院及基层医疗卫生机构的目标一致，努力提升自身医疗服务能力，实现医保资金的合理分布。

城市的医院与医院建立专科医疗联盟。城市医院之间以专科合作为纽带形成联合体，以一家规模较大医院和技术水平较高医院的特色专科为主，通过以特色病种优化的诊疗方案和特色疗法为抓手，与具有该专科的医院进行合作从而形成联合体。在联合基础，该专科联盟能够加强专科急危重疑难病例的双向转诊和会诊，从而提升区域内解决专科重大疾病的救治能力,形成错位发展模式,从而实现推动区域专科水平的发展和提高牵头医院的社会影响力。

院办院管模式,发挥三级甲等医院的品牌效应。大医院通过兼并、收购或者直接主办等方式取得地市医院/县级医院/基层医疗卫生机构的所有权和经营权,为地市医院/县级医院/基层医疗卫生机构提供人力、技术、设备、财力、管理等资源配置的支持,实施一体化的统一管理。通过托管方式,三甲医院全权管理与建设托管医院,行使三级医院的人事调配权、经营决策权、行政管理权,从而提高托管医院的医疗技术水平。同时,该模式也会驱使优质医疗资源下沉,尤其是大医院的医院管理技术,更好地为人才培养、学科建设服务,促进新技术的开展和专科学术资源的整合,从而提升托管医院临床和学术两方面的能力,更好地为患者服务。

三、未来研究方向

卫生资源规划是政府调节资源配置、实现卫生公平高效发展的一种重要手段。《中华人民共和国国民经济和社会发展第十四个五年规划和 2035 年远景目标纲要》提出到 2035 年基本实现社会主义现代化,人均 GDP 达到中等发达国家水平。与此相适应,卫生健康体系基本实现现代化,主要健康指标接近高收入国家平均水平,健康公平基本实现,建成与基本实现社会主义现代化目标要求相适应的健康国家。在此要求下,卫生资源配置与规划未来有以下几个问题需要研究。

1. **整合型医疗卫生服务体系下资源配置标准及方法** 建立中国特色优质高效的整合型医疗卫生服务体系,是党的十九大作出的关于实施健康中国战略的重要决策部署,是卫生健康事业高质量发展的必然要求。梁万年[66]指出整合型医疗卫生服务体系实现路径,首先要解决卫生健康领域发展不平衡的问题;其次要树立好共建共享理念,促使政府、医院和基层医疗机构三方共赢;最后,要构建起"联体""连心"的"大卫生"格局,联动社会各界共同发力,从而真正建立可持续发展的整合型医疗卫生服务体系。同时结合未来医保支付单位从机构向区域转化,医疗卫生服务体系的区域、各类机构资源配置标准将会发生相应改变。随着人口老龄化和人口大量流动,老龄化带来长期护理保险推广和普及,人口流动带来中西部地区人口大量流出,这也会给资源配置带来巨大的影响。这些改变如何用量化的方法来刻画和测算未来需要进一步论证。

2. **区域资源配置如何与机构资源配置有机结合** 目前区域资源配置涉及区域总量及部分专科资源,如康复、中医、重症等,也有部分省份的医疗卫生服务体系规划中涉及省属大医院编制床位数。随着国家医保局出台组合政策及医改深入,大型医院越来越重视医院事业规划和专项规划,并形成相应规划编制理论和方法体系[67]。相关研究表明[68],医院规划需要明确医院的体系定位和发展思路,集中资源突出学科优势,最终实现医院目标定位。如何通过定量分析指标体系或定性访谈体系建立区域资源配置与机构资源配置有机结合需要进一步研究。对于区域的专科需求相对容易获取,但是在现有专科需求下,如何转化为区域的资源目前也是一个难题。

3. **中国偏远地区的资源配置标准** 我国存在大量的偏远地区,这些区域人口相对较少,而资源分布和地理战略定位比较重要,卫生服务属于公共服务之一,因此卫生资源配置作用显得更为突出。而现实中我国城市与农村现有的资源配置不均衡,农村地区合格的卫生人员的差距更大。现有卫生政策明确指出对于偏远地区、西部欠发达地区、贫困山区进行倾斜,但是并没有给出量化的权重和专业性的标准,基本上投入按照人口来计算,这也导致偏远地区基础设施投入明显不足。通过文献研究发现,日本、澳大利亚及欧洲发达国家都有针对偏远地区的相应的资源配置及服务模式[69,70]。未来偏远地区资源配置标准及资源配置模式的问题亟须解决,这也是实现健康公平的重要途径。

4. 资源配置标准从资源数量向资源质量转化 相关研究列出资源配置前提是分析全生命、全周期、全流程的健康需求和供给体系不同类型机构的资源数量、质量和结构[45],在此基础上发现目前体系中存在的短板、缺项和不足。而目前《"十四五"医疗卫生服务体系规划》中新增床-人(卫生人员)比,《"十四五"医疗机构设置规划指导原则(2021—2025年)》新增了床-护比和床-医比,这些规划新增资源规划指标均是床位数质量指标,而这些指标的测算方法需要进一步研究和探讨。同时还需要进一步研究床位数和卫生人员质量指标有哪些,以及这些指标在未来资源配置中如何发挥相应的作用。

(王书平)

参考文献

[1] 郭岩,汤淑女.健康的社会决定因素与慢性病防治[J].中国预防医学杂志,2010,11(11):1167-1169.
[2] 杜维婧.我国农村居民健康的社会决定因素研究[D].北京:中国疾病预防控制中心,2012.
[3] 章伟芳,赵正言.儿童健康公平性及其社会决定因素[J].中国妇幼保健,2017,32(1):195-197.
[4] 张树辉,周华珍,耿浩东.健康的社会决定因素对青少年成瘾行为的影响[J].中国青年社会科学,2018,37(5):83-91.
[5] DE LA VEGA P B,LOSI S,MARTINEZ L S,et al. Implementing an EHR-based screening and referral system to address social determinants of health in primary care[J]. Medical Care,2019,57 Suppl 6 Suppl 2:S133-S139.
[6] CUTHBERTSON J,ARCHER F,RODRIGUEZ-LLANES J M,et al. The social determinants of health in disaster risk reduction[J]. Prehospital and Disaster Medicine,2019,34(s1):s95-s95.
[7] LEMMING M R,CALSYN R J. Utility of the behavioral model in predicting service utilization by individuals suffering from severe mental illness and homelessness[J]. Community Mental Health Journal,2004,40(4):347-364.
[8] CHOU Y C,LEE Y C,LIN L C,et al. Social services utilization by adults with intellectual disabilities and their families[J]. Social Science & Medicine,2008,66(12):2474-2485.
[9] 林毓铭,肖丽莹.中国老年人医疗支出影响因素:基于安德森模型[J].中国老年学杂志,2019,39(6):1479-1482.
[10] 彭希哲,宋靓珺,黄剑焜.中国失能老人长期照护服务使用的影响因素分析:基于安德森健康行为模型的实证研究[J].人口研究,2017,41(4):46-59.
[11] GRAHAM A,HASKING P,BROOKER J,et al. Mental health service use among those with depression:an exploration using Andersen's Behavioral Model of Health Service Use[J]. Journal of Affective Disorders,2017,208:170-176.
[12] SHEPHERD J G,LOCKE E,ZHANG Q,et al. Health services use and prescription access among uninsured patients managing chronic diseases[J]. Journal of Community Health,2014,39(3):572-583.
[13] HOLTZMAN C W,SHEA J A,GLANZ K,et al. Mapping patient-identified barriers and facilitators to retention in HIV care and antiretroviral therapy adherence to Andersen's Behavioral Model[J]. AIDS Care,2015,27(7):817-828.

[14] 蒋收获.改善流动人口卫生保健服务利用的策略研究[D].上海:复旦大学,2008.

[15] 王懿俏.某省妇女产前保健服务可及性及影响因素研究[D].大连:大连医科大学,2017.

[16] 游毅.我国九省老年人就医行为的变化趋势及影响因素研究[D].北京:北京中医药大学,2015.

[17] KAYA S,GUVEN G S,AYDAN S,et al. Predictors of hospital readmissions in internal medicine patients: Application of Andersen's Model[J]. The International Journal of Health Planning and Management,2019, 34(1):370-383.

[18] 张禄生,方鹏骞,董四平,等.湖北省农村居民卫生服务需求现状及影响因素分析[J].中国卫生经济, 2009,28(4):51-54.

[19] 战亚玲,曹志辉.农村空巢老人卫生服务利用及影响因素分析[J].现代医院管理,2016,14(4):55-57.

[20] 张艳艳,何朝,李长青,等.顺义区慢性病患者卫生服务需求与利用及影响因素分析[J].中国公共卫生管理,2016,32(3):315-317.

[21] 彭海艳,伍晓榕.影响我国医疗卫生需求的多因素实证分析:基于岭回归法[J].上海管理科学,2006, 28(4):12-15.

[22] 曾智,宋平凡.我国城乡居民卫生服务需求的收入弹性分析:基于非线性 STR 模型[J].中国卫生经济,2016,35(1):21-23.

[23] 周启良.城市化对城市居民卫生服务需求的影响:基于我国 283 个地级及以上城市的经验证据[J].中国卫生经济,2014,33(12):8-10.

[24] 王庆延,黎正良,陈延平,等.城市医疗需求和卫生服务利用量的分析与预测[J].中国卫生统计, 1993,10(3):12-14.

[25] 赵增科,孔凡玲,孟庆跃,等.1978—2000 年山东省医疗服务需求变化趋势及预测分析[J].预防医学论坛,2005,11(1):106-107.

[26] 马庆波,余少培.基于 ARIMA 的基层医疗卫生服务需求模型的建立[J].现代医药卫生,2011,27 (16):2524-2526.

[27] 徐琼花,羊在家,张文斌.基于卫生服务需求视野下的医院人力资源发展规划预测实证分析[J].中国卫生统计,2013,30(4):570-572.

[28] 毛正中,蒋家林,杨跃林,等.医疗服务需求估计与区域卫生规划[J].中华医院管理杂志,2003,19 (3):137-139.

[29] CHARFEDDINE M,MONTREUIL B. Integrated agent-oriented modeling and simulation of population and healthcare delivery network:Application to COPD chronic disease in a Canadian region. 2010,Winter Simulation Conference.

[30] BASU A. Forecasting distribution of body mass index in the United States:Is there more room for growth? [J]. Medical Decision Making,2010,30(3):E1-E11.

[31] SHI L,VAN MEIJGAARD J,FIELDING J. Forecasting diabetes prevalence in California:a microsimulation [J]. Preventing Chronic Disease,2011,8(4):A80.

[32] DALL T M,CHAKRABARTI R,STORM M V,et al. Estimated demand for women's health services by 2020 [J]. Journal of Womens Health(Larchmt),2013,22(7):643-648.

[33] MANUEL D G,TUNA M,HENNESSY D,et al. Projections of preventable risks for cardiovascular disease in Canada to 2021:a microsimulation modelling approach[J]. CMAJ Open,2014,2(2):E94-E101.

[34] MANUEL D G,GARNER R,FINèS P,et al. Alzheimer's and other dementias in Canada,2011 to 2031:a microsimulation Population Health Modeling(POHEM)study of projected prevalence,health burden,health services and caregiving use[J]. Population Health Metrics,2016,14:37.

[35] HENNESSY D A,FLANAGAN W M,TANUSEPUTRO P,et al. The Population Health Model(POHEM):an overview of rationale,methods and applications[J]. Population Health Metrics,2015,13:24.

[36] 王书平,王莹,李卫平,等.医疗资源规划中卫生服务需求法与趋势外推法对比分析研究[J].中国社

会医学杂志,2016,33(2):185-187.

[37] LOMAS J,STODDART G L,BARER M L. Supply projections as planning:a critical review of forecasting net physician requirements in Canada[J]. Social Science & Medicine,1985,20(4):411-424.

[38] JAN S. Institutional considerations in priority setting:transactions cost perspective on PBMA[J]. Health Economics,2000,9(7):631-641.

[39] 司明舒,孔少楠,井淇,等. 基于灰色系统理论模型的卫生资源配置预测研究[J]. 中国卫生统计,2019,36(4):528-531.

[40] 何丹,李宁秀,何志军. 西部贫困地区卫生人力及床位需要量预测方法探讨[J]. 现代预防医学,2007,34(6):1046-1049.

[41] 王书平,王秀峰,白雪,等. 我国医院卫生管理人员发展预测研究[J]. 中国卫生经济,2011,30(4):63-64.

[42] 陶玲琳,袁杰. 江西省卫生人力需求预测模型的研究[J]. 卫生经济研究,2011,6:34-36.

[43] 谢长勇,张鹭鹭,杨鸿洋,等. 我国宏观卫生筹资系统动力学模型构建[J]. 中国卫生经济,2010,29(2):8-12.

[44] ROSAS M A,BEZERRA A F B. Use of artificial networks in applying methodology for allocating health resources[J]. Rev Saude Publica,2013,47(1):128-136.

[45] 王书平,黄二丹,胡晔康,等. 医疗卫生服务体系规划编制方法研究进展[J]. 卫生软科学,2020,34(9):33-37.

[46] AL-JARALLAH K F,MOUSSA M A,HAKEEM S K,et al. The nursing workforce in Kuwait to the year 2020[J]. International Nursing Review,2009,56(1):65-72.

[47] O'BRIEN-PALLAS L,THOMSON D,ALKSNIS C,et al. The economic impact of nurse staffing decisions:time to turn down another road? [J]. Hospital Quarterly,2001,4(3):42-50.

[48] O'BRIEN-PALLAS L,BAUMANN A,DONNER G,et al. Forecasting models for human resources in health care[J]. Journal of Advanced Nursing,2001,33(1):120-129.

[49] SONG F,RATHWELL T. Stochastic simulation and sensitivity analysis:estimating future demand for health resources in China[J]. World Health Statistics Quarterly,1994,47(3-4):149-156.

[50] 杨元元. 基于时间序列模型的短时交通流预测的研究与应用[D]. 西安:西安电子科技大学,2014.

[51] 刘芬. 时间序列数据挖掘相关问题的研究[D]. 福州:福建师范大学,2014.

[52] 陈强,李建良. 人群死亡率的预测模型与分析[J]. 南京人口管理干部学院学报,2004,20(1):34-36.

[53] 曾伟,魏咏兰,廖江. 成都市人口死亡率时间序列分析与预测[J]. 预防医学情报杂志,2007,23(3):276-279.

[54] 吕娜,金冬梅,戚少帅,等. 浙江省5岁以下儿童死亡率的时间序列分析[J]. 浙江预防医学,2016,28(1):13-16.

[55] 刘洁,曲波,郭海强,等. ARIMA模型在中国5岁以下儿童死亡率预测中应用[J]. 中国公共卫生,2011,27(2):237-238.

[56] DEB P,TRIVEDI P K. Demand for medical care by the elderly:a finite mixture approach[J]. Journal of Applied Econometrics,1997,12(3):313-336.

[57] CAMERON A C,TRIVEDI P K,MILNE F,et al. A microeconometric model of the demand for health care and health insurance in Australia[J]. Review of Economic Studies,1988,55(1):85-106.

[58] 刘瑞,武少俊. 社会经济发展战略与规划:理论,实践,案例[M]. 北京:中国人民大学出版社,2006.

[59] 李善同,周南. 十三五时期中国发展规划实施评估的理论方法与对策研究[M]. 北京:科学出版社,2019.

[60] 孟庆跃. 卫生体系规划纲要打破传统思维[J]. 中国卫生,2015(5):76-77.

[61] 王书平,黄二丹,甘戈. "十四五"医疗卫生服务体系规划思路与发展定位思考及讨论[J]. 中国卫生经

济,2021,40(5):8-11.

[62] 辛燕,周良荣.医保患者就医流向现状分析与建议[J].中国卫生事业管理,2011,28(6):421-423.

[63] 王书平,薛杰,胡晔康,等.新医改后农村居民住院流向及费用负担研究[J].卫生经济研究,2020,37(5):16-18.

[64] 庞国华.新农合制度下县级综合医院门诊病人的就诊意向分析[D].济南:山东大学,2010.

[65] 王书平,农圣,胡晔康,等.县域紧密型医共体分类构建策略研究:以"县不强、乡不弱、民营较发达"县域为例[J].卫生经济研究,2020,37(8):27-30.

[66] 梁万年.构建整合型医疗卫生服务体系[J].中国卫生,2021,(8):48-49.

[67] 王书平,黄二丹,孙雯,等."十四五"时期医院高质量发展总体战略规划方法学探讨[J].卫生经济研究,2021,38(1):14-16,21.

[68] 甘戈,王书平,黄二丹."十四五"时期医院高质量发展的规划体系理论及实践[J].中国医院管理,2021,41(6):94-96.

[69] 顾亚明,王小合.医改红利的制度创新和社会治理:日本经验的启示[M].杭州:浙江大学出版社,2015.

[70] 岛崎谦治.日本的医疗:制度与政策[M].何慈毅,吴凯琳,瞿羽,等译.南京:南京大学出版社,2016.

第二篇

基层卫生经济政策与改革

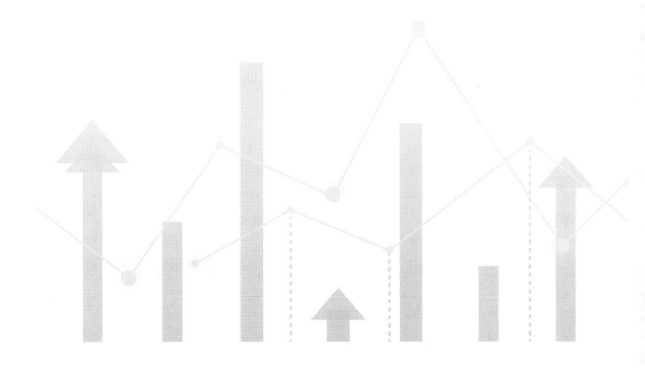

第七章

委托代理视角下家庭医生签约服务

家庭医生为居民提供健全、有效、连续、适宜的医疗卫生服务和健康管理,被视为居民的"健康守门人"。2016年,以优化卫生资源配置、缓解"看病难、看病贵"问题为目标的家庭医生签约服务制度在我国全面启动。本章节将委托代理相关理论运用到家庭医生签约服务制定和实施策略分析中,建立家庭医生、居民和政府的多重委托代理关系,从新的视角推导和理解政策实施过程中出现的问题及其原因,为完善家庭医生服务制度提供更科学的理论支持。

第一节 研究背景

一、研究问题的提出

家庭医生签约服务制度通过政府主导,制定签约服务相关政策,协调配置资源,同时对签约服务的实施过程进行监管,从而落实。制度实施过程中产生了一系列与家庭医生签约服务目标不一致的问题,例如居民签约率低、知晓率低,家庭医生履约率低和签约服务质量不高等问题。因此,本研究的核心问题是:家庭医生签约服务制度安排和实施过程中产生了哪些偏差,实施偏差的原因是什么。具体问题包含:我国家庭医生签约服务制度安排是什么;家庭医生签约服务制度实施现状是什么,与制度目标产生了哪些实施偏差;家庭医生签约服务制度实施偏差由哪些因素导致。

二、相关理论和方法

委托代理理论起源于经济激励理论[1],委托代理的特征是信息非对称和激励机制,具体表现在以下几个方面。根据新古典经济学理论的假设,个体的行为是理性的,将在满足个人偏好的同时,选择一种利益最大化的行动方案。代理人和委托人通过最大化自己的利益实现整体效用最大化[2]。然而,由于委托人无法完全获得代理人的信息,当代理人最大化自身利益的行为与委托人目标不一致时,将导致一系列代理人问题和道德风险,使得代理人无法成为委托人的最优代理人。因此,委托代理理论也被称为机制设计理论,即委托人需要设计恰当的激励措施,使得代理人的行为能够将代理效用最大化。

卫生体系中的委托代理关系呈现以下三个特征:多重委托代理、代理人努力程度测度困难、医生的利他性。具体表现如下。

多重委托代理:卫生体系中的委托代理关系多呈现一个委托人和多个代理人,以及一个委托人和多个不同层级代理人的特征,例如,医生是患者和政府的双重代理人,由于患者和政府的利益目标不一致,代理人必须同时满足两个委托人的利益。我国公立医院管理机制研究聚焦政府、医院和患者的多重委托代理关系[3]。李文敏[4]等、苏晓燕[5]发现目前我国卫生体系中形成了复杂的委托代理关系链条,其中公民是初始委托者,最终代理人为医院,而政府和卫生行政部门是同为委托人和代理人的双重代理人。每一个委托代理关系中都存在代理人问题。

代理人努力程度测度困难:主要表现为,衡量医生努力程度的评价指标和测量十分困难。例如患者健康水平的提升,除了受到医生的诊疗和健康干预,也受到患者治疗依从性和患者本身健康状况的影响。此外,病人的治疗过程一般比较复杂,健康管理一般由多个医生和医疗机构共同提供。因此,某个医生的努力程度很难被准确测量和评价。

医生的利他性:医生的利他性体现在代理人医生的效用不仅可以从自己的收入中获得,还可以从其提供的医疗服务和声誉中获得。

三、研究意义

我国正处于家庭医生签约服务探索起步阶段,家庭医生签约服务制度的推行并非水到渠成,而是涉及多个环节的复杂系统工程,同时也受多个层面因素的综合作用,如政府层面的政策制定、激励措施、考核与监管,家庭医生团队服务能力及水平、机构定位及分工,居民个体层面的认知、态度、动机、协作配合情况等。因此,本研究不仅从理论视角探索农村家庭医生签约服务制度的优化与提升,更结合定性与定量研究,通过对供方激励、工作负荷、存在问题以及需方居民家庭医生签约影响因素等进行分析,力图为我国农村地区家庭医生签约服务的提升与优化提供更全面、更深入、更实际的建议。

农村基本卫生服务体系承担着维护我国广大县域居民健康的重要任务,而且农村卫生一直是我国卫生健康领域的重点工作。但是由于我国长期以来城乡卫生医疗资源配置失衡,城乡服务能力存在巨大差异,农村人口的卫生服务和医疗服务的可及性面临着现实的挑战。因此,如何立足农村医疗卫生资源配置现状,准确识别农村地区供、需双方服务提供、服务利用的推动因素,具有非常重要的现实意义。

四、文献综述

(一)激励机制对家庭医生行为的影响研究

国际上激励机制对家庭医生行为的影响研究中,一类主要侧重激励机制对医生工作满意度和工作意愿的影响研究[6]。Allen T 等[7]对英国家庭医生进行了一项按绩效支付前后对照研究,发现英国实施的质量绩效框架支付机制没有降低家庭医生的工作满意度。Krauth C 等[8]通过比较德国愿意接受按照绩效支付和不愿意按绩效支付的家庭医生医疗质量和实际收入,发现按照绩效支付的家庭医生整体绩效高于未按照绩效支付的家庭医生。Fichera E 等[9]对英国质量绩效框架进行了横断面研究,发现英国基本医疗服务质量在实施按绩效支付激励后得到提升。Yong J 等[10]分析了支付方式对家庭医生就业选择的影响,发现按照服务项目付费会降低家庭医生选择私人医疗机构工作的意愿。Kinouani S 等[11]和 Mcgrail MR 等[12]研究发现,提高收入的经济性激励措施以及为家庭医生子女提供教育计划的非经济性激励措施,都能够鼓励家庭医生选择去基层和偏远地区工作。另一类研究则侧重研究激励机制对医疗质量的影响[13,14],例如 Ammi M 等[15]运用离散选择实验发现法国的家庭医生更希望通过非经济激励的方式提高医疗服务质量。Feng Y 等[16]对英国质量和结果绩效支付框架中的慢性病管理单一奖励和多重奖励进行对比,发现多重奖励的激励措施能够提升服务质量。因此,按绩效支付的激励措施会影响医生的行为和患者的结果。一个来自澳大利亚的对照研究测量了一项吸引和留住家庭医生在偏远地区工作的激励政策效果,研究发现直接的经济激励对新入职的家庭医生有正向激励效果,但对其他家庭医生激励效果不明显[10]。

国内学者针对家庭医生团队服务提供激励机制的研究缺乏理论框架的指导,且现况研究未能系统解释签约政策和激励措施对家庭医生服务提供行为和居民卫生服务利用行为的影响和路径。贺哲等[17]和王荣英等[18]的研究都发现,家庭医生工作满意度低主要源于薪酬水平低和获得职业培训次数、机会少,最终导致了激励措施对其职业晋升激励不足。另外,部分家庭医生仍对签约相关政策缺乏了解,从而造成了提供服务积极性不高。因此需要为基层医生提供更多职业培训机会,以提高他们的基层服务能力。张潇[19]、王冬阳等[20]研究发现编制会影响社区家庭医生工作满意度,并提出应完善考核激励考核指标体系。上海作为家庭医生签约服务试点城市之一,在完善绩效考核和医生激励等方面进行了一系列改革,提出进行收入补偿,即将一定比例签约服务费分配给家庭医生进行激励。方帅等[21]对上海市家庭医生绩效考核研究发现,将医保资金作为签约服务费,按照绩效考核结果分配给家庭医生,提高了家庭医生收入,但激励效果有限。陆新建等[22]试点家庭医生工作量标准化,将家庭医生收入与其标准化后得分对应,探索建立绩效考核指标体系,但指标选取科学性和代表性受到挑战。杜学鹏等[23]构建了基于波特-劳勒模型的家庭医生服务提供激励机制,通过内在和外在奖励使家庭医生个人成就感得到满足从而更加努力工作,以此形成激励连续性。贾清萍等[24]认为,对家庭医生的激励机制没有发挥效果,原因在于激励没有达到家庭医生成本和收益的均衡点,指出应当给予社区卫生院自主权来提高服务提供积极性。张艳春等[25]发现目前我国对家庭医生激励方式单一且缺乏稳定性,提出健全基层信息网络建设,为科学考核评价家庭医生工作提供保障。

我国围绕激励机制对家庭医生签约服务提供的医疗机构的影响研究,主要基于医联体或者县域医共体,分析支付方式、监管机制、分工协作等激励对医疗机构行为的影响。尹天露和彭雅睿等[26,27]分别分析了支付方式对基层医疗机构行为的影响机制,研究发现:按服务项目付费和患者对医疗服务价格、内容质量的不确定,增加了家庭医生签约服务机构对签约居民诱导需求的概率;如果医保基金采用打包支付的方式将签约费用拨付至家庭医生团队,将有利于上级医疗机构与家庭医生团队形成利益共同体。许兴龙[28]和王曼丽等[29]从县域医共体和纵向紧密型医联体的视角出发,分析指出政府、医疗机构、居民需要共同合作实现利益相关者绩效最大化。黄严等[30]应用激励相容理论分析了县域医共体内分级诊疗实施路径,研究重建政府和医疗机构的激励相容机制,从而实现医保的付费机制对医疗机构行为和患者费用控制的效果。

(二)居民对家庭医生服务需求研究

国外学者对家庭医生服务需求及偏好研究主要运用离散选择实验构建统计模型和定性访谈等方法,关注患者选择家庭医生或者医疗服务的影响因素有哪些[31-34]。研究发现,家庭医生选择转诊的医疗机构时主要依据医疗机构质量和卫生费用预算,而患者选择转诊的医疗机构时更关注医疗机构的便捷性[35]。Sandor J等[36]研究发现,高血压和糖尿病患者的社会经济地位对其家庭医生服务的利用起到最关键的影响。卫生服务提供者和患者的临床和非临床因素,是影响家庭医生服务需求的关键决定因素[37,38]。例如临床因素中家庭医生诊疗水平是居民最为看中的[39,40]。Schreuder MM等[41]在荷兰进行的一项研究发现,居民对家庭医生的选择存在性别偏好。Riis A 等[42]在丹麦进行的一项研究发现居民对家庭医生相关 APP 的可读性、可信度和可视化等因素很看重。Gafforini S 等[43]在澳大利亚的研究发现,有急诊需求的居民更信任专科医生而不是家庭医生。Damarell RA 等[44]针对多重慢性病患者需求进行了文献综述,研究发现多重慢性病患者对家庭医生健康管理提出了新的挑战,并建议建立以患者为中心的连续性服务模式,通过为患者提供个性化护理和加强与患者的沟通来应对挑战。另外一项横断面研究采用了问卷调查的方法,研究了癌症患者对家庭医生服务的需求。研究发现,49%的癌症患者向家庭医生咨询疼痛的问题,15% 为癌症相关建议,44%的患者遇到突发状况向家庭医生求助[45]。此外,有研究发现,与等待时间长短相比,患者更加倾向选择诊疗过程中能够和医生进行顺畅沟通,以及自主选择熟悉的家庭医生提供服务[46,47]。研究发现居民对家庭医生服务需求和选择也受到一系列非临床因素的影响,包括居民自身的社会经济特征、健康状况、医疗自付费用和是否具有医疗保险等[48]。对于家庭医生的选择,居民更倾向选择年轻女性医生作为自己的签约家庭医生[49]。

我国家庭医生签约服务制度刚刚开始推行,家庭医生工作重心停留在健康管理和健康知识宣传,并未建立以患者和居民健康需求为中心的服务提供模式[50]。关于家庭医生签约服务需求相关研究,大多数都是基于居民基本人口学特征进行的研究。Zhao YR 等[51]在浙江省开展了城市地区老年人家庭医生签约服务相关需求研究,发现居民的医保和收入水平会影响其对家庭医生的需求。已有多项研究对城市社区老年人、慢性病患者、残疾人等重点人群开展了家庭医生签约服务需求研究,但仍缺乏对农村居民家庭医生签约服务相关需求的研究。基于签约服务需求内容的研究发现,城市社区居民和患者最期望获得的家庭医生签约服务内容包括定期体检、突发病诊治、科学用药指导、药品延伸处方等[52-54];王丹丹等[55]研究发现农村地区居民的服务需求与免费的大众服务包提供的服务内容和服务方式比较存在差距。另外,现有关于包含老年人、失能半失能老人、残疾人等重点人群的签约服务需求研究发现,此类重点人群个性化服务要求更高,更期望获得家庭医生上门提供的出诊、家庭病床、居家护理等方面的服务[56-59]。

(三)居民签约家庭医生影响因素研究

国外关于家庭医生卫生服务利用影响因素的研究中,通过对一部分挪威青少年人群进行免除家庭医生诊疗费用的干预发现,免除青少年共付费用的措施,促使每个人向家庭医生咨询的次数,在女性中增加了 22.1% ,在男性中增加了 13.8%[60]。Nolan A 等[61]采用双重差分法(difference-in-difference,DID)的倾向性匹配分析的方法,发现扩大社会医疗保险覆盖范围后,即将家庭医生的筹资纳入医保后,儿童家庭医生服务的利用率提升。一项系统综述[62]研究发现,就医距离在利用卫生服务方面存在距离衰减效应,即患者的居住位置与其利用卫生服务或健康结果成反比关系。Hajek A 等[63,64]基于 Anderson 行为模型分析队列数据发现,生活满意度越高和主观幸福感较差的人越倾向利用家庭医生服务,较低的生活满意度和较高的生活压力与家庭医生服务利用呈正相关。Detollenaere J 等[65]研究发现社会经济地位影响了家庭医生签约服务的利用,家庭自评收入低、教育水平低和有移民背景的患者延迟家庭医生服务的概率更高。Olsen KR 等[66]研究测量了对医生进行非经济激励后患者卫生服务利用的不平等性,通过构建对照研究,采用 DID 的方法,测算公平剥夺指数,研究发现受到最不平等对待的患者的特征是在社会经济地位和发病率等维度上的不平等。Pulok MH 等[67]采用横向不公平算法,分解集中指数后发现,澳大利亚的家庭医生服务利用更加倾向于富人。

国内关于家庭医生签约影响因素的研究主要聚焦城市社区,单纯基于居民视角探讨是否选择签约家庭医生以及签约的影响因素。研究发现城市居民也非常看重家庭医生和就诊医院的诊疗水平[68,69]。居民更加倾向选择服务便捷性高和与医院距离近的签约团队,老年人、患有慢性疾病和具有城市居民医疗保险的居民更容易选择签约[51,70,71]。由于家庭医生签约服务刚刚在全国推行,对于政策的认知不足降低了居民对签约服务的接受度[21,72,73]。研究还发现,价格因素对城市居民签约意愿的影响较小[74]。陈爱云等[75]研究发现,提升家庭医生签约服务的可及性和扩充药品目录,能够提高居民对家庭医生签约政策的接受度。孙华君等[76]应用倾向性匹配分析法发现,相比于未签约人群,签约家庭医生的人群转诊服务利用率和辖区内医院就诊率更高。顾惠颖、胡小璞、谭璐等人的研究指出,家庭医生签约服务虽然整体上提升了居民就诊就医的行为,但是应当基于居民的健康需求提供相应服务,提升签约居民对政策的认同感[77-79]。冯黄于飞、李红美、赵西茜等人围绕慢性病患者签约服务利用和影响因素的研究发现,重点人群获得了更多的健康管理服务,签约患者的社会经济地位、慢性病控制效果、自主选择家庭医生为首诊医生等行为影响了签约服务的利用[80-82]。

五、研究目的

本研究目的是基于委托代理分析我国家庭医生签约服务的制度安排以及签约服务制度实施现状和制度安排之间的差距,以山东省农村家庭医生签约服务的实施作为观察的聚点,检验家庭医生签约服务政策是否机械执行、对部分成功经验的应用是否产生"水土不服"的问题,揭示家庭医生签约服务制度的运行现状,分析政策实施中出现的问题,探索问题产生的原因,最终提出优化农村家庭医生签约服务制度的政策建议。

具体研究目的包括:①构建家庭医生签约服务理论分析框架;②系统分析家庭医生签约服务的制度安排、实施现状;③分析政策实施的偏差,探索问题产生的原因;④提出优化家庭医生签约服务制度的政策性建议。

第二节 研 究 方 法

本研究将委托代理理论嵌入卫生服务战略购买框架,考虑非对称信息条件下引发的代理人问题,在此基础上构建了家庭医生签约服务制度分析框架,深入分析事前的制度安排和制度实施差距产生的原因,为实现激励相融的委托代理契约设计提供依据。

一、研究框架

本研究构建了家庭医生签约制度理论分析框架。具体内容如图7-1所示。本研究聚焦签约服务制度安排和实施中的三个核心主体,即政府、居民、家庭医生,从三者的多重委托代理关系出发,描述家庭医生签约服务制度实施现状,发现背离制度目标的实施偏差,探究制度安排不完善和信息非对称对制度实施偏差的影响,最终提出完善家庭医生签约服务的政策建议。

在制度安排阶段,首先梳理家庭医生签约制度的政策安排,即政府通过建立运行保障机制,为家庭医生签约服务制度的实施提供必要的卫生资源和政策保障,提升签约服务运行绩效;其次,通过将居民的签约偏好和健康服务需求信息反映在签约服务制定中,实现对居民的问责;最后,构建筹资支付机制、监管考核机制,利用筹资和支付方式提高家庭医生工作积

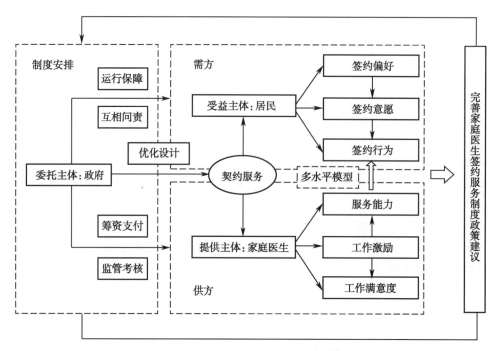

图 7-1 家庭医生签约服务制度分析框架

极性,实现对签约服务供方负责。

在制度实施阶段,家庭医生团队是政府和签约居民的共同代理人,本研究通过描述家庭医生团队服务能力、家庭医生签约工作激励、家庭医生签约工作满意度三个方面全面反映家庭医生签约服务供方服务提供现状;需方视角,通过测量居民对家庭医生签约选择偏好、居民签约意愿,构建多水平模型探究居民签约行为的个体和宏观因素,综合反映居民对签约服务需求满足情况。

基于对家庭医生签约服务制度安排梳理,根据制度实施阶段供、需双方的制度实施现状,识别制度实施的偏差,阐释制度实施背离制度目标的原因,最终为家庭医生签约服务制度的完善提供科学的循证依据和策略。

二、指标和资料来源

(一)资料来源和抽样方法

1. 资料来源 本研究现场调研数据来源于 2018 年 5 月 7 日—24 日开展的"山东省农村基本医疗服务"项目调研。调研选取 A 市、B 市以及 C 市已经推行家庭医生签约的 6 县,就当地农村家庭医生签约制度运行情况开展调查研究。

本研究二手数据主要包含:①国家、山东省、调研市和县一级发布的家庭医生签约制度相关政策文件;②国家和山东省卫生统计年鉴;③正式出版和发表的家庭医生制度的著作和论文等。

2. 抽样方法 为了保证样本具有代表性,本研究定量部分采用多阶段分层随机抽样的抽样方法,定性部分资料采用目的性抽样方法。第一阶段,抽样单位为市,根据山东省统计年鉴查询各地市在 2017 年的经济发展水平和地域分布,选取了山东省三个地级市作为样本市。第二阶段,抽样单位是县。在每个样本市,去掉城市化比较好的区,用 Excel 软件随机选取 2 个县作为样本县。第三阶段,抽样基本单位为乡镇。在每个样本县内,随机抽取 5 个乡镇。最后,在每个乡镇随机抽取 6 个村,共计 180 个村作为调研地点。

(二)调查对象和调查工具

1. 调查对象　本研究将研究对象分为机构和个人两类。机构主要选取调研地点的乡镇卫生院和村诊所开展基层卫生服务的基本调研;从利益相关者角度,本研究从家庭医生签约制度的提供方、需求方和政府分别选取关键人物和样本进行调查研究。由于家庭医生团队涉及乡镇卫生院医生、村诊所医生(村医),所以本文所提及乡镇卫生院医生和村医均为家庭医生团队成员,特此说明。

(1)问卷调查对象:问卷调查包含机构和个人。乡镇卫生院和村诊所填写机构问卷,样本地区共调查 31 家乡镇卫生院和 180 家村诊所。个人问卷调查对象为乡镇卫生院医生、村医和居民,所有样本都采用随机抽样,共计调查 271 名家庭医生和 3 000 名农村居民(有效样本 2 979 人)。

(2)关键人物访谈样本:根据定性访谈信息饱和原则,本研究在尽可能覆盖每一个调研地点和利益相关者的前提下,尽可能选择提供不同指向和其他信息的被访谈者,直到不再有新信息出现。本次调研共计访谈 159 人,包含服务提供方和需求方等被访谈者(表 7-1)。

表 7-1　关键人物定性访谈样本

单位: 人

访谈对象	地点			合计
	A 市	B 市	C 市	
乡镇卫生院院长	7	10	9	26
乡镇卫生院公卫医生	9	12	6	27
乡镇卫生院临床医生	6	5	3	14
乡镇卫生院护士	5	6	4	15
村医	9	9	10	28
居民	18	15	16	49
合计	54	57	48	159

2. 调查指标和工具　本研究分别从家庭医生签约提供方和需求方获取相关数据,了解基层卫生服务能力和现状,分析居民就医行为和卫生服务需求等信息,从而详细描述山东省家庭医生签约服务开展现状,揭示制度运行中存在的问题,为提出签约服务制度提升策略提供循证依据。

(1)问卷调查指标:调查表具体内容见表 7-2。

表 7-2　问卷调查内容

来源	调查表	调查内容
机构	《乡镇卫生院调查表》	乡镇卫生院基本情况(医联体);人员情况;信息化建设;药品配备和使用情况;家庭医生政策实施情况
	《村诊所调查表》	村诊所基本情况(医生数量等);信息化建设;药品配备和使用情况;家庭医生政策实施情况

续表

来源	调查表	调查内容
	《乡镇卫生院医生调查表》	个人基本情况;家庭医生团队组建;服务包和签约过程;签约服务开展情况;重点人群管理情况
	《村医调查表》	个人基本情况;家庭医生团队组建;服务包和签约过程;签约服务开展情况;重点人群管理情况
个人	《农村居民基本医疗服务调查问卷》	个人健康状况;健康行为;卫生服务利用;家庭医生签约认知;签约意愿等

（2）深度访谈指标:关键人物访谈提纲设计根据委托代理理论和战略购买服务框架,围绕政府、服务购买方、服务提供方和居民 4 个行为主体,从家庭医生签约政策制定、政策实施、合同签订、合同履行、问责机制等方面,探讨行为主体间的关系,发现政策制定和执行过程中的问题,揭示问题产生的原因,具体内容如表 7-3 所示。

表 7-3 关键人物访谈内容

访谈对象	访谈内容
乡镇卫生院院长	家庭医生团队构成和职责的划分;服务实施过程中卫生院的职责和对家庭医生服务的考核
乡镇卫生院公卫医生	家庭医生团队职责划分;绩效考核;服务开展情况
乡镇卫生院临床医生	家庭医生团队职责划分;绩效考核;服务开展情况
乡镇卫生院护士	家庭医生团队职责划分;绩效考核;服务开展情况
村医	家庭医生团队工作职责;签约过程;考核制度制定和实施;签约服务开展情况
居民	就医机构选择;家庭医生签约意愿;服务满意度等

三、分析方法

国家和地区层面的家庭医生签约制定和执行政策等数据采用文献分析法,按照主题归纳政策制定和执行的特点。家庭医生供需双方实施现状主要采用定量的研究方法,综合运用描述统计、构建回归模型等方法,探究指标之间的相关关系。定性数据主要采用主题框架分析法,为进一步讨论家庭医生签约制度运行中出现的问题和原因提供依据。所有定量资料的统计分析采用 SPSS 和 Stata 14.2 软件进行分析。

（一）家庭医生签约服务制度安排分析

本研究首先采用文献分析法将收集的家庭医生签约相关政策文件按照发布时间整理,从政府、服务提供方、居民三者角度,按照服务模式、服务包设计、签约目标、筹资支付方式、供方和需方激励措施、分级诊疗协作模式等类别分别梳理国家层面和山东省层面家庭医生签约服务进展情况,再横向比较调研市家庭医生签约服务制度安排的异同。

（二）家庭医生签约服务实施现状分析

1. 统计描述　家庭医生签约服务现状的描述性分析将分别从家庭医生签约服务的供、需两方面进行。供方家庭医生团队的人口学特征、服务水平及能力、工作负荷及满意度中的分类变量使用频数和百分比进行描述,同时绘制了村诊所和乡镇卫生院家庭医生的收入箱式图。类似地,需方居民的人口学特征中的分类变量使用频数和百分比进行描述。

2. 单因素、多因素分析　家庭医生签约服务供需双方的单因素分析中,使用 Kruskal-Wallis H 秩和检验进行分析。多因素分析中,使用 logistic 回归分析家庭医生工作满意度的影响因素。

(三)家庭医生签约服务制度实施偏差、归因分析

为了解释签约服务政策制定和实施的偏差,解释偏差产生的原因,本研究采用主题分析法,构建政府、家庭医生和居民的委托代理分析主题框架,解释政策实施产生偏差的原因。160 份定性访谈资料由专人逐字逐句转录成 Word 文档,按照主题框架法对定性资料进行分析(表 7-4)。

表 7-4　主题分析框架

一级主题	二级主题	三级主题
政府-家庭医生	制度保障机制	促进卫生服务合理利用的措施
	监管机制	监管;奖惩措施
	问责机制	信息报送;相关费用拨付
	筹资支付机制	支付方式;绩效考核
政府-居民	问责机制	健康信息收集反馈;信息公开;监督
	制度保障机制	首诊制度;宣传;鼓励签约措施
家庭医生-居民	问责机制	医患关系;监督;沟通

具体的实施步骤如下:

1. 确定主题　即根据访谈提纲和研究目的形成初步的主题框架,形成若干总主题和相应的分主题。

2. 标记原始资料　对获得的访谈资料按照段落、句子进行编码。

3. 按主题归类资料　按照整理的 3 个主题、4 个分主题、11 个三级主题,把编码后的材料归入不同的主题。

4. 综合分析资料　提取访谈资料,按照相同主题总结归纳信息。

第三节　主要结果与政策建议

一、家庭医生团队和服务能力

(一)家庭医生制度实践

1. 家庭医生团队构成和服务模式　2017 年山东省全面推行 2.0 版家庭医生签约服务模式以来,服务提供模式以"3+X"为主,即由家庭医生、护士和公卫人员以及跨团队服务支持人员组成。家庭医生团队一般由 3~5 名医护人员组成,负责签约村数量以 1~3 个为主,详细信息如表 7-5 所示。

表7-5 样本地区家庭医生团队（村诊所）服务模式

家庭医生制度服务模式	频数	百分比/%
家庭医生+护士+公卫人员+X	168	86.15
家庭医生+护士+X	19	9.74
家庭医生工作室	8	4.11

样本地区家庭医生团队中医生来自不同级别的医疗机构,以乡镇卫生院和村诊所为主,县级医院有36名医生参与团队,省级医院有1人参加。团队队长一般由卫生院院长或主任医师担任,卫生院临床医生、护士、公卫人员和村诊所村医、助理医师共同参与组成签约服务团队(图7-2)。

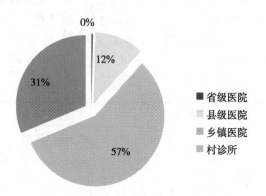

图7-2 家庭医生团队成员机构来源

2. 家庭医生签约服务包 山东省家庭医生签约服务相关政策规定,由卫生院建立家庭医生工作室和健康驿站,由家庭医生团队为签约居民提供包括健康档案管理、慢性病随访、健康教育和临床服务的整合服务。家庭医生团队提供的服务主要包含基本服务和个性化服务两个部分。其中基本服务包含为签约居民提供预约就诊、二级以上医院优先转诊和为慢性病患者开具"慢性病长处方"等医疗服务。个性服务包的制订一般依据重点人群划分,即对0~6岁儿童、孕产妇、老年人、慢性病患者等分别制订初级包、中级包和高级包。服务内容包含中医适宜技术、心电图和超声检查、血脂检查等。个性服务包价格从25元至350元不等,由签约居民个人一次性支付给乡镇卫生院(表7-6)。

表7-6 样本地区家庭医生签约服务包价格和筹资方式

样本地区		服务包、价格	筹资方式
A市	A1县	基本服务包:免费	公卫经费5元
		初级包:30元	个人自付
		中级包:100元	个人自付
	A2县	初级包:免费	政府补助5元
		中级包:112~316元	政府62~216元,个人50~100元
B市	B1县	基本公共卫生项目包:免费	公卫经费5元
		个性服务包:12~246元	个人自付
	B2县	初级包:免费	公卫经费5元
		个性服务包:30~100元	个人自付
C市	C1县	基础包:免费	
		初级包:20元	个人免费,医保20元

续表

样本地区	服务包、价格	筹资方式
C2 县	中级包:20~70 元	个人 30~50 元,医保 20 元
	高级包:300 元	个人 280 元,医保 20 元
	基础包:5 元	个人免费,公卫经费 5 元
	初级包:20 元	个人支付
	中级包:80 元	个人支付

　　样本地区的基础服务包筹资一般由国家公共卫生经费和政府补贴共担,签约居民无须支付额外的签约费。在本研究调查的 31 家乡镇卫生院中,21 家卫生院签约服务的筹资完全来自公共卫生服务经费。仅有 1 家卫生院获得了医保资金补助,3 家卫生院得到了财政补助(图 7-3)。

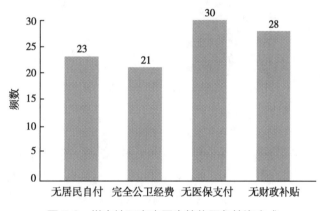

图 7-3　样本地区家庭医生签约服务筹资方式

(二)家庭医生服务能力和激励机制

　　本部分主要从家庭医生签约服务提供方角度,分别对乡镇卫生院医生和乡村医生围绕家庭医生团队成员构成情况和服务能力,签约工作具体实施情况,如服务内容,服务质量和家庭医生服务提供积极性和满意度等进行描述分析。最后总结目前签约政策中的绩效考核和奖惩制度,为政府和家庭医生的委托代理分析提供实证基础。

　　1. 家庭医生团队服务能力　研究发现,来自村诊所和乡镇卫生院的家庭医生在受教育程度、职称、执业年数、资格证书、相关培训等方面存在统计学差异。具体来讲,乡镇卫生院的家庭医生受教育程度高于村诊所家庭医生,其本科及以上学历的家庭医生有 53 人,占比 68.83%。在职称方面,绝大多数来自村诊所的家庭医生没有职称,占比 87.63%,而中级及以上职称的家庭医生占比只有 4.12%。来自乡镇卫生院的家庭医生中级及以上职称占比达到 46.75%。在执业时间方面,来自村诊所的家庭医生职业时间平均为 25 年,而来自乡镇卫生院的家庭医生执业时间平均只有 16 年。在资格证书方面,村诊所家庭医生主要是乡村医生资格证书,占比 76.29%,而来自乡镇卫生院的家庭医生主要是执业医师,占比 64.94%(表 7-7)。

表 7-7　样本地区家庭医生团队服务能力

指标	村诊所n（%）	乡镇卫生院n（%）	合计n（%）	P 值
合计	194(71.59)	77(28.41)	271(100.00)	
受教育程度				<0.001
中专及以下	115(59.28)	3(3.90)	118(43.54)	
大专	77(39.69)	21(27.27)	98(36.16)	
本科及以上	2(1.03)	53(68.83)	55(20.30)	
职称				<0.001
无	170(87.63)	8(10.39)	178(65.68)	
初级	16(8.25)	33(42.86)	49(18.08)	
中级及以上	8(4.12)	36(46.75)	44(16.24)	
执业年数 m(SD)	25.33(9.19)	15.79(9.66)	22.62(10.26)	<0.001
资格证书				<0.001
无	4(2.06)	4(5.19)	8(2.95)	
乡村医生	148(76.29)	4(5.19)	152(56.09)	
助理医师	25(12.89)	7(9.09)	32(11.81)	
执业医师	9(4.64)	50(64.94)	59(21.77)	
中医	8(4.12)	12(15.58)	20(7.38)	
是否接受过有学历证书的医学教育*				0.014
是	39(20.10)	6(7.79)	45(16.61)	
否	155(79.90)	71(92.21)	226(83.39)	
全科医师转岗培训				0.31
未参加过	131(67.53)	47(61.04)	178(65.68)	
参加过	63(32.47)	30(38.96)	93(34.32)	
全科医师转岗培训是否合格				0.005
否	159(81.96)	51(66.23)	210(77.49)	
是	35(18.04)	26(33.77)	61(22.51)	
全科医师规范化培训				<0.001
未参加过	146(75.26)	72(93.51)	218(80.44)	
参加过	48(24.74)	5(6.49)	53(19.56)	
全科医师规培证				0.080
无	170(87.63)	73(94.81)	243(89.67)	
有	24(12.37)	4(5.19)	28(10.33)	

续表

指标	村诊所n（%）	乡镇卫生院n（%）	合计n（%）	P 值
基本公共卫生服务相关培训				0.036
未参加过	9(4.64)	9(11.69)	18(6.64)	
参加过	185(95.36)	68(88.31)	253(93.36)	
是否在上级医院进修				0.32
否	165(85.05)	69(89.61)	234(86.35)	
是	29(14.95)	8(10.39)	37(13.65)	

注：* 包括全日制脱产学习、在职教育、函授等。

2. 家庭医生工作满意度和影响因素　家庭医生满意度 logistic 回归结果如表 7-8 显示，家庭医生的职称、收入、工作量和工作压力、县医院技术支持等在 5% 的水平上显著。具体来说，在职称方面，与没有编制的医生相比，拥有初级职称（$OR=2.79,P=0.044$）和中级职称（$OR=5.04,P=0.012$）的家庭医生满意度更高；在收入方面，收入每提高 1 000 元，家庭医生满意度可以提高 9 个百分点；与没有工作压力相比，感觉到工作压力（$OR=0.49,P=0.034$）会降低家庭医生满意度，类似地，平均工作时间（$OR=0.89,P=0.034$）越长，家庭医生满意度越低；与没有接受过县医院提供的技术支持的家庭医生相比，接受过县医院技术支持（$OR=3.99,P=0.001$）的家庭医生满意度更高。而在家庭医生的性别、年龄、受教育程度、工作年限、上级考核等方面，家庭医生满意度差异没有统计学意义（$P>0.05$）。

表 7-8　样本地区家庭医生签约服务工作满意度影响因素 logistic 模型

特征	OR 值	标准误	P 值	95% CI
性别				
女（对照）				
男	0.87	0.31	0.685	0.43~1.74
年龄	0.92	0.05	0.107	0.83~1.02
受教育程度				
中专及以下（对照）				
大专	2.01	0.83	0.088	0.90~4.50
本科及以上	0.53	0.41	0.409	0.12~2.37
工作年限（年）	1.08	0.05	0.083	0.99~1.19
职称				
无编制（对照）				
初级职称	2.79	1.42	0.044	1.03~7.55
中级职称及以上	5.04	3.25	0.012	1.42~17.85
年收入（千元）	1.09	0.02	0.000	1.06~1.12
上级是否定期考核				
否（对照）				
是	0.72	0.29	0.415	0.33~1.58

续表

特征	OR 值	标准误	P 值	95% CI
是否有工作压力				
否(对照)				
是	0.49	0.16	0.034	0.26~0.95
工作时长(小时/天)	0.89	0.05	0.034	0.79~0.99
县医院技术支持				
无(对照)				
有	3.99	1.59	0.001	1.83~8.70
家庭医生				
村诊所				
乡镇卫生院	0.67	0.50	0.590	0.15~2.93

二、家庭医生需方签约意愿及影响因素

(一)签约服务包选择和支付意愿

本研究调查发现,样本地区居民家庭医生签约率为 27.73%。大部分签约居民选择基础服务包,占比 97.58%(表 7-9)。

表 7-9　签约居民签约服务包类型

服务包	A 市 n(%)	B 市 n(%)	C 市 n(%)	合计 n(%)	P 值
签约服务包类型					<0.001
基础包	327(94.51)	152(100.00)	327(99.70)	806(97.58)	
初级包	8(2.31)	0(0.00)	1(0.30)	9(1.09)	
中级包	11(3.18)	0(0.00)	0(0.00)	11(1.33)	

仅 42% 的签约居民愿意自付部分签约费用,其中近 11% 的居民愿意支付超过 100 元(表 7-10)。与此同时,一部分高收入居民以及某些有特殊需求的群体(如患大病老年人、残疾人等)希望获得上门医疗、家庭护理和健康咨询等个性化服务,并且表示愿意支付一定额外费用。

表 7-10　样本地区签约居民有偿服务支付价格

	A 市 n(%)	B 市 n(%)	C 市 n(%)	合计 n(%)	P 值
愿意支付价格					0.014
0 元	184(53.18)	105(69.08)	193(58.84)	482(58.35)	
100 元及以下	118(34.10)	36(23.68)	106(32.32)	260(31.48)	
101 元及以上	44(12.72)	11(7.24)	29(8.84)	84(10.17)	

(二)居民政策知晓情况

研究显示,样本地区农村居民对家庭医生了解程度较低。具体分析结果如表 7-11 所示。调查对象中,有 1 659 人对家庭医生完全不了解,占比 55.69%;居民仅听说过家庭医生,但对具体服务内容不了解的人数为 965 人,占比 32.39%。

表7-11 样本地区农村居民签约服务知晓情况

	A市n（%）	B市n（%）	C市n（%）	合计n（%）	P值
是否了解家庭医生					<0.001
完全不了解	466(48.29)	616(64.23)	577(54.69)	1 659(55.69)	
不太了解	320(33.16)	286(29.82)	359(34.03)	965(32.39)	
大概了解	135(13.99)	46(4.80)	93(8.82)	274(9.20)	
非常了解	44(4.56)	11(1.15)	26(2.46)	81(2.72)	

（三）居民家庭医生签约影响因素

两水平 logit 模型结果如表7-12所示。在居民个体层面上，受教育程度、是否经常参加体育锻炼以及慢性病情况在5%的水平上具有统计学意义。具体来说，受教育程度越高的农村居民（初中：$OR=1.34$，$P=0.010$；高中及以上：$OR=1.71$，$P=0.001$），签约概率越高；经常参加体育锻炼的居民比不经常锻炼的居民更倾向于签约家庭医生服务（$OR=1.40$，$P=0.001$）；患有多重慢性病的居民更倾向于签约家庭医生（$OR=1.53$，$P=0.006$）。在村级层面上，信息化程度较高的村诊所有着更高的签约概率（$OR=1.31$，$P=0.005$）。在镇级层面有所区别，除了卫生院基本药物供应情况、信息化程度以及是否是中心卫生院在5%的水平上具有统计学意义，乡镇卫生院医生是否参加过家庭医生相关团队也会影响居民的签约。具体来说，卫生院基本药物供应充足（$OR=1.53$，$P=0.032$）、信息化程度较高（$OR=1.28$，$P=0.005$）、医生参加过家庭医生相关培训（$OR=3.19$，$P=0.002$）以及中心卫生院（$OR=1.92$，$P<0.001$）都与较高的签约概率相关。

表7-12 样本地区居民签约影响因素两水平 logit 模型分析结果

自变量	OR	标准误	P值	95% CI
居民层面固定效应				
性别				
女（对照）				
男	1.22	0.14	0.071	0.98~1.53
年龄				
<50（对照）				
50~<65	0.88	0.11	0.282	0.69~1.11
≥65	0.80	0.12	0.133	0.59~1.07
婚姻状况				
未婚（对照）				
已婚	0.93	0.15	0.665	0.68~1.28
教育水平				
小学及以下（对照）				
初中	1.34	0.15	0.010	1.07~1.67
高中及以上	1.71	0.26	0.001	1.26~2.32
家庭年收入	1.00	0.00	0.583	1.00~1.00

续表

自变量	OR	标准误	P 值	95% CI
是否有工作				
无（对照）				
有	0.80	0.10	0.065	0.63~1.01
不良健康行为				
有（对照）				
无	0.84	0.13	0.286	0.62~1.15
是否参加体育活动				
否（对照）				
是	1.39	0.14	0.001	1.15~1.70
慢性病情况				
无慢性病（对照）				
只有一种慢性病	1.14	0.13	0.261	0.91~1.42
多重慢性病	1.53	0.24	0.006	1.13~2.07
村级水平固定效应				
村诊所基本药物				
短缺（对照）				
充足	1.11	0.18	0.514	0.81~1.52
村诊所信息化程度				
较低（对照）				
较高	1.31	0.13	0.005	1.08~1.58
村医是否参加过家庭医生相关培训				
否（对照）				
是	1.02	0.19	0.902	0.71~1.48
镇级水平固定效应				
乡镇卫生院基本药物				
短缺（对照）				
充足	1.53	0.30	0.032	1.04~2.26
乡镇卫生院信息化程度				
较低（对照）				
较高	1.28	0.11	0.005	1.08~1.52
乡镇卫生院医生是否参加过家庭医生相关培训				
否（对照）				
是	3.19	1.18	0.002	1.54~6.60
是否为中心卫生院				
否（对照）				
是	1.92	0.31	0.000	1.40~2.63
随机效应				
村级水平截距方差	1.97	0.25	0.000	1.53~2.53

三、家庭医生签约政策实施偏差和归因

（一）政府和家庭医生的委托代理分析

由于政府和家庭医生双方信息非对称和目标不一致,引发了道德风险和委托代理问题。如图 7-4 所示,一方面,对代理人家庭医生的激励不足,无法满足家庭医生的工作偏好和诉求,降低了家庭医生服务提供的积极性。另一方面,政府很难完全获取家庭医生工作的信息,无法确保家庭医生提供服务的质量和效果;政府没有建立合理的卫生资源配置机制,导致偏远地区卫生服务提供能力不足。因此,政府需要从激励机制、监管机制、相互问责机制和政策运行保障机制出发,通过筛选雇佣医疗技术水平高的服务提供者,建立信息报送制度监管家庭医生的签约服务行为,实施科学的绩效考核和支付方式激励代理人行为,建立政府和家庭医生互相问责机制,完善居民健康电子信息和网络平台,通过双向转诊、"守门人"等措施合理配置资源和提升卫生体系效率,从而使代理人和委托人目标和行为一致。

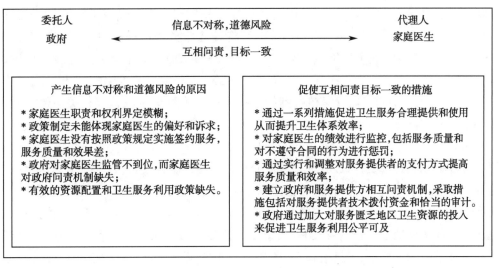

图 7-4　政府和家庭医生的委托代理关系

1. 家庭医生签约服务运行保障机制的实施偏差　家庭医生签约服务的目标之一是为签约居民提供综合、连续、协同性的服务。然而本研究发现,由于家庭医生首诊制度和双向转诊制度没有真正落实,基层医疗机构和二级医院并未实现医疗资源共享,家庭医生在团队内部缺乏相互业务指导,县域医疗共同体在实际运行中遇到了很大的挑战。上述原因导致了家庭医生签约服务的提供缺少连续性和协同性。

结合访谈,制度实施偏差具体表现为以下几个方面。

首先,基层医疗卫生工作人员学历普遍较低,参加相关培训和进修的机会较少,有医师资格证的医生比例很低,因此许多服务无法开展,诊疗水平低。居民不信任基层医生,许多先进的治疗仪器被闲置,造成了资源的浪费。其次,农村地区大部分家庭医生没有获得上级医院的专家和转诊资源,签约服务包中规定的转诊绿色通道并未建立。访谈中淄博市某村医反映:"在卫生室,我们如果发现患者有心衰等症状就会立即建议其转诊到县级医院。但我们没有县医院的专家号和联系方式,并且现在县医院有推诿患者现象,不愿意接患者,还

会让患者提前出院"。最后,医共体内各个医院之间没有形成有效的联动机制。主要表现在,患者诊疗信息无法实现医院之间共享,上级医院对家庭医生业务指导不足,卫生院专科医生与乡村医生沟通缺乏,政策实施缺乏连贯性,部分签约服务优惠政策难以落地,导致家庭医生服务的提供缺乏连续性。滨州市某卫生院负责人反映:"签约服务包里规定了签约居民去县医院看病可以减免费用。但实际情况是,居民拿着转诊证明和签约服务合同去县医院看病,大夫说那个不管用,没有优惠。医共体根本就没建立,部门之间也没有沟通好。因此,政策是好的,也制定了,没法执行。目前没有实现上下级的联动,只有填写转诊单的上转患者,还没有下转患者,没有县医院医生联系我们将患者下转到卫生院。我们需要和上级医院相互联系,相互转诊。"

2. 家庭医生签约服务筹资支付机制运行偏差　本研究发现,家庭医生签约服务筹资来源主要为国家公共卫生经费和政府财政补贴,医保和个人负担较少。家庭医生,尤其是村医,普遍对总收入和家庭医生签约服务补偿机制表示不满,薪酬感知差,服务提供意愿不足。具体表现在以下几个方面:村医整体收入低,薪酬感知差,工作积极性不高。大部分乡村医生认为收入和工作量不匹配,因此工作缺乏积极性。供方经济激励不足,家庭医生签约服务收入补助和公共卫生经费重叠,没有将签约服务经济补偿量化。支付方式以签约人数为主,尚未将绩效考核纳入签约服务经济补偿,从而降低了家庭医生服务提供的积极性。

3. 家庭医生签约服务监管考核机制的运行偏差　家庭医生考核仅仅关注群众对家庭医生的知晓率和满意度,没有建立包含健康管理效果、群众满意度等指标的综合考核指标体系。政策实施过程中发现:样本地区对家庭医生工作考核侧重从签约居民角度考察家庭医生服务知晓率和签约真实性,过分强调数量而忽视了签约服务质量;目前对家庭医生绩效考核存在多个考核主体、多层级考核,考核指标层层加码,加大了政策开展难度;奖惩机制没有落实,委托人对代理人激励不足;家庭医生团队内部分工不明确,绩效考核缺乏依据;政府对家庭医生工作实施缺乏监督,签约服务质量受到挑战。目前家庭医生签约服务考核监督存在考核指标重数量轻质量;考核主体多,考核对象不明确导致委托人的最初目标被扭曲,团队内部考核不公平;奖惩机制停留在政策,没有向家庭医生兑现,导致家庭医生努力程度下降。

4. 家庭医生政策实施偏差归因　从下面两个方面讨论政策实施的偏差原因。

(1)多代理人行为对激励扭曲的影响:当有多个代理人为一个委托人服务时,代理人之间会形成复杂的关系,而不同的关系会影响委托人的最终利益。一般来讲,代理人之间存在三种关系,即合作、竞争和中立。另一方面,委托人对代理人的不同激励措施也会影响代理人的行为,例如委托人可以通过奖惩措施激励代理人提升努力水平,最大化个人利益。因此,委托人应当设计合理的激励措施,匹配不同的代理人关系,使得不同代理人在参与约束和激励相容的前提下最大化委托人的收益。家庭医生签约服务由多个提供方作为共同代理人提供服务。家庭医生服务提供方包含医疗机构和个人,其中家庭医生团队成员包含县医院医生、卫生院医生、护士、公卫医师和乡村医生,签约服务模式符合多代理人的特征。

结合现场调查发现,对家庭医生激励扭曲降低了家庭医生团队成员合作的积极性。首先,家庭医生团队不同成员具体分工缺少细则,家庭医生职责和权利界定模糊:地方卫生部门对于家庭医生团队成员的职责和权利没有进行清晰界定,势必造成家庭医生团队内部成员互相推诿,降低了合作的可能性。另外,对家庭医生团队内部代理人的职责分工与考核机制不明晰。当前,对家庭医生团队签约工作的考核工作仅对乡村医生展开,而对家庭医生服务团队其他成员的工作考核缺失。

（2）家庭医生团队内部成员的非合作行为降低了代理效率:不同代理人之间的合作关系和竞争关系产生的整体效用会高于中立关系为委托人带来的效用。如果代理人之间为竞争关系,会激励代理人通过自身努力程度实现个人利益最大化,获得超额利润;如果代理人之间为合作关系,委托人需要付出更多的激励成本,激励每个代理人提升努力水平,从而提升委托人获得的整体效用。因此,在家庭医生团队内部,政策安排应当通过设计合理的收益分配激励代理人增加合作,提升签约服务效果;对于不同的家庭医生团队,政策安排应当通过提升产出收益鼓励不同团队之间竞争,提高签约服务整体运行效率。

目前,家庭医生签约服务政策安排导致了团队内部代理人互相中立,团队之间缺乏竞争。首先,卫生院没有依据团队成员的学历和专业背景、工作能力、工作地点等特点进行合理分工,团队成员参与度低,积极性不高;对团队内部代理人的考核激励缺失导致了团队成员无法建立合作的关系。另外,居民无法自由选择家庭医生团队,签约服务考核政策没有制订和明确对团队整体或者对团队成员的考核指标和奖惩措施,因此团队之间缺乏竞争,没有动力通过提升服务效果和满意度吸引更多的居民签约最大化团队利益。

（二）居民和家庭医生服务供方的委托代理分析

政府是家庭医生政策的制定者,应当在科学测量和收集居民健康需求、合理评估家庭医生服务能力的基础上,构建适宜的家庭医生服务实施策略,从而满足居民的健康需求。另外,通过结合实地宣传、网络媒体宣传、设置宣传栏、健康讲堂等多种形式确保居民知晓签约服务的形式和内容,进一步提升家庭医生服务的利用水平和实施效果。最后,政府通过透明的信息公开渠道,为签约居民赋权,提升居民对家庭医生工作行为的监督能力,确保家庭医生和居民的利益目标一致（图7-5）。

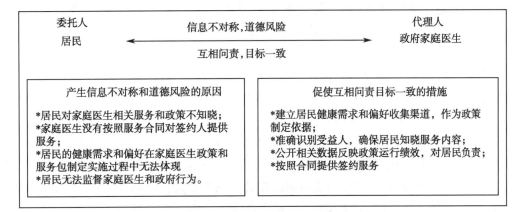

图 7-5　居民和家庭医生服务供方的委托代理关系

1. 家庭医生制度问责机制实施偏差　居民对家庭医生政策知晓率低,"签而不知"现象普遍。部分签约居民并未作出主动的签约选择,而是通过村政府或卫生院组织的体检和健康教育活动被动签约的,事实上对签约服务的内容并不完全了解。因此,家庭医生签约政策的宣传效果不佳,降低了居民主动利用家庭医生服务的积极性。

另外,政府没有建立公开透明的家庭医生工作监督渠道,签约居民对家庭医生行为监督十分有限。

2. 家庭医生政策实施偏差归因　主要原因包括以下两个方面。

(1) 家庭医生服务供需不匹配,居民缺少签约服务获得感:家庭医生签约服务宣传方式单一,合同内容晦涩难懂,造成了签约居民对家庭医生服务内容和政策知晓率低,由此产生了"签而不知""签而不约"等服务利用水平低的问题。政府尚未将农村居民的健康需求和签约偏好收集并反映到家庭医生签约政策的制定中,造成了服务包内容设计不合理,缺少统一合理的服务包定价规则,与居民实际健康需求和支付意愿存在较大偏差,因而降低了居民的签约意愿。

(2) 共同代理对家庭医生行为的影响:信息非对称是所有道德风险和代理人问题的核心。首先产生了"共同代理"问题。家庭医生签约服务实施过程中,家庭医生是签约居民和政府的双重代理人,因此必须同时满足两个委托人的利益目标,即居民和代表所有居民向家庭医生购买服务的政府。一方面,政府与签约居民在实力方面有着显著差异,政府具有对家庭医生直接的行政监管和筹资支付能力,因此家庭医生在服务提供过程中会选择最大化政府的利益目标;另一方面,政府对家庭医生工作量的考核指标容易量化,对其努力程度的测度更加直观,但是由于医学知识的专业性,家庭医生在服务提供过程中处于绝对主导的地位,尤其是农村居民由于社会地位较低无法参与诊疗和健康管理,因此居民很难准确识别医生的诊疗水平和服务质量等信息。所以家庭医生会投入更多的精力去完成政府对其进行的量化考核的工作,而忽视对签约居民服务质量的工作投入,造成了共同代理效率和收益降低。

四、政策建议

(一) 优化家庭医生签约运行保障机制

政府对家庭医生签约服务的政策支持不足,基层医疗卫生服务能力不足严重制约了家庭医生签约服务实施。因此,提升家庭医生签约服务的运行效率需要政府完善运行保障机制从而实现卫生资源的合理配置和签约服务的政策保障。①切实以居民健康需求为导向,科学合理设计签约服务包;②合理配置卫生资源,真正做到"资源下沉",提升家庭医生服务能力;③完善家庭医生首诊和双向转诊制度,为签约服务提供政策保障。

(二) 优化家庭医生激励机制

迄今,政府尚未建立合理的筹资机制和对家庭医生的支付机制,以此激励代理人提高服务质量和服务效率,实现签约服务可持续运行的目标。①建立可持续筹资机制,提高居民自付比例,为签约服务提供资金支持;②构建科学合理的考核评价体系,明晰家庭医生团队成员职责;③实行按绩效支付,引导家庭医生团队之间竞争,提升签约服务运行效率。

(三) 优化家庭医生签约问责机制

委托人和代理人之间的信息不对称导致了道德风险的产生,政府、家庭医生和居民之间相互问责机制的缺失加剧了委托人和代理人的目标不一致。为了使委托人降低监督代理人工作成本,本研究提出以下政策建议:①进一步明确家庭医生签约相关部门职责,建立相应问责监督机制,确保补偿资金按时兑付,充分调动家庭医生积极性;②鼓励自由选择家庭医生签约,利用声誉机制规范家庭医生的行为。

（傅佩佩）

参考文献

[1] 李欣怡. 基于委托代理理论下的医患关系分析[J]. 合作经济与科技,2014(16):89-90.

[2] 高原,徐爱军. 基于委托代理模型我国医患关系研究[J]. 现代商贸工业,2018,39(30):81-83.

[3] 陈建国. 委托-代理视角的公立医院管理体制改革[J]. 经济体制改革,2010(1):34-39.

[4] 李文敏,方鹏骞. 中国公立医院法人治理的基本条件与政策障碍分析[J]. 公共管理与政策评论,2013(1):45-51.

[5] 苏晓艳,熊季霞. 基于委托-代理理论视角的我国公立医院四种法人治理模式比较分析[J]. 辽宁中医药大学学报,2013,15(9):91-94.

[6] PETERSON G M,RUSSELL G,RADFORD J C,et al. Effectiveness of quality incentive payments in general practice(EQuIP-GP):a study protocol for a cluster-randomised trial of an outcomes-based funding model in Australian general practice to improve patient care[J]. BMC Health Serv Res,2019,19(1):529.

[7] ALLEN T,WHITTAKER W,SUTTON M. Does the proportion of pay linked to performance affect the job satisfaction of general practitioners? [J]. Soc Sci Med,2017,173:9-17.

[8] KRAUTH C,LIERSCH S,JENSEN S,et al. Would German physicians opt for pay-for-performance programs? A willingness-to-accept experiment in a large general practitioners' sample[J]. Health Policy,2016,120(2):148-158.

[9] FICHERA E,PEZZINO M. Pay for performance and contractual choice:the case of general practitioners in England[J]. Health Economics Review,2017,7(1):6.

[10] YONG J,SCOTT A,GRAVELLE H,et al. Do rural incentives payments affect entries and exits of general practitioners? [J]. Soc Sci Med,2018,214:197-205.

[11] KINOUANI S,BOUKHORS G,LUACES B,et al. Private or salaried practice:how do young general practitioners make their career choice? A qualitative study[J]. BMC Med Educ,2016,16(1):231.

[12] MCGRAIL M R,RUSSELL D J,O'SULLIVAN B G. Family effects on the rurality of GP's work location:a longitudinal panel study[J]. Human Resources for Health,2017,15(1):75.

[13] BAZEMORE A,PHILLIPS R L,GLAZIER R,et al. Advancing primary care through alternative payment models:Lessons from the United States & Canada[J]. Journal of the American Board of Family Medicine,2018,31(3):322-327.

[14] PETERSON L E,BLACKBURN B,PUFFER J C,et al. Family physicians' quality interventions and performance improvement for hypertension through maintenance of certification[J]. Journal for Healthcare Quality,2016,38(3):175-186.

[15] AMMI M,PEYRON C. Heterogeneity in general practitioners' preferences for quality improvement programs:a choice experiment and policy simulation in France[J]. Health Economics Review,2016,6(1):44.

[16] FENG Y,GRAVELLE H. Details matter:Physician responses to multiple payments for the same activity[J]. Soc Sci Med,2019,235:112343.

[17] 贺哲,邵飘飘,邵天,等. 湖北省基于家庭医生视角的家庭医生签约服务开展影响因素及对策研究[J]. 中国全科医学,2018,21(28):3447-3452.

［18］王荣英,张金佳,贺振银,等.医务人员对家庭医生签约服务的认知情况调查［J］.中华全科医学,2018,16(1):94-96.

［19］张潇.西安市家庭医生签约式服务模式效果评价及提升策略研究［D］.西安:西安医学院,2018.

［20］王冬阳,陈永年,方佩英,等.江苏省家庭医生签约服务工作现状及满意度研究［J］.中国全科医学,2018,21(19):2297-2302.

［21］黄蛟灵,梁鸿,张伟胜,等.上海市虹口区居民家庭医生签约行为的影响因素分析［J］.中国全科医学,2019,22(6):687-691.

［22］陆新建,侯进,蔡利强.基于标化工作量的家庭医生岗位绩效考核初探［J］.中国全科医学,2017,20:214-215.

［23］杜学鹏,零春晴,吴爽,等.我国家庭医生激励机制研究:基于波特-劳勒综合型激励模型［J］.卫生经济研究,2019,36(3):22-25.

［24］贾清萍,肖森保.选择性激励下的社区医生签约积极性均衡点研究［J］.中国全科医学,2017,20(4):394-398.

［25］张艳春,秦江梅,张丽芳,等.英国质量产出框架对我国家庭医生签约服务激励机制的启示［J］.中国卫生经济,2017,36(12):116-119.

［26］尹天露,高晓欢,韩建军.我国家庭医生签约服务背景下社区卫生服务机构诱导需求的防范和规制研究［J］.中国全科医学,2020,23(34):4315-4319.

［27］彭雅睿,施楠,陶帅,等.分级诊疗实施中家庭医生团队建设现状及对策研究［J］.中国全科医学,2020,23(1):14-18.

［28］许兴龙.分级诊疗背景下医疗机构分工协作机制及其实现策略研究:基于利益相关者视角［D］.镇江:江苏大学,2018.

［29］王曼丽.纵向紧密型医疗联合体绩效评价模型及其绩效改进策略研究［D］.武汉:华中科技大学,2018.

［30］黄严,张璐莹.激励相容:中国"分级诊疗"的实现路径:基于S县医共体改革的个案研究［J］.中国行政管理,2019(7):115-123.

［31］DREWNIAK D,KRONES T,SAUER C,et al. The influence of patients' immigration background and residence permit status on treatment decisions in health care. Results of a factorial survey among general practitioners in Switzerland［J］. Soc Sci Med,2016,161:64-73.

［32］MCATEER A,YI D,WATSON V,et al. Exploring preferences for symptom management in primary care:a discrete choice experiment using a questionnaire survey［J］. Br J Gen Pract,2015,65(636):e478.

［33］GERARD K,TINELLI M,LATTER S,et al. Patients' valuation of the prescribing nurse in primary care:a discrete choice experiment［J］. Health Expectations,2015,18(6):2223-2235.

［34］LAUE J,MELBYE H,HALVORSEN P A,et al. How do general practitioners implement decision-making regarding COPD patients with exacerbations? An international focus group study［J］. Int J Chron Obstruct Pulmon Dis,2016,11:3109-3119.

［35］BECKERT W. Choice in the presence of experts:The role of general practitioners in patients' hospital choice［J］. J Health Econ,2018,60:98-117.

［36］SÁNDOR J,NAGY A,JENEI T,et al. Influence of patient characteristics on preventive service delivery and general practitioners' preventive performance indicators:A study in patients with hypertension or diabetes mellitus from Hungary［J］. Eur J Gen Pract,2018,24(1):183-191.

［37］HONDA A,RYAN M,VAN NIEKERK R,et al. Improving the public health sector in South Africa:eliciting public preferences using a discrete choice experiment［J］. Health Policy Plan,2015,30(5):600-611.

［38］ VICTOOR A,DELNOIJ D M J,FRIELE R D,et al. Determinants of patient choice of healthcare providers:a scoping review［J］. BMC Health Serv Res,2012,12:272.

［39］ BOONEN L H H M,SCHUT F T,DONKERS B,et al. Which preferred providers are really preferred? Effectiveness of insurers'channeling incentives on pharmacy choice［J］. Int J Health Care Finance Econ,2009,9(4):347-366.

［40］ GROENEWOUD S,VAN EXEL N J A,BOBINAC A,et al. What influences patients'decisions when choosing a health care provider? Measuring preferences of patients with knee arthrosis,chronic depression,or Alzheimer's disease,using discrete choice experiments［J］. Health Serv Res,2015,50(6):1941-1972.

［41］ SCHREUDER M M,PETERS L,BHOGAL-STATHAM M J,et al. Male or female general practitioner:do patients have a preference? ［J］. Nederlands Tijdschrift voor Geneeskunde,2019,163:D3146.

［42］ RIIS A,HJELMAGER D M,VINTHER L D,et al. Preferences for Web-Based Information Material for Low Back Pain:Qualitative Interview Study on People Consulting a General Practitioner［J］. JMIR Rehabilitation and Assistive Technologies,2018,5(1):e7.

［43］ GAFFORINI S,TURBITT E,FREED G L. Lower urgency paediatric injuries:Parent preferences for emergency department or general practitioner care［J］. Emergency Medicine Australasia,2016,28(5):564-568.

［44］ DAMARELL R A,MORGAN D D,TIEMAN J J. General practitioner strategies for managing patients with multimorbidity:a systematic review and thematic synthesis of qualitative research［J］. BMC Fam Pract,2020,21(1):131.

［45］ DRUEL V,GIMENEZ L,PARICAUD K,et al. Improving communication between the general practitioner and the oncologist:a key role in coordinating care for patients suffering from cancer［J］. BMC Cancer,2020,20(1):495.

［46］ VICK S,SCOTT A. Agency in health care. Examining patients'preferences for attributes of the doctor-patient relationship［J］. J Health Econ,1998,17(5):587-605.

［47］ WHITAKER K L,GHANOUNI A,ZHOU Y,et al. Patients'preferences for GP consultation for perceived cancer risk in primary care:a discrete choice experiment［J］. Br J Gen Pract,2017,67(659):e388-e395.

［48］ LAYTE R,NOLAN A,MCGEE H,et al. Do consultation charges deter general practitioner use among older people? A natural experiment［J］. Soc Sci Med,2009,68(8):1432-1438.

［49］ SANTOS R,GRAVELLE H,PROPPER C. Does quality affect patients'choice of doctor? Evidence from England［J］. Econ J(London),2017,127(600):445-494.

［50］ 储一鸣,宋巨庆,吴建平,等.家庭医生签约服务的需求与供给匹配性分析［J］.中国初级卫生保健,2019,33(1):14-16.

［51］ ZHAO Y R,LIN J F,QIU Y W,et al. Demand and signing of general practitioner contract service among the urban elderly:A population-based analysis in Zhejiang Province,China［J］. Int J Environ Res Public Health,2017,14(4):356.

［52］ 史华伟,李娟,梁亚浩.新型家庭医生签约服务制度下无锡市老龄人口社区医疗服务机构首诊情况及影响因素研究［J］.中国全科医学,2020,23(18):2318-2323.

［53］ 罗冬梅.上海某社区居民对家庭医生签约服务的需求偏好及优化策略［J］.中国社区医师,2019,35(6):179.

［54］ 况莹莹.重庆市家庭医生服务对社区居家养老需求的影响及对策研究［D］.重庆:重庆医科大学,2019.

［55］ DE BEKKER-GROB E W,DONKERS B,JONKER M F,et al. Sample size requirements for discrete-choice experiments in healthcare:a practical guide［J］. Patient,2015,8(5):373-384.

［56］何旭文.基于家庭医生签约服务的社区老年2型糖尿病患者居家护理模式构建研究［D］.银川:宁夏医科大学,2020.

［57］赵子晗.湖北省构建"家庭医生+居家养老"模式研究［D］.武汉:华中科技大学,2019.

［58］王荣华.南京市鼓楼区居民家庭医生签约服务的个性化需求及影响因素调查［D］.南京:南京医科大学,2019.

［59］王洪兴,汪洋,朱晓艳,等.基于"结构-过程-结果"模型的失独(伤残)家庭签约服务供需平衡研究［J］.中国初级卫生保健,2020,34:10-12.

［60］OLSEN C B,MELBERG H O. Did adolescents in Norway respond to the elimination of copayments for general practitioner services? ［J］. Health Econ,2018,27(7):1120-1130.

［61］NOLAN A,LAYTE R. The impact of transitions in insurance coverage on GP visiting among children in Ireland［J］. Soc Sci Med,2017,180:94-100.

［62］KELLY C,HULME C,FARRAGHER T,et al. Are differences in travel time or distance to healthcare for adults in global north countries associated with an impact on health outcomes? A systematic review［J］. BMJ Open,2016,6(11):e013059.

［63］HAJEK A,KÖNIG H H. Meaning in life and health care use:findings from a nationally representative study of older adults in Germany［J］. BMC Geriatr,2019,19(1):368.

［64］HAJEK A,BOCK J O,KÖNIG H H. Association of general psychological factors with frequent attendance in primary care:a population-based cross-sectional observational study［J］. BMC Fam Pract,2017,18(1):48.

［65］DETOLLENAERE J,VAN POTTELBERGE A,HANSSENS L,et al. Postponing a general practitioner visit:Describing social differences in thirty-one European countries［J］. Health Serv Res, 2017, 52(6):2099-2120.

［66］OLSEN K R,LAUDICELLA M. Health care inequality in free access health systems:The impact of non pecuniary incentives on diabetic patients in Danish general practices［J］. Soc Sci Med,2019,230:174-183.

［67］PULOK M H,VAN GOOL K,HALL J. Inequity in physician visits:the case of the unregulated fee market in Australia［J］. Soc Sci Med,2020,255:113004.

［68］王良晨,葛敏,江萍,等.社区居民对家庭医生签约服务的认知与意愿研究［J］.中国全科医学,2018,21(4):401-406.

［69］王荣华,李云涛,汤忠泉.我国居民签约家庭医生意愿率的Meta分析［J］.中国全科医学,2019,22(4):395-401.

［70］黄灿.社区老年慢性病患者对家庭医生签约服务的需求调查及护理干预［J］.临床护理杂志,2019,18(1):7-9.

［71］莫海韵,罗志荣,欧文森,等.广东省欠发达地区居民家庭医生式服务签约现状及服务需求的影响因素研究［J］.中国全科医学,2017,20(28):3482-3487.

［72］牛玉敬.广州市试点地区家庭医生式服务现况及影响因素研究［D］.广州:南方医科大学,2016.

［73］钱雯.社区就诊居民家庭医生签约现况及影响因素分析［D］.上海:复旦大学,2014.

［74］王良晨,宋巨庆,吴建平,等.价格因素对居民签约意愿和就诊行为影响分析［J］.中国初级卫生保健,2019,33(1):17-20.

［75］CHEN A Y,FENG S S,TANG W X,et al. Satisfaction with service coverage and drug list may influence patients'acceptance of general practitioner contract service:a cross-sectional study in Guangdong,China［J］. BMC Health Serv Res,2019,19(1):251.

［76］孙华君,田慧,杜沴.家庭医生签约服务对居民就诊行为的影响:基于倾向得分匹配的实证研究［J］.中国全科医学,2020,23(19):2396-2400.

［77］顾惠颖,李冬华,张幸娜,等.需方视角下家庭医生签约影响因素的结构模型分析［J］.中国初级卫生保健,2020,34(9):41-43.

［78］谭璐.基于史密斯模型的家庭医生政策执行效果与提升对策研究:以 H 市为例［D］.湘潭:湘潭大学,2020.

［79］胡小璞,候乐荣,邵平,等.推广签约对社区卫生服务的利用及影响研究:以杭州主城区为例［J］.中国卫生事业管理,2020,37(7):489-493.

［80］冯黄于飞,景日泽,方海.慢性病患者家庭医生签约服务利用现状及影响因素分析［J］.中国农村卫生事业管理,2020,40(8):547-551.

［81］李红美,高原,毛琪,等.家庭医生签约服务对慢病患者卫生服务利用的影响研究［J］.卫生经济研究,2019,36(11):38-40.

［82］赵西茜,乔学斌,陈家应.高血压患者对家庭医生签约服务的利用现状研究［J］.南京医科大学学报(社会科学版),2018,18(3):210-214.

第八章

卫生服务供方支付制度

卫生服务供方支付制度通过经济风险的转移来影响卫生服务提供者的行为,进而影响服务质量、效率和成本,是促进卫生体系发展和实现卫生政策目标最重要的工具之一。本章内容主要介绍在山东省两县开展的一项前瞻性供方支付制度改革的试验成果。该试验旨在评价按人头总额预付制与按绩效支付相结合的支付方式对农村基层医疗卫生机构药品成本及药品合理使用的影响。

第一节 研 究 背 景

一、研究问题的提出

卫生服务供方支付制度是促进卫生体系发展和实现卫生政策目标最重要的工具[1]。从狭义上讲,它主要是指将资金从所有者转移到卫生服务提供者的经济激励机制,广义上还包括与支付方式相结合的所有支持系统,例如合同、管理信息系统等[1],支付方式是支付制度的核心,它决定了对供方的激励机制。支付制度通过经济风险的转移来影响卫生服务提供者的行为,进而影响卫生服务人员和机构提供服务的质量、效率和成本,最终影响卫生资源的使用效率和卫生体系的绩效[2]。

各国实践中常见的支付制度安排包括按服务项目支付、按床日支付、总额预算、按人头支付、按病种支付以及按绩效支付等。其中,按服务项目支付属于后付制,是在医疗服务提供后才决定支付的费用;其他几种支付制度属于预付制,是指在医疗服务提供前就已确定支付的费用,供方在预付制的安排下要承担一定的经济风险[1]。从理论上讲,卫生服务提供方在后付制的支付制度下,有增加经济收入的激励;而在预付制的安排下,更倾向于减少服务项目以降低成本。一种支付方式中预期性成分多,供方承担的经济风险就多,其节约资源控制成本意识就越强,而对质量就越会产生负向激励作用[2]。在各国卫生体系改革的实践中,通过支付制度改革来优化和改善卫生服务供方行为受到越来越多的重视,虽然具体的支付制度设计有所差异,但由后付制转向预付制改革已经形成共识。

在很长一段时期内,我国医疗机构仍然以按服务项目付费为主要支付方式,大大刺激了供方过度提供服务的行为。与此同时,由于大部分基本医疗服务定价偏低,而高技术服务利润较高,这导致高科技医疗设备过度利用的现象广泛存在。为了遏制日益攀升的医疗费用、改善卫生服务质量,2009 年新医改以来,供方支付制度改革被作为有效手段之一被各地探索尝试,如总额预付制、按住院日付费、按病种支付等。但相比之下,对农村地区基层医疗机构进行支付制度改革的探索较为少见,亟需进一步的证据支持[3]。

另一方面,有较多证据指向我国基层医疗机构的"不合理"药物使用,比如与患者临床需要并不相适宜的药物处方[4]。曾有两项大型的研究发现中国 40% ~ 50% 的门诊患者选择使用抗生素(WHO 推荐范围为 20% ~ 27%)[5,6];注射剂使用率比 WHO 推荐的水平及其他中等收入国家的平均水平均高出数倍[5],且多达 23% 的门诊使用抗生素的患者处方中被同时开以两种抗生素[6]。不合理的药物使用不仅会给纳税人和患者带来不必要的高额卫生支出,而且会对患者的健康状况产生极大的损害,包括药物的不良反应、耐药性、久病甚至死亡[7-10]。按服务项目收费的支付制度被认为是可能激发药物不合理使用的主要原因之一[11-14]。2009 年,中国通过实施基本药物政策来提高基本药物的利用,但是有研究证据表明该政策对次均门诊费用或许存在负面影响,但目前尚未发现该政策会对不合理用药(包括对抗生素的不合理使用)产生影响[15-18]。因此,如何为中国农村地区基层卫生服务提供者设计并实施适宜的支付制度,促进药物合理利用,进而影响服务费用和质量,具有较为重要的现实意义。

本章内容主要介绍在山东省两县开展的前瞻性供方支付制度改革的试验成果,该试验旨在评价按人头总额预付制(capital global budget,CGB)与按绩效支付(pay for performance,P4P)相结合的支付方式对农村基层医疗卫生机构(乡镇卫生院和村卫生室)药品成本及药品合理使用的影响。在干预前,所有的乡镇卫生院均为按服务项目(fee for service,FFS)支付;在试验中,一半的试验点将转为完全的按人头总额预付制,另一半则将转为按人头总额预付制与按绩效支付相结合的方式。

二、相关理论和方法

对于卫生服务提供者而言,如何对其提供的卫生服务消耗的资源进行补偿,即支付问题,是卫生经济学研究的重要内容[19]。如前所述,供方支付制度是指对卫生服务提供者进行补偿的一种激励机制,简单讲就是指资金从所有者转移到卫生服务提供者的方式。从广义上讲,供方支付制度包括支付方式以及与支付方式相结合的所有支持系统,如合同、管理信息系统、监督考评机制、医疗规范等。在支付制度中对卫生服务提供方进行补偿的一方即支付方,也就是支付的主体。支付主体可以是政府,也可以是服务使用者、企业或者医疗保险机构等。而卫生服务供方既包含卫生服务机构也包含卫生服务人员。

支付方式是支付制度的核心,它决定了对供方的激励机制,有多种方式可以选择。常见的卫生服务供方支付方式包括条目预算、按服务项目付费、按床日支付、按病种支付、按人头支付、总额预算和按绩效支付等。常见的支付方式[19]及其对提供者行为的影响可分别见表8-1 和表 8-2。

表 8-1　常见支付方式的含义及优缺点

支付方式	主要含义	优点	缺点
条目预算	付费方根据资源的特殊种类或功能分配预算,多以年为基础	容易操作和监督;能够控制成本	管理成本较高;机构缺乏激励,服务质量和效率低;资金使用缺乏灵活性,工作人员服务的积极性低
按服务项目付费	支付和服务提供直接相关	费用计算简单且容易理解;提供者不承担财政风险,不会出现推诿病人现象	管理成本较高;容易出现服务过度提供

续表

支付方式	主要含义	优点	缺点
按床日支付	预先制定日住院费用标准,按照总的住院天数支付	管理简单;有利于医院主动控制成本	延长住院时间的可能增加;可能造成推诿病情严重的患者或减少服务数量
按病种支付	覆盖一个特殊的病种或疾病的所有服务的固定支付费用。按疾病诊断相关分组(diagnosis related group,DRG)根据主要诊断把病人进行分组	提高卫生资源利用效率;有利于费用控制	操作复杂,需要各类信息支撑,管理成本较高;医院可能鼓励患者二次住院
按人头支付	提供者被事先支付确定的费用(根据注册的人头数、服务时期和所提供的服务包)	费用计算简便;利于成本控制,会激励机构提供预防性服务	管理成本较高,需要人群特征、健康状况等信息支撑;机构会出现选择患者的情形;难以保证服务内容与质量
总额预算	付费方按照事先确定的一个时期内的总支付费用对供方进行支付	机构有控制费用的动机;可以遏制医疗费用的增长	服务质量和服务内容不容易控制;会造成机构选择患者、推诿病患的情形
绩效支付	付费方按照对供方服务绩效考评的结果进行支付,需要提前确定可测量的绩效目标	有利于激励服务提供;改善卫生服务过程质量	完善的考核机制和科学的信息系统的建立操作复杂;结果趋于形式化

表8-2 主要支付制度对提供者行为的影响

支付方式	预防服务的提供	对合理期望的响应	服务提供	成本控制
条目预算	+/-	+/-	--	+++
按服务项目付费	+/-	+++	+++	---
按疾病诊断相关分组	+/-	++	++	++
按人头支付(有竞争)	+++	++	--	+++
总额预算	++	+/-	--	+++

注:(+++)积极效果很明显;(++)积极效果有些明显;(+/-)有一点或者没有积极效果;(--)一些消极效果;(---)消极效果很明显。

三、研究意义

(一)学术意义

本研究可以对该领域现有的多篇文章起到促进作用。首先,除 Winnie Yip 等人的研究之外,它补充了一项针对发展中国家在药品使用与支出中按绩效支付的支付方式进行评估的研究[20]。Winnie Yip 等人研究发现,由按服务项目支付转为按人头总额预付制与按绩效支付相结合的方式可减少乡镇卫生院和村卫生室抗生素的使用以及村卫生室处方费用。通过引入按人头总额预付制可使研究人员观察到按绩效支付的方式所产生的改变程度,但一些政治因素阻碍了前述研究将按人头总额预付制引入其研究中。本研究表明至少前述研究所观察到的部分影响是由于新的支付体制中按绩效支付的因素。

第二,本研究有助于增加针对基于绩效支付方式的药品使用与支出的影响进行科学评估的文献。根据 Arash Rashidian 等人的说法[21],在我们与 Winnie Yip 等人的研究之前,目前已有的文献中仅有三项结果并不确切的研究。

第三,本研究促进了虽数量较少但仍不断增长的针对发展中国家按绩效支付方式进行严谨评估的文献。根据 Sophie Witter 等人的综述可以看出[22],目前有多项新研究已经开展,其中一些是前瞻性研究,另一些是针对大规模措施的回顾性评估。然而,在这些研究中,按绩效支付改革大多是针对缺乏激励因素导致的卫生服务利用不足;而本研究与 Winnie Yip 等人[20]及 Karen Eggleston 等人[23]的研究背景一致,均是处于因担心激励措施过度导致医疗服务滥用与药品超支的背景下进行。

(二)政策价值

卫生服务供方支付制度改革是我国新一轮医改的重点内容之一,如何由按服务项目支付的后付制改革转向适宜的预付制改革,国家从政策层面做了一系列探索,地方上常见的改革探索包括基层机构门诊按人头支付、住院服务按病种支付,同时按绩效支付被不同程度地加以综合运用。本研究对山东省两县乡镇卫生院和村卫生室探索实施按人头支付和按绩效支付综合支付制度改革,并对其进行效果评价,其政策价值主要体现在两个方面:一是现有卫生服务提供方支付制度改革主要以二、三级医院为关注点,对基层卫生服务提供者关注相对较少,尤其是农村地区,本研究可以进一步充实探索为农村地区基层卫生服务提供者设计适宜的支付制度;二是如何促进药物利用的合理性是基层卫生机构面临的一个主要挑战,本研究以支付方式作为干预手段来观察其对农村地区基层服务提供者合理用药行为的影响,为后续农村地区基层机构药物合理利用提供实践依据。

四、文献综述

国内外有关供方支付制度改革设计、实践和效果的研究比较丰富,但总体上看,来自高收入国家的证据较为充足,来自中、低收入国家的证据较为缺乏。

(一)国外研究进展

首先,相对于其他支付制度,DRG 是被探讨最多的支付制度,多针对医院的住院服务而设计。现有研究多聚焦于 DRG 改革的效果,比如对住院天数、住院费用和医疗服务质量的影响,但由于各国卫生服务筹资和提供方式差异较大,因此不同研究结果倾向于降低住院天数和住院费用,但对质量影响差异较大。比如,兰德公司早在 20 世纪 90 年代就利用时间序列设计和前后对照的方法,以 1983 年为干预点对美国 6 种疾病(充血性心力衰竭,急性心肌梗死,髋骨骨折,肺炎,脑卒中和抑郁)16 758 个病人进行过程和结果指标的分析,结果发现DRG 对诊疗过程服务质量评分有积极影响,同时降低了 24% 的住院天数和 3.3% 的住院死亡率,但同时增加了住院 30 天内的死亡率和住院后 180 天的死亡率[24];一项来自意大利的研究分析 32 家医院 9 种疾病患者的出院信息数据,表明 DRG 降低了 21% 的住院时间,但对不同疾病的死亡率和二次住院率影响差异较大[25]。

其次,近年来,按绩效支付在医疗卫生系统中得到逐步发展。该支付方式通常旨在寻求医疗卫生服务质量提升以及成本的降低。该支付方式有时也可以用于改变卫生服务提供数量,比如在提供卫生服务激励不足的卫生系统中提高卫生服务数量,或者在存在过度医疗服务的卫生体系中,遏制不必要的卫生服务提供[3]。当前,有关按绩效支付方式的有效证据仍然较为缺乏,尤其本研究所涵盖的有关"发展中国家背景下的药物使用"的领域。发表于2021年的一篇有关按绩效支付对全科医生影响的系统评价的文章认为按绩效支付可激励全科医生提供特定的基本医疗和公共卫生服务,提高卫生服务质量,但对患者健康结果的影响不明确,受纳入研究数量和质量的限制,上述结论尚待更多高质量研究予以验证[26];发表于2012年的一篇有关中低收入国家按绩效支付方式的 Cochrane 综述所得出的结论证明,很少有设计得足够严谨的研究可以支撑一种普遍性的结论[22];2015年针对药物处方和支出的经济激励措施 Cochrane 系统综述可以发现,仅有三个研究中的两项按绩效支付计划可以达到纳入标准,但该两项举措就质量而言都相当薄弱,且均非在发展中国家开展的研究[21]。

此外,部分研究对 DRG 之外的支付方式进行了探讨,包括针对英国全科诊所进行的按绩效支付,对美国护理院的后付制向预付制改革的效果评价[27],以及英格兰对急诊医院实行的按结果支付等,但由于干预设计和数据来源有较大的差异性,并未对结果做进一步综述。

(二)国内研究进展

为了改变按服务项目支付方式带来的负面效果,我国不同地区针对门诊和住院服务的支付制度改革进行了较长时间的探索,并随着我国医保体制的不断变化而逐步完善。

在早期新农合时期,门诊服务的支付制度改革主要包括:一是总额预付制度改革,代表地区包括云南省禄丰县、陕西省旬邑县等;二是探索按人头支付制度,比如重庆市九龙坡区和黔江区。住院服务支付制度改革主要以单病种付费(或单病种限价)和按床日付费为主。理论上讲,支付方式在控制费用的同时,会对医疗服务质量产生影响,所以各地在进行支付方式改革时,都会结合一定的质量考核办法。这一时期研究的侧重点还是费用控制的效果,支付方式对质量影响的研究较少;研究方法一般是通过描述支付方式干预前后结果指标值的变化来反映干预的效果,例如,门诊抗生素2联及以上联用、门诊静脉输液处方百分比,群众满意度,住院治愈率、好转率,住院危重病人抢救成功率,二次住院率等指标。

随着国家医疗保障局的成立,以及2018年后关于 DRG 制度改革和按病种分值付费(diagnosis-intervention packet, DIP)制度改革相关政策的相继发布,国内较多研究对 DRG 和 DIP 试点的主要实践和效果进行了探索。一是探讨 DRG 和 DIP 对医院住院费用的影响,这与国外研究选取的结果指标保持一致,比如有研究以浙江省嘉兴市实施 DRG 点数法付费改革为例,运用面板数据模型,比较改革前后住院均次费用的差异,验证 DRG 点数法付费改革的控费成效[28]。二是探讨 DRG 和 DIP 改革对公立医院内部绩效管理体系的作用,比如有研究分析基于 DRG 付费的公立医院内部绩效管理体系的构建及实施[29];DIP 付费下医院绩效与成本联动管理机制的探讨[30],认为开展 DIP 成本核算,将优势病种和核心病种纳入医务人员绩效考核,有助于建立绩效激励与成本管理联动机制;以及 DIP 与临床路径对医疗资源消耗影响的实证研究[31],为医院内控及政策优化提供参考。三是支付制度作用于医共体,促进医共体内部利益共享机制的建立,比如,部分研究以浙江省德清县[32]、广东省阳西县[33]为例,探讨医共体综合付费方式改革的经验和启示,如医共体总额预算下门诊按人头付费、住院按 DRG 付费的支付方式改革以及按绩效支付,为进一步完善"总额预算、结余适当留用、超支合理分担"机制提供政策建议。

(三)支付制度改革特点

1. DRG 是医院住院服务主要的支付制度改革趋势 美国第一个实行该种支付方式后,由兰德公司最早于1985年10月对 Medicare 框架下 DRG 对医疗服务质量的影响进行评价,目标是探讨该种支付方式对成本控制的结果对住院病人接受的医疗服务质量产生的影响。随后其他发达国家纷纷引入该种支付方式,并且随着该种支付方式的发展评价其对质量的影响。国内前期探索以按病种支付为主(单病种限价),后期随着政策试点,逐渐有越来越多的研究基于地区探索经验对 DRG 和 DIP 进行效果评价。不同研究多以具体疾病为研究对象进行效果指标评价,疾病选择的原则基本趋于一致:疾病发生的频率较高(个别研究也选择死亡率较高的疾病);现存较为明确的诊断标准;评价期间的治疗方案较为稳定;该种疾病的病例中能包含进行评价的必要信息(例如入院时的诊断,治疗过程的记录等信息)。

2. **数据来源和评价指标主要基于病历和问卷调查** 相关研究的数据来源一般为从书写规范、完整的病历中获得的诊疗过程和结果的基本指标信息,从问卷调查获得的病人对诊疗质量的认知和满意度情况。较常见的评价指标一是从病历中获取的住院时间、二次住院率、死亡率等结果指标,临床质量得分,具体的评分过程等诊疗过程指标;二是从病人满意度调查中获得的医疗保健服务的可及性、连续性和医患之间的交流等信息。

3. **支付方式干预设计受政策影响较大** 不同研究一般在讨论部分也明确指出了该设计的局限性:由于偏倚的存在,不能有效证明支付方式的干预和结果指标变化的因果关系。但是这种偏倚通常都是由政治因素引起,无法避免。例如,支付方式干预一般是由政府主导全面实施,因此设置标准对照组较为困难,如果没有完善的病历信息系统,则干预前的基线数据获得较为困难等,都会制约实验设计的执行力度。

4. **国内探讨支付方式干预对基层卫生机构影响的研究较少** 目前国内外研究均以医院的住院服务及医生为主要干预对象,针对门诊服务和家庭医生的研究探索相对较少。由于国外家庭医生制度开展较早,因此对家庭医生或全科诊所已经形成较为完善的按人头支付、按项目付费和按绩效支付相结合的支付制度安排。国内家庭医生制度尚且在发展中,目前也在逐步探索实施按人头支付制度,并且在我国医联体建设背景下,支付制度改革成为促进基层机构和医院利益机制形成的主要手段。

五、研究目的

研究问题包括:如何设计针对农村地区基层卫生服务提供者的支付制度,实施新的支付制度对农村地区基层卫生服务提供者的卫生服务行为有哪些具体影响。

研究目的包括以下三个方面:在新农合背景下设计并实施针对农村地区基层卫生服务提供者的按绩效支付制度;评估按绩效支付制度对农村地区基层机构医疗服务费用和质量的影响,尤其是对药物利用行为的影响;基于效果评价证据,总结在中国农村地区推广按绩效支付制度改革的相关经验。

第二节 研 究 方 法

本章数据来源和主要结果基于欧盟资助的健康公平和风险保护项目报告"Report on the SIEF Project:Impact evaluation on paying for performance in China's health sector(Shandong part)"及相关产出整理[3]。

一、干预设计

本研究于 2011—2012 年期间在山东省莒南县和梁山县开展。山东省位于中国东部沿海地区,是中国经济状况较为发达的地区之一(2021 年人均 GDP 为 51 897 元人民币,约合 8 257 美元)。莒南和梁山两县分别位于山东省西部与西南部,经济条件相近。两县被选为 此次支付制度改革试验点的主要原因是其与研究者有着长期的合作关系,且经常被山东省 政府用作试验地点。

(一)参与的基层卫生机构与研究时间线

该试验项目覆盖了两县全部的乡镇卫生院及其所辖村卫生室(每个乡镇卫生院中抽取 两个村卫生室收集数据)。在 2011 年 7 月 1 日前,作为支付方的新农合制度基于按服务项 目付费的支付方式向两县全部的乡镇卫生院和村卫生室进行支付。在为新农合相关工作人 员和乡镇卫生院的管理者举办了一系列关于即将开启的支付方式改革的研讨会后,新农合 将针对全部乡镇卫生院所提供的门诊服务付费方式改为了两种全新的支付方式中的一种。 一半的乡镇卫生院(A 组)转为按人头总额预付制与按绩效支付相结合的支付方式,一半的 乡镇卫生院(B 组)转为单纯的按人头总额预付制。对于这两组来说,按人头预算的计算方 式相同,包括乡镇卫生院及其管理的全部村卫生室所提供的门诊服务。在研究期间,新农合 预留了 30% 的预算用于门诊报销,然后将其除以人口数量以得出人均比率。因此,每个乡镇 卫生院的人均预算是人均比率乘以所在城镇的总人口数。

具体研究设计如图 8-1 所示,本研究的研究时间线可见表 8-3。

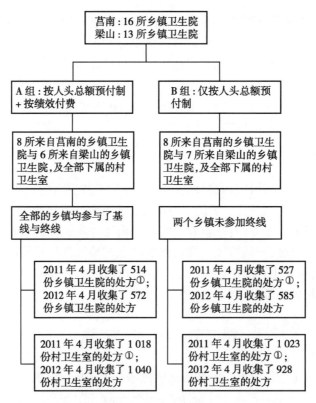

图 8-1 研究设计

注:①仅包括涵盖处方药,患者性别和年龄,以及在乡镇卫 生院的情况下开具处方的部门等相关完整信息的处方。并 非全部处方包含求诊费用。

表 8-3 研究时间线

时间	A 组： 按人头总额预付制+按绩效支付	B 组： 按人头总额预付制
2011 年 5 月—6 月	基线调查	基线调查
2011 年 6 月	为当地新农合工作人员和乡镇卫生院管理者提供培训	
2011 年 7 月 1 日	停止按服务项目付费的支付制度并启动按人头总额预付制与按绩效支付相结合的支付方式； 各医疗卫生机构在每季度初可收到 80% 按人头总额预付制的额度	停止按服务项目支付制度并启动按人头总额预付制； 各医疗卫生机构在每季度初可收到 80% 按人头总额预付制的额度
2011 年 7 月 1 日—2012 年 6 月 30 日	对乡镇卫生院及其所辖村卫生室按月和/或按季度开展评估；进入下一季度的四周后，卫生机构将根据其质量评分得到上一季度所扣留的 20% 按人头总额预付制预算的一部分	
2012 年 7 月	根据第四季度的质量评分支付部分第四季度所扣留的 20% 的预算	评估前一年的产出。实际工作中要更聚焦于对门诊成本的评估
2012 年 7 月—8 月	终期调查	终期调查

（二）A 组支付方案

A 组的支付方案为按人头总额预付与按绩效支付相结合。A 组中的乡镇卫生院在每季度初可收到按人头总额预付制费用的 80%。在下一季度首月，课题组将对乡镇卫生院及其所辖村卫生室所提供的服务质量进行评估，并将评估报告发送给支付方。大约四周之后，乡镇卫生院可收到部分被扣留的上一季度的预算，该部分金额取决于乡镇卫生院在质量评估中的表现。

在按绩效支付制度中会存在需要罚款，但是没有发放奖金补贴等情况，即只要由乡镇卫生院或其所辖村卫生室所提供的处于监测中的服务项目偏离了事先议定的质量标准，乡镇卫生院剩余的 20% 被扣留的预算将受到相应损失。依据偏离严重程度或低于目标的程度，卫生机构形成累计惩罚分值。理论上，A 组中的乡镇卫生院可以受到的最大惩罚值是其全部预算的 20%（即全部被扣留的预算部分），但实际并没有发生。按绩效支付制度的具体内容由当地研究团队、省和县的政府工作人员、新农合的工作人员及卫生服务提供者共同讨论得出。

表 8-4 展示了本研究所使用的质量指标、指标定义、完成目标、未实现目标或超出目标时相应的惩罚、涉及惩罚的点数、收集数据的频率以及每个用于计算按绩效支付方式的各季度的相应指标。处方质量目标基于国际准则和 2009 年底进行的处方调查而确定；同时还结合了当地乡镇卫生院和村卫生室医生的反馈意见。鉴于合理性及可行性，目标未设定为 0 或 100%。如将两种或者更多抗生素设置为实现 0 目标显然是不合理的，因为有些患者确实需要不止一种抗生素；而 100% 的患者满意度目标可能也是不可行的。

用于计算处罚的监测数据来自乡镇卫生院和两个随机选择的乡镇卫生院所辖村卫生室（平均每个乡镇卫生院管理大约 36 个村卫生室）。部分指标（例如诊断技能）是在季度评估期间收集的。新农合办公室在每个季度的第一个月和第二个月随机抽取两天，对乡镇卫生院和两个抽取的村卫生室在这两天所出处方进行评估；研究小组在每个月随机抽取一天，对乡镇卫生院和两个抽取的村卫生室在这一天的所有处方进行评估;乡镇卫生院的罚分反映了两组的评估结果。每个乡镇内被选中的两个村卫生室的质量被认为代表了整个乡镇内所有村卫生室的质量,因此将两个村卫生室的总扣除分数与乡镇卫生院的总扣除分数相加即可得到该乡镇的总扣除分数。在这个总分中每扣除一个分值,乡镇的拨款将会相应地扣除100元人民币(在当时大约为15~16美元)。具体可见表8-4。

表8-4 A组P4P制度下质量评价工具

质量指标	定义	目标和惩罚	评估频率	季度 1	2	3	4
合格处方	应包括时间,日期,患者姓名、性别、年龄、地址、诊断,药物类型和用量,服用方法,医生和药师签字	100%。每低一个百分点,扣0.5分	按季度	✓	✓	✓	✓
包括6种及以上药物的处方		低于10%。超出10%部分,每超一个百分点,扣0.5分	按月	✓	✓	✓	✓
分解处方	同一机构同一天为同一患者的同一诊断开具了多个处方	0。每存在1例,扣0.1分	按月	✓	✓	✓	✓
多种抗生素处方		THC:莒南10%,梁山15%;VC:莒南15%,梁山20%。超出目标值,每超一个百分点,扣0.5分	按月	✓	✓	✓	✓
静脉注射处方		THC:25%;VC:35%。超出目标值,每超一个百分点,扣0.5分	按月	✓	✓	✓	✓
类固醇处方		THC:10%;VC:莒南22%,梁山20%。超出目标值,每超一个百分点,扣0.5分	按月	✓	✓	✓	✓
诊断和慢性病治疗技能得分	根据官方诊疗指南,设计标准化问题,形成题库。每次从题库中随机抽取10个问题来询问VC和THC医生	80分。对于低于80分的记录,莒南是每低一分扣0.2分;梁山是0.01分	按季度	✓	✓	✓	
患者满意度	随机抽取患者进行满意度问卷调查,涵盖服务态度、临床技能、费用和服务环境等主题,共6个问题	莒南对在第一个季度低于目标值的按照一分0.05分扣除;第二季度以100为目标值按照0.5分扣除;梁山以80%为目标值,每低一个百分点扣除0.05分	按季度	✓	✓	✓	
VC环境和卫生得分	卫生机构应该干净和卫生,所有物品被适宜摆放	评价者现场观察主观评价,不符合条件,扣0.1分	每半年		✓		
THC环境和卫生得分	卫生机构应该干净和卫生,所有物品被适宜摆放	评价者现场观察主观评价,不符合条件,扣0.1分	每半年		✓		

注:THC:乡镇卫生院;VC:村卫生室。

（三）B 组支付方案

B 组的支付方案为按人头总额预付制。B 组中的乡镇卫生院基本上是按人头支付的。研究本意是在对该组采取完全的按人头支付的情况下，A 组和 B 组之间的差异变化将可体现按绩效支付的额外影响，而非从按服务项目付费到按人头总额预付制的转变。在这种情况下，当地工作人员或许会对提前向 B 组的乡镇卫生院支付全部 100% 按人头总额预付制的费用感到不安。从按服务项目支付方式到按人头支付方式的转变涉及支付方对卫生服务提供者信心提升的转变。

在年底对 B 组的乡镇卫生院实际提供的卫生服务进行评估前先扣留其 20% 的按人头付费的预算。然而，与 A 组卫生机构不同的是，B 组卫生机构必须等到第二年年初才能收到他们被扣留的 20% 的预算份额。而且，与事先了解规则的 A 组卫生机构相反，B 组卫生机构事先不知道这些规则；他们未被告知官方将根据什么决定该机构将收到多少被扣留的 20% 预算，仅知道其将进行"全面评估"。在这种情况下，官方在年底决定不对 B 组卫生机构所提供的护理质量进行评估。当然，在研究试验期间，B 组乡镇卫生院不知道综合评估结合会如此轻松，并且我们假设他们可能已经通过与 A 组卫生机构的工作人员进行联系而已设想到评估至少涵盖了 A 组中的按绩效支付计划的某些领域似乎也是很合理的。如果 B 组的卫生机构确实预见了改变并且相应地调整了他们的行为，我们会低估按绩效支付方式干预的真实效果。

二、模型估计

假设生成结果的模型如下：

$$Y_{ijt} = \alpha + \beta FFS_{jt} + \gamma CGB_{jt} + \delta CGB \times P4P_{jt} + \tau X_{ijt} + \mu_j + \theta_t + \varepsilon_{ijt} \qquad \text{式（8-1）}$$

其中 i 表示患者（结果数据均来自处方），j 表示医疗卫生机构，t 表示实施阶段（$t = 0$，1）；FFS，CGB 和 $P4P$ 为相应支付制度实施时等于 1 的哑变量，X 为协变量向量，μ_j 为卫生机构的固定效应，θ_t 为阶段固定效应，ε_{ijt} 为特殊误差项。δ 是我们主要关心的系数，该值展示了在 CGB 方案中加入 $P4P$ 的增量效果。我们可以使用双重差分法来估计 δ。要注意的是，按 CGB 与 $P4P$ 结合的预期效果（给定协变量、卫生机构以及周期固定效应的情况）减去按 FFS 的预期效果等于 $(\gamma - \beta) + \delta$，而按 CGB 的预期效果减去 FFS 的预期效果等于 $\gamma - \beta$。这两个差值之差等于 δ。因此，我们可以通过获取从第 0 阶段到第 1 阶段 A 组变化和 B 组变化之间的差异来估计 δ 的值。

基于此，我们设定模型如下：

$$Y_{ijt} = \alpha + \rho TREAT_{jt} \times PERIOD1_{jt} + \phi PERIOD1_{jt} + \tau X_{ijt} + \mu_j + \varepsilon_{ijt} \qquad \text{式（8-2）}$$

其中，针对 B 组卫生机构，其 $TREAT$ 取值为 1，则终期数据中 $PERIOD1$ 等于 1。而 A 组中预期效果的变化（给定协变量、卫生机构及周期固定效应的情况下）等于 $E(\Delta y_{jt}^A) = \rho + \phi$，根据等式（8-1），该值等于 $(\gamma - \beta) + \delta + (\theta_1 + \theta_0)$。该变化既反映了从 FFS 转为 CGB 与 $P4P$ 相结合所带来的影响，也反映了特定阶段中不可观察项的变化。对照组 B 预期结果的变化（给定协变量、卫生机构和期间固定效应的情况下）等于 $E(\Delta y_{jt}^B) = \phi$，就等式（8-1）而言，该值等于 $(\gamma - \beta) + \delta + (\theta_1 - \theta_0)$。这一变化反映了从 FFS 转为单纯 CGB 产生的影响，以及特定时期不同观察项的变化。该差值等于 $DD = E(\Delta y_{jt}^{BA}) - E(\Delta y_{jt}^B) = \rho = \delta$。

三、指标和数据

（一）结果指标

本研究的结果指标聚焦于门诊处方,特别是每个处方的自付费用及"合理"药物处方指标。具体指标包括 WHO（1993 年）提出的合理用药指标[34],以及 Y Li 等人使用的指标[5]。全部结果指标数据均来自随机处方样本,由研究团队在基线和终线调查期间,从每个乡镇卫生院及其所辖村卫生室收集,然后由团队负责将收集到的数据录入系统。我们从每个乡镇卫生院收集了 50 个处方,并从每个指定的村卫生室收集了 20 个处方。收集的处方覆盖了 2011 年 4 月与 2012 年 4 月。

结果指标的具体评价情况可见表 8-4。此外,我们还研究了 P4P 对就诊咨询成本的影响。中国的就诊记录大多没有分别列明咨询费和药费。前者所占份额一直很小,在我们记录这两类数字的数据中,其差异也确实很小。该成本被标记在处方上是由于尽管中国大部分的农村居民现在均可被新农合覆盖,但是仍有一部分农村居民尚未被覆盖;同时,即使是被新农合所覆盖的居民也并非完全意义上的覆盖,换句话说,他们仍需支付一部分费用。

（二）基线值与组间差异

1. 乡镇卫生院基本情况 表 8-5 展示了乡镇卫生院的基线结果值,从这些数据可以看出中国在遏制药物过度利用方面所面临的挑战。从两县乡镇卫生院基线差异来看,首先,莒南县乡镇卫生院的质量指标值低于梁山县。在干预实施时,莒南县的质量指标已经接近或者低于按绩效支付中用于计算质量相关处罚的目标。因此,我们预估 P4P 改革对莒南县的影响较小。其次,莒南县(在分配过程中没有当地政府部门的干预)基线的平衡情况和比梁山县(分配过程中当地政府部门实施了干预)更好。实际上,在莒南县的基线数据中,我们仅观察到一个指标的差异具有统计学意义。(在使用 q 值或者阈值为 0.1 的情况下,则差异不具有统计学意义);然而,即使是在调整了 P 值之后,梁山县基线数据中的 8 个结果指标在 10% 的水平上仍然有 7 个具有统计学意义的差异(表 8-5)。

表 8-5 乡镇卫生院基线差异

结果指标	A 组（CGB+P4P）		B 组（CGB）		差异	
	N	$\bar{x}$	N	$\bar{x}$	P 值[①]	q 值[②]
两县组合						
成本	581	43.579	514	40.179	0.716	0.716
处方中的药品数量	780	3.719	631	2.946	0.039	0.078
处方中包含两种或更多的药品	780	0.827	631	0.723	0.057	0.091
处方中包含六种或更多的药品	780	0.240	631	0.116	0.024	0.078
处方中包含抗生素	780	0.476	630	0.414	0.284	0.325
两种或更多抗生素	780	0.149	630	0.071	0.018	0.078
静脉注射	780	0.356	631	0.214	0.104	0.139
处方中包含类固醇	780	0.172	631	0.098	0.031	0.078

续表

结果指标	A 组（CGB+P4P）		B 组（CGB）		差异	
	N	$\bar{x}$	N	$\bar{x}$	P 值[①]	q 值[②]
莒南县						
成本	436	48.564	408	45.628	0.800	0.947
处方中的药品数量	458	3.349	422	3.301	0.898	0.947
处方中包含两种或更多的药品	458	0.799	422	0.765	0.614	0.947
处方中包含六种或更多的药品	458	0.170	422	0.159	0.806	0.947
处方中包含抗生素	458	0.430	421	0.435	0.947	0.947
两种或更多抗生素	458	0.098	421	0.057	0.027	0.216
静脉注射	458	0.238	422	0.263	0.808	0.947
处方中包含类固醇	458	0.127	422	0.109	0.484	0.947
梁山县						
成本	145	29.309	106	19.204	0.253	0.253
处方中的药品数量	322	4.245	209	2.230	0.002	0.008
处方中包含两种或更多的药品	322	0.867	209	0.636	0.008	0.016
处方中包含六种或更多的药品	322	0.339	209	0.029	0.004	0.011
处方中包含抗生素	322	0.540	209	0.373	0.091	0.104
两种或更多抗生素	322	0.221	209	0.101	0.077	0.103
静脉注射	322	0.525	209	0.115	0.001	0.008
处方中包含类固醇	322	0.236	209	0.077	0.025	0.040

注：[①]P 值用于对两个均值之间的差异进行简单检验，其值可在县级聚类；[②]使用 Stata 命令 qqvalue 和 Simes 的方法对 q 值进行计算。

2. 村卫生室基本情况　表 8-6 展示了村卫生室的基线结果值。在村卫生室的数据中，A 组和 B 组之间的基线差异在 5% 或 10% 水平上均无统计学意义。

表 8-6　村卫生室基线差异

结果指标	A 组（CGB+P4P）		B 组（CGB）		差异	
	N	$\bar{x}$	N	$\bar{x}$	P 值[①]	q 值[②]
成本	906	29.592	986	27.201	0.633	0.980
处方中的药品数量	1 163	3.169	1 115	2.925	0.483	0.966
处方中包含两种或更多的药品	1 163	0.798	1 115	0.750	0.453	0.966
处方中包含六种或更多的药品	1 163	0.130	1 115	0.073	0.103	0.824
处方中包含抗生素	1 163	0.587	1 114	0.595	0.879	0.980
两种或更多抗生素	1 163	0.114	1 114	0.151	0.368	0.966
静脉注射	1 163	0.357	1 115	0.331	0.786	0.980
处方中包含类固醇	1 163	0.103	1 115	0.104	0.980	0.980

注：[①]P 值用于对两个均值之间的差异进行简单检验，其值可在县级聚类；[②]使用 Stata 命令 qqvalue 和 Simes 的方法对 q 值进行计算。

（三）处罚

表 8-7 展示了每个乡镇在前三个季度每个季度以及前三个季度的平均罚分。在本研究中所使用的结果指标中,莒南县各乡镇的平均罚分情况为两个乡镇的平均罚分情况的一半,这反映了在研究开始初期莒南县已经接近或处于阈值的事实。另外,莒南县在技能测试中所扣的分数亦较高,部分原因为莒南县的扣分率较高(莒南县为 1/5,而梁山县为 1/100)。同样地,患者满意度较高的罚分情况部分程度上是因为从第二季度开始,莒南县转向一个更高的目标(莒南县为 100,而梁山县保持在 80)和更高的罚分比率(莒南县为 1/2,而梁山县保持在 1/20)。

表 8-7　各县平均每个乡镇卫生院及其所辖村卫生室的罚分情况

结果指标	梁山县				莒南县			
	Q1	Q2	Q3	平均	Q1	Q2	Q3	平均
合格处方	33.1	—	2.9	18.0	22.2	10.8	2.7	11.9
处方中包含六种或更多的药品	6.8	1.0	0.5	2.8	1.0	1.8	0.0	0.9
分剂	0.0	0.0	0.2	0.1	0.3	0.0	0.0	0.1
两种或更多抗生素	4.2	1.9	1.9	2.7	0.1	1.5	0.2	0.6
静脉注射	5.6	8.3	5.5	6.5	3.6	2.0	2.3	2.6
处方中包含类固醇	7.4	3.5	2.0	4.3	6.2	1.3	4.5	4.0
慢性病诊断和治疗技能测试得分	0.2	0.5	0.3	0.3	16.7	4.4	12.3	11.1
患者满意度	0.1	0.0	0.0	0.0	0.2	7.6	4.9	4.2
全部指标的平均值	7.2	2.2	1.6	4.3	6.3	3.7	3.4	4.4
本研究中结果指标的平均值	6.0	3.7	2.5	4.0	2.7	1.7	1.8	2.0

注:Q1 表示第一季度,依次类推。表中省略了环境和卫生指标,因为该指标在此情况下没有任何扣分情况。第二季度未考核梁山县合格处方的情况。

第三节　主要结果和讨论

一、主要结果

（一）乡镇卫生院和村卫生室终期结果情况

表 8-8 和表 8-9 分别展示了乡镇卫生院和村卫生室基线和终期差异的基本情况。本质上讲,P4P 改革的增量效应消除了 A 组在基线时明显较高的值,并使 A 组和 B 组在 8 项指标上没有任何显著性差异。

表 8-8　乡镇卫生院终期差异

结果指标	A 组（CGB+P4P）		B 组（CGB）		差异	
	N	$\bar{x}$	N	$\bar{x}$	P 值[①]	q 值[②]
两县组合						
成本	470	34.177	501	34.566	0.950	0.979
处方中的药品数量	632	3.524	556	3.241	0.354	0.979
处方中包含两种或更多的药品	632	0.799	556	0.768	0.493	0.979
处方中包含六种或更多的药品	632	0.217	556	0.175	0.364	0.979

续表

结果指标	A 组（CGB+P4P）		B 组（CGB）		差异	
	N	$\bar{x}$	N	$\bar{x}$	P 值[①]	q 值[②]
处方中包含抗生素	632	0.470	556	0.471	0.979	0.979
两种或更多抗生素	632	0.131	556	0.124	0.805	0.979
静脉注射	632	0.369	556	0.324	0.446	0.979
处方中包含类固醇	632	0.142	556	0.144	0.970	0.979
莒南县						
成本	326	32.887	355	40.678	0.251	0.712
处方中的药品数量	350	3.443	359	3.354	0.800	0.712
处方中包含两种或更多的药品	350	0.791	359	0.783	0.853	0.712
处方中包含六种或更多的药品	350	0.206	359	0.187	0.715	0.712
处方中包含抗生素	350	0.480	359	0.454	0.713	0.712
两种或更多抗生素	350	0.126	359	0.095	0.304	0.712
静脉注射	350	0.363	359	0.306	0.493	0.824
处方中包含类固醇	350	0.134	359	0.125	0.857	0.824
梁山县						
成本	144	37.099	146	19.704	0.089	0.857
处方中的药品数量	282	3.624	197	3.036	0.314	0.857
处方中包含两种或更多的药品	282	0.809	197	0.741	0.501	0.857
处方中包含六种或更多的药品	282	0.231	197	0.152	0.378	0.857
处方中包含抗生素	282	0.457	197	0.503	0.534	0.857
两种或更多抗生素	282	0.138	197	0.178	0.488	0.857
静脉注射	282	0.376	197	0.355	0.824	0.857
处方中包含类固醇	282	0.153	197	0.178	0.735	0.857

注：[①]P 值用于对两个均值之间的差异进行简单检验，其值可在县级聚类；[②]使用 Stata 命令 qqvalue 和 Simes 的方法对 q 值进行计算。

表 8-9 村卫生室终期差异

结果指标	A 组（CGB+P4P）		B 组（CGB）		差异	
	N	$\bar{x}$	N	$\bar{x}$	P 值[①]	q 值[②]
成本	804	18.335	947	18.389	0.984	0.984
处方中的药品数量	1 011	2.941	1 038	2.965	0.944	0.984
处方中包含两种或更多的药品	1 011	0.770	1 038	0.786	0.819	0.984
处方中包含六种或更多的药品	1 011	0.101	1 038	0.070	0.394	0.984
处方中包含抗生素	1 010	0.553	1 036	0.606	0.452	0.984
两种或更多抗生素	1 010	0.148	1 036	0.120	0.556	0.984
静脉注射	1 010	0.272	1 036	0.310	0.619	0.984
处方中包含类固醇	1 010	0.100	1 036	0.121	0.568	0.984

注：[①]P 值用于对两个均值之间的差异进行简单检验，其值可在县级聚类；[②]使用 Stata 命令 qqvalue 和 Simes 的方法对 q 值进行计算。

（二）基于双重差分模型的 P4P 改革增量效应估计

表 8-10 展示了使用固定效应模型获得的 P4P 改革增量效应估计（乡镇卫生院层面）；表 8-11 展示了村卫生室的 P4P 改革增量效应。边际效应是 P4P 改革增量效应的估计。在结果是哑变量的情况下，系数给出了将 P4P 改革加到 CGB 的百分比变化。

表 8-10　P4P 改革对乡镇卫生院的增量效应估计

结果指标	N[1]	边际效应[1]	边际效应（%）[2]	标准误	Bootstrap adjusted P [3]	q 值[4]
两县总体						
成本	1 917	−7.001	−0.160	10.582	0.561	0.561
处方中的药品数量	2 410	−0.469	−0.126	0.304	0.120	0.208
处方中包含两种或更多的药品	2 410	−0.071	−0.086	0.048	0.130	0.208
处方中包含六种或更多的药品	2 410	−0.076	−0.316	0.048	0.126	0.208
处方中包含抗生素	2 410	−0.050	−0.105	0.058	0.356	0.407
两种或更多抗生素	2 410	−0.076	−0.511	0.040	0.074	0.208
静脉注射	2 410	−0.096	−0.269	0.075	0.194	0.259
处方中包含类固醇	2 410	−0.091	−0.531	0.050	0.078	0.208
莒南县						
成本	1 406	−12.680	−0.261	12.721	0.352	0.936
处方中的药品数量	1 459	0.161	0.048	0.340	0.681	0.951
处方中包含两种或更多的药品	1 459	−0.002	−0.003	0.062	0.939	0.951
处方中包含六种或更多的药品	1 459	0.028	0.167	0.034	0.468	0.936
处方中包含抗生素	1 459	0.070	0.164	0.075	0.402	0.936
两种或更多抗生素	1 459	−0.001	−0.013	0.039	0.951	0.951
静脉注射	1 459	0.106	0.447	0.076	0.218	0.936
处方中包含类固醇	1 459	−0.014	−0.108	0.050	0.735	0.951
梁山县						
成本	511	5.965	0.204	9.935	0.710	0.710
处方中的药品数量	951	−1.439	−0.339	0.413	0.025	0.056
处方中包含两种或更多的药品	951	−0.178	−0.205	0.060	0.047	0.063
处方中包含六种或更多的药品	951	−0.231	−0.683	0.086	0.035	0.056
处方中包含抗生素	951	−0.228	−0.421	0.063	0.017	0.056
两种或更多抗生素	951	−0.184	−0.835	0.067	0.035	0.056
静脉注射	951	−0.396	−0.755	0.078	0.007	0.056
处方中包含类固醇	951	−0.204	−0.866	0.095	0.077	0.088

注：[1] 使用式 8-2 进行估计，其中年龄和性别作为协变量。报告的参数是 ρ，在我们的假设下，它表示按绩效支付方式的增量效应，即等式 8-1 中的 δ。

[2] 等于边际效应除以 A 组的基线平均值。标准误在乡镇级别进行聚类调整。

[3] 使用 Wild bootstrapping 对少量聚类进行调整[35]，以考虑到相对较少的聚类数量（这对特定县的结果产生了更大的差异）。使用 Stata 的 cgmwildboot 例程计算，重复 999 次。

[4] 使用 Simes-Benjamini-Hochberg 的方法获得调整后的 P 值（也被称为 q 值）[36,37]。

表 8-11　P4P 改革对村卫生室增量效应估计

结果指标	N[①]	边际效应[①]	边际效应（%）[②]	标准误	Bootstrap adjusted P[③]	q 值[④]
两县总体						
成本	3 273	−3.158	−0.107	4.694	0.535	1.000
处方中的药品数量	3 876	−0.280	−0.088	0.207	0.168	1.000
处方中包含两种或更多的药品	3 876	−0.063	−0.079	0.054	0.256	1.000
处方中包含六种或更多的药品	3 876	−0.026	−0.199	0.030	0.396	1.000
处方中包含抗生素	3 873	−0.033	−0.056	0.074	0.635	1.000
两种或更多抗生素	3 873	0.055	0.485	0.049	0.304	1.000
静脉注射	3 874	−0.066	−0.184	0.060	0.284	1.000
处方中包含类固醇	3 874	−0.034	−0.328	0.041	0.400	1.000
莒南县						
成本	2 068	−3.032	−0.122	6.716	0.701	1.000
处方中的药品数量	2 201	−0.610	0.038	0.264	0.028	0.224
处方中包含两种或更多的药品	2 201	−0.103	−0.013	0.081	0.222	1.000
处方中包含六种或更多的药品	2 201	−0.064	0.126	0.029	0.034	0.238
处方中包含抗生素	2 199	−0.090	0.063	0.093	0.378	1.000
两种或更多抗生素	2 199	−0.003	0.961	0.047	0.943	1.000
静脉注射	2 199	−0.115	0.003	0.070	0.156	0.936
处方中包含类固醇	2 199	−0.033	−0.289	0.053	0.531	1.000
凉山县						
成本	1 205	−3.181	−0.096	5.574	0.600	1.000
处方中的药品数量	1 675	0.146	−0.238	0.241	0.582	1.000
处方中包含两种或更多的药品	1 675	−0.012	−0.147	0.063	0.854	1.000
处方中包含六种或更多的药品	1 675	0.023	−0.801	0.051	0.700	1.000
处方中包含抗生素	1 674	0.041	−0.169	0.107	0.738	1.000
两种或更多抗生素	1 674	0.130	−0.031	0.086	0.177	1.000
静脉注射	1 675	0.002	−0.648	0.097	1.000	1.000
处方中包含类固醇	1 675	−0.037	−0.408	0.065	0.696	1.000

注：①使用式 8-2 进行估计，其中年龄和性别作为协变量。报告的参数是 ρ，在我们的假设下，它表示按绩效支付方式的增量效应，即等式 8-1 中的 δ。

②等于边际效应除以 A 组的基线平均值。SE 在乡镇级别进行聚类调整。

③使用 Wild bootstrapping 对少量聚类进行调整[35]，以考虑到相对较少的聚类数量（这对特定县的结果产生了更大的差异）。使用 Stata 的 cgmwildboot 例程计算，重复 999 次。

④使用 Simes-Benjamini-Hochberg 的方法获得调整后的 P 值（也被称为 q 值）[36,37]。

对于乡镇卫生院而言,在 P 值调整之前,P4P 对 8 个结果指标中的 2 个产生显著的负向影响,但在 P 值调整之后,显著性影响就不存在。本研究同时也显示了不同县之间的 P4P 改革增量效应。在乡镇卫生院水平上,P4P 改革在莒南县不存在显著性影响;在梁山县对所有非成本类结果指标均存在显著的增量效应(P 值调整前后均存在)。在村卫生室一级,本研究发现两县综合起来看时,并未观察到显著影响;在 P 值调整之前,梁山县数据可观察到 2 个显著影响,但在 P 值调整之后不存在;但莒南数据中 P 值调整前后均未观察到任何显著性影响。

P4P 改革对两县的乡镇卫生院不同的增量效应与表 8-7 所展示的罚分数据保持一致:平均来看,梁山县乡镇卫生院的罚分要比莒南县乡镇卫生院的罚分高;同时,除静脉注射指标外,梁山县罚分每个季度均有下降,而莒南县罚分并未下降。这实际上反映基线时期 A 组乡镇卫生院的非成本性指标在梁山县比在莒南县高得多(实际上是平均的两倍)。事实上,莒南县 A 组中的乡镇卫生院基线时期 4 个非成本指标已低于其中 2 个质量目标(使用多种抗生素和使用静脉注射)。因此,莒南县 A 组中的乡镇卫生院从质量指标的进一步降低中获得的经济收益相对较少;而梁山县 A 组中的乡镇卫生院则的确可以从进一步降低相应指标值获得更多的经济收益。

二、讨论

首先,本研究并没有按照原计划实施随机对照试验。由于国家总体上要求改革 FFS 支付方式,因此地方政府工作人员并不愿意保留原来的纯对照组(即继续基于 FFS 方式支付基层医疗机构)。这就导致研究团队不得不开展另外一项试验,将从 FFS 到 CGB 的转变与从 FFS 到按 CGB 和 P4P 相结合的方式进行比较。在这种调整下,本研究实际能够估计 P4P 超出 CGB 的增量效应,但无法单独估计 CGB 或 CGB 与 P4P 相结合相对于 FFS 的影响。

其次,由于偏离原始研究方案,我们对 P4P 改革的增量效应估计可能会偏向于零。由于习惯原有的 FFS 支付制度安排,当地政府官员拒绝在没有任何机制来确保服务提供的情况下按照理论上 CGB 的要求 100% 提前支付基层卫生机构,决定预先扣留 20%,如果基层卫生机构在年底的绩效表现令人满意,该 20% 将在年底支付。然而,主要问题在于直到试验结束后基层机构才明确他们的绩效如何被评价,这就导致对照组可能一直期望在年底进行质量评估,从而已采取相应质量改善措施提高其处方质量。这些可能性的存在均会导致本研究实际上低估了 P4P 的真正增量效应。

第三个偏离研究方案之处是随机化过程,这与最初设想的配对程序有所不同。原始方案设想使用 Gary King 等人提出的方法[38],但在某种程度上,初始分配并非按照原始方案执行。虽然这将平均绝对标准化偏差提高到如果原始研究方案被遵循的水平,但它并没有使干预组和对照组之间的基线状况出现任何显著差异。更具破坏性的是,两县之一的地方工作人员决定在干预组和对照组之间交换理论上分配好的部分乡镇,这导致在基线时期两组之间的平均偏差显著增加,并且所有非成本的结果变量在基线时期存在显著的差异。鉴于上述情况,本研究被迫放弃分析数据的原始方法,即基于原始随机对照试验,通过随机化过程在可观察值和不可观察值之间取得平衡,两组之间的终期差异即可以代表干预的最终效果。取而代之,在实际中,本研究最终利用双重差分法,假设在没有将 P4P 改革添加到 CGB 改革的情况下,干预组和对照组符合平行趋势。如果政府官员调换乡镇,将不可观察指标呈积极(或消极)趋势的卫生机构纳入 CGB+P4P 相结合的试验组中,我们或许将高估(或低估)P4P 的增量效应。

本研究的参数估计表明,与单纯的 CGB 相比,在 CGB 加入 P4P 对不合理处方指标施加了促使其降低的压力。然而,从两县合并总体上看,在使用标准 P 值的情况下仅有两个指标存在显著影响,而在使用调整过后的 P 值后则没有任一指标具有显著影响。我们发现使用标准 P 值在梁山县对多个指标产生了相当显著的影响,同时,这些影响在 P 值调整之后仍然存在。我们将这种影响归因于莒南县在研究初始时已接近目标值,因此莒南县基层机构缺乏进一步改进的经济激励机制;而梁山县由于初始值距离目标值存在一定差距,因此经济激励会高于莒南县。因此,这个偶然的基线特征差异使本研究额外获得一个重要发现:在设计 P4P 改革时,如果支付制度设计了对绩效表现不佳的医疗机构会施以惩罚措施,那么就必须将其落实。

本研究结果的另外两个方面也值得讨论。首先,我们发现 P4P 对于两县基层机构处方的自付费用并无明显的抑制作用。一种可能性是 P4P 激励带来的行为变化不足以显著到降低平均费用。为了测试这一点,我们将 P4P 对处方质量的增量影响乘以与指标变化相关的增量支出,例如与处方中另一种药物相关的额外支出,据此我们可以得到隐含的费用变化,即将 P4P 添加到 CGB 引起的处方质量变化对处方费用的总影响。基于该原则,我们计算出暗含的总费用减少值为 5.85 元,与 P4P 的固定效应增量估计大致相同(7.00 元)。这表明从两县总体水平上,乡镇卫生院医生没有产生补偿行为。与此同时,我们确实在梁山县观察到了这种补偿行为:尽管不合理的处方减少了,但 P4P 改革显著增加了 20% 的处方费用。其次,虽然加入 P4P 确实减少了不合理处方,但处方质量指标的终期水平仍然相当高。这表明,虽然 P4P 可能是抑制不当经济激励驱使下不合理处方行为的有力工具,但补充性的干预措施仍然需要进一步探索,比如可以考虑公布个别卫生机构的不当处方率,通过增加他们的羞耻感,促使他们改变自身行为,更好地促进 P4P 改革效果的显现。

第四节　政策建议和未来研究方向

一、研究进展

(一)理论方法进展

通过供方支付制度改革达到控制医疗费用攀升、改善质量得到国际社会的普遍共识,尤其是从以按服务项目为代表的后付制安排转向预付制安排成为主流趋势。从高收入国家经验来看,由于家庭医生制度和基层首诊制度较为成熟,因此政府或医保部分多以按人头付费支付门诊服务或初级卫生保健服务,并结合按绩效支付和按服务项目支付;对住院服务多以按疾病诊断分组(DRG)支付为主,从而达到控费和改善质量的目的。

在中国,卫生服务供方制度改革相对落后于国际改革趋势,但随着大数据时代的到来以及 2018 年国家医疗保障局的成立,我国的制度优势使得医保医疗数据充分集聚,为病种组合的"随机""均值"奠定了基础条件。按照医保支付制度改革目标要求,国家医疗保障局于2018年底正式启动DRG付费准备工作,并于2019年5月公布30个国家试点城市名单。不少地区以DRG改革探索为基础,结合大数据应用,形成具有中国特色的按病种分值付费(DIP)制度,并成为我国公立医院支付制度的主要改革方向。不同于以往支付制度改革,DIP改变了样本推算总体的仿真、预测乃至精算模式,利用真实、全量数据客观还原病种的疾病特征及医疗行为,通过对疾病共性特征及个性变化规律的发现,建立医疗服务的"度量衡"体系,较为客观地拟合成本、计算分值、结算付费,形成对医保支付方式改革的重要技术支撑。因此,本部分对我国正在实施的DIP制度进行重点介绍。

1. DIP的基本含义 DIP是利用大数据优势建立的完整管理体系,发掘"疾病诊断+治疗方式"的共性特征对病案数据进行客观分类,在一定区域范围的全样本病例数据中形成每一个疾病与治疗方式组合的标化定位,客观反映疾病严重程度、治疗复杂状态、资源消耗水平与临床行为规范,可应用于医保支付、基金监管、医院管理等领域。在总额预算机制下,根据年度医保支付总额、医保支付比例及各医疗机构病例的总分值计算分值点值。医保部门基于病种分值和分值点值形成支付标准,对医疗机构每一病例实现标准化支付,不再以医疗服务项目费用支付[39]。

2. DIP的分组逻辑与辅助目录策略 DIP采用医保版疾病诊断分类及代码(ICD-10)进行疾病诊断分类和适当组合,然后对每个疾病诊断组合按使用的医保手术操作分类与编码(ICD-9-CM-3)技术进行分类,通过对临床病案中"疾病诊断"与"治疗方式"的随机组合,穷举形成DIP的病种组合,从而奠定DIP目录库的基础[40]。

比如,上海根据2018年全市出院病例,以"疾病诊断"与"治疗方式"客观匹配后,形成核心病组(年病例数大于等于15例)1.4万余组、综合病组(年病例数小于15例)2 499组。而广州的DIP则形成了12 005个核心病组和25个综合病组。2020年11月20日,国家医疗保障局印发的《DIP技术规范》和《DIP病种目录库(1.0版)》,使用医保版疾病诊断编码前4位和手术操作编码进行聚类,基于疾病与治疗方式的共性特征组合分组,形成主目录,以15例为病例数量临界值,将主目录区分为核心病种11 553组和综合病种2 499组[39],共计14 052个病组。核心病种与综合病种的差异在于:前者直接将治疗方式作为分组的依据(一个诊断+一种治疗方式,即为一个核心病种);而综合病种则因为病例数量较少,按照治疗方式(而不是诊断+治疗方式)进行分组,目前确定的治疗方式包括保守治疗、诊断性操作、治疗性操作、相关手术四类[40]。

3. 我国实施DIP与DRG的异同 我国实施DRG和DIP的区别可见表8-12[41]。

表8-12 我国DRG和DIP分组的区别

不同维度	DRG	DIP
分组依据	临床路径(经验)	临床数据
分组目标	覆盖所有编码(疾病编码和手术操作代码)	覆盖所有住院病例
分组思路	人为主观筛选、归并	穷举匹配、客观聚类
分组指南	固定分组框架	确定分组标准(公式、指标及目录体系)

续表

不同维度	DRG	DIP
分组层级	三层（MDC、ADRG、DRGs）	四层（三级、二级、一级、主索引）
最细组别的变异系数（*CV*）	<0.7 即可	平均值<0.6
国家版分组		
病例费用数据来源	30 个城市近三年 6 500 万份	东、中、西部 10 个省市近 6 000 万份
修改完善	根据临床论证，人为修改	根据真实数据拓展，动态调整
本地化分组	MDC、ADRG 须与国家版一致	分组标准须与国家规范一致

（1）设计思维：从大的框架和流程上，DRG 和 DIP 都遵从了国际社会 DRG 的普遍做法，如相对权重（related weight，RW）、费率（payment rate）、病例组合指数（case mix index，CMI）、变异系数（coefficient of variation，CV）、费用消耗指数（含药品和耗材的消耗指数）、时间消耗指数、死亡风险评分等方面，DIP 与 DRG 思路相同，并无差异[40]。DRG 的设计是一种内敛的思维，运用的是"求同一主要诊断大类（MDC）、同一治疗手段下不同病种之间共性的最大公约数"的思维，将临床实践中 ICD-10 的 33 392 个诊断与 ICD-9-CM-3 中的 13 002 个操作，按照"临床过程一致性"和"资源消耗相似性"的分组原则，形成了 376 个核心疾病诊断相关组（ADRG），每个 ADRG 组再与"合并症与并发症"的不同情况结合，最终形成了 618 个疾病诊断相关分组。DIP 的设计思维是作为一种管理工具，尽可能反映和适应临床实践的复杂性和多样性。因此 DIP 的分组更细化、更具体，希望通过尽可能详细具体的临床疾病分组，提高病例入组率。据试点地区的经验，年病例数量超过 15 例（含）形成的核心病种组及年病例数量少于 15 例的综合病种组，全样本数据入组率接近或高于 99%[40]。

（2）适用范围：依据国际惯例，DRG 希望覆盖已在多数医院开展的成熟技术、急性住院病例，而不适用于门诊病例、康复病例、需要长期住院的病例，以及某些诊断和治疗方式相同但资源消耗和治疗结果变异巨大的病例（如精神类疾病）。《国家医疗保障按病种分值付费（DIP）技术规范》指出：DIP 主要适用于住院医疗费用结算（包括日间手术、医保门诊慢特病医疗费用结算），精神类、康复类及护理类等住院时间较长的病例不宜纳入 DIP 支付范围。DIP 的适应性及可扩展性，使其可以用于普通门急诊付费标准的建立，也可用于医疗机构收费标准的改革[40]。

（3）技术实施层面：DRG 和 DIP 实施条件和数据要求基本相同。二者均要求基础代码统一，以医保结算统一、规范使用的《医疗保障疾病诊断分类及代码（ICD-10 医保 V1.0 版）》和《医疗保障手术操作分类与编码（ICD-9-CM3 医保 V1.0 版）》为基础，历史数据中采用的国标版、临床版代码，要完成与医保版疾病分类与代码、手术编码的映射与转换，以保证标准一致和结果可比。相比之下，略有差异的是，DRG 的实施条件和数据要求较高，DIP 实施的基础条件相对简单[41]。实施 DRG 和 DIP 改革时都要针对医疗服务供给方可能采取的不当应对，采取监管、考核等办法。如在支付标准测算中，若支付系数与医疗机构级别强关联，则易导致医疗机构级别越高，分值（权重）越高，支付额度越多，存在进一步固化大医院虹吸患者就诊现状的风险。另一方面，均存在医疗机构分解住院、高靠分值、推诿病人、低标入院、择机出院、住院成本向门诊转移的风险[41]。

（二）相关政策进展

2009 年新医改以来，国家层面发布的与卫生服务供方支付制度改革相关的主要代表性政策梳理可见表8-13。2018年国家医疗保障局成立后,按照医保支付制度改革目标要求,先后启动了DRG和DIP试点,形成了相应的试点工作方案、技术规范、试点城市名单、技术指导组等组织实施机制。

表8-13　2009—2020年我国卫生服务供方支付制度改革主要政策梳理

年份/年	政策名称	发文机构	主要内容
2009	《中共中央 国务院关于深化医药卫生体制改革的意见》	中共中央、国务院	积极探索实行按人头付费、按病种付费、总额预付等方式,建立激励与惩戒并重的有效约束机制
2011	《人力资源和社会保障部关于进一步推进医疗保险付费方式改革的意见》	人力资源和社会保障部	门诊医疗费用的支付,探索实行以按人头付费为主的付费方式。住院及门诊大病医疗费用的支付,探索实行以按病种付费为主的付费方式。有条件的地区可逐步探索按病种分组(DRGs)付费的办法
2011	《国家发展改革委 卫生部关于开展按病种收费方式改革试点有关问题的通知》	国家发展和改革委员会、卫生部	按病种收费推荐目录推了104个病种目录,并要求已经开展按病种收费试点的地区,可逐步扩大试点范围;尚未开展试点的地区,可在104个病种范围内遴选部分病种进行试点
2015	《关于控制公立医院医疗费用不合理增长的若干意见》	国家卫生和计划生育委员会、国家发展和改革委员会、财政部、人力资源和社会保障部、国家中医药管理局	建立以按病种付费为主,按人头、按服务单元等复合型付费方式,逐步减少按项目付费。鼓励推行按疾病诊断相关组(DRGs)付费方式
2016	《国务院关于印发"十三五"深化医药卫生体制改革规划的通知》	国务院	明确提出深化医保支付方式改革,要健全医保支付机制和利益调控机制。全面推行按病种付费为主,按人头、按床日、总额预付等多种付费方式相结合的复合型付费方式,鼓励实行按疾病诊断相关分组付费(DRGs)方式
2017	《关于推进按病种收费工作的通知》	国家发展和改革委员会、国家卫生和计划生育委员会、人力资源和社会保障部	公布了320个推荐病种目录,并要求各地要在前期改革试点基础上,进一步扩大按病种收费的病种数量,重点在临床路径规范、治疗效果明确的常见病和多发病领域开展按病种收费工作
2017	《国务院办公厅关于进一步深化基本医疗保险支付方式改革的指导意见》	国务院办公厅	全面推行以按病种付费为主的多元复合式医保支付方式。各地要选择一定数量的病种实施按病种付费,国家选择部分地区开展按疾病诊断相关分组(DRGs)付费试点,鼓励各地完善按人头、按床日等多种付费方式

续表

年份/年	政策名称	发文机构	主要内容
2018	《人力资源社会保障部办公厅关于发布医疗保险按病种付费病种推荐目录的通知》	人力资源和社会保障部办公厅	要求高度重视推进按病种付费工作、因地制宜确定医保付费病种、合理制定医保付费病种支付标准、扎实做好费用结算工作等。公布《医疗保险按病种付费病种推荐目录》，包括130种疾病（包括处理方式），要求各地确定不少于100个病种开展按病种付费
2018	《国家医疗保障局办公室关于申报按疾病诊断相关分组付费国家试点的通知》	国家医疗保障局办公室	正式启动DRG付费准备工作
2019	《国家医保局 财政部 国家卫生健康委 国家中医药局关于印发按疾病诊断相关分组付费国家试点城市名单的通知》	国家医疗保障局、财政部、国家卫生健康委员会、国家中医药管理局	在全国30个城市开展DRG付费方式改革试点，明确了试点工作按照"顶层设计、模拟测试、实际付费"的总体部署
2019	《关于印发疾病诊断相关分组（DRG）付费国家试点技术规范和分组方案的通知》	国家医疗保障局办公室	1. 国家医疗保障DRG分组与付费技术规范； 2. 国家医疗保障DRG（CHS-DRG）分组方案
2020.	《国家医疗保障局办公室关于印发区域点数法总额预算和按病种分值付费试点工作方案的通知》	国家医疗保障局办公室	在71个城市开展按病种分值付费试点。要求2021年底前，全部试点地区进入实际付费阶段。并用1~2年的时间，将统筹地区医保总额预算与点数法相结合，实现住院以DIP为主的多元复合支付方式
2020	《国家医疗保障局办公室关于印发区域点数法总额预算和按病种分值付费试点城市名单的通知》	国家医疗保障局办公室	公布区域点数法总额预算和按病种分值付费试点城市名单

资料来源：对国务院、国家卫生健康委员会、人力资源和社会保障部及国家医疗保障局官方网站信息进行检索整理。

二、政策建议

1. **科学设置绩效目标和考核方式是对我国农村地区基层卫生服务提供者实施按绩效支付制度的关键环节**　从主要研究结果可以看出，绩效目标水平的设置以及所采取的惩罚措施对基层卫生人员门诊处方行为有重要的影响。因此未来在设计按绩效支付干预时，应尤其注意以下两方面安排：一是明确按绩效支付拟达成的主要目标，比如实践中拟通过按绩效支付实现控制卫生服务费用的增长，则核心绩效目标应围绕费用指标来设定；若以改善质量为主要目标，则应选取核心质量提升指标来设置绩效目标，从而保证绩效目标设置的导向性和科学性。二是考核制度必须落地，围绕绩效目标建立相应的惩罚或激励措施（本研究为惩罚),以进一步促进供方行为改变。

2. 按绩效支付方式应与其他支付方式联合应用共同促进卫生服务供方行为改变 通过前述不同支付方式的比较可以看出,每一种支付方式都各有优缺点,因此需要根据支付制度改革的主要目的、作用对象和实施环境来设计相应的制度安排。比如本研究由于政治因素影响,对农村地区基层卫生服务提供者实际上实施了按绩效支付和按人头总额预付的混合支付制度。通过其他研究也可以发现,按绩效支付较少单独应用于实践,一般多与其他支付方式联合作用,比如与按人头支付、按服务项目支付、总额预算等联合作用,从而尽可能避免单一支付制度带来的负面影响。

3. 应逐步加强以改善卫生服务质量为导向的供方支付制度设计 控制医疗费用是各国医保支付制度改革的主要目标之一,近年来通过改变支付方式促进质量改善也日益受到重视。但就现有研究和我国实践来看,仍须进一步加强和完善医保支付制度设计中质量指标相关内容,以充分发挥支付方式改革对卫生服务提供者改善质量的激励作用。

4. 支付方式改革同时需要价格、监管、信息系统等其他支持系统协同配合 如前所述,支付方式是支付制度的关键环节,广义上的支付制度还包括与支付方式相结合的所有支持系统,如合同、管理信息系统、监督考评机制、医疗规范等。因此,支付方式改革发挥作用,同时需要具备各方面条件,比如支付价格是否基于真实的医疗服务成本并能体现医务人员的专业价值,按病种付费的支付水平或者各病种价格的权重是否随技术的发展而动态调整,现有信息系统是否可以支持改革后的支付方式改革等,这些配套系统和措施均需要不同利益相关部门的配合和协作。

三、未来研究方向

基于上述结果和讨论,未来研究应进一步关注以下三个方面:

1. 针对不同支付方式改革效果的系统评价研究,为我国未来支付制度改革决策提供循证支持。

2. 分析我国目前正在进行的 DRG 和 DIP 改革对住院服务质量的效果评价研究,为进一步深入改革提供实践依据。

3. 结合我国目前正在推进的家庭医生制度,探索设计适合于我国基层卫生服务提供者的医保支付制度并进行效果评价。

(袁莎莎)

参考文献

[1] LANGENBRUNNER J C,CASHIN C,O'DOUGHERTY S. Designing and implementing health care provider payment systems:how-to manuals[M]. Washington DC:The World Bank,2009.

[2] PAULY M V,MCGUIRE T G,BARROS P P. Handbook of health economics:Volume 2[M]. Oxford:North-Holland,2000.

[3] SUN X J,LIU X Y,SUN Q,et al. The impact of a pay-for-performance scheme on prescription quality in rural China[J]. Health Econ,2016,25(6):706-722.

[4] WORLD HEALTH ORGANIZATION. The rational use of drugs:report of the Conference of Experts[C]. Geneva:World Health Organization,1985.

[5] LI Y B,XU J,WANG F,et al. Overprescribing in China,driven by financial incentives,results in very high use

of antibiotics,injections,and corticosteroids[J]. Health Aff(Millwood),2012,31(5):1075-1082.

[6] YIN X,SONG F J,GONG Y H,et al. A systematic review of antibiotic utilization in China[J]. Journal of Antimicrobial Chemotherapy,2013,68(11):2445-2452.

[7] LE GRAND A,HOGERZEIL H V,HAAIJER-RUSKAMP F M. Intervention research in rational use of drugs: a review[J]. Health Policy and Planning,1999,14(2):89-102.

[8] EDWARDS I R,ARONSON J K. Adverse drug reactions:definitions,diagnosis,and management[J]. Lancet, 2000,356(9237):1255-1259.

[9] HU S,CHEN W,CHENG X,et al. Pharmaceutical cost-containment policy:experiences in Shanghai,China [J]. Health Policy and Planning,2001,16(Suppl 2):4-9.

[10] DONG L F,YAN H,WANG D L. Antibiotic prescribing patterns in village health clinics across 10 provinces of Western China[J]. The Journal of Antimicrobial Chemotherapy,2008,62(2):410-415.

[11] LIU X,MILLS A. Evaluating payment mechanisms:how can we measure unnecessary care? [J]. Health Policy and Planning,1999,14(4):409-413.

[12] EGGLESTON K,LI L,MENG Q Y,et al. Health service delivery in China:a literature review[J]. Health Economics,2008,17(2):149-165.

[13] WAGSTAFF A,YIP W,LINDELOW M,et al. China's health system and its reform:a review of recent studies [J]. Health Economics,2009,18(Suppl 2):S7-S23.

[14] LU F. Insurance coverage and agency problems in doctor prescriptions:evidence from a field experiment in China[J]. Journal of Development Economics,2014,106:156-167.

[15] 孙强,左根永,李凯,等.实施基本药物制度是否降低了农村居民的医药费用负担:来自安徽三县区的经验[J]. 中国卫生经济,2012,31(4):65-67.

[16] 杨慧云,孙强,左根永,等.基本药物制度实施后乡镇卫生院药品用量及结构的变化:以山东省三县为例[J]. 中国卫生经济,2012,31(4):59-61.

[17] 罗飞,姚岚,姚强,等.国家基本药物制度对中西部基层医疗机构合理用药的影响[J]. 中国医院管理, 2013,33(6):41-43.

[18] CHEN M S,WANG L J,CHEN W,et al. Does economic incentive matter for rational use of medicine? China's experience from the essential medicines program[J]. Pharmaco Economics,2014,32(3):245-255.

[19] 孟庆跃.卫生经济学[M]. 北京:人民卫生出版社,2013.

[20] YIP W,POWELL-JACKSON T,CHEN W,et al. Capitation combined with pay-for-performance improves antibiotic prescribing practices in rural China[J]. Health Aff(Millwood),2014,33(3):502-510.

[21] RASHIDIAN A,OMIDVARI A-H,VALI Y,et al. Pharmaceutical policies:effects of financial incentives for prescribers[J]. Cochrane Database of Systematic Reviews,2015(8):CD006731.

[22] WITTER S,FRETHEIM A,KESSY F L,et al. Paying for performance to improve the delivery of health interventions in low-and middle-income countries [J]. Cochrane Database of Systematic Reviews, 2012 (2):CD007899.

[23] YIP W,EGGLESTON K. Addressing government and market failures with payment incentives:Hospital reimbursement reform in Hainan,China[J]. Social Science & Medicine,2004,58(2):267-277.

[24] KAHN K L,DRAPER D,KEELER E B,et al. The effects of the DRG-based prospective payment system on quality of care for hospitalized medicare patients[M]. Santa Monica:Rand,1992.

[25] LOUIS D Z,YUEN E J,BRAGA M,et al. Impact of a DRG-based hospital financing system on quality and outcomes of care in Italy[J]. Health Services Research,1999,34(1):405-415.

[26] 高林慧,臧素洁,孟庆跃,等.按绩效支付对全科医生影响的系统评价[J]. 中国循证医学杂志,2021, 21(11):1308-1315.

[27] LAPANE K L,HUGHES C M. An evaluation of the impact of the prospective payment system on antidepres-

sant use in nursing home residents[J]. Medical Care,2004,42(1):48-58.

［28］ 陈其根,周晗彬,李伟峰,等.DRG 点数法推进医保精细化管理的实证研究:以浙江省嘉兴市为例[J].
卫生经济研究,2021,38(12):29-32.

［29］ 焦贵荣.基于 DRGs 付费的公立医院内部绩效管理体系构建[J].会计之友,2021(24):65-73.

［30］ 杨阳,张煜琪,李逸璞,等.DIP 付费下医院绩效与成本联动管理机制的探讨[J].会计之友,2021
(24):79-84.

［31］ 陈维雄,林雯琦,欧凡,等.DIP 与临床路径对医疗资源消耗影响的实证研究[J].中国医疗保险,2021
(3):56-61.

［32］ 宋生来,胡小波,胡晓彦.湖州市医共体综合付费方式改革的经验和启示:以德清县为例[J].卫生经
济研究,2021,38(12):25-28.

［33］ 陈雯,李锦汤,李萍.广东省阳西县紧密型县域医共体医保支付方式改革分析评价[J].中国医疗保
险,2021(10):51-55.

［34］ WORLD HEALTH ORGANIZATION. How to investigate drug use in health facilities:selected drug use indi-
cators[M]. Geneva:WHO,1993.

［35］ CAMERON A C,GELBACH J B,MILLER D L. Bootstrap-based improvements for inference with clustered
errors[J]. Review of Economics and Statistics,2008,90(3):414-427.

［36］ SIMES R J. An improved Bonferroni procedure for multiple tests of significance[J]. Biometrika,1986,73
(3):751-754.

［37］ BENJAMINI Y,HOCHBERG Y. Controlling the false discovery rate:a practical and powerful approach to
multiple testing[J]. Journal of the Royal Statistical Society,1995,57:289-300.

［38］ KING G,GAKIDOU E,RAVISHANKAR N,et al. A"politically robust"experimental design for public policy
evaluation,with application to the Mexican Universal Health Insurance Program[J]. Journal of Policy Analy-
sis and Management,2007,26(3):479-506.

［39］ 国家医疗保障局办公室.国家医疗保障局办公室关于印发国家医疗保障按病种分值付费(DIP)技术
规范和 DIP 病种目录库(1.0 版)的通知[EB/OL]. (2020-11-20)[2022-07-15]. http://www.nhsa.gov.
cn/art/2020/11/20/art_37_3987.html.

［40］ 于保荣.DRG 与 DIP 的改革实践及发展内涵[J].卫生经济研究,2021,38(1):4-9.

［41］ 应亚珍.DIP 与 DRG:相同与差异[J].中国医疗保险,2021(1):39-42.

第九章

基层卫生人力资源配置与健康

本研究分析了 2008—2014 年中国县域内基层卫生人力密度和结构与五岁以下儿童死亡率的关系,为进一步降低儿童死亡率提供政策依据。卫生人力密度以各层级千人口卫生人力数量衡量,卫生人力结构以卫生人力在基层和医院的分布衡量,同时探索县域类型(地域及是否为贫困县)在卫生人力密度和结构对五岁以下儿童死亡率影响中的调节作用,期望对各类县、各层级医疗卫生机构科学合理分配各类卫生人力、发挥有限卫生人力资源作用有所裨益。

第一节 研究背景

一、研究问题的提出

中国在七十多年间,建立了体系层次分明、各类机构健全、政府组织主导、功能比较完善的卫生体系,这一体系在满足人民健康需要、保障全民健康、完成政府社会任务等方面发挥了不可替代的作用,为卫生体系进一步的发展和提升奠定了良好的基础[1,2]。为实现向人民群众提供安全、有效、方便、价廉的医疗卫生服务的目标,2009 年,中共中央、国务院向社会公布了《中共中央 国务院关于深化医药卫生体制改革的意见》(新医改),明晰了"保基本、强基层、建机制"的医改思路,并指出基本医疗服务是重点领域之一[3]。国际上,WHO 在 1978 年《阿拉木图宣言》就已经提出要重视初级卫生保健体系,2018 年的《阿斯塔纳宣言》也重申了这一理念,在推进全民健康覆盖(universal health coverage,UHC)过程中,也强调建设可及性高的卫生体系的重要性。各国卫生体系改革的经验和教训显示,如果延续以治疗为主的模式,将无法改善目前资源配置失当和效率低下的卫生体系[4,5]。卫生体系应该从目前昂贵的、基于临床的、以治疗为重点的体系调整为更具成本效益、面向预防、以初级卫生保健体系为中心的卫生体系[6]。

儿童的健康是人类持续发展的前提和基础,儿童健康指标不仅是国际上公认最基础的健康指标,更是衡量社会经济发展和人类发展的重要综合性指标[7,8]。在儿童健康指标中,五岁以下儿童死亡率(under-5 mortality rate,U5MR)对社会经济、医疗卫生、文化教育、自然环境条件和各项社会发展水平等因素的即时、短期、广泛变化最为敏感[7,9-11]。更值得关注的是,U5MR 也是对初级卫生保健领域的改善敏感的指标之一[12,13]。

卫生体系功能的发挥和卫生服务的提供最终都是由各级各类医疗卫生机构卫生人力承担,卫生人力通过提供医疗卫生服务,减少儿童的危险因素暴露,满足儿童的卫生服务需求,增加卫生服务的合理利用,从而降低儿童死亡的风险,卫生人力不足可能会限制卫生服务的提供并增加五岁以下儿童死亡的可能性[14-17]。2008—2014 年间,卫生技术人员(简称"卫技人员")总量呈现增加的趋势,但是,分布于基层医疗卫生机构(简称"基层")的卫生资源远远低于医院,且前者增长率显著低于后者[18,19]。医院千人口卫技人员从 2.26 人增至 3.47 人,基层千人口卫技人员从 0.85 人增至 1.59 人,其中卫生院仅从 0.71 人增至 0.78 人[20,21]。基层卫生人力队伍,尤其是县域内的基层卫生人力队伍仍是突出的薄弱环节,需要持续改善。

本研究关注基层卫生人力对儿童死亡率的影响,为优化卫生资源配置和改善儿童健康提供科学依据。

二、文献综述

儿童死亡率的影响因素已经被广泛探索。多数研究将影响因素分为远端因素和近端因素进行分析[22-25]。远端因素包括治理(国家/地区制度、收入不平等)、政策(人口政策、社会和经济政策、健康政策)、环境(自然灾害、城市化)和文化(传统、规范、价值观);近端因素包括母亲特征(年龄、教育程度、胎次、生育间隔)、儿童特征(性别、出生顺序、出生人数)、生活环境因素(空气质量、洁净水和卫生设施的可及性、物质环境、住房)、营养和卫生体系(获得预防/治疗服务);远端因素影响近端因素,近端因素直接影响儿童的发病和死亡[22-25]。部分研究将儿童死亡率的影响因素归纳为医学因素、卫生服务利用、社会经济因素、文化/习俗因素和其他因素(人口政策、自然环境)[9]。少数研究通过卫生体系的六大基石及人口因素来解释儿童死亡率的影响因素[26]。可知,卫生体系对儿童死亡率有明确的影响。

五岁以下儿童,尤其是婴儿,由可预防的原因引起的死亡率往往超过成年人,可通过适当的干预措施来预防其死亡[27]。最直接的干预措施是由卫生人力提供各类医疗卫生服务,因此研究卫生人力对五岁以下儿童死亡率的影响有其必要性。

通过总结国内外卫生人力对儿童死亡率影响的研究,发现较少研究考虑较低层级地区水平(如县级)卫生人力密度的影响,较少探索基层医疗卫生机构或初级卫生保健人力的影响,以及较少将卫生人力的结构作为儿童死亡率的影响因素。

(一)卫生人力密度对儿童死亡率影响研究

国内外研究多是在联合国千年发展目标提出降低 U5MR 的背景下[22,28,29],或是在实施了改革或某些项目的情况下,如巴西的家庭健康策略[30,31]和伊朗的农村家庭医生项目[32],探索卫生人力密度对儿童死亡率的影响。

国内外卫生人力密度对儿童死亡率影响的研究中,卫生人力多是指所有医疗卫生机构的卫生人员、卫技人员、医生、护士和/或助产士[9,14,22,33-35],部分研究探索分专业的医生,如儿科医生[36],仅有少数研究探索初级保健医生对儿童死亡率的影响[6,37]。

在研究设计方面,多为观察性研究。在分析方法方面,多使用面板数据进行多因素分析,主要应用的是多元线性回归模型[6,38]、固定效应模型[34,39]、随机效应模型[22,40]、多水平模型[41,42]、非线性回归模型(负二项回归模型[28,43]、Poisson 回归模型[36,44])、主成分回归模型[17],少数研究通过引入工具变量减少内生性的影响[45,46]。卫生资源发挥作用可能存在滞后性,部分研究考虑了卫生资源的滞后性[22,37,47,48]。

在主要研究结果方面,卫技人员、医生对儿童死亡率影响的结果方向不一。国际研究发现护士和助产士虽然不一定会带来健康的改善,但是他们不会对儿童健康带来负面影响[17,28,39,49],而国内关于护士和助产士的研究很少。国际研究发现初级保健医生密度增加有助于改善儿童健康[6,37],但是国内几乎没有研究定量分析基层医疗卫生机构的卫生人力对儿童健康的影响。

单个国家的纵向研究中,基于省/州级水平数据,美国[37]、土耳其[49]、越南[17]、莫桑比克[28]和莱索托[50]的研究发现卫生人力密度与 U5MR 和婴儿死亡率(infant mortality rate, IMR)负相关。越南 2006—2013 年的研究发现,每万人口的医生、护士和助产士增加 10 个, U5MR 将分别降低 6.8%、1.3% 和 13.9%[17]。基于省/州级水平以下的数据,部分研究发现类似的结果。巴西 1991—2000 年 4 267 个县/市的研究发现医生密度、护士密度增加 1 个单位,新生儿死亡率分别降低 2.5%、4.3%[39]。日本 2000—2010 年 366 个二级医疗单位的研究发现儿科医生密度增加 1 个单位,U5MR 平均降低 7%[36]。

跨国的纵向研究[29,46,47]和横断面研究[14,15,26,51]也得到了类似的结论。1960—2000 年 99 个国家的纵向研究发现医生密度每增加一个单位,5 年内 IMR 降低 15%,15 年内降低 45%[47]。1999—2004 年 47 个非洲国家的研究发现医生密度增加 10%,U5MR 降低 12% ~ 15%[46]。2004 年 117 个国家的研究发现 U5MR 对卫生人力密度的弹性系数是-0.26[14]。2005 年 177 个国家的研究发现非 OECD 国家医生密度与 U5MR 负相关,护士密度的影响没有统计学意义,而在 OECD 国家医生和护士密度与 U5MR 的相关性都没有统计学意义[51]。

尽管初级卫生保健被证明能以低成本提供有效的服务,且随着 1978 年《阿拉木图宣言》的订立,各国初级卫生保健领域的改革相继出现,包括中国的医改,但是有关初级保健医生与儿童死亡率的研究却并不多,尤其是在发展中国家。美国[6,37]和哥伦比亚[44]的研究发现初级保健医生密度与儿童死亡率负相关。美国 51 个州的研究发现在控制了社会经济环境、生活方式、人口指标后,万人初级保健医生数量与新生儿死亡率和低出生体重负相关,而万人专科保健医生数量与新生儿死亡率和低出生体重正相关[6]。美国 50 个州的研究发现每万人初级保健医生增加 1 个,IMR 降低 2.5%,尤其是在社会不平等的地方增加初级保健医生,可以降低 IMR 和低出生体重率[37]。哥伦比亚波哥大市的研究发现初级卫生保健的覆盖强度指标 PHCI(primary health care index)越高,U5MR 和 IMR 越低[44]。

由于中国公开的儿童死亡率数据有限,故对其分析较少,但是县级水平研究结果均发现卫生人力密度增加,儿童死亡率降低,而在省/市级水平结果方向不一。2000 年中国县级水平的研究发现千人口卫技人员增加 1%,IMR 降低 0.13%[35]。1998—1999 年 5 省 114 县的研究发现人均卫生人员数与 IMR 负相关[52]。1996—2002 年 116 个妇幼卫生监测点 IMR 的影响因素研究发现:在沿海农村、内地城市、内地农村和边远城市,卫生资源仍然是制约 IMR 进一步下降的主要因素;在边远农村,卫生投入是制约 IMR 进一步下降的最主要因素[9]。省市级层面的结果不一致,可能与省内各县的高度异质性有关。1997—2001 年 28 个省(自治区、直辖市)的研究发现在沿海地区 IMR 对千人口医生数的弹性系数为 0.05[53]。广州市的研究发现 2011 年每 100km² 医生数、护士数及儿科医生数均与 2014 年 IMR 负相关,相关系数分别为-0.62、-0.59 和-0.53[54]。有研究应用因子分析法结合随机效应模型分析 1990—2006 年中国 30 个省份 U5MR 的影响因素发现,当期以及滞后 1、2、3 年的卫生体系和政策因素(卫技人员、医生、床、卫生费用等)与 U5MR 正相关[22]。国内几乎没有研究定量分析基层卫生人力对儿童死亡率的影响。

综上所述,目前国内外卫生人力密度对儿童死亡率影响研究的层次多集中在国家、省(州)层面,县级层面的研究较少,而县级层面的研究有助于更为精准地进行卫生人力资源配置规划。少数国际研究探索了初级保健医生对儿童死亡率的影响且证实了初级保健医生对 U5MR 的降低作用,但是中国基层卫生人力密度对儿童死亡率影响的研究依然匮乏,增加此类研究将为健全基层卫生人才队伍的政策提供依据。

（二）卫生人力结构对儿童死亡率影响研究

尽管卫生人力密度对儿童死亡率的影响已有很多文献进行分析,鲜有研究探索卫生人力结构对儿童死亡率的影响。但是,卫生人力结构的影响不可忽视,合理的卫生体系结构能使有限的卫生人力数量发挥最大效用,最大程度降低儿童暴露于危险因素的可能性,最大限度地满足儿童的卫生服务需求,更好地改善儿童的健康状况,从而降低其死亡的可能性[55,56]。

现有卫生人力结构对儿童死亡率的研究较少。研究指标主要是初级保健医生占所有医生的比例。仅发现一篇文献定量分析了卫生人员的结构与儿童死亡率的关系。在 20 世纪 80 年代,美国的专科医生占比超过 70%,远远高于其他工业化国家,专科医生供过于求导致更多的侵入性手术和更高的医疗费用,尽管当时初级卫生保健服务已经被证实能够改善健康状况。在此情况下,Shi 分析了 1989 年美国卫生人员的结构与儿童生存机会指标之间的关系,并发现州的初级保健医生在总卫技人员中更高的比例与更高的生存机会排名有关(更低的新生儿死亡率)[6]。1950—1975 年 18 个发达国家的研究发现医生比例高有可能导致新生儿医源性疾病,且医师比例高的国家可能会面临过度专业化的问题[57]。此外,有研究探索卫生费用分配于初级卫生保健的比例与儿童健康结局的关系,发现初级卫生保健费用占卫生费用比例越高,儿童死亡率越低[58,59]。1993—1994 年 30 个发展中国家的研究发现初级卫生保健费用占卫生总费用比例增加 1 个百分点,IMR 降低 0.46 单位,儿童死亡率降低 0.97 单位[58]。1990 年印度尼西亚的研究发现,初级卫生保健费用缩减,同期医院的费用增加,结果显示这个时期的 IMR 更高[59]。

目前国内尚没有研究定量分析卫生人力结构对儿童死亡率的影响,仅在部分研究的结果解释或讨论部分提及结构的影响,认为投入到基层医疗卫生服务体系和公共卫生服务体系的卫生人力比例增加,会有助于降低儿童死亡率[48,53,60]。杨昆丽认为投入于基层是有效的,因为基层卫生人员能够动员住院分娩,扎实地做好孕产妇、儿童两个系统管理,建立高危妊娠和高危儿转诊机制,实施小儿肺炎、婴儿腹泻标准病例管理等有效的干预措施,且其分析结果发现住院分娩率及孕产妇系统管理率与儿童死亡率负相关[60]。

虽然卫生人力的结构对儿童死亡率影响的研究不多,但是现有研究发现卫生体系的结构会影响人群健康。国际关于卫生体系结构的研究大多从初级卫生保健的作用出发,少数研究从公共卫生服务的提供出发,结果发现如果国家的初级卫生保健能力高,人群健康水平更好,且公共卫生服务的提供比医疗服务的提供能够带来更大的健康改善[4,58,61,62]。国际研究发现以初级卫生保健为主的卫生体制的国家健康产出较好,而以专科医疗为主的国家,虽然卫生费用投入很多,但是健康产出不是最佳[4]。英国和美国的卫生体系是两个显著的例子。英国以初级卫生保健为重点,取得了丰硕成果[63,64]。"预防是最好的良药"是英国自 1948 年宣布建立国家卫生服务体系(National Health Service,NHS)为全民提供免费的医疗服务以来的经验总结[65]。美国的卫生体系以专科医疗为主,在发达国家中卫生总费用投入最多,但是健康结果并非最佳,原因之一是旨在促进健康、预防疾病和残疾的公共卫生投入少,远远低于医疗和医保上的投入[4,5]。对加拿大(更重视初级卫生保健)和美国的比较发现,加拿大在 12 个指标中的 10 个比美国表现更好,自从 20 世纪 70 年代加拿大的健康法案出台,这两个国家的差距逐渐拉大[66]。尽管以初级卫生保健为导向是有益的,但重要的是要认识到单靠初级卫生保健不能保证人群健康,初级卫生保健体系发挥作用也需要有能力的二级及以上的医疗卫生机构作为支持,如初级保健医生也需要和专科保健医生合作,在出现其他疾病的时候进行转诊[66-68]。几内亚比绍的随机对照试验发现基于社区的健康促进和基本的预防服务如果在二级医疗机构能力不足的脆弱环境下,可能不足以降低儿童死亡率[67]。海地的研究发现在极度贫困和欠缺发展的卫生体系中,一个成熟的初级卫生保健系统与充分的医院转诊护理、家庭护理和社区发展活动相结合,可以减少一半以上的 U5MR[69]。

综上所述,鲜有研究探索卫生人力结构对儿童死亡率的量化影响。但是,一个合理的卫生人力结构能使有限的卫生人力发挥最大效用,一个以初级保健为中心的卫生体系能带来更好的人群健康。

（三）研究局限和不足

在分析单元上,现有卫生人力密度对儿童死亡率影响研究的层次多集中在国家、省(州)层面,县级层面的研究缺乏。研究的层次越高,内部的异质性越不容易显现,而降低研究的层次可以在一定程度上减少由于忽略异质性带来的偏倚,同时降低研究的层次可以帮助更为精准地制定卫生人力相关的政策。

在研究对象上,尽管有国际研究探索过初级保健医生与儿童死亡率的关系,但是中国基层卫生人力密度对儿童死亡率影响的研究依然匮乏。此外,现有国内外研究多分析了卫生人力密度对儿童死亡率的影响,鲜有研究探索卫生人力在各层各类医疗卫生机构中的配置对儿童死亡率的影响,如县域内卫生人力基层占比对儿童死亡率的影响。

三、研究意义

在学术意义上,本研究探讨了基层卫生人力对儿童死亡率的影响,这不仅可以弥补国内基层医疗卫生机构卫生人力密度对儿童死亡率影响研究的不足,而且可以弥补国内外卫生人力的结构对儿童死亡率影响研究的不足。

在政策意义上,研究基层卫生人力对儿童死亡率的影响可以为卫生行政管理部门宏观设计卫生体系、优化配置卫生人力提供依据。中国卫生体系以公立医疗卫生服务机构为主,其配置以政府规划为主,通过将有限的卫生人力分布至能发挥较大作用的医疗卫生机构,可以有助于改善儿童健康结局,降低儿童死亡率。本研究也可以为《"健康中国 2030"规划纲要》《"十三五"卫生与健康规划》提出的防治结合、上下联动提供如何通过合理地分布人力以实现目标的依据。同时,新中国成立初期建立的三级医疗卫生保健网广被借鉴,但是在近几十年却经历了破坏和再建,研究中国现有三级医疗卫生保健网对儿童死亡率的影响可以为他国进行卫生体系改革提供参考。

四、研究目的

本研究主要目的是探索中国县域内基层卫生人力对儿童死亡率的影响,为优化卫生资源配置和改善儿童健康提供科学依据。

第二节　研　究　方　法

一、研究框架

根据儿童健康的影响因素,参考 WHO 健康的社会决定因素概念框架[70]和 *Monitoring*,

evaluation and review of national health strategies 中提出的卫生资源从投入到产出、再到结果和影响的过程[71]，提出本文的研究框架（见图9-1）。

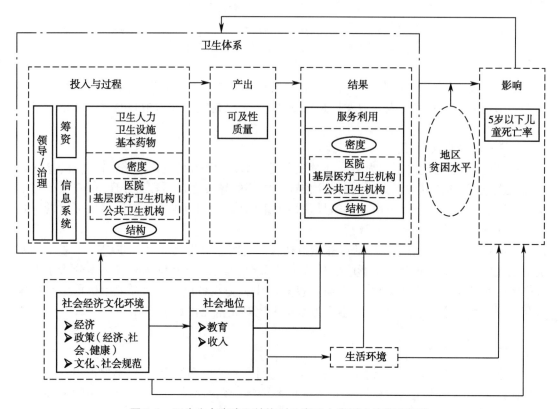

图9-1　卫生人力密度和结构对儿童死亡率影响的研究框架

县域内的医疗卫生机构包括县级医院、基层医疗卫生机构、专业公共卫生机构和其他医疗卫生机构[21]。在本研究中，基层医疗卫生机构主要是指卫生院，也包括卫生室、部分社区卫生服务中心（站）[21]。

卫生人力是卫生体系投入与过程的重要成分，其数量、质量、积极性和分布决定了一个卫生体系的服务能力，不仅卫生干预需要卫生人力的直接参与，而且卫生体系内所有其他资源都必须通过卫生人力发挥作用[14-17]。卫生人力中主要是卫生技术人员，通过以下途径发挥作用。第一，通过提供公共卫生服务改善卫生条件，如改水改厕、提高安全饮用水可及率等，降低儿童的危险因素暴露，以及通过免疫接种、婴幼儿健康管理、学龄前儿童健康管理增强儿童的保护因素；第二，通过产前保健、产后访视、新生儿家庭访视等卫生保健服务提高婴幼儿的生存率及生存质量；第三，通过提供医疗服务直接降低儿童的死亡率，如口服补液盐治疗儿童腹泻；第四，通过健康教育改变母亲的行为，如提倡母乳喂养、安全的分娩，从而有助于改善儿童健康[14,37,47,72]。而在卫技人员中，医生是医疗卫生服务的主要提供者，其有助于改变病人的生活方式，并且是实施新技术和创新技术的关键者，在使用疫苗、药物以及在提供服务的过程中均有助于儿童健康的改善[40,47]。护士、助产士在保障儿童健康方面也有不可忽视的作用，不仅辅助医生[73]，而且其本身对于实现孕产妇、新生儿和儿童的健康非常重要[62,74]；并且，在初级卫生保健水平，医生不是患者第一个接触到的医务人员，护士和助产士的可及性能保证儿童所需服务的公平可及[17]。

根据 *World Health Report* 2008；*Primary Health Care—Now More Than Ever* 和既往文献，基层医疗卫生机构提供的基层医疗卫生服务(初级卫生保健服务)有四个主要特征，即持续性的以人为本、人群进入卫生体系的初始点、综合性保健、协调性保健[75,76]。

卫生人力对 U5MR 的影响在不同社会经济发展水平的县可能存在差异，因此我们考虑了县域类型(地理区域、是否为贫困县)的调节作用。

除卫生体系，儿童健康还受外部社会经济文化环境、日常生活环境因素和个体社会地位的影响[70,77]。尽管本研究未涵盖以上所有因素，但为了分析基层卫生人力对 U5MR 的影响，需要控制这些因素的混杂效应。本研究通过县的固定效应来控制部分不随时间变化的社会文化环境因素(如地区文化、生育政策、民族)和生活环境因素(如自然环境)，以及通过年的固定效应来控制部分长期趋势(如技术进步)和部分每年各县共同不变的因素(如新医改)。

二、资料来源和指标

(一)资料来源

县级数据来自原国家卫生和计划生育委员会、国家统计局、妇幼卫生年报的县级上报数据和人口普查数据库，省级数据来自《中国卫生统计年鉴》《中国卫生和计划生育统计年鉴》《中国统计年鉴》。国家扶贫开发工作重点县和民族自治地方国家扶贫工作重点县(简称"贫困县")的名单来自国务院扶贫开发领导小组办公室和《中国民族统计年鉴》[78,79]。

整合数据后，各县级数据库和省级数据库名称、数据来源及主要指标见表 9-1。

表 9-1　数据库、来源及主要指标

数据库名称	来源	主要指标
县级医疗卫生机构数据库	原国家卫生和计划生育委员会	卫技人员数、医生数、护士数、床位数、万元以上设备总价值、总资产、总诊疗人次数、总门急诊人次数、入院人数
县级社会经济人口数据库	国家统计局	人均 GDP、行政区域面积、年末总人口数、地方财政收入、地方财政支出、城镇居民人均可支配收入、农村居民人均纯收入、年末单位从业人员数、农村就业人员数、14 岁以下人口数、15~59 岁人口数、60 岁及以上人口数、普通中学在校学生数
县级儿童死亡率数据库	妇幼卫生年报	五岁以下儿童死亡率
县级人口普查数据库	2000 年、2010 年县级人口普查数据	出生率、女性文盲率、总文盲率
省级数据库	2009—2012 年《中国卫生统计年鉴》、2013—2015 年《中国卫生和计划生育统计年鉴》	居民消费价格指数、卫生厕所普及率、饮用自来水人口占农村人口比重、卫生总费用占 GDP 比重

(二)研究指标

本研究儿童死亡率的指标为 U5MR，作为因变量。U5MR=(年内未满 5 岁儿童死亡人数/活产数)×1 000‰，单位一般以千分率(‰)或每千活产数表示。

本研究中的卫生人力主要指卫技人员，包括执业(助理)医师(简称"医生")、注册护士

（简称"护士"）、药师等[21]。用千人口卫生人力数量来衡量卫生人力的密度。

层级结构是中国卫生体系的特点之一。卫生体系内卫生人力的结构用县域内卫生体系的总卫技人员中基层卫技人员所占比例（简称"县域内卫技人员基层占比"）来衡量。医疗体系内（医院和基层医疗卫生机构）卫生人力的结构通过医院和基层医疗卫生机构的千人口卫技人员数、千人口医生数和千人口护士数来衡量。

卫生体系内其他资源指标包括卫生总费用占 GDP 比例、每床万元以上设备总价值（简称设备价值）。本研究选择用同期的省级卫生费用占 GDP 比例作为县级筹资的代理变量。省级卫生总费用占 GDP 比例（简称"卫生费用/GDP"）根据当年国家的均值设为二分类变量。

本研究还控制了其他社会经济指标。人口变量包括年末总人口数。社会变量包括县级女性文盲率，指 15 周岁（或 12 周岁）及以上不识字或识字很少的人数与 15 周岁（或 12 周岁）及以上女性人口之比[21]。经济变量包括县级人均 GDP、省级居民消费价格指数，本研究使用省级居民消费价格指数调整县级 GDP 和卫生费用。

三、分析方法

基层卫生人力对儿童健康的影响研究以文献综述为基础，影响因素实证分析为依据，建立研究框架，同时考虑到可操作性和数据可得性，根据研究内容和指标采用合适的分析方法。

（一）双向固定效应模型

为了控制个体不随时间变化且与解释变量有关的不可观测的因素（遗漏变量），获得解释变量的一致估计，本研究在各年度各县重复测量的面板数据的基础上采用双向固定效应模型，见式(9-1)[80]。在研究框架中，部分结构因素和生活环境因素在研究期间几乎不随时间改变，如当地文化、自然环境（地形）、政策（一孩政策）、民族，因此本研究通过控制县的固定效应来控制这些混杂因素。此外，为了解释长期趋势以及控制每年各县共同不变的因素，纳入了年的固定效应。

$$\ln(U5MR_{ct}) = \beta_0 + \beta_1 HP_{ct} + \beta_2 HR_{ct} + \gamma X_{ct} + \alpha_c + \lambda_t + \varepsilon_{ct} \qquad 式(9-1)$$

式(9-1)中，$U5MR_{ct}$ 是各个县 c 在年 t 时的 U5MR；HP_{ct} 是县 c 在年 t 的卫生人力密度；HR_{ct} 是县 c 在年 t 的卫生资源变量（每床万元以上设备总价值的对数值、卫生费用占 GDP 比例）；X_{ct} 是县 c 在年 t 的其他解释变量，包括社会经济因素（根据居民消费价格指数调整的人均 GDP 的对数值、女性文盲率）；α_c 是县 c 不随时间变化的个体固定效应；λ_t 是年 t 独有的截距项，即时间固定效应，可以控制时间的长期趋势；ε_{ct} 是随着县和时间变化的随机误差项。

（二）广义线性混合模型

本研究数据存在着层次结构，同一个省内的县经济水平、政策、文化环境等的相关性高于不同省的县。传统模型没有考虑数据的层次结构（或聚类结构），假设不同个体间的数据完全独立，因此在数据组内聚集性较强的时候就可能会得出有偏估计及不正确的推断结果。同时，本研究中 U5MR 的分布为偏态分布，故需要进行对数转化，但是当解释变量与 U5MR 的关系为非线性相关的时候，较难直观地解释变量的系数。为解决以上两个问题，本研究采用广义线性混合模型（multilevel generalized linear mixed model，GLMM）分析县域内卫技人员基层占比对 U5MR 的非线性影响。

在本研究中,水平 1 是每年各县的观测值,水平 2 是各个县,水平 3 是各县所归属的省份,公式如下[式(9-2),式(9-3)]。

$$U5MR_{pct} \mid x_{pct}, \mu_{0pc}^{(2)}, \mu_{0p}^{(3)} \sim gamma(\mu_{pct}, \sigma^2) \qquad 式(9-2)$$

$$\ln(\mu_{pct}) = \beta_0 + \beta_1 PHP_{pct} + \beta_2 PHP_{pct}^2 + \beta_3 HP_{pct} + \beta_4 HR_{pct} + \beta_5 X_{pct} + \lambda_t + \mu_{0pc}^{(2)} + \mu_{0p}^{(3)} \qquad 式(9-3)$$

式(9-2)中,$U5MR_{pct}$ 是每个省 p 县 c 年 t 的 U5MR;x_{pct} 表示式(9-3)中的固定效应参数(除 $\mu_{0pc}^{(2)} + \mu_{0p}^{(3)}$ 外的成分);$\mu_{0pc}^{(2)}$ 和 $\mu_{0p}^{(3)}$ 分别是水平 2 县和水平 3 省的随机截距。模型假设 $U5MR_{pct}$ 的均数和方差服从 gamma 分布,μ_{pct} 是 U5MR 的均数,σ^2 满足 $var(U5MR_{pct} \mid x_{pct}, \mu_{0pc}^{(2)}, \mu_{0p}^{(3)}) = \sigma^2 \mu_{pct}^2$ [81]。

式(9-3)中,包含随机效应的因变量的期望值通过 log 连接函数与线性自变量连接起来。PHP_{pct} 是省 p 县 c 年 t 的县域内卫技人员基层占比。本研究发现县域内卫技人员基层占比与 U5MR 为非线性相关,引入县域内卫技人员基层占比的二次项较为合适。HP_{pct} 是省 p 县 c 年 t 的县域内千人口卫技人员数。HR_{pct} 是省 p 县 c 年 t 的卫生资源变量(每床万元以上设备总价值的对数值、卫生费用占 GDP 比例)。X_{pct} 是省 p 县 c 年 t 的其他解释变量,包括社会经济因素(根据居民消费价格指数调整的人均 GDP 的对数值、女性文盲率)。λ_t 是年 t 独有的截距项,可以控制时间的长期趋势,GLMM 通过 Mean-variance adaptive Gauss-Hermite quadrature integration method 估计参数。为了方便对结果的解释,本研究估计了县域内卫技人员基层占比增加 10 个百分点,U5MR 的变化值。

（三）调节作用分析

根据地理区域、是否为贫困县将县分为不同类别,探讨基层卫生人力对儿童健康的影响是否受县域类型的影响。

第三节　主要结果和讨论

一、卫生人力密度对儿童死亡率影响

（一）基本信息

2008—2014 年,县域内 U5MR 呈下降趋势,由 2008 年的 24.12‰降至 2014 年的 15.51‰,东部、中部、西部分别由 14.96‰、18.25‰、33.82‰降至 9.97‰、12.49‰、21.03‰,非贫困县、贫困县分别由 18.35‰、32.82‰降至 12.33‰、20.30‰。

县域内、医院、基层医疗卫生机构卫生人力密度都有所增加,县域内千人口卫技人员由 2008 年的 2.83 人增至 2014 年的 3.96 人,医院由 1.39 人增至 2.09 人,基层由 1.10 人增至 1.42 人。医院的卫技人员增长速度最快,为 50.36%,高于县域内(39.93%)、基层(29.09%)的增长速度。分县的类别来看,中部地区的县域内、医院和基层的卫技人员数比东部和西部略低;非贫困县的卫技人员密度、医生密度和护士密度都显著高于贫困县。

县域内卫技人员基层占比在 2008 年、2010 年、2012 年、2014 年分别为 40.90%、42.32%、40.43%、37.65%,东部、中部、西部县域内卫技人员基层占比分别由 2008 年的 39.80%、41.46%、41.18% 降至 2014 年的 37.63%、37.69%、37.64%,非贫困县、贫困县分别由 39.87%、42.46%降至 36.78%、38.97%。

（二）县域内卫生人力密度对儿童死亡率影响

本节主要研究县域内卫生人力密度（卫技人员、医生、护士）对 U5MR 的影响，同时分析地理区域、是否为贫困县在卫生人力密度对 U5MR 的影响中的调节作用。

1. 卫生人力密度对儿童死亡率的影响 不同层级医疗卫生机构的卫技人员密度对 U5MR 的影响强度不同（表 9-2）。控制混杂因素后，县域内千人口卫技人员增加 1 人，U5MR 平均降低 2.8%。基层医疗卫生机构千人口卫技人员增加 1 人，U5MR 平均降低 2.6%。

当按照专业分为医生和护士后，不同层级医疗卫生机构的医生和护士对 U5MR 影响的强度不同（表 9-2）。县域内千人口医生增加 1 人，U5MR 平均降低 4.3%；千人口医院和基层医生各增加 1 人，U5MR 分别平均降低 5.5% 和 4.2%。县域内千人口护士增加 1 人，U5MR 平均降低 3.7%；千人口医院和基层护士各增加 1 人，U5MR 分别平均降低 2.2%（无统计学意义）和 15.8%。

表 9-2 千人口卫生人力对 U5MR 的影响

变量	卫技人员			医生			护士		
	县域内	医院	基层	县域内	医院	基层	县域内	医院	基层
千人口卫生人力	-0.028**	-0.025**	-0.026+	-0.043**	-0.055*	-0.042*	-0.037*	-0.022	-0.158**
	(0.007)	(0.009)	(0.014)	(0.013)	(0.025)	(0.017)	(0.017)	(0.020)	(0.047)
设备价值(log)	-0.020*	-0.010	0.002	-0.021*	-0.010	0.002	-0.018*	-0.010	0.002
	(0.009)	(0.007)	(0.007)	(0.008)	(0.007)	(0.007)	(0.009)	(0.007)	(0.007)
人均 GDP(log)	-0.093**	-0.097**	-0.093**	-0.098**	-0.099**	-0.096**	-0.089**	-0.098**	-0.088**
	(0.026)	(0.027)	(0.028)	(0.027)	(0.027)	(0.028)	(0.027)	(0.027)	(0.028)
女性文盲率	0.004*	0.004*	0.004**	0.004*	0.004*	0.004**	0.004*	0.004*	0.004*
	(0.002)	(0.002)	(0.002)	(0.002)	(0.002)	(0.002)	(0.002)	(0.002)	(0.002)
卫生费用/GDP (对照组：较高组)	0.050**	0.051**	0.048**	0.046**	0.050**	0.045**	0.051**	0.051**	0.051**
	(0.015)	(0.015)	(0.015)	(0.015)	(0.015)	(0.015)	(0.015)	(0.015)	(0.015)
截距	4.110**	4.007**	3.818**	4.148**	4.018**	3.856**	4.001**	3.991**	3.781**
	(0.283)	(0.285)	(0.282)	(0.287)	(0.286)	(0.285)	(0.286)	(0.285)	(0.282)
样本量	7 716	7 698	7 521	7 709	7 697	7 519	7 647	7 695	7 480
调整 R^2	0.423	0.421	0.418	0.422	0.420	0.418	0.422	0.420	0.419

注：单元格内为固定效应模型的系数，括号内为标准误；模型包括年的固定效应，表格中省略。
+$P<0.1$；*$P<0.05$；**$P<0.01$。

2. 县域类型在卫生人力密度对儿童死亡率影响中的调节作用

（1）区分地理区域：卫生人力密度对 U5MR 的影响在不同的地区有所不同。就各层级医疗卫生机构的卫技人员而言，控制混杂因素后，在县域内，东部和中部地区千人口卫技人员增加 1 人，对 U5MR 的影响没有统计学意义，西部地区千人口卫技人员增加 1 人，U5MR 平均降低 5.4%，卫技人员密度对 U5MR 的影响在东、西部的差异有统计学意义。基层卫技人员密度对 U5MR 的影响在东、中、西部均没有统计学意义且三个地区间的差异也没有统计学意义。

就医生而言,在县域内,东、中、西部千人口医生增加 1 人,对 U5MR 的降低影响没有统计学意义,且三个地区间的差异也没有统计学意义。东、西部医院医生密度对 U5MR 影响的差异有统计学意义,西部千人口医院医生增加 1 人,U5MR 平均降低 14.9%。基层与医院呈现相反的影响。东、中部的千人口基层医生增加 1 人,U5MR 分别平均降低 6.7% 和 7.4%,西部的千人口基层医生对 U5MR 的影响没有统计学意义,但是东、西部的差异有统计学意义。

就护士而言,在县域内,东、中部千人口护士增加 1 人,U5MR 分别平均增加 4.2% 和5.4%,西部千人口护士增加 1 人,U5MR 平均降低 9.7%,东、西部的差异有统计学意义。医院护士密度呈现与县域内相似的影响,东、中部千人口医院护士增加 1 人,U5MR 分别平均增加 6.8% 和 9.0%,西部千人口医院护士增加 1 人,U5MR 平均降低 9.1%,东、西部的差异有统计学意义。东、中部基层护士密度对 U5MR 的影响没有统计学意义,西部千人口护士增加 1 人,U5MR 平均降低 36.2%,东、西部的差异有统计学意义。

(2)区分贫困县:卫生人力密度对 U5MR 的影响在贫困县和非贫困县有所不同。就各层级医疗卫生机构的卫技人员而言,在县域内,控制混杂因素后,非贫困县、贫困县千人口卫技人员增加 1 人,U5MR 分别平均降低 1.5% 和 6.8%,两类县的差异有统计学意义。非贫困县的医院卫技人员密度对 U5MR 的影响没有统计学意义,但是贫困县千人口医院卫技人员增加 1 人,U5MR 平均降低 8.4%,两类县的差异有统计学意义。基层卫技人员密度对 U5MR 的影响没有统计学意义且两类县的差异也没有统计学意义。

就医生而言,在县域内,千人口医生增加 1 人,非贫困县、贫困县的 U5MR 分别平均降低3.6% 和 5.4%,但是两类县医生密度影响的差异没有统计学意义。非贫困县医院医生密度对 U5MR 的影响没有统计学意义,而贫困县千人口医生每增加 1 人,U5MR 平均降低15.5%。基层医生的密度在非贫困县和贫困县对 U5MR 的影响与医院的医生相反。非贫困县的千人口基层医生增加 1 人,U5MR 平均降低 6.7%,贫困县千人口基层医生增加 1 人,U5MR 平均增加 0.5%($P=0.873$),两类县基层医生密度的影响的差异有统计学意义。

就护士而言,非贫困县的各层级医疗卫生机构的护士增加对 U5MR 的影响均没有统计学意义,但是两类县护士密度对 U5MR 影响的差异有统计学意义,贫困县县域内、医院和基层千人口护士增加 1 人,U5MR 分别平均降低 16.1%、16.2% 和 45.1%。

二、县域内卫生人力结构对儿童死亡率影响

本节主要研究县域内卫生人力结构对儿童死亡率的影响,重点分析县域内卫技人员基层占比对 U5MR 的影响,以及医院和基层医疗卫生机构卫生人力密度对 U5MR 的共同影响。同时分析地理区域、是否为贫困县在卫生人力结构对 U5MR 的影响中的调节作用。

(一)卫生人力结构对儿童死亡率的影响

考虑到县域内卫技人员基层占比与 U5MR 的非线性关系,以及 U5MR 的偏态分布,为了更好地解释其对 U5MR 的影响,运用广义线性混合模型进行分析。控制混杂因素后,发现县域内卫技人员基层占比与 U5MR 呈倒 U 型非线性相关。

当基层人员的占比由 10% 增至 20% 时,每千名活产儿中五岁以下儿童死亡人数增加0.46 人。当基层人员的占比由 40% 增至 50% 时(拐点为 38.18%),每千名活产儿中五岁以下儿童死亡人数减少 0.13 人。基层人员的占比由 60% 增至 70% 时,每千名活产儿中五岁以下儿童死亡人数减少 0.51 人(图 9-2)。省间方差大于省内方差,说明省间 U5MR 的差异大于省内 U5MR 的差异。

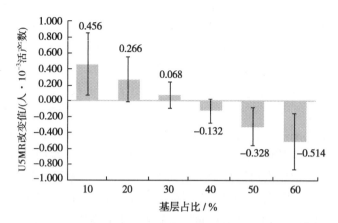

图 9-2　县域内卫技人员基层占比增加 10 个百分点 U5MR
的改变值（90% *CI* ）

同时考虑基层和医院的卫技人员密度发现,医院卫技人员密度与 U5MR 负相关,千人口
卫技人员增加 1 人,U5MR 平均降低 2.2% ,而基层卫技人员密度与 U5MR 的负相关没有统
计学意义。同时考虑基层和医院的医生密度发现都与 U5MR 的变化有关,千人口医生数在
医院、基层增加 1 人,U5MR 分别平均降低 4.6% 和 3.7% 。同时考虑基层和医院的护士密度
发现,千人口基层护士数增加 1 人,U5MR 平均降低 15.2% ,而医院护士密度与 U5MR 的负
相关没有统计学意义。增加医院和基层卫生人力密度的交互项结果显示交互项没有统计学
意义。

（二）县域类型在卫生人力结构对儿童死亡率影响中的调节作用

1. **区分地理区域**　运用广义线性混合模型对县域内卫技人员基层占比与 U5MR 的关
系按照地区进行交互效应和分层分析。控制混杂因素后,仅发现西部地区县域内卫技人员
基层占比与 U5MR 呈倒 U 型非线性相关。当基层人员的占比由 10% 增至 20% 时,每千名活
产儿中五岁以下儿童死亡人数增加 1.88 人。当基层人员的占比由 40% 增至 50% 时(拐点
为 42.51%),每千名活产儿中五岁以下儿童死亡人数减少 0.19 人。基层人员的占比由
60% 增至 70% 时,每千名活产儿中五岁以下儿童死亡人数减少 1.59 人(图 9-3)。

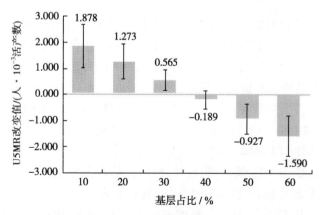

图 9-3　西部县域内卫技人员基层占比增加 10 个百分点 U5MR
的改变值（90% *CI* ）

采用分层分析研究不同地区基层和医院的卫生人力密度对 U5MR 的影响。同时考虑基层和医院的卫技人员密度发现,中部地区基层卫技人员密度与 U5MR 负相关,千人口基层卫技人员增加 1 人,U5MR 平均降低 5.9%;西部地区医院卫技人员密度与 U5MR 负相关,千人口医院卫技人员增加 1 人,U5MR 平均降低 4.1%。同时考虑基层和医院的医生密度发现,东、中部地区基层医生密度与 U5MR 负相关,千人口基层医生增加 1 人,U5MR 分别平均降低 5.9% 和 7.6%;西部地区医院医生密度与 U5MR 负相关,千人口医院医生增加 1 人,U5MR 平均降低 9.8%。同时考虑基层和医院的护士密度发现,在中、西部地区千人口基层护士增加 1 人,U5MR 分别平均降低 19.9% 和 21.1%,而医院护士密度对 U5MR 的影响没有统计学意义。

2. 区分贫困县　运用广义线性混合模型对县域内卫技人员基层占比与 U5MR 的关系按照是否为贫困县进行交互效应和分层分析。控制混杂因素后,仅贫困县县域内卫技人员基层占比与 U5MR 呈倒 U 型非线性相关。当基层人员的占比由 10% 增至 20% 时,每千名活产儿中五岁以下儿童死亡人数增加 1.63 人。当基层人员的占比由 40% 增至 50% 时(拐点为 43.83%),每千名活产儿中五岁以下儿童死亡人数减少 0.07 人。基层人员的占比由 60% 增至 70% 时,每千名活产儿中五岁以下儿童死亡人数减少 1.26 人(图 9-4)。非贫困县和贫困县的省间方差均大于省内方差,说明省间 U5MR 的差异大于省内 U5MR 的差异。

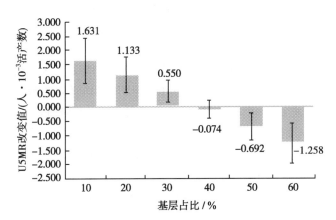

图 9-4　贫困县县域内卫技人员基层占比增加 10 个百分点 U5MR 的改变值(90% CI)

采用分层分析研究是否为贫困县基层和医院的卫生人力密度对 U5MR 的影响。同时考虑基层和医院的卫技人员密度发现,非贫困县千人口医院和基层卫技人员增加 1 人,U5MR 分别平均降低 2.8% 和 3.8%,贫困县的医院和基层卫技人员密度对 U5MR 的影响均没有统计学意义。同时考虑基层和医院的医生密度发现,非贫困县千人口医院和基层医生增加 1 人,U5MR 分别平均降低 6.8% 和 4.9%,贫困县的医生密度对 U5MR 的影响均没有统计学意义。同时考虑基层和医院的护士密度发现,非贫困县千人口医院和基层护士增加 1 人,U5MR 分别平均降低 4.1% 和 12.8%,贫困县仅发现千人口基层护士增加 1 人,U5MR 平均降低 24.5%。增加基层和医院卫生人力密度的交互项,结果显示交互项没有统计学意义。

三、讨论

（一）卫生人力密度与儿童死亡率

研究发现各个层级医疗卫生机构千人口卫生人力增加，U5MR 均降低，这与既往中国县级水平的研究结果一致[35,52]。增加县域内卫生人力密度可以减少儿童危险因素暴露，增加妇幼人群所需卫生服务的可得性，从而有助于降低 U5MR。Anand 等研究发现中国县级水平千人口卫技人员数增加 1%，IMR 降低 0.13%[35]。郭素芳等对吉林、新疆、贵州、湖南、海南5 省（自治区）114 个县的研究发现人均卫生人员数与 IMR 负相关[52]。Zhang 等研究发现，儿科医生密度小的县，U5MR 高的概率更高[82]。但是，在省级层面，卫生人力密度对 U5MR 的影响并没有一致的结果。Feng 等应用因子分析法结合随机效应模型分析了中国 30 个省（自治区、直辖市）U5MR 的影响因素，结果发现，当期以及滞后 1、2、3 年的卫生体系和政策因素（卫技人员、医生、床、卫生费用）与 U5MR 正相关，卫生项目和干预因素与 U5MR 负相关[22]。中国 28 个省（自治区、直辖市）的研究发现千人医生数在沿海地区对 IMR 的弹性系数为 0.05[53]。巴西[39]和日本[36]使用省/州级水平以下数据的纵向研究也发现卫生人力密度增加，U5MR 降低。美国[37]、土耳其[49]、越南[17]、莫桑比克[28]和莱索托[50]在省/州级水平的纵向研究也发现卫生人力密度与儿童死亡率负相关。此外，在其他跨国的纵向研究[29,46,47]和横断面研究[14,15,26,51]中也得到了类似的结论。

研究发现基层卫技人员密度增加，U5MR 降低。作为基层医疗卫生服务体系的核心资源，除通过提供基层医疗卫生服务降低 U5MR 外，基层卫技人员还通过更好的妇幼保健服务可及、健康危险因素的早期管理、基层医疗卫生服务特征的累积影响和减少不必要的专科卫生服务利用改善儿童健康[37,83-85]。基层卫技人员对 U5MR 的降低影响与既往实证研究结果相符。美国的研究发现每万人初级保健医生增加 1 人，IMR 平均降低 2.5%，尤其是在社会不平等的地方增加初级保健医生，可以降低 IMR 和低出生体重率[37]。巴西 2007—2018 年 5 565 个市的研究发现，对于巴西扩增医生项目（Programa Mais Médicos）实施前 IMR 更高（IMR >25.2‰）的市，项目医生增加一个单位，IMR 降低 0.21 个单位[86]。社区卫生工作者参与的产前访视和新生儿保健有助于降低新生儿死亡率[87]。

因此，应提供多种保障和激励措施促进卫生人员到县域内工作以及减少卫生人力向城市地区的流失，尤其是促进卫生人员到基层工作。例如建立适合县级地区和基层的科学合理的激励机制，提高卫生人力的待遇；在职称晋升等方面给予政策倾斜；改善生活条件，包括卫生、居住、交通、子女教育等；改善工作环境，包括设备设施、管理风格、指导支持等；促进城市地区和县域内卫生人员的交流；为卫生人员提供进修培训和职业晋升的机会[88,89]。

总的来说，社会经济发展较差的县（如处于西部、贫困县）卫生人力密度（各级卫技人员、医院医生、各级护士）与 U5MR 的负相关比社会经济发展较好的县更强。社会经济发展较差的县资源不足，较难为儿童创造良好的物质生活环境，如安全饮用水和卫生设施等依然有待完善，因此卫生体系可能在改变儿童疾病的不同后果方面发挥重要作用，卫生人力成为降低儿童死亡率的主要动力[70,77]。并且，由于持续的发展劣势，这些县很难吸引和留住卫生人力以提供足够的卫生服务，在这些地区增加卫生人力，对儿童死亡率的影响更大[90]。现有研究发现在中国沿海农村、内地城市、内地农村和边远城市，卫生资源仍然是制约 IMR 进一步下降的主要因素[9]。巴西 4 267 个县/市的研究发现贫困地区将熟练卫生工作者（医生和护士）人数提高到富裕地区的平均水平的边际效应将使新生儿死亡率降低约 6%[39]。177

个国家的研究发现非 OECD 国家医生密度与 IMR 和 U5MR 负相关,护士密度的影响没有统计学意义,而在 OECD 国家医生和护士密度对 IMR 和 U5MR 的影响都没有统计学意义[51]。这些结果意味着卫生人力作用的发挥可能还与当地社会经济发展水平有关。社会经济发展较好的县(如处于东、中部,非贫困县)千人口基层医生增加,U5MR 降低。可能是因为这些县的基层医生的水平较高,提供的服务质量较高,从而增加了儿童存活的可能性。2011—2015 年,广东省的卫生院中本科及以上学历的卫生人员占比由 6.6% 增至 7.3%[91]。

因此,应优先考虑加强经济发展较差的县的卫生人力队伍建设。有研究综述了吸引和留住农村卫生人力的国际经验,归纳了教育类、强制性、经济激励性以及管理和支持性干预等 4 类措施[88]。与中国类似,多数国家边远和经济发展较差的地区也普遍面临缺乏卫生人力的困境,这些国家采用多种措施吸引卫生人力到这些地区执业,如美国的 Conrad 30 项目[92]、澳大利亚的海外培训医生计划[93]和巴西的扩增医生项目[94]。中国自 2010 年开始实施农村订单定向医学生免费培养工作,为中、西部乡镇卫生院培养卫生人力,医学生在获取入学通知书前,与培养学校和当地县级卫生行政部门签署定向就业协议,承诺毕业后到当地乡镇卫生院服务 6 年[95]。

(二)卫生人力结构与儿童死亡率

1. 县域内卫技人员基层占比 在卫生体系的卫技人员中,全国、西部和贫困县基层人员占比(县域内卫技人员基层占比)与 U5MR 为倒 U 型非线性相关,拐点在 40% 左右。

可能的原因是,县域内卫技人员基层占比低于 40% 的县经济、教育和卫生发展水平相对较好,这些县的儿童暴露于生活环境危险因素的可能性更低,基层和医院充足的人力也基本能够满足儿童的服务需求,进一步可避免的 U5MR 可能是只有医院才能解决的危重和复杂疾病导致的死亡[70,77,96]。在这种情况下,基层人员占比的增加能进一步降低 U5MR 的空间有限。相反,在总人力一定的情况下,增加基层人员占比导致的医院人力数量的下降,将会削弱医院解决危重和复杂疾病的能力,从而减少医院能够降低的 U5MR,总影响为增加基层人员占比带来的 U5MR 的下降量不能弥补减少医院人力占比带来的 U5MR 下降量的减少,从而体现为县域内卫技人员基层占比与 U5MR 正相关。Atun 也提出初级卫生保健的作用不应被孤立地定义,而应与卫生体系的其他组成部分关联,初级卫生保健和专科医疗不是相互排斥的,而是都在卫生体系中发挥着重要作用[96]。因此,尽管基层医疗卫生机构在初次接触等方面有优势,但其能承担的服务能力有限,儿童健康的保障仍需要医院的技术支持[70,77,96]。

对于县域内卫技人员基层占比高于 40% 的县,可能是因为经济、教育水平较差,儿童暴露于危险因素的概率增加(如较差的生活环境、多产次、不科学的养育方式),卫生体系可能在改变儿童疾病的不同后果方面发挥重要作用[70,77]。从基层医疗卫生服务的特点来看,基层卫生人力在降低 U5MR 的过程中可能发挥更大的作用。基层医疗卫生机构是人群(包括儿童)进入卫生体系的初始点,增加基层卫生服务的可及性,可以帮助人群正确地认识并及时得到卫生体系的服务;同时,基层医疗卫生服务的以人为本和连续性也保障了儿童受到连贯持续的管理,直至其问题解除或必须随访的危险因素消除;当儿童的病情有需要时,协调性保健也使基层医疗卫生机构能和卫生体系的其他机构合作[75,76]。基层医疗卫生服务也增加了卫生服务对于相对贫困的儿童的可及性,因为即使存在医疗保险,医院专科医疗服务比基层医疗卫生服务更昂贵的事实(以及间接成本如交通成本)也将优先减少社会弱势群体对医院卫生服务的利用[61,84,97]。综上所述,在总人力一定的情况下,增加基层人员占比可能带来 U5MR 的下降。

只有少数研究定量评估了卫生体系内人力结构对儿童死亡率的影响,目前中国尚无研究。Shi 分析了 1989 年美国卫生人员的结构与儿童生存机会指标之间的关系,并发现州的初级保健医生在总卫技人员中更高的比例与更高的生存机会排名有关(更低的新生儿死亡率)[6]。美国的研究也指出与其他发达国家相比,其进一步增加专科医生的供应并不会改善其健康状况的排名[85]。尽管关于人力结构的研究较少,一个全球研究发现,对于中低收入国家而言,初级保健占卫生总费用比例增加,U5MR 降低[98]。

因此,当目标为降低 U5MR,在分配卫生人力资源时,应考虑当地现有卫生人力的结构,统筹调控各级卫生资源,完善医院对口支援和帮扶基层制度。

2. 医疗体系内结构　就医疗体系内而言,研究发现千人口基层护士数增加,U5MR 降低。同时,单类机构单类专业研究结果显示基层护士密度对 U5MR 的影响最大。基层护士密度处于较低水平,可能会影响基层医疗卫生服务的有效提供,因此增加基层护士密度,可能会缓解由于基层护士不足带来的基层医疗卫生服务的质量或数量的下降。研究也发现由于农村经济发展水平落后于县城,许多护士更倾向于留在县城执业,导致位于农村的卫生院护士严重缺乏[99]。因此,在中国基层护理人员短缺的情况下,更应充分重视根据基层所需和实际情况培养适合基层的护理专业人员,完善人事和收入分配制度,落实护士配备相关标准,优化护士队伍结构,提高护士队伍服务能力[99,100]。

当同时考虑医院和基层医疗卫生机构的医生密度时,发现千人口医院和基层的医生数增加,U5MR 降低。可能的原因是,增加医院和基层的医生密度,能够增加人群所需的服务提供,如产前保健、产后访视和儿童疾病治疗,从而降低 U5MR。既往研究发现以熟练卫生人员接生比例、产前保健次数、疫苗接种率等衡量的卫生服务通常有助于改善儿童健康[62,74],且基层卫生人员和医院卫生人员提供的卫生服务都有助于改善儿童健康[60,101,102]。因此,应补充县域内医院及基层医疗卫生机构的卫生人力,并减少卫生人力的流失。

第四节　政策建议与未来研究方向

在社会经济发展和卫生体系改革进入新阶段时,合理增加卫生人力的投入、优化卫生人力的结构,对于改善儿童健康、降低儿童死亡率具有重要意义。同时探索不同类型的县卫生人力密度和结构对 U5MR 的影响,为决策者在各类县、各级各类医疗卫生机构进行更为精准的卫生人力分配以改善儿童健康提供参考。

一、政策建议

(一)关注农村卫生体系,完善县域卫生人才队伍建设

卫生体系在减少可预防的儿童死因方面已经并将继续发挥重要作用,其功能最终都是由卫生人力实现[14-17]。儿童健康需要卫生人力提供公共卫生服务、产前保健和儿科医疗服务,具有公共卫生和临床能力的、规模适当的、有动力的卫生人力是降低 U5MR 的先决条件[47]。中国农村地区较高的 U5MR,也体现了保障县域内儿童健康的重要性,因此,需要完善县域卫生人才队伍建设。

研究表明,卫生人力的增加与 U5MR 的降低有关,卫生人力增加有助于满足妇女儿童对预防和治疗性卫生服务的需求,从而降低儿童死亡率。中国应提供多种激励和保障措施以

促进卫生人力到县域内工作以及减少卫生人力向城市地区的流失,例如建立科学合理的激励机制,提高县域内卫生人力的待遇,改善生活居住条件、工作环境,为卫生人员提供进修培训和职业晋升的机会[88]。

卫生人力的各个维度都同等重要,但是在着手时有相对的顺序。卫生人力的可得性是提供卫生服务的基础,没有充足的可得性,不能确保卫生人力的可及性;即使可得性和可及性得到了保障,如果人群不接受或不认可提供的服务,儿童可能不会利用卫生服务;最后,如果服务质量较差,那也无益于改善儿童健康[103]。因此,仅保证卫生人力数量还不够,只有当卫生人力公平分布并且儿童有机会利用卫生服务,卫生人力具备提供符合社会文化预期的高质量服务的能力、积极性和自主权,才能最大程度保障儿童健康[103-105]。

(二)优化卫生体系结构,重视基层人力发展

只有卫生体系内各级各类医疗卫生机构相互协调、共同发挥作用,才能最大程度实现卫生体系的目标。基层医疗卫生机构作为人们与卫生体系接触的初始点,能够为儿童提供可及性高且有效的服务,并根据儿童的情况,适时地转诊至医院,医院作为儿童健康的最后一道防线,承担对儿童健康的兜底作用。

研究表明,基层卫生人力增加,U5MR 降低。中国应加大对基层医疗卫生服务体系的投入,鼓励卫生人力到基层医疗卫生机构工作,加强基层卫生人力队伍的建设,尤其是护士队伍的建设。继续推进农村订单定向医学生免费培养工作并加强保障措施,如岗位、编制和待遇,使政策能够真正落地;加快推行全科医生制度,加强师资和培养培训基地建设,实施全科医生规范化培养和欠发达农村地区助理全科医生培训;实施全科医生特岗项目,确保如期实现基层全科医生配备目标;引入家庭医生,提供最贴近人群的服务[88,89]。同时,调动基层卫生人员的工作积极性,避免其进一步流失。如继续深化基层医疗卫生机构编制和人事改革;充分考虑岗位、绩效、职称、工作量等较为全面的分配要素,建立科学合理的薪酬制度及激励机制;改善生活和工作环境;促进医院与基层卫生人员的交流;为基层卫生人员提供进修培训和职业晋升的机会[88,89]。

卫生人力需要有合适的结构,一个关注基层医疗卫生的卫生体系能够带来更好且公平的健康结局、更合理的卫生服务利用以及更高的患者满意度和效率[61,84,96,106]。同时,还应提升基层医疗卫生机构提供高质量服务的能力,尤其是在社会经济发展较差的地区。在能力提升的同时,通过政策及宣传,引导居民前往基层就医。

(三)聚焦弱势贫困地区,因地制宜规划卫生人力

我国儿童健康水平和卫生人力水平区域性差异很大,需要充分利用有限的卫生人力,积极引导卫生人才向县域、西部地区和社会经济发展较差的地区流动,因地制宜进行人力资源规划,从而使所有县都实现联合国可持续发展目标 3 及《"健康中国 2030"规划纲要》的目标。

研究显示,以降低 U5MR 为目标,应将卫生人力供给的重点向社会经济发展较差的县倾斜。可以通过教育类(如招收边远地区和经济发展较差地区的医学生)、强制性(如医院对口帮扶医院)、经济激励性(如提高工资待遇、发放补贴)以及管理和支持性干预(如改善生活条件和工作环境)等 4 类措施吸引卫生人力到边远和经济发展较差的地区工作并减少人力的流失,尤其是基层卫生人力[88]。同时,与社会经济发展较好的县相比,社会经济发展较差的县 U5MR 更高,在这些县增加卫生人力的供给能发挥更大的作用。

研究进一步表明,县域内卫生人力资源布局应根据当地的社会经济发展水平采取不同

的策略。社会经济发展较差的县医生在医院密度的增加对于降低 U5MR 的影响更强,护士在基层密度的增加对于降低 U5MR 的影响更强,故应优先考虑增加医院医生的密度和基层护士的密度。

通过调整县域内卫技人员在基层医疗卫生机构的分布,可以降低 U5MR,但是这取决于县域内社会经济发展水平和当前卫生人力分布结构。社会经济发展较差且县域内卫技人员基层占比高于拐点时,增加基层人员占比可能会降低 U5MR。可以通过招纳基层卫技人员或增加与基层需求相关的技能培训将医院卫技人员转岗至基层医疗卫生机构作为过渡。

二、未来研究方向

利用宏观数据得到的研究结论应用到个体上,可能会带来偏倚。由于无法获得个体水平的数据,因此无法确定儿童的死亡是否与卫生人力的可得性有关,今后的研究可以考虑结合儿童个体水平的数据和县级卫生人力的数据分析基层卫生人力对其死亡概率的影响。

尽管纳入固定效应控制了部分遗漏变量,但是数据中依然缺失部分随时间变化的卫生人力对 U5MR 影响的混杂因素的数据,如县域内的卫生费用、卫生人力的质量,今后的研究中可以考虑引入其他数据,进行分析。

(梁思园)

参考文献

[1] YANG G,WANG Y,ZENG Y,et al. Rapid health transition in China,1990-2010:findings from the Global Burden of Disease Study 2010[J]. The Lancet,2013,381(9882):1987-2015.

[2] LIU Y, RAO K, WU J, et al. China's health system performance[J]. The Lancet, 2008, 372 (9653): 1914-1923.

[3] 中共中央 国务院.中共中央 国务院关于深化医药卫生体制改革的意见[A/OL]. (2009-03-17)[2022-01-01]. http://www. gov. cn/gongbao/content/2009/content_1284372. htm.

[4] MAYS G P,SMITH S A. Evidence links increases in public health spending to declines in preventable deaths [J]. Health Affairs(Millwood),2011,30(8):1585-1593.

[5] JACOB J A. US infant mortality rate declines but still exceeds other developed countries[J]. JAMA,2016,315 (5):451-452.

[6] SHI L Y. Primary care,specialty care,and life chances[J]. International Journal of Health Services,1994,24 (3):431-458.

[7] MATTHEWS Z. World health report 2005:make every mother and child count[M]. Geneva:World Health Organization,2005.

[8] United Nations,Department of Economic and Social Affairs,Population Division. World population prospects: the 2015 revision,key findings and advance tables[M]. New York:United Nations,2015.

[9] 陈勇.我国区域城乡婴儿死亡率影响模式的多视角研究[D].成都:四川大学,2006.

[10] KIM D,SAADA A. The social determinants of infant mortality and birth outcomes in western developed nations:a cross-country systematic review[J]. International Journal of Environmental Research and Public Health,2013,10(6):2296-2335.

[11] 熊忠贵,李向东,徐育松,等.湖北省 2001—2010 年 5 岁以下儿童死亡监测结果分析[J].中国妇幼保健,2014,29(12):1813-1815.

[12] NOLTE E,MCKEE M. Does health care save lives? Avoidable mortality revisited[M]. London:The Nuffield

Trust,2004.

[13] ROHDE J,COUSENS S,CHOPRA M,et al. 30 years after Alma-Ata:has primary health care worked in countries? [J]. The Lancet,2008,372(9642):950-961.

[14] ANAND S,BÄRNIGHAUSEN T. Human resources and health outcomes:cross-country econometric study [J]. The Lancet,2004,364(9445):1603-1609.

[15] SPEYBROECK N,KINFU Y,POZ M R D,et al. Reassessing the relationship between human resources for health,intervention coverage and health outcomes[M]. Geneva:World Health Organization,2006.

[16] ANAND S,BÄRNIGHAUSEN T. Health workers at the core of the health system:framework and research issues[J]. Health Policy,2012,105(2-3):185-191.

[17] NGUYEN M P,MIRZOEV T,LE T M. Contribution of health workforce to health outcomes:empirical evidence from Vietnam[J]. Human Resources for Health,2016,14(1):68.

[18] 秦江梅,张丽芳,林春梅,等. 新医改以来我国基层卫生人力发展规模及配置现状研究[J]. 中国全科医学,2016,19(4):378-381.

[19] 朱晓丽,陈庆琨,杨顺心. 新一轮医改以来我国基层卫生人力资源现状及问题分析[J]. 中国卫生政策研究,2015,8(11):57-62.

[20] 中华人民共和国卫生部. 2009 中国卫生统计年鉴[M]. 北京:中国协和医科大学出版社,2009.

[21] 国家卫生和计划生育委员会. 2015 中国卫生和计划生育统计年鉴[M]. 北京:中国协和医科大学出版社,2015.

[22] FENG X L,THEODORATOU E,LIU L,et al. Social,economic,political and health system and program determinants of child mortality reduction in China between 1990 and 2006:A systematic analysis[J]. Journal of Global Health,2012,2(1):10405.

[23] MOSLEY W,CHEN L. An analytical framework for the study of child survival in developing countries[J]. Population and Development Review,1984,10(Suppl):25-45.

[24] KEATS E C,MACHARIA W,Singh N S,et al. Accelerating Kenya's progress to 2030:understanding the determinants of under-five mortality from 1990 to 2015[J]. BMJ Global Health,2018,3(3):e000655.

[25] CORSI D J,SUBRAMANIAN S V. Association between coverage of maternal and child health interventions,and under-5 mortality:a repeated cross-sectional analysis of 35 sub-Saharan African countries[J]. Global Health Action,2014,7:24765.

[26] MULDOON K A,GALWAY L P,NAKAJIMA M,et al. Health system determinants of infant,child and maternal mortality:A cross-sectional study of UN member countries[J]. Global Health,2011,7:42.

[27] FILMER D,PRITCHETT L. The impact of public spending on health:does money matter? [J]. Social Science & Medicine,1999,49(10):1309-1323.

[28] FERNANDES Q F,WAGENAAR B H,ANSELMI L,et al. Effects of health-system strengthening on under-5,infant,and neonatal mortality:11-year provincial-level time-series analyses in Mozambique[J]. Lancet Global Health,2014,2(8):e468-e477.

[29] MORLEY C P,WANG D,MADER E M,et al. Analysis of the association between millennium development goals 4 & 5 and the physician workforce across international economic strata[J]. BMC International Health and Human Rights,2017,17(1):18.

[30] MACINKO J,MARINHO D S M F,GUANAIS F C,et al. Going to scale with community-based primary care:an analysis of the family health program and infant mortality in Brazil,1999—2004[J]. Social Science & Medicine,2007,65(10):2070-2080.

[31] MACINKO J,GUANAIS F C,DE FÁTIMA M,et al. Evaluation of the impact of the Family Health Program on infant mortality in Brazil,1990—2002[J]. Journal of Epidemiology and Community Health,2006,60(1):13-19.

[32] NADERIMAGHAM S,JAMSHIDI H,KHAJAVI A,et al. Impact of rural family physician program on child mortality rates in Iran：a time-series study［J］. Population Health Metrics,2017,15(1)：21.

[33] CHAN M F,NG W I,VAN I K. Socioeconomic instability and the availability of health resources：their effects on infant mortality rates in Macau from 1957—2006［J］. Journal of Clinical Nursing, 2010, 19 (5-6)：884-891.

[34] MACINKO J A,SHI L,STARFIELD B. Wage inequality,the health system,and infant mortality in wealthy industrialized countries,1970-1996［J］. Social Science & Medicine,2004,58(2)：279-292.

[35] ANAND S,FAN V Y,ZHANG J,et al. China's human resources for health：quantity,quality,and distribution ［J］. The Lancet,2008,372(9651)：1774-1781.

[36] SAKAI R,FINK G,KUMAMARU H,et al. The impact of pediatrician supply on child health outcomes：longitudinal evidence from Japan［J］. Health Services Research,2016,51(2)：530-549.

[37] SHI L,MACINKO J,STARFIELD B,et al. Primary care,infant mortality,and low birth weight in the states of the USA［J］. Journal of Epidemiology and Community Health,2004,58(5)：374-380.

[38] ROBINSON J,WHARRAD H. Invisible nursing：exploring health outcomes at a global level. Relationships between infant and under-5 mortality rates and the distribution of health professionals,GNP per capita,and female literacy［J］. Journal of Advanced Nursing,2000,32(1)：28-40.

[39] SOUSA A,DAL POZ M R,BOSCHI-PINTO C. Reducing inequities in neonatal mortality through adequate supply of health workers：evidence from newborn health in Brazil［J］. PLoS One,2013,8(9)：e74772.

[40] OR Z,WANG J,JAMISON D. International differences in the impact of doctors on health：a multilevel analysis of OECD countries［J］. Journal of Health Economics,2005,24(3)：531-560.

[41] ANTAI D,MORADI T. Urban area disadvantage and Under-5 Mortality in Nigeria：the effect of rapid urbanization［J］. Environmental Health Perspectives,2010,118(6)：877-883.

[42] CÁRDENAS-CÁRDENAS L M,COTES-CANTILLO K,CHAPARRO-NARVÁEZ P E,et al. Maternal mortality in Colombia in 2011：a two level ecological study［J］. PLoS One,2015,10(3)：e0118944.

[43] VALENTINE N B,BONSEL G J. Exploring models for the roles of health systems' responsiveness and social determinants in explaining universal health coverage and health outcomes［J］. Global Health Action,2016,9：29329.

[44] MOSQUERA P A,HERNÁNDEZ J,VEGA R,et al. Primary health care contribution to improve health outcomes in Bogota-Colombia：a longitudinal ecological analysis［J］. BMC Family Practice,2012,13：84.

[45] BOKHARI F A S,GAI Y,GOTTRET P. Government health expenditures and health outcomes［J］. Health Economics,2007,16(3)：257-273.

[46] ANYANWU J C,ERHIJAKPOR A E. Health expenditures and health outcomes in Africa［J］. African Development Review,2009,21(2)：400-433.

[47] FARAHANI M,SUBRAMANIAN S V,CANNING D. The effect of changes in health sector resources on infant mortality in the short-run and the long-run：a longitudinal econometric analysis［J］. Social Science & Medicine,2009,68(11)：1918-1925.

[48] 陈天祥,方敏. 公共卫生支出、健康结果与卫生投入政策——基于 189 个国家和地区的面板门槛分析 (1995—2011 年)［J］. 浙江大学学报(人文社会科学版),2016,2(1)：91-107.

[49] DILLI D,KÖSE M R,GÜNDÜZ R C,et al. Recent declines in infant and neonatal mortality in turkey from 2007 to 2012：impact of improvements in health policies［J］. Central European Journal of Public Health, 2016,24(1)：52-57.

[50] AKINKUGBE O,MOHANOE M. Public health expenditure as a determinant of health status in Lesotho［J］. Social Work in Public Health,2009,24(1-2)：131-147.

[51] CARR-HILL R,CURRIE E. What explains the distribution of doctors and nurses in different countries, and

does it matter for health outcomes? [J]. Journal of Advanced Nursing,2013,69(11):2525-2537.

[52] 郭素芳,王临虹,张文坤.中国贫困地区县级婴儿死亡率的多因素多水平分析[J].中国公共卫生, 2001,17(6):558-560.

[53] 孙菊.中国卫生财政支出的健康绩效及其地区差异——基于省级面板数据的实证分析[J].武汉大学 学报(哲学社会科学版),2011,64(6):75-80.

[54] 沈松英,王平,杨丽,等.儿科医疗资源配置对婴儿死亡率的影响[J].中国妇幼保健,2016,31(9): 1795-1797.

[55] GOODBURN E,CAMPBELL O. Reducing maternal mortality in the developing world:sector-wide approaches may be the key[J]. BMJ,2001,322(7291):917-920.

[56] 石静,胡宏伟.经济增长、医疗保健体系与国民健康——基于1991—2006年中国数据的分析[J].西北 人口,2010,31(1):1-7.

[57] PAMPEL F C,PILLAI V K. Patterns and determinants of infant mortality in developed nations,1950—1975 [J]. Demography,1986,23(4):525-542.

[58] GUPTA S,VERHOEVEN M,TIONGSON E R. Does higher government spending buy better results in education and health care? [J]. Social Science Electronic Publishing,1999,110(4):1-19.

[59] SIMMS C,ROWSON M. Reassessment of health effects of the Indonesian economic crisis:donors versus the data[J]. The Lancet,2003,361(9366):1382-1385.

[60] 杨昆丽.云南省玉龙县5岁以下儿童死亡及相关影响因素分析[J].中国妇幼卫生杂志,2012,3(6): 356-359.

[61] MACINKO J,STARFIELD B,SHI L Y. The contribution of primary care systems to health outcomes within Organization for Economic Cooperation and Development(OECD) countries,1970—1998[J]. Health Services Research,2003,38(3):831-865.

[62] MCGUIRE J W. Basic health care provision and under-5 mortality:A cross-national study of developing countries[J]. World Development,2006,34(3):405-425.

[63] The Secretary of State for Health. Our health,our care,our say:a new direction for community services[M]. London:Department of Health,2006.

[64] GOODWIN N. The long term importance of English primary care groups for integration in primary health care and deinstitutionalisation of hospital care[J]. International Journal of Integrated Care,2001,1:e19.

[65] MILLER P S. In economics as well as medicine prevention is better than cure[J]. Age and Ageing,2004,33 (3):217-218.

[66] STARFIELD B. Primary care:an increasingly important contributor to effectiveness,equity,and efficiency of health services. SESPAS report 2012[J]. Gac Sanit,2012,26(Suppl):20-26.

[67] BOONE P,ELBOURNE D,FAZZIO I,et al. Effects of community health interventions on under-5 mortality in rural Guinea-Bissau(EPICS):a cluster-randomised controlled trial[J]. Lancet Global Health,2016,4(5): e328-e335.

[68] STARFIELD B. Primary and specialty care interfaces:the imperative of disease continuity[J]. British Journal of General Practice,2003,53(494):723-729.

[69] PERRY H,CAYEMITTES M,PHILIPPE F,et al. Reducing under-five mortality through Hopital Albert Schweitzer's integrated system in Haiti[J]. Health Policy and Planning,2006,21(3):217-230.

[70] 世界卫生组织.用一代人时间弥合差距[M].日内瓦:世界卫生组织,2008.

[71] World Health Organization. Monitoring,evaluation and review of national health strategies:a country-led platform for information and accountability[M]. Geneva:World Health Organization,2011.

[72] 李鲁,耿爱生,姜敏敏.卫生服务对改善健康状况的贡献研究[J].中华医院管理杂志,2004,20(7): 17-20.

[73] GOODMAN D C,GRUMBACH K. Does having more physicians lead to better health system performance? [J]. JAMA,2008,299(3):335-337.

[74] TEN HOOPE-BENDER P,DE BERNIS L,CAMPBELL J,et al. Improvement of maternal and newborn health through midwifery[J]. The Lancet,2014,384(9949):1226-1235.

[75] World Health Organization. The world health report 2008:primary health care-now more than ever[M]. Geneva:World Health Organization,2008.

[76] STARFIELD B. Primary care:balancing health needs,services,and technology[M]. New York:Oxford University Press,1998.

[77] SOLAR O,IRWIN A. A conceptual framework for action on the Social Determinants of Health,debates,policy & practice,case studies[M]. Geneva:World Health Organization,2007.

[78] 国务院扶贫开发领导小组办公室. 国家扶贫开发工作重点县名单[A/OL]. (2012-03-19)[2022-01-01]. http://nrra. gov. cn/jrobot/plugin/link/show. do? url = http% 3A% 2F% 2Fnrra. gov. cn% 2Fart% 2F2012% 2F3% 2F19% 2Fart_343_42. html&q = 2012% E5% AE% B6% E6% 89% B6% E8% B4% AB% E5% BC% 80% E5% 8F% 91% E5% B7% A5% E4% BD% 9C% E9% 87% 8D% E7% 82% B9% E5% 8E% BF% E5% 90% 8D% E5% 8D% 95. &webid = 1&id = 1_343_42.

[79] 国家民族事务委员会经济发展司,国家统计局国民经济综合统计司. 中国民族统计年鉴 2013[M]. 北京:中国统计出版社,2014.

[80] ARELLANO M,BOND S. Some tests of specification for panel data-monte-carlo evidence and an application to employment equations[J]. Review of Economic Studies,1991,58(2):277-297.

[81] RABE-HESKETH S,TOULOPOULOU T,MURRAY R M. Multilevel modeling of cognitive function in Schizophrenic patients and their first degree relatives[J]. Multivariate Behavioral Research,2001,36(2):279-298.

[82] ZHANG X,WANG J,HUANG L S,et al. Associations between measures of pediatric human resources and the under-five mortality rate:a nationwide study in China in 2014[J]. World Journal of Pediatrics,2021,17(3):317-325.

[83] CONTINELLI T,MCGINNIS S,HOLMES T. The effect of local primary care physician supply on the utilization of preventive health services in the United States[J]. Health & Place,2010,16(5):942-951.

[84] STARFIELD B,SHI L,MACINKO J. Contribution of primary care to health systems and health[J]. Milbank Quarterly,2005,83(3):457-502.

[85] STARFIELD B,SHI L,GROVER A,et al. The effects of specialist supply on populations' health:Assessing the evidence[J]. Health Affairs(Millwood),2005,24(Suppl):W97-W107.

[86] BEXSON C,MILLETT C,SANTOS L M P,et al. Brazil's more doctors programme and infant health outcomes:a longitudinal analysis[J]. Human Resources for Health,2021,19(1):97.

[87] GOGIA S,SACHDEV H S. Home visits by community health workers to prevent neonatal deaths in developing countries:a systematic review[J]. Bulletin of the World Health Organization,2010,88(9):658-666.

[88] 刘晓云. 吸引和留住农村卫生人力的国际经验及启示[J]. 中国卫生政策研究,2012,5(10):33-38.

[89] 刘晓云. 强基层须理顺"落差"[J]. 中国卫生,2018(4):84-85.

[90] LI X,LU J,HU S,et al. The primary health-care system in China[J]. The Lancet,2017,390(10112):2584-2594.

[91] 代伯峰,徐东,何文俊,等. 2011—2015 年广东省基层卫生人力资源状况分析[J]. 现代预防医学,2018,45(4):650-654.

[92] United States Citizenship and Immigration Services. Conrad 30 Waiver Program[A/OL]. (2020-5-15)[2022-01-01]. https://www. uscis. gov/working-in-the-united-states/students-and-exchange-visitors/conrad-30-waiver-program.

[93] Australian Government Department of Health and Ageing, Division H W . Review of Australian Government Health Workforce Programs[J]. Australian Government Department of Health & Ageing,2013.

[94] OLIVEIRA F P, VANNI T, PINTO H A, et al. "Mais Médicos": a Brazilian program in an internationalperspective[J]. Interface(Botucatu),2015.

[95] 国家发展改革委,卫生部,教育部,等.关于印发开展农村订单定向医学生免费培养工作实施意见的通知[A/OL].(2010-06-02)[2022-01-01]. http://www. gov. cn/zwgk/2010-06/08/content_1623025. htm.

[96] ATUN R. What are the advantages and disadvantages of restructuring a health care system to be more focused on primary care services? [M]. Copenhagen:WHO Regional Office for Europe(Health Evidence Network Report),2004.

[97] PHILLIPS R L, BAZEMORE A W. Primary Care and why it matters for US health system reform[J]. Health Affairs(Millwood),2010,29(5):806-810.

[98] SCHNEIDER M T, CHANG A Y, CROSBY S W, et al. Trends and outcomes in primary health care expenditures in low-income and middle-income countries,2000-2017[J]. BMJ Global Health,2021,6(8):e005798.

[99] 冯超,李建,林发忠,等.四川省医疗机构卫生人力资源现状分析[J].现代预防医学,2009,36(8):1474-1476.

[100] 卫生部.中国护理事业发展规划纲要(2011—2015年)[A/OL].(2011-12-31)[2022-01-01]. http://www. gov. cn/gzdt/2012-01/10/content_2040677. htm.

[101] 李春荣.孕产妇死亡率的社会影响因素与降低孕产妇死亡率干预措施的研究[D].成都:四川大学,2006.

[102] LIU L, OZA S, HOGAN D, et al. Global, regional, and national causes of under-5 mortality in 2000-15:an updated systematic analysis with implications for the Sustainable Development Goals[J]. The Lancet,2016,388(10063):3027-3035.

[103] Global Health Workforce Alliance, World Health Organization. A universal truth:no health without a workforce[M]. Geneva:World Health Organization,2013.

[104] Global Health Workforce Alliance. Health workforce 2030-towards a global strategy on human resources for health[M]. Geneva:World Health Organization,2015.

[105] SALES M, KIENY M P, KRECH R, et al. Human resources for universal health coverage:from evidence to policy and action[J]. Bulletin of the World Health Organization,2013,91(11):798.

[106] KRINGOS D S, BOERMA W, VAN DER ZEE J, et al. Europe's strong primary care systems are linked to better population health but also to higher health spending[J]. Health Affairs(Millwood),2013,32(4):686-694.

第十章

基层卫生人力激励机制

有效的激励机制是提高基层卫生人员工作动机与绩效的重要因素。本章首先回顾人力资源管理领域的经典激励理论和国内外基层卫生人员的常见激励措施。然后,通过对我国三省基层卫生人员工作动机与绩效状况及其关系的实证研究,分析基层卫生人力激励机制的作用与问题。最后,从经济激励和非经济激励两方面总结最新研究进展,提出完善基层卫生人力激励机制的政策建议。

第一节 研 究 背 景

一、研究问题的提出

"强基层"是新医改提出的重要改革目标,也是实现分级诊疗、构建有序就医格局的关键。其中,乡镇卫生院作为农村三级卫生服务网络的枢纽,以农村居民需求为导向,综合提供预防、保健和基本医疗服务,在保障农村居民健康和农村公共卫生建设方面发挥着承上启下的骨干作用,很大程度影响着农村卫生系统的绩效[1]。但当前,乡镇卫生院面临功能弱化、服务质量和效率较低、患者不信任等诸多问题,其中人力资源的低效是关键原因,表现为基层"招不来人、留不住人",人员士气低落,误诊、漏诊、滥用抗生素等现象较为普遍[2]。

卫生人力资源是最重要和最具潜能的资源,是实现卫生系统功能、支撑卫生事业发展的决定性力量。由于人才培养成本高、周期长,卫生人力资源短时间内难以产生根本变化,需要长远规划和重点投入,世界各国用于卫生人力资源的费用大都占卫生总费用的三分之二以上[3]。卫生人力资源的作用可以概括为两点:首先,它是卫生政策得以正确制定和顺利实施的保障,完善的卫生人力资源发展战略与管理对卫生改革的成功起到关键作用[4];其次,它与人群健康产出密切相关,大量证据表明,卫生人员数量和质量与预防接种率、初级卫生保健可及性、孕产妇和婴幼儿存活率正相关,是实现联合国千年发展目标的重要保证[5]。

卫生人员的工作绩效至关重要,取决于三个决定因素:能力、资源和动机[6]。其中,动机的类型与强弱决定了卫生人员愿意投入多少时间和精力为患者提供适宜的卫生服务从而实现卫生系统的目标,它主要取决于政策制定者和管理者能否施加恰当的激励,使卫生人员的个人目标、患者目标和卫生机构目标达成一致,即实现激励相容[7]。但是,对基层卫生人员激励不足是世界中、低收入国家普遍面临的问题[5],使得基层卫生人员常通过从事兼职、过度医疗甚至窃取办公物品等手段来弥补自身收入,或是表现出对患者态度恶劣、不按时上班、时常缺勤、服务质量低下等工作场所偏差行为[8]。

能否通过适当的激励机制,提高乡镇卫生院卫生人员的工作动机与绩效,很大程度决定了新医改"强基层"的目标能否有效实现。本研究梳理了乡镇卫生院情境下的常见激励因素,调查卫生人员对激励因素的认知现状,探究激励因素对卫生人员工作动机和绩效的影响,旨在为完善基层卫生人员激励机制、促进强基层目标的实现提供政策建议。

二、相关理论和方法

激励指的是持续激发人的内在动机的心理过程,在管理中就是如何调动员工的工作积极性、敦促其实现组织目标的问题。激励的产生源于个体需要,未满足的需要引发动机,而动机又会引导行为,行为又会指向特定目标。激励就是刺激个体需要和动机,使之产生持续不断的兴奋,从而引起积极的行为反应,经反馈后再强化刺激,如此往复循环的一个过程[9]。传统经济学遵循"经济人"假设,认为人追求经济利益最大化,在此基础上提出了"契约理论""委托代理理论""产权理论"等激励相关理论。这些理论更关注人的共性,能为制度宏观设计提供理论基础。但是,"经济人"假设对人性过于简化和抽象,无法解释现实中的很多决策现象,而最近十几年不断发展的行为经济学引入了心理学的相关理论,展现出强大的解释力。相比而言,心理学激励理论将人视为"复杂人",强调行为的个体差异,更适用于针对组织中个体的激励机制研究与设计。表 10-1 对本研究中涉及的激励理论进行了简要概述。

表 10-1　经典激励理论

理论	提出者	主要内容
需求层次理论	Abraham H. Maslow	人天生有 5 个层次的基本需求,从低到高依次为:生理需求、安全需求、归属需求、尊重需求和自我实现需求。只有在低层次的需要得到满足后,才会追求更高层次的需要。人在同一时期内可能存在多种需要,这些需要共同支配人的行为,但总有一种需要占据主导地位。当某种需要被满足后,它就失去了激励作用[10]
双因素理论	Frederick Herzberg	引发人工作动机的因素有两类,一类是保健因素,另一类是激励因素。保健因素没有激励作用,但有保持工作现状、防止产生不满的作用,例如工资、福利、工作环境、人际关系、监督管理等都属于保健因素。激励因素是能激发人们进取的因素,多是与工作本身相关的因素,包括工作性质、成就、认可、职业发展等。该理论认为满意的对立面是没有满意,不满意的对立面是没有不满意,分别对应激励因素和保健因素的作用[11]
成就需要理论	David C. McClelland	人的基本需要有 3 种:成就需要、权力需要和归属需要。这 3 种需要在人的需要结构中有主次之分,主需要在得到满足后会想要更多更大的满足。其中,成就需要是一种内化的优越标准的成功需要,对人的成长和发展起到最重要的作用。有成就需要的人有进取心,喜欢设定目标并通过自身努力解决问题,能从工作成就中得到激情和满足。试验发现,权力需要和企业绩效无关,归属需要和企业绩效负相关,成就需要和企业绩效正相关[12]
期望理论	Victor H. Vroom	人的行为动力或者说激励力量取决于对行为结果的价值评价和预期实现该结果的可能性,用公式表示就是:激励力量=效价×期望值。后来提出的期望理论 VIE 模式,认为个人所预期的结果有两个层次,一级结果是最初目标,二级结果才是最终目标,工具性指个人对一级结果和二级结果内在联系的主观认知。完善后的期望理论公式为激励力量=效价×工具性×期望值,激励作用强度取决于员工对努力-绩效期望、绩效-奖赏期望和奖赏-目标期望三个要素[13]

续表

理论	提出者	主要内容
公平理论	John S. Adams	人总倾向于把自己的付出与报酬进行横向和纵向地社会比较。横向比较是用自己的报酬、付出之比与他人的报酬、付出之比进行比较,如果前者低于后者则会产生不公平感;纵向比较是用自己现在的报酬、付出之比与自己过去的报酬、付出之比进行比较,如果前者低于后者则会产生不公平感。不公平感产生时,员工会选择减少付出或者心理曲解的方式恢复公平感,导致工作积极性下降、绩效降低、离职等负面结果[14]
强化理论	Burrhus F. Skinner	人的很多行为是具有操作性的,在强化的条件下能形成操作性条件反射。所谓强化是通过不断改变环境刺激来达到增强或减弱某种行为的过程,分为正强化和负强化:正强化是对某种行为给予肯定和奖励,使之巩固和加强;负强化是对某种行为给予否定和惩罚,使之减弱和消退。组织的奖惩机制即是基于强化理论而形成,通过有效的奖惩措施能引导员工行为,达成组织目标[15]
综合激励理论	Lyman Porter & Edward E. Lawler	把行为主义激励理论强调的外在激励和认知理论强调的内在激励结合起来,认为激励过程是外部刺激、个体内部条件、行为表现、行为结果相互作用的统一过程,该理论认为工作绩效取决于能力、努力程度和对任务理解的深度,人完成任务后会得到"外在报酬"和"内在报酬",个体会将实际所得报酬与期望报酬进行比较,从而决定了其满意度和以后的努力程度[16]
自我决定理论	Edward L. Deci & Richard Ryan	该理论关注人类行为多大程度上是自愿的,认为人类行为可以分为自我决定行为和非自我决定行为,自我决定行为主要受到内在激励影响,源于人内在的兴趣和愿望;而奖励、设置期限、目标、竞争等则属于外在激励,分为信息性的和控制性的:信息性的外在激励是积极的反馈,可以增强内在动机,控制性的外在激励则会削弱内在动机。该理论区分了人的内在动机和外在动机,并讨论了两种动机对行为的影响及其相互作用[17]

三、研究意义

乡镇卫生院卫生技术人员是农村基层卫生服务的提供者,他们的工作动机和绩效对基层卫生事业的发展至关重要。通过研究乡镇卫生院卫生技术人员的工作动机和绩效现状,挖掘影响其工作动机和绩效的激励因素,可以为完善相关激励政策和管理措施提供科学依据,从而采取更有针对性的措施来提升基层卫生人才队伍的工作积极性和稳定性。

运用激励理论分析体现工作动机相关变量(工作满意度、组织承诺和职业倦怠)与工作绩效的关系,在此基础上以乡镇卫生院卫生技术人员作为研究对象展开实证研究,对工作动机和工作绩效的关系进行检验,探究工作动机对工作绩效的作用机制,对有关激励的理论模型做出完善和补充。

四、文献综述

为提高农村卫生技术人员绩效,各国采取了许多措施,例如培训与继续教育、监督指导、管理分权、质量控制、支付方式激励等[18]。这些措施可以归为两种,一是提高卫生技术人员的工作能力、改善卫生资源,让他们"能够做",二是增加卫生技术人员的工作意愿,让他们"愿意做"[9]。"能够做"意味着卫生技术人员的工作能力和现有卫生资源能让他们通过努力达到卫生系统和组织想要的绩效,在主观层面就是对自身完成工作目标的信心即"自我效能"[19];"愿意做"意味着卫生技术人员愿意接受卫生系统和组织的目标,从而朝着其所要求的绩效而付出努力。还有学者进一步指出,增加责任感也是提高绩效的一种重要途径,这就需要通过政府管理或社会舆论等方式增加对卫生技术人员的道德规范[18]。本研究关注的是"愿意做"这一层面,它包括两方面内涵:一是愿意为谁做,二是愿意做什么。这也是激励所要解决的两个问题,一方面要让员工愿意为组织服务,有工作稳定性,另一方面要让员工提高努力程度,有工作积极性。下面将分别从这两方面对相关文献进行概述。

(一)吸引和留住农村卫生人员

农村卫生人才数量相对缺乏是许多国家面临的共同难题,占世界人口一半比例的农村人口只享有世界四分之一的医生和三分之一的护士[20],这使得农村卫生服务的可及性和质量难以得到保障。如何吸引和留住农村卫生人员是解决问题的关键。这就涉及人才流动问题,不同学派针对人才流动影响因素提出了不同理论,例如新古典主义的理论认为人才流动主要受到经济激励和就业机会影响,而行为理论则认为其受到复杂的心理决策机制影响,强调工作满意度的作用[21]。有学者将这些影响因素分成了不同层面:个体层面因素包括教育、知识、个人经历、工作特征、工作环境、工作责任等;组织层面因素包括员工态度、能力和绩效、组织绩效、政府支持、管理水平等;社会层面因素包括政局稳定性、社会凝聚力、基础设施、社区力量、机会等。这些因素中有些是难以改变的,如地理位置和经济发展水平,政策干预的重点应放在那些可以改变的因素上[22]。

影响人才流动的因素又可根据作用方式不同分为"拉力"和"推力"。"拉力"是吸引人才到其他地方工作的因素,包括更高的收入、更好的职业发展平台、更好的工作条件、更有激励性的工作环境等;"推力"是促使人员离开现有工作的因素,常是"拉力"的反面因素,如收入低、职业发展差、工作条件差等[20]。农村地区难以吸引和留住人才常是"拉力"和"推力"共同作用的结果:一方面现有工作激励不足,另一方面外部存在更好的工作机会。刘晓云综合国内外相关研究提出了吸引和留住农村卫生人员的理论框架,指出强制性人力资源政策、劳动力市场供需平衡和卫生人员工作意愿三个方面共同影响了卫生人员工作选择,卫生政策通过影响这三个方面来吸引和留住农村卫生人员,包括专门的人力资源政策和综合政策。其中,卫生人员工作意愿又受到经济激励、工作环境和条件、职业发展、管理制度和社会认可五个方面影响[23]。

WHO 2010 年发布的报告为各国吸引和留住农村卫生人员提供了一个政策纲领。该报告指出,各国应从教育干预、强制措施、经济激励、管理支持四方面进行干预。具体而言,教育干预包括招收农村背景的医学生、在农村地区开设医学院校、医学教育中增加农村卫生的内容等;强制措施是通过行政手段强制安排人员到农村工作;经济激励包括提高工资待遇、发放农村补贴、为去农村服务的学生提供奖助学金等;管理支持包括改善生活条件、改善工作环境、促进农村和城市卫生人员交流、提供培训和职业发展机会、提高农村卫生人员社会地位等[20]。不少国家按照 WHO 提出的纲领采取了政策干预,取得了一定效果。有研究表明,实施干预措施后卫生人员的能力、工作满意度、服务质量等均有所提高[24]。但是,大多数国家仍未从根本上解决农村卫生人才难吸引和难留住的问题,尤其对于偏远贫困农村地区,干预的效果往往并不理想[25]。有研究表明,强制性措施只能在短期内解决人员匮乏问题,长期效果不显著,经济激励和管理支持只能取得很有限的效果[26]。三方面因素导致政策目标难以完全实现:一是政策实施需要多方参与导致的复杂性,二是需要协调不同的目标和利益,三是需要调和短期效益与长期效益[27]。

(二)促进卫生人员工作积极性与绩效

在卫生人员数量不足的现状下,如何提高现有人员的工作积极性和绩效就尤为重要。早期的政策制定者认为卫生人员工作完全是出于利他动机,不管工作条件如何都会付出努力,但许多卫生人员并没有表现出期待中的积极性和高绩效,激励问题由此才得到广泛重视[28],成为各国卫生政策重点关注的问题。激励的重要性体现在它能通过作用于卫生人员工作动机来最终影响卫生人员工作绩效[6,28,29],Franco 在整合前人研究的基础上构建了卫生人员工作绩效模型,该模型指出工作动机、能力和组织因素是直接影响卫生人员工作绩效的三个最主要因素,同时也考虑到宏观的文化环境和卫生改革的间接作用[6]。

但是,对卫生人员激励不足是中、低收入国家普遍面临的问题,WHO 将激励不足列为很多国家卫生系统缺乏绩效的十大原因之一[4]。这些国家由于人、财、物等资源方面的欠缺,对人员激励的投入有限,且常在实施过程中效率低下。例如,马里的卫生人员面临缺少工作说明、监管缺乏全面性和连续性、培训不力、绩效评价过于主观、工作缺乏认可等问题[21];坦桑尼亚卫生人员士气低落的原因在于工作环境简陋、药品设备供应不全、人员数量不足、管理制度不健全、晋升机会有限等[29];加纳的卫生人员表示导致其工作绩效低的原因是收入低、晋升时间过长、上下班交通不便、住房问题得不到解决等[30]。

有学者对卫生人员激励因素进行了总结,包括收入、福利和补贴、支付方式、社会认可与尊重、工作描述与晋升标准、管理公平性、绩效反馈、教育培训和职业发展机会、工作和生活条件、人际关系等[8,31]。激励因素可根据有无经济属性分为经济激励和非经济激励。研究表明,当收入无法得到保障时,卫生人员将会把注意力放在如何通过各种途径赚取额外收入,而不是去提供更好的卫生服务,因此经济激励是最基本的一种激励措施。但也有研究认为,经济激励属于"外在激励",激励理论认为只有"内在激励"才能提高工作绩效,同时外在激励对内在激励有"挤出效应",意味着当提供过多的外在激励时,内在激励的水平会随之降低[6]。此外,经济激励的可持续性也是需要考量的现实问题。正是由于经济激励的诸多局限性,许多学者提出要结合使用非经济激励。事实上,虽然更多卫生人员表现出对经济激励的偏好,认为只有采取提高收入和福利等措施才能提高其工作积极性,但有研究显示,生活环境、工作条件、职业发展、人际关系等非经济干预措施更能提高卫生人员的工作效率,尤其是"成就感""自豪感"等内在激励比经济激励更重要[19],有研究发现卫生人员即使在收入低、工作条件差的情况下也能保持工作积极性,原因就在于通过帮助他人能找到成就感[28]。

(三)文献总结

内容型激励理论和过程型激励理论对于如何有效识别员工需求、激发员工工作动机提供了理论基础,卫生领域的研究就如何提高农村卫生人员工作稳定性和积极性的问题提供了许多经验借鉴。在此基础上,本研究分析出乡镇卫生院组织情境中存在的 16 种激励因素。那么,这些激励因素对乡镇卫生院卫生人员的工作动机与绩效会有什么影响、其作用机制是什么?此外,已有文献对工作动机和绩效的关系进行了诸多研究,但尚缺乏以乡镇卫生院人员作为研究对象的实证研究。那么,对于乡镇卫生院人员这个群体来说,其工作动机和绩效具体存在什么样的关系,是否有其特殊性?这些都是本研究想要回答的问题。

五、研究目的

本研究总体研究目标是:研究乡镇卫生院组织情境中存在的影响卫生技术人员工作动机和绩效的激励因素,系统分析我国乡镇卫生院卫生技术人员工作动机和绩效现状,揭示工作动机和绩效的关系,为完善基层卫生技术人员激励政策和管理制度提供依据。本研究具体的研究目的为:

1. 研究乡镇卫生院组织情境中影响卫生技术人员工作动机(包括工作满意度、组织承诺和职业倦怠)和工作绩效的激励因素;
2. 分析三省乡镇卫生院卫生技术人员工作动机和工作绩效现状;
3. 构建并实证检验工作动机对工作绩效的作用机制模型;
4. 提出改善基层卫生人员工作动机和工作绩效的政策建议。

第二节　研　究　方　法

一、研究框架

工作满意度分为内源满意度和外源满意度,分别对应内在激励因素和外在激励因素。普遍认为,内源满意度具有更强和更持久的激励作用,而外源满意度的激励作用较弱或无激励作用[32]。这是因为:内源满意度体现的是工作内在动机得到满足的程度,自我决定理论认为人的内在动机导致自我决定行为,这种行为是个体主动选择而非外界驱使,因而更有持续性并能带来快乐。有研究发现内在工作动机是工作绩效的主要决定因素[33]。据此提出研究假设1:工作满意度正向影响组织承诺和工作绩效,负向影响职业倦怠。

认知一致性理论认为,人有一种驱动力促使自己对客体产生一致的认知和行为,当认知失谐时,人们会出现不适感,进而试图去减少它,在此驱动力下人们会去寻找支持信息或避免不一致信息,从而保持认知的平衡。基于一致性理论,员工对组织的态度和对工作的态度有趋向一致的趋势,即均持正面态度或均持负面态度,由此才能达到认知平衡。据此提出研究假设2:组织承诺和职业倦怠存在负相关。

社会交换理论主张,人类的一切行为都受到某种能够带来奖励和报酬的交换活动的支配[34]。组织承诺的形成可以通过社会交换理论进行阐释:员工从和组织的交换关系中获得外在和内在报酬[35],个体因为追求内在报酬或外在报酬而对组织产生承诺,使得组织承诺具备了激励的性质,产生引导行为的驱动力[36]。据此提出研究假设3:组织承诺正向影响工作绩效。

根据资源保存理论,个体会努力获得和保存一些自己认为珍贵的资源,如物质资源、社会资源和精力资源等,当个体感到资源受到威胁或不足以应对需求、资源失去或者个体感受到将要失去、投入后没有获得相应的回报时才会产生压力和倦怠。倦怠实质上是个体减少资源损耗、试图保存资源的一种自我保护机制[37]。在职业倦怠的三维度中,代表工作负荷维度的情感耗竭可视为精力资源,代表人际关系维度的去人性化可视为情感资源[38]。当这两个维度的倦怠程度较高时,意味着个体长期暴露于内在资源需要高度激活的环境中,感受到精力资源和情感资源的不足或丧失,从而会想办法减少资源的投入。而工作需要个体投入足够的精力、保持积极的情感状态,从而达到较高的绩效水平。据此提出研究假设4:职业倦怠各维度对工作绩效各维度存在负向影响。

根据上述分析和研究假设,可以得出"工作满意度→组织承诺→职业倦怠→工作绩效"这一路径模型,进而形成了本研究的研究框架:在控制人口学特征的前提下,工作满意度影响组织承诺、职业倦怠和工作绩效,组织承诺和职业倦怠起到中介作用(图 10-1)。

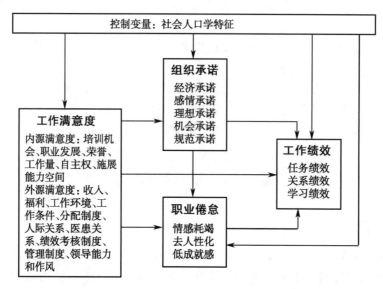

图 10-1　基层卫生人力激励机制研究的理论框架

二、调查方法

(一) 资料来源与抽样

本研究资料来源于第五次国家卫生服务调查专题项目"农村基层卫生组织建设评估"2013 年的部分调查数据。根据地理位置和经济发展水平,采取多阶段整群抽样的方式进行抽样。首先,选择了东部的山东省、中部的安徽省和西部的陕西省作为样本省。其次,在每个省选择样本县,山东省选择了济宁市梁山县、德州市禹城市和烟台市招远市,安徽省选择了合肥市庐江县、滁州市定远县和蚌埠市固镇县,陕西省选择了宝鸡市眉县、咸阳市三原县和安康市汉阴县。然后,在每个县选择 5 家乡镇卫生院作为调查现场,共计 3 省 9 县 45 家乡镇卫生院。最后,问卷调查当日在岗的所有卫生技术人员,包括医生、护士、防保和医技四类人员,并从中选择 3 名卫生技术人员进行个人深入访谈。最终,收回有效问卷共计 803份,访谈共计 135 人。

(二) 调查内容与工具

1. 社会人口学特征　研究假设中列举了可能影响工作动机和绩效的社会人口学特征,包括地区、职业类型、性别、年龄、婚姻状况、编制状况、行政职务、学历和职称 9 项。

2. 工作满意度　采用自编工作满意度问卷。把文献综述中总结出的 16 项激励因素作为工作满意度题项,再加上 1 个总体满意度题项,共计 17 个题项。备选答案分为 5 个等级,并分别赋值 1~5 分表示满意程度逐渐增加。

3. 组织承诺　采用凌文辁等人编制的中国职工组织承诺量表[39]。包含经济承诺、感情承诺、理想承诺、机会承诺和规范承诺 5 个维度,每个维度包含 5 个题项。采用李克特 4 点计分法,备选答案分别赋值 1~4 分,以此表示符合的程度逐渐增加。各维度独立计分且均采用正向计分,得分越高表示该种承诺越强。为更直观表现组织承诺的程度,本研究课题组通过讨论确定了组织承诺的等级划分标准:得分 ≤10 分为"低",得分在 10 分和 15 分之间为"中",得分 ≥15 分为"高"。此外,本研究对原量表在题项排序和表述方式上做了一些修改,防止被调查者因为答题惯性而产生"默许倾向"偏倚[40]。

4. 职业倦怠　采用国际上通用的 MBI 量表中文翻译版,该量表被证实适用于中国的文化背景,具有良好的信度和效度[41]。量表包含情感耗竭、去人性化和低成就感 3 个维度。采用李克特 7 点计分法,根据题项描述状况出现的频率分别赋值 0~6 分。各维度独立计分,情感耗竭和去人性化采用正向计分,低成就感采用反向计分,得分越高表示倦怠程度越高。参照国际上通用的职业倦怠判别标准对各维度倦怠程度进行如下界定:情感耗竭得分<16 为轻度倦怠,16~27 为中度倦怠,>27 为重度倦怠;去人性化得分<6 为轻度倦怠,6~13 为中度倦怠,>13 为重度倦怠;低成就感得分<31 为轻度倦怠,31~39 为中度倦怠,>39 为重度倦怠[42]。

5. 工作绩效　采用自编工作绩效量表。据本研究目的和研究对象特点,参考工作绩效相关理论[43,44],确定了工作绩效三维度:任务绩效、关系绩效和学习绩效;然后,参考韩翼等人编制的工作绩效量表[45],每个维度编写若干题项,建立项目池;最后,请相关领域专家对项目池中的题项进行审查和筛选,再由课题组集体讨论后形成最终的工作绩效量表。该量表采用李克特 7 点计分法,从 1~7 代表该描述符合的程度逐渐增加。经课题组讨论,制订出工作绩效的等级判别标准:任务绩效得分<16 为低绩效,16~24 为中绩效,>24 为高绩效;关系绩效得分<20 为低绩效,20~30 为中绩效,>30 为高绩效;学习绩效得分<12 为低绩效,13~18 为中绩效,>18 为高绩效。

6. 个人深入访谈　为进一步了解员工的工作动机及其影响因素,围绕工作满意度、职业倦怠和组织承诺三个概念,分别设计了三个访谈问题:①您在工作中感到最满意的是哪方面? 最不满意的又是哪方面? ②您有没有想过离开本单位去别处工作,为什么? ③您现在的工作积极性如何,为什么? 采取哪些措施能更好地提高您的工作积极性? 采用一对一的半结构化访谈,每人访谈时间大约为 10~20 分钟,并对访谈全程录音。

三、分析方法

(一)单因素分析

1. 描述性统计分析　主要用于三部分:一是描述乡镇卫生院卫生技术人员的社会人口学特征,二是描述组织承诺、职业倦怠和工作绩效量表的题项得分情况,三是描述工作满意度、组织承诺、职业倦怠和工作绩效的得分情况和等级分布。用人数和百分比描述分类变量,用均数和标准差描述连续变量。使用软件 SPSS 17.0 进行分析。

2. 单因素分析　用于比较不同社会人口学特征的个体在工作满意度、组织承诺、职业倦怠和工作绩效上的差异。进行统计检验时,工作满意度、组织承诺、职业倦怠和工作绩效均视为连续变量,若变量满足正态分布和方差齐则采用单因素方差分析,若不满足则采用秩和检验。使用软件 SPSS 17.0 进行分析。

(二)因子分析

1. 探索性因子分析　探索性因子分析是一种降维手段。本研究中,工作满意度含有 16 个维度,其中某些维度存在较高的相关性,会给之后的多因素分析造成干扰。为此,使用探索性因子分析来寻找工作满意度问卷中相似的维度,从而实现维度简化。使用软件 SPSS 17.0 进行分析。

2. **验证性因子分析** 用来检验组织承诺、职业倦怠和工作绩效量表的效度。三个量表都是直接使用或参考成熟量表制订,具有牢靠的理论根基,因此使用验证性因子分析检验量表的结构效度。使用软件 Amos 17.0 进行分析。

(三)其他分析

1. **结构方程模型** 用来分析工作动机和绩效的关系。当工作满意度、组织承诺、职业倦怠和工作绩效作为整体性概念时,它们是无法直接测量的潜在变量,需通过结构方程模型进行研究。使用软件 Amos 17.0 进行分析。

2. **主题框架法** 对访谈资料进行整理与分析,具体步骤如下:首先,对原始资料进行一级编码,提取出与研究目的相关的访谈内容,借助软件进行标记;然后,对提取出的有关内容进行二级编码,用简短的陈述句对访谈内容中心思想进行归纳;最后,对总结出的陈述句进行三级编码,用 1~2 个关键词对其进行分类。通过以上三步,原始资料被大幅度简化和整合,在此基础上形成描述性分析。由于主题框架法是一种建立在表格基础上的定性分析方法[46],因此后文也将用表格形式对结果进行展示。借助定性分析软件 MAXQDA 10 进行分析。

第三节 主要结果和讨论

一、工作满意度

在 16 项激励因素中,满意度得分最高的 3 项为医患关系、同事领导关系、领导能力和作风;得分最低的 3 项为收入、福利、培训机会。只有医患关系和同事领导关系满意比例过半数,分别为 67.5% 和 56.3%;收入、福利、培训机会和职业发展机会 4 项激励因素满意比例均在 20% 以下,其中最低的收入满意比例仅为 10.3%。总体工作满意度得分为(3.39±0.770)分,满意的比例为 43.7%。见表 10-2。

表 10-2 激励因素满意度情况

排名	维度	得分/分	满意人数/人	满意比例/%
1	医患关系	3.71±0.686	542	67.5
2	同事领导关系	3.61±0.754	452	56.3
3	领导能力和作风	3.36±0.906	356	44.3
4	施展能力空间	3.27±0.818	313	39.0
5	工作自主权	3.26±0.808	312	38.9
6	管理制度	3.21±0.864	286	35.6
7	工作量	3.11±0.881	271	33.7
8	工作条件	3.10±0.902	265	33.0
9	生活环境	3.03±0.884	237	29.5

续表

排名	维度	得分/分	满意人数/人	满意比例/%
10	绩效考核制度	2.96±0.951	222	27.6
11	分配制度	2.83±0.913	184	22.9
12	荣誉和精神奖励	2.88±0.872	168	20.9
13	职业发展机会	2.79±0.889	152	18.9
14	培训机会	2.66±0.954	144	17.9
15	福利	2.47±0.919	103	12.8
16	收入	2.28±0.899	83	10.3
—	总体满意度	3.39±0.770	351	43.7

　　该结果表明,乡镇卫生院的执业软环境较为良好,大部分卫生技术人员对组织内部人际关系和医患关系感到比较满意,这与国内其他研究结论一致[47]。满意度最低的是收入、福利等经济激励因素,对收入和福利感到满意的人员比例分别仅有 10.3% 和 12.8%,说明现有收入和福利水平无法达到大部分人员预期,这与国内许多研究结论一致[47-49]。新医改后,国家对基层医疗卫生机构实行了绩效工资制,乡镇卫生院人员收入有所增长[50],之所以仍有很多人员感到不满意,可能的原因有两个:一是随着物价水平上涨,卫生人员对收入的期望值也随之提高,而收入的增幅并没有达到其期望水平;二是乡镇卫生院人员收入相对当地其他事业单位人员如中、小学教师仍处于较低水平[51],这种因比较而产生的不公平感是不满意的根源。福利方面,大部分乡镇卫生院能为员工提供养老保险和医疗保险,但在其他保险方面则显得比较匮乏[52]。此外,人员对分配制度的满意度也较低,访谈中也有人员提到分配制度没有体现多劳多得,说明基层卫生机构实施的绩效工资制在调动人员积极性方面并未起到十分有效的作用,既往研究也得出了相同结论[53]。涉及自我发展的激励因素满意度也较低,包括培训机会、职业发展机会、荣誉和精神奖励等,这与赖祥文的研究发现一致[54]。有研究发现,新医改后乡镇卫生院卫生技术人员培训数量有所增长,但大都是一天以内的培训,这种"以会代训"的培训多是形式主义的任务式培训,实际效果非常有限,而真正旨在提高卫生人员知识技能的中、长期培训次数依然很少[1,55]。职业发展机会有限也是乡镇卫生院长久以来面临的问题,虽然新医改文件指出要对基层卫生人员职称晋升给予鼓励和政策倾斜,但本研究发现大部分人员对职业发展机会不满意,这与宋奎勐的研究结论一致[56]。

二、组织承诺

　　组织承诺 5 维度得分从高到低依次为:规范承诺、感情承诺、理想承诺、经济承诺和机会承诺(表 10-3)。

　　组织承诺 5 维度中,规范承诺为高的人员比例最大,达到 56.8%;机会承诺为高的人员比例最少,只有 11.7%。相应的,规范承诺为低的人员比例最小,仅有 5.8%,机会承诺为低的人员比例最大,达到 41.3%。在经济承诺和理想承诺 2 个维度上,大部分人员处于中的水平,分别为 49.7% 和 47.0%。感情承诺为高和中的人员比例接近,分别为 45.2% 和 43.4%(图 10-2)。

表 10-3 组织承诺各维度得分情况

单位：分

维度	得分	该维度总分	维度	得分	该维度总分
经济承诺	12.13±2.958	20	机会承诺	11.17±2.933	20
感情承诺	14.08±2.923	20	规范承诺	14.92±2.707	20
理想承诺	12.87±3.028	20			

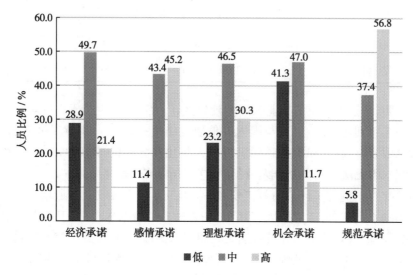

图 10-2 组织承诺各维度等级分布

组织承诺是员工想留在组织的意愿强度和原因,可作为反映乡镇卫生院卫生技术人员工作稳定性的概念。本研究发现,规范承诺和感情承诺是乡镇卫生院卫生技术人员的主导承诺类型,表明大部分人员留在组织工作主要是出于对组织的责任和感情。而机会承诺和经济承诺的得分相对较低,理想承诺得分居中。一般来说,规范承诺、感情承诺和理想承诺被认为是积极正面的承诺形式,机会承诺和经济承诺是偏消极负面的承诺形式[39]。本研究结果说明大部分乡镇卫生院卫生技术人员对组织持有较为积极的态度,但也需要留意的是,访谈中发现一些卫生人员表现出对组织的机会承诺,即由于年龄、学历、职称等条件限制,没有机会去到更高级别的卫生机构或是获得其他工作机会,所以被迫留在组织。这类人员虽然身在组织,但可能并不全心投入工作,应通过组织管理和文化建设来转变其对组织的态度。

三、职业倦怠

职业倦怠 3 维度得分为:情感耗竭(19.13±10.432)分,去人性化(4.30±3.920)分,低成就感(11.48±8.589)分。按照 Maslach 的界定标准,分别属于中度倦怠、低度倦怠和中度倦怠的得分范畴。职业倦怠 3 维度中,比例最高的均为低度倦怠,分别为 42.6%、67.0% 和 36.8%。情感耗竭和低成就感两个维度的倦怠程度要高于去人性化维度,这两个维度检出中度和高度倦怠的人员比例加起来超过了 50%。(图 10-3)

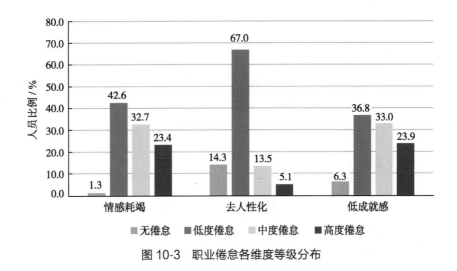

图 10-3　职业倦怠各维度等级分布

情感耗竭是职业倦怠的核心维度,其典型表现是感到疲劳、缺乏活力、丧失工作热情。本研究发现,分别有 32.7% 和 23.4% 的乡镇卫生院卫生技术人员存在中度和高度情感耗竭。究其原因,乡镇卫生院大都面临人员短缺的问题,因此现有人员就要承担更多的工作量,工作时间增加。袁璟的研究发现,乡镇卫生院人员平均每周工作 6 天以上,每天工作 8 小时,时常加班,很难享受到正规的节假日[1]。宋奎勐的研究发现,50% 左右的基层卫生人员感到工作压力大[49]。工作压力大的情况下,如果再缺少必要的资源支持,很容易导致倦怠。

去人性化代表的是职业倦怠的人际关系维度,表现为对服务对象的冷漠和疏离态度,当这种负面的职业情绪传达给患者时,会给其生理、心理甚至病情带来消极影响[57]。乡镇卫生院卫生技术人员在该维度检测出的倦怠程度是三个维度中最轻的。去人性化常见于需要和人频繁打交道的职业,其中卫生人员是去人性化的高危群体,国内外均有不少实证研究发现医生和护士在该维度有很高的倦怠检出率[41,58]。但这些研究大都是以城市大医院卫生技术人员作为研究对象,而针对乡镇卫生院人员的研究却发现去人性化程度并不严重[59,60],这与本研究的结果是一致的,也从侧面证明乡镇卫生院的医患关系相对和谐。

低成就感是职业倦怠中的自我评价维度,表现为自感能力不足、缺乏成功体验、无法从工作本身获得乐趣。有研究指出,职业倦怠是一个"理想逐渐幻灭"的阶段,低成就感往往是职业发展的最后阶段,是员工对自己和工作的双重否定[61]。本研究发现,乡镇卫生院卫生技术人员在该维度的倦怠情况较为严重,这有两方面可能的原因:一是基层卫生工作以常见病、多发病的诊疗和基本公共卫生服务为主,技术含量相对较低,使那些知识技能水平较高的卫生技术人员常感到学无所用,大多数时候做的是一些简单、重复、琐碎、缺乏挑战性的工作,由此对工作意义产生怀疑;二是有些卫生技术人员能力有所欠缺,自我效能较低。

访谈中发现,在认为自身工作积极性较高的人员中,被提及次数最多的原因可概括为"职业道德",即认为作为一名医务人员理应爱岗敬业、对患者负责、努力完成本职工作。对自身工作积极性的评价为一般或不太积极的人员中,经济激励无法达到个人预期是最重要的原因,表现在认为收入低、福利差、收入与工作量不挂钩。

四、工作绩效

工作绩效 3 维度得分见表 10-4。

表 10-4 工作绩效各维度得分

单位：分

维度	得分	该维度总分	维度	得分	该维度总分
任务绩效	24.35±3.650	28	学习绩效	17.60±3.405	21
关系绩效	29.17±4.591	35			

各维度等级为低的人员比例均不超过 10%，学习绩效为低的人员比例大于其他两个维度，达到 9.8%。任务绩效为高的人员比例大于其他两个维度，达到 58.3%。关系绩效为中的人员比例最大，为 50.5%。学习绩效为高和中的人员比例接近，分别为 46.0% 和 44.3%（图 10-4）。

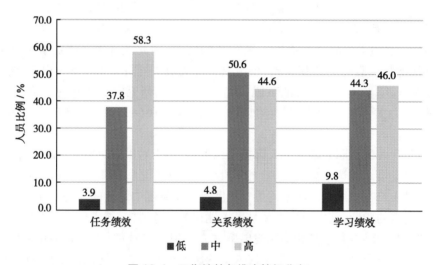

图 10-4 工作绩效各维度等级分布

本研究借鉴了管理学关于工作绩效的定义和理论，并结合乡镇卫生院卫生技术人员实际情况，把工作绩效分为任务绩效、关系绩效和学习绩效三维结构，同时考虑了工作的结果、行为和未来潜力。结果发现，工作绩效三个维度得分均较高。但正如上文方法学讨论部分所说，由于本研究采用的是自编工作绩效量表，绩效的等级划分标准是课题组人员讨论制订的，具有一定主观性，再加上采取绩效自评的方法有可能造成结果的高估，因此应谨慎看待本研究结果。在缺乏绝对科学可靠的等级划分标准的情况下，比较三个维度绩效水平的相对高低更有现实意义。本研究发现，任务绩效在三个维度中得分相对较高。任务绩效是目标导向的绩效，侧重评价工作结果，是职位说明书所明确规定的角色内绩效，多指完成工作的数量和质量，常与工作能力和努力程度相关。该结果说明，大部分乡镇卫生院卫生技术人员认为自己能够胜任现有岗位，保质保量地完成工作任务。此外，学习绩效在三个维度中得分相对较低。学习绩效是一种远端绩效，关注员工学习的意愿、行为和效果，员工通过学习可以为个人和组织未来发展积累资本、做出持续贡献[62]。该结果说明，有些乡镇卫生院卫生人员的学习动机还需进一步加强,学习效果仍需提升。

五、工作动机对工作绩效的影响

按照本研究的理论框架构建工作动机与工作绩效的结构方程模型(图10-5),采用极大似然法估计模型回归系数。结果发现,除了工作满意度对组织承诺、工作满意度对职业倦怠、工作满意度对工作绩效三条路径系数未达到显著水平,其他路径系数均达到显著水平。各项拟合指标均达到理想标准,证明数据和模型有较好的适配度。具体到路径系数,组织承诺对职业倦怠的系数为-0.385,组织承诺对工作绩效的系数为0.331,职业倦怠对工作绩效的系数为-0.192,从而验证了组织承诺→职业倦怠→工作绩效的路径模型。对模型变量间的直接效应和间接效应进行检验,结果发现:职业倦怠在组织承诺和工作绩效之间起到0.074的间接效应。

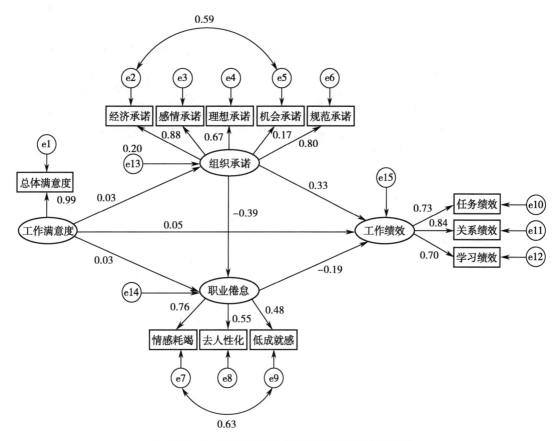

图10-5 工作动机与工作绩效的修正结构方程模型

第四节 政策建议与未来研究方向

一、研究进展

此项研究于2013年展开,反映了新医改初期基层卫生人员激励机制的建设情况。2015年9月,国务院办公厅印发《国务院办公厅关于推进分级诊疗制度建设的指导意见》,提出以基层为重点完善分级诊疗服务体系。此后,家庭医生签约和医联体建设等旨在"强基层"的改革举措也在全国逐渐铺开,我国基层医改步入一个新阶段。但是,近几年的相关数据和研究证据表明,"强基层"的医改目标并未真正实现:基层卫生机构的服务量增长速度远低于医院,门诊和住院服务量占比不断下降,分别从 2009 年 62% 和 28%,下降到 2019 年的 52% 和 16%[63]。大医院规模不断扩张,虹吸效应明显,很多居民就医时仍然选择绕开基层而直接前往大医院,卫生服务供给依然呈倒金字塔结构,双向转诊推进不力,不少基层卫生机构医疗服务逐渐萎缩,家庭医生普遍存在"签而不约"[64]。究其原因,很大程度源于基层卫生人力资源绩效未得到根本改善,说明基层卫生人员激励机制仍须优化设计和有效推进。总结近几年的研究,当前基层在经济激励和非经济激励两方面均存在不少问题。

经济激励方面,财政投入和医保支付是当前基层卫生机构的主要收入来源。习近平总书记在 2016 年的全国卫生与健康大会上明确提出"两个允许",即允许医疗卫生机构突破现行事业单位工资调控水平,允许医疗服务收入扣除成本并按规定提取各项基金后主要用于人员奖励,旨在通过增加卫生人员收入进而提高其工作积极性。但是,当前很多基层卫生机构并未真正落实"两个允许",原因一方面是受限于地方财政实力,另一方面可能是政府部门担心结余分配政策会影响基层卫生机构的"公益性"从而加以限制[65],基层卫生人员收入依然普遍较低,只为所有行业平均收入的 70%[63]。事实上,基层卫生机构的运行困境体现出卫生治理在行政和市场、约束性和激励性上很难达到平衡,即"一管就死,一放就乱":新医改前,基层卫生机构在市场机制的主导下普遍"重医轻防""以药养医";新医改后,基本药物制度、收支两条线等政策带有鲜明的行政管制色彩,切断逐利动机的同时也降低了基层卫生机构的活力[66]。现行的绩效工资制度普遍存在"吃大锅饭"的平均主义现象,并未真正体现"多劳多得、优绩优酬"[67];而当前新增的家庭医生签约服务在很多地方没有额外财政补助或补助很低,进一步加剧卫生人员付出和回报失衡带来的相对剥夺感[68]。另一方面,医保总额预付旨在通过"超支自理,结余留用"来提高卫生人员的控费意识和工作积极性,但这种支付方式在大部分地方基层仍处于观望和探索阶段,并未真正有效落实[69]。归根到底,基本药物制度的实施切断了基层曾经的主要收入来源,大部分基层卫生机构无法依靠医疗服务能力吸引患者,财政和医保政策又没有给予充分支持,导致基层卫生机构陷入发展困境。

非经济激励方面,基层卫生人员面临工作量加大、职业发展空间有限、药品和设备相对不足、医患矛盾突出等问题。近些年,随着家庭医生签约、健康扶贫、医养结合等政策在基层的推进,基层卫生人员工作量日益加大,尤其是新冠疫情暴发后,基层作为卫生服务系统的网底承担了大量排查、登记、疫苗注射等相关工作,进一步加重了基层卫生人员工作负荷和职业倦怠的风险。还有研究指出,随着对基层各种考核的增加,当前基层卫生人员把大量时间花在了公共卫生服务衍生出的"填表报数"等事务性工作上,工作常沦为形式主义,降低了卫生人员内在的工作意义感[70]。职业发展方面,虽然有针对基层的各种培训、继续教育和大医院对口支援,但研究表明效果普遍不佳[71,72],且受制于日益萎缩的医疗服务,大部分基层卫生人员专业技能难有突破性提高,再加上职称晋升名额和向上流动的机会有限,难以激发大多数卫生人员提高学习绩效、追求自身发展的内在动力[73]。此外,基层药品和设备相对不足,进一步制约了卫生人员能力的提高,还会让部分卫生人员产生"巧妇难为无米之炊"的职业挫败感。而当前日益突出的医患矛盾更是让不少卫生人员在工作中如履薄冰,有些居民对家庭医生签约、医保报销、处方限制等政策不理解时会将负面情绪释放到卫生人员身上,加重卫生人员的职业倦怠。

总之,经济激励主要指向外在动机,非经济激励主要指向内在动机。当前基层卫生人员经济激励和非经济激励均不足,导致卫生人员工作动机较低。根据 Franco 的理论模型,动机、能力和资源共同决定卫生人员工作绩效[6],而基层卫生人员在这三方面均较差,导致基层卫生人力资源绩效较低,进而影响整个基层卫生服务体系的质量与效率。

二、政策建议

为提高乡镇卫生院卫生技术人员工作稳定性、积极性和工作绩效,提出以下政策建议。

第一,改善乡镇卫生院卫生技术人员的收入和福利,完善分配制度。经济激励是留住卫生人员最重要因素,但也是卫生技术人员最不满意的因素,因此应继续加大政府投入,改善人员福利待遇,完善分配机制。对乡镇卫生院实施"一类保障、二类管理",落实"两个允许"政策,即允许乡镇卫生院突破现行事业单位工资调控水平,允许医疗服务收入扣除成本并按规定提取各项基金后主要用于人员奖励。因此,首先应当尽可能提高绩效工资总量,至少应保障基层卫生人员收入不低于当地公务员水平,其次应给予乡镇卫生院管理人员分配自主权,让绩效工资中的"奖励性绩效"真正体现"多劳多得、优绩优酬",避免吃大锅饭。探索创新乡镇卫生院的绩效考核指标与方式,将考核结果与人员收入挂钩并进行反馈。此外,应结合医保"打包支付,结余留用"改革,将医保结余真正用于卫生人员奖励,以此提高卫生人员的工作积极性。

第二,增加培训和职业发展的机会。了解基层卫生技术人员的培训需求,结合当下医养结合、医防融合等政策的推进,为人员提供更有针对性的培训。在继续教育方面,应当更新学习平台上的相关课程,创新授课形式,加强对培训结果的考核,从而让培训真正起到提高卫生人员专业知识和技能的作用,从而增强他们的工作胜任感,进而增强其理想承诺和学习绩效。在职称晋升方面应制定并落实符合乡镇卫生院人员特点的政策。此外,应专门设置旨在增强领导管理能力和岗位胜任力的培训,促进基层管理人员管理水平的提高,改变"等、靠、要"的被动思想,在法律和政策允许的范围内主动寻求创新,增强基层卫生机构的运行活力。

第三,加强职业道德教育,增强基层卫生人员职业认同感。职业道德在本研究中被发现是促进人员工作稳定性和积极性的重要原因,因此应当进一步加强职业道德教育,增强员工对患者和组织的责任感。职业道德教育并不只是简单的道德说教,而是在日常工作中应用管理艺术,潜移默化地将职业道德规范内化于人员心中。职业道德的建立是基于职业认同,卫生人员在选择从医时多少带有救死扶伤的理想主义情怀,这种内在动机在工作后可能会因各种现实问题和困境而遭到腐蚀,尤其对于基层卫生人员而言,如何提高其社会地位和职业荣誉感,是政策制定者和管理者需要解决的重要问题。为此,应建立公平的组织制度与民主的组织文化,杜绝"人治",在分配、奖励、晋升等涉及人员切身利益的管理环节应做到公正、透明,同时还可开展各种荣誉评选,营造关心、关爱基层卫生人员的氛围,从而提高员工的感情和规范承诺。

第四,结合使用多种激励手段。在注重经济激励的同时,应结合使用多种非经济激励措施,如改善工作和生活环境、减轻工作量、增加职业发展机会等。尤其是,当前基层卫生人员工作量加大,且有大量由基本公共卫生服务、家庭医生签约等衍生出的行政事务性工作,这些工作单调琐碎、技术含量低,容易加重卫生人员职业倦怠,因此可以考虑增加行政管理岗,将卫生人员从"文山会海""填表报数"的工作中解放出来,使其专注于本职的技术性工作。

此外,由于人际关系在乡镇卫生院的组织情境中起到十分重要的激励作用,应当营造和谐、友善的组织文化,通过优化组织环境、加强团队建设等手段让卫生人员对组织产生归属感,同时改善医患关系,增强员工的情感承诺。

第五,对不同人员进行差异化激励。基于"复杂人"的人性假设,组织中的个体有着不尽相同的复杂需求。本研究结果也证明不同地区、岗位、年龄、性别的员工在工作需求和动机上有异质性,因此应当在科学调查的基础上,对组织内不同人员采用差异化激励,例如年龄小、学历高的人员工作最不稳定,也最容易产生职业倦怠,应是组织着重激励的对象;护士的工作绩效低于其他三类卫生技术人员,应着重加强对护士的教育和培训。当然,人的需求和动机是动态变化的,因此应及时把握人员的心理变化,适时适度地调整激励策略。

三、未来研究方向

本研究仍存在诸多不足,未来研究可以在以下几个方面进一步探索和完善。

第一,使用纵向研究设计来进一步验证因果关系。本研究是横断面研究,这种研究设计的局限在于不能确定变量间的因果关系,因此本研究的结果只能证明变量间存在相关。理论上讲,人的心理和行为可能互为因果,良好的工作动机可能促成高工作绩效,高工作绩效也能反过来促成良好的工作动机。例如,工作满意度和工作绩效的关系究竟谁为因、谁为果,西方管理学界至今仍未形成共识,并涌现出大量结论各不相同的实证研究。因此,未来应通过纵向研究设计来进一步验证本研究核心变量之间的因果关系。

第二,探索更为客观的调查方式。在行为科学的调查研究中,普遍存在"共同方法偏差"的问题,即由于同样的数据来源或是相同的评分者、测量环境、项目语境等,从而导致自变量和因变量的人为共变,是一种研究方法导致的系统误差,会使得变量间的相关系数膨胀或减小[74]。有研究显示,在有关态度的调查研究中,高达40.7%的变异来自共同方法偏差[40]。本研究对态度和绩效的调查均采用量表自评方式,被调查者可能会因为一致性倾向、错觉相关、社会赞许动机、默认偏向、心情因素等原因而产生"共同评定者效应"[75]。虽然本研究采取了一些质量控制措施来尽量减少这种方法学偏倚,如问卷匿名、现场监督填写、打乱题项顺序等,但仍不能完全排除其对研究结果造成的干扰。未来研究应在传统的问卷调查基础上,探索更多样的研究方法和数据收集方式,比如采用自然实验或观察法等,弥补调查研究的固有不足。

第三,探索更为客观、准确的工作绩效测量方式与指标。工作绩效常用的评价方法是自评、他评和客观指标评价。本研究中,由于各地乡镇卫生院绩效评价方式不同,很难收集到统一的客观绩效指标,而他评又会面临费时费力、操作性不强、观察者偏倚等诸多问题,因此最终采用了自评方式。自评的可信度和真实性相比客观数据要弱,评价者很有可能高估自己的绩效水平,产生"利己主义偏倚"[48]。因此,未来一方面应开发更符合基层卫生人员特点的工作绩效量表,兼顾不同类型人员的工作特征和不同人员间的可比性,另一方面则应尝试更为客观、全面的绩效评价方式,如参考日常考核记录、抽查处方、自评结合他评等。

第四,分析基层卫生政策对卫生人员工作动机和绩效的影响。本研究主要聚焦于微观个体层面,详尽分析了基层卫生人员工作动机和绩效现状及其影响因素。但是,个体的态度与绩效还会受到宏观卫生政策与中观组织制度的影响,这是本研究未着重研究的。比如,基本药物制度一方面可以削弱卫生人员逐利动机,规范其用药行为,但另一方面也可能限制其工作自主权,降低工作积极性;再比如,医保采用预付还是后付会对卫生人员的行为产生不同影响,而国家医保局成立后采取的一系列控费政策也会影响卫生人员的工作动机。因此,未来研究可以将基层相关的卫生政策与管理制度(包括基本药物制度、医保支付方式、财政补偿机制、家庭医生签约、绩效工资制度、晋升制度、人事制度等)作为自变量,探究其对基层卫生人员工作动机与绩效的影响。"强基层"目标能否实现很大程度上取决于其能否调动基层卫生人员的积极性,卫生人员的动机与绩效是评价政策有效性的重要指标与切入点。总之,对"激励机制"应有更广义和多维的理解,基层卫生机构的各项政策、制度乃至个体之间的日常互动均存在激励效应,只有厘清各种激励因素如何影响卫生人员工作动机这一"心理黑箱",进而影响其工作行为与绩效,才能从系统层面设计出行之有效的激励机制,达成激励相容。

(赵世超)

参考文献

[1] 袁璟.新医改环境下乡镇卫生院的发展[D].济南:山东大学,2012.

[2] YIP W,FU H,CHEN A T,et al. 10 years of health-care reform in China:progress and gaps in universal health coverage[J]. The Lancet,2019,394(10204):1192-1204.

[3] 毛静馥.卫生人力资源管理[M].北京:人民卫生出版社,2013.

[4] HAMDAN M,DEFEVER M. Human resources for health in Palestine:a policy analysis:part I:current situation and recent development[J]. Health Policy,2003,64(2):243-259.

[5] World Health Organization. The world health report 2006:working together for health[R]. Geneva:World Health Organization,2006.

[6] FRANCO L M,BENNETT S,KANFER R. Health sector reform and public sector health worker motivation:a conceptual framework[J]. Social Science & Medicine,2002,54(8):1255-1266.

[7] 黄严,张璐莹.激励相容:中国"分级诊疗"的实现路径:基于S县医共体改革的个案研究[J].中国行政管理,2019(7):115-123.

[8] HENDERSON L N,TULLOCH J. Incentives for retaining and motivating health workers in Pacific and Asian countries[J]. Human Resources for Health,2008,6:18.

[9] 俞文钊.现代激励理论与应用[M].大连:东北财经大学出版社,2006.

[10] MASLOW A H. A theory of human motivation[J]. Psychological Review,1943,50(4):370-396.

[11] HERZBERG F,MAUSNER B,SNYDERMAN B B. The motivation to work[M]. New Jersey:Transaction Publishers,2011.

[12] MCCLELLAND D C. Human Motivation[M]. New York:Cambridge University Press,1987.

[13] VROOM V. Work and motivation[M]. New York:John Wiley & Sons,1964.

[14] ADAMS J S. Towards an understanding of inequity[J]. Journal of Abnormal and Social Psychology,1963,67(5):422-436.

[15] SKINNER B F. Contingencies of reinforcement:A theoretical analysis[M]. New York:Appleton-Century-Crofts,1969.

[16] PORTER L W,LAWLER E E. What job attitudes tell about motivation[J]. Harvard Business Review Reprint Service,1968,46(1):118-126.

[17] DECI E L,RYAN R M. Self-determination theory:A macrotheory of human motivation,development,and health[J]. Canadian Psychology/Psychologie Canadienne,2008,49(3):182.

[18] DIELEMAN M,GERRETSEN B,VAN DER WILT G J. Human resource management interventions to improve health workers' performance in low and middle income countries:a realist review[J]. Health Research

Policy System,2009,7:7.

[19] MATHAUER I,IMHOFF I. Health worker motivation in Africa:the role of non-financial incentives and human resource management tools[J]. Human Resources for Health,2006,4:24.

[20] World Health Organization. Increasing access to health workers in remote and rural areas through improved retention:global policy recommendations[R]. Geneva:World Health Organization,2010.

[21] LEHMANN U,DIELEMAN M,MARTINEAU T. Staffing remote rural areas in middle-and low-income countries:a literature review of attraction and retention[J]. BMC Health Services Research,2008,8:19.

[22] SCHOO A M,STAGNITTI K E,MERCER C,et al. A conceptual model for recruitment and retention:allied health workforce enhancement in Western Victoria, Australia [J]. Rural and Remote Health, 2005, 5(4):477.

[23] 刘晓云. 农村地区吸引和稳定卫生人员研究的理论框架[J]. 中国卫生政策研究,2011,4(5):11-15.

[24] DOLEA C,STORMONT L,BRAICHET J M. Evaluated strategies to increase attraction and retention of health workers in remote and rural areas[J]. Bulletin of the World Health Organization,2010,88(5):379-385.

[25] BÄRNIGHAUSEN T,BLOOM D E. Financial incentives for return of service in underserved areas:a systematic review[J]. BMC Health Services Research,2009,9:86.

[26] WILSON N W,COUPER I D,DE VRIES E,et al. A critical review of interventions to redress the inequitable distribution of healthcare professionals to rural and remote areas [J]. Rural Remote Health, 2009, 9(2):1060.

[27] CHEN L C. Striking the right balance:health workforce retention in remote and rural areas[J]. Bulletin of the World Health Organization,2010,88(5):323.

[28] CHANDLER C I R,CHONYA S,MTEI F,et al. Motivation,money and respect:a mixed-method study of Tanzanian non-physician clinicians[J]. Social Science & Medicine,2009,68(11):2078-2088.

[29] ZINNEN V,PAUL E,MWISONGO A,et al. Motivation of human resources for health:a case study at rural district level in Tanzania[J]. The International Journal of Health Planning and Management,2012,27(4):327-347.

[30] AGYEPONG I A,ANAFI P,ASIAMAH E,et al. Health worker(internal customer)satisfaction and motivation in the public sector in Ghana[J]. The International Journal of Health Planning and Management,2004,19(4):319-336.

[31] Health Workforce Australia,MILLER S. Rural and remote health workforce innovation and reform strategy:draft background paper[R]. Adelaide,South Australia:Health Workforce Australia,2011.

[32] CHIANG C F,JANG S C S. An expectancy theory model for hotel employee motivation[J]. International Journal of Hospitality Management,2008,27(2):313-322.

[33] TUMMERS G E R,VAN MERODE G G,LANDEWEERD J A. Organizational characteristics as predictors of nurses' psychological work reactions[J]. Organization Studies,2006,27(4):559-584.

[34] 刘小平. 中国情境下的员工组织承诺研究[M]. 北京:社会科学文献出版社,2012.

[35] 张治灿,方俐洛,凌文辁. 中国职工组织承诺的结构模型检验[J]. 心理科学,2001,24(2):148-150.

[36] MEYER J P,PAUNONEN S V,GELLATLY I R,et al. Organizational commitment and job performance:It's the nature of the commitment that counts[J]. Journal of Applied Psychology,1989,74(1):152.

[37] HOBFOLL S E. Conservation of resources:A new attempt at conceptualizing stress[J]. American Psychologist,1989,44(3):513-524.

[38] WRIGHT T A,BONETT D G. The contribution of burnout to work performance[J]. Journal of Organizational Behavior,1997,18(5):491-499.

[39] 凌文辁,张治灿,方俐洛. 中国职工组织承诺研究[J]. 中国社会科学,2001(2):90-102.

[40] PODSAKOFF P M,MACKENZIE S B,LEE J Y,et al. Common method biases in behavioral research:a criti-

cal review of the literature and recommended remedies[J]. Journal of Applied Psychology,2003,88(5):879-903.

[41] 张宜民.城市公立医疗机构医生工作满意度、职业倦怠与离职意向关系的模型研究[D].上海:复旦大学,2011.

[42] 赵玉芳,张庆林.医生职业倦怠研究[J].心理科学,2004,27(5):1137-1138.

[43] MOTOWIDLO S J,VAN SCOTTER J R. Evidence that task performance should be distinguished from contextual performance[J]. Journal of Applied Psychology,1994,79(4):475-480.

[44] BORMAN W C,MOTOWIDLO S J. Task performance and contextual performance:The meaning for personnel selection research[J]. Human Performance,1997,10(2):99-109.

[45] 韩翼.雇员工作绩效结构模型构建与实证研究[D].武汉:华中科技大学,2006.

[46] 汪涛,陈静,胡代玉,等.运用主题框架法进行定性资料分析[J].中国卫生资源,2006,9(2):86-88.

[47] 杨冰一.新医改后乡镇卫生院人员激励因素研究[D].济南:山东大学,2013.

[48] 袁蓓蓓,孟庆跃,曲江斌,等.乡镇卫生院人员对激励机制的满意度研究[J].中国初级卫生保健,2011,25(1):26-28.

[49] 宋奎勐.我国五省基层卫生人员离职意愿和工作意愿及其影响因素研究[D].济南:山东大学,2014.

[50] 赵世超,孟庆跃,王海鹏,等.新医改后三省乡镇卫生院卫技人员激励机制变化趋势分析[J].中国公共卫生,2015,31(6):710-712.

[51] 郑雪.甘肃省农村乡镇卫生院卫生人才队伍建设研究[D].兰州:兰州大学,2013.

[52] 方琳颖.2009—2011年福建省山区县乡镇卫生院人员流动情况及影响因素分析[D].福州:福建医科大学,2013.

[53] 丁杨,王志锋.18家乡镇卫生院绩效工资制度现状研究[J].中国卫生人才,2013(9):76-78.

[54] 赖祥文.湖南省L县乡镇卫生院医生工作满意度与离职意愿研究[D].长沙:中南大学,2012.

[55] 赵洋,潘文,赵世超,等.农村乡镇卫生技术人员培训状况及效果评价[J].中国初级卫生保健,2014,28(12):22-25.

[56] 宋奎勐,孟庆跃,袁蓓蓓,等.乡镇卫生院人员对非经济激励因素的满意度分析[J].中国卫生政策研究,2010,3(10):14-17.

[57] 胡丹.医护工作态度的影响力[J].中国民族民间医药,2010,19(10):76.

[58] 李永鑫.三种职业人群工作倦怠的比较研究:基于整合的视角[D].上海:华东师范大学,2005.

[59] 孙晓杰,邸燕,孔鹏,等.基层和公共卫生人员职业倦怠状况及影响因素分析[J].中国卫生政策研究,2012,5(3):26-31.

[60] 罗珏.917例农村乡镇卫生院医生工作倦怠状况分析[J].齐齐哈尔医学院学报,2013,34(16):2431-2434.

[61] EDELWICH J,BRODSKY A. Burn-out:Stages of disillusionment in the helping professions[M]. New York:Human Sciences Press,1980.

[62] 柳丽华.企业知识型员工绩效管理研究[D].济南:山东大学,2006.

[63] MA X,WANG H,YANG L,et al. Realigning the incentive system for China's primary healthcare providers[J]. BMJ,2019,365:l2406.

[64] 高和荣.签而不约:家庭医生签约服务政策为何阻滞[J].西北大学学报(哲学社会科学版),2018,48(3):48-55.

[65] 牟燕,刘岩,吴敏,等.乡镇卫生院人才队伍建设存在的问题及对策研究[J].中国卫生事业管理,2020,37(2):114-117.

[66] 孙慧哲,刘永功.以分级诊疗破解"看病难看病贵"困局:基于供给-需求视角[J].理论探索,2017(4):93-98.

[67] 李银才.制度结构视角下的分级诊疗形成机制改革[J].现代经济探讨,2015(7):53-57.

［68］付英杰,王健,俞乐欣,等.健康中国背景下家庭医生签约服务发展中的问题与对策研究[J].中国全科医学,2019,22(19):2296-2300.

［69］黄薇,朱晓丽,胡锦梁,等.分级诊疗推进中的医保支付制度改革初探[J].中国医院管理,2019,39(8):59-61.

［70］杜创.2009年新医改至今中国公共卫生体系建设历程、短板及应对[J].人民论坛,2020(6):78-81.

［71］LI X,LU J P,HU S,et al. The primary health-care system in China[J]. The Lancet,2017,390(10112):2584-2594.

［72］仇蕾洁,张雪文,马桂峰,等.基于供给侧视角的基层医疗机构卫生人力资源短缺问题研究[J].中国卫生事业管理,2018,35(11):804-808.

［73］顾昕.“健康中国”战略中基本卫生保健的治理创新[J].中国社会科学,2019(12):121-138.

［74］熊红星,张璟,叶宝娟,等.共同方法变异的影响及其统计控制途径的模型分析[J].心理科学进展,2012,20(5):757-769.

［75］杜建政,赵国祥,刘金平.测评中的共同方法偏差[J].心理科学,2005,28(2):420-422.

第十一章

基层卫生人员工作偏好研究

农村地区和偏远地区卫生人员匮乏的现象无论在发展中国家还是发达国家都普遍存在,是实现卫生服务公平的重要阻碍。为了能够制订更有针对性、更有效的干预措施,政策制定者需要深入了解卫生人员的工作偏好。近年来,离散选择实验(discrete choice experiments,DCEs)作为偏好研究的有效手段和方法,被越来越多地应用到卫生人员工作偏好研究中。本章基于一项对我国基层卫生人员工作偏好的研究,系统介绍了运用离散选择实验研究卫生人员工作偏好的相关理论及方法。

第一节 研 究 背 景

一、研究问题的提出

基层卫生人力资源的数量和质量直接决定着城乡基层卫生服务提供的数量、质量和效果。基层卫生人才队伍建设是我国新医改"强基层"的核心内容,《中共中央 国务院关于深化医药卫生体制改革的意见》中明确提出加强医药卫生人才队伍建设,制定优惠政策,鼓励优秀卫生人才到农村、城市社区和中西部地区服务,对长期在城乡基层工作的卫生技术人员在职称晋升、业务培训、待遇政策等方面给予适当倾斜等。

新医改以来,虽然基层卫生人员的学历结构得到了明显改善,但是基层卫生人员的学历水平仍然较低[1-2]。2020年,城市社区卫生服务中心的卫生技术人员中仍然有接近60%的人员仅获得大专或以下学历;农村乡镇卫生院的卫生技术人员中,大专或以下学历人员的比例更是高达约80%[3]。另外,从基层卫生人员的技术职称结构来看,无论是城市社区卫生服务中心还是农村乡镇卫生院,卫生技术人员均以初级及以下职称为主,其中,2020年城市社区卫生服务中心卫生技术人员中有约70%的人员为初级或以下职称,仅有约6%的人员具有高级职称;乡镇卫生院卫生技术人员中初级或以下职称人员数超过80%,副高级或高级职称人员仅约3%[3]。

综上所述,我国基层卫生人员学历层次和技术职称水平依然较低,高层次人员比例仍非常低,这大大限制了基层卫生服务提供的质量。众所周知,由于基层卫生机构补偿机制、运行机制还存在较多的问题,基层卫生机构缺乏稳定的经费投入及增长机制,基本建设还比较薄弱,工作环境和条件相对较差,人员工资水平较低、进修和培训的机会较少、缺乏职业发展阶梯;而相对的,较高级别的医疗机构往往有更好的报酬、更好的职业发展前景,导致基层卫生机构人才招募难、留用难的问题[4]。一方面,流入不畅,高层次人才不愿到基层工作。虽然目前医药卫生类本科毕业生在城市里供大于求,到城市大医院就业相当困难,但是部分毕业生宁愿放弃所学专业知识,选择改行,也不愿到基层卫生机构工作[5]。另一方面,流失较多,基层卫生技术人才队伍不稳定。基层卫生机构不仅引入人才困难,留住人才也同样困难。研究显示,从基层卫生机构流出的人员多为较高学历、职称的卫生技术人员,他们最主要的流出去向为更高级别的医疗卫生机构[6-8]。这些造成了城乡基层卫生机构招募和留用人才两难的局面。

为了有效地缓解基层卫生人员招募和留用两难的问题、制订更有针对性的干预措施,有必要更加深入地研究基层卫生人员工作选择的决定因素,即基层卫生人员在选择工作时最看重哪些因素,这些因素间的相对重要性如何,这些问题其实就是基层卫生人员的工作偏好问题。通过对这些问题的深入研究,能够为改善基层卫生工作提供更直接的依据,进而可在一定程度上缓解基层卫生机构人才招募难、留用难的问题。

二、相关理论和方法

(一)需求与效用理论

1. 选择、偏好与效用 人们无时无刻不在做着各种选择(choice)。这些选择有些是有意识的,有些是无意识的;有些是重复性的、习惯性的,而有些是一次性的。为了做出选择,人们必然会在一组备选方案(alternative)中做出综合考虑。这些备选方案通常也被称为选择集(choice set)。

人们的选择行为是心理学、经济学、管理学等学科的重要研究内容。通常认为,个人对某个备选方案(在经济学中通常为商品或服务)的偏好(preference)决定其是否会选择该备选方案[9]。经济学中通常用效用(utility)来描述或量度偏好。效用就是人们通过消费某种商品或服务所产生的满足程度。商品或服务效用的大小,取决于其能够在多大程度上满足人们的欲望或需要。西方经济学家认为,效用是消费者对商品或服务的主观评价,是一种主观的心理感觉。而人们在商品或服务中做出选择,反映了其对相应商品或服务的喜好程度,即偏好。

2. 效用最大化理论 效用最大化理论是微观经济学中最常用的分析消费者行为的理论。如果我们假设每一个决策主体都是理性的(经济学中的"理性经济人"的假设[10]),其所追求的目标都是使自己的效用最大化,即在个人可支配资源的约束条件下,使个人欲望或需要得到最大限度的满足,这就是所谓的"效用最大化准则"[11]。从经济学的角度来说,决策者在面临多个可选方案的时候,通常会选择效用最大的那个方案。

3. 需求特征理论 Lancaster 在批判传统消费者理论的基础上,提出了需求特征理论。传统消费者理论中,需求是针对商品或服务的,但并不涉及商品或服务的内在特征。而需求特征理论认为,消费者在选择商品或服务时注重并且消费的其实是商品或服务体现出来的客观特征而不是商品或服务本身,商品或服务本身并不能提供效用,赋予效用的是商品或服务所具有的特征[12]。例如,价格相同时,消费者在不同药品之间的选择,是通过比较不同药品的疗效,最后选择疗效好的。而药品的疗效,则主要决定于药品本身的物理、化学特征。需求特征理论更符合现实消费者行为、更能解释经济现象,为现代经济学奠定了更加深厚的理论基础。

4. 随机效用理论 随机效用(random utility)的概念最早由著名心理学家 Thurstone 于1927 年在心理学领域提出,随后由 Marschak 于 1960 年引入经济学领域,并由 McFadden 进一步完善和发展。随机效用理论认为,即使个人在备选方案中做出选择时具有完全的辨别能力,研究者却无法了解或观察到所有影响个人偏好的因素[13]。因而,一个备选方案给个人带来的效用可以分为两部分,一是系统要素或可解释部分,是该备选方案各个属性的函数;一是随机要素或不可解释部分,包括未观测到的属性对选择的影响、不同个体的偏好异质性以及测量误差等。

（二）显示偏好理论与离散选择实验

1. 显示偏好理论　显示偏好理论由 Samuelson 率先提出。在传统的微观需求理论中,消费者实现效用最大化商品组合的选择行为,只有在消费者效用函数已知且具有良好性质时才可以分析。但实际生活中却并非如此,因为效用或偏好不能被直接观察,能直接被观察的只有消费者的选择行为。如果能找到选择行为与偏好之间的某种关系,即如果消费者的"选择"能显示"偏好",那么需求理论和偏好理论就可建立在可观察的消费者行为的基础上,这就为检验消费者行为与效用最大化公理的一致性提供了可能。显示偏好理论的基本思想正在于此,即认为消费者在一定价格条件下的购买行为暴露了或显示了其内在的偏好倾向[11]。因此,我们可以根据消费者的购买行为（或选择行为）来推测消费者的偏好。

2. 离散选择实验　离散选择实验被广泛应用于经济学和市场营销领域,用来调查和分析消费者对某一商品或服务的各属性的偏好程度[14]。近年来,卫生服务领域的相关研究也越来越多地应用离散选择实验的方法,如患者对卫生服务或治疗方式的偏好、疫苗接种偏好、卫生人员的工作偏好等[13]。在离散选择实验中,被调查者需要在假定的商品或服务中做出选择,而这些商品或服务通常由其多个特性的组合来表示,这些特性被称为属性（attribute）。基于以上介绍的经济学相关理论,研究者利用离散选择实验可以调查被调查者在一系列假定的商品或服务中的比较和选择,进而推断出不同属性及水平的相对重要性。

三、研究意义

（一）学术意义

探讨并制定切实有效的基层卫生人力资源的稳定之策,必须遵循"以人为本"的原则,从基层卫生人员的需求角度出发真正了解影响其做出工作选择的因素,即基层卫生人员的工作偏好。既往针对卫生人员工作偏好的测量多采用横断面的问卷调查或定性研究方法,其中较为常见的是调查卫生人员的工作满意度、组织承诺或离职意愿等,进而分析与之相关的个人特征或工作特征,这类研究虽然能够识别影响卫生人员工作选择的主要因素,但是在这些因素的相对重要性方面无法提供足够的证据[15]。也有部分学者对影响因素进行评分,但多限于定性排序,无法量化分析,评分的合理性仍有待检验。实际上,人们对某一物品或服务的偏好和偏好程度通常难以量化。比如询问一个医生"给你多少工资你才能接受这个工作"时,回答通常是"这还要看具体情况"。此处所谓的具体情况通常包含:单位福利待遇如何、工作条件如何等。可见,人们的选择,通常是在多种因素之间进行权衡,而且这种权衡大多是在潜意识里进行的,很难用一般的调查问卷直接测量[16]。而离散选择实验可以提供给人们在多种属性之间进行权衡进而做出选择的机会,并且能够通过人们的选择量化分析其偏好。本研究采用离散选择实验的方法研究基层卫生人员的工作偏好,可以弥补传统方法在偏好研究中的不足。

（二）政策价值

"强基层"是我国新医改的基本原则之一。所谓"强基层",应当体现在强投入、强人员、强服务功能等方面,而核心是基层卫生队伍建设[17]。在此背景下,研究如何帮助基层卫生机构引入、留住优秀卫生人员,对于提高基本卫生服务可及性、推进分级诊疗制度建设具有重要意义。本研究将以离散选择实验设计为基础,通过深入揭示基层卫生人员工作偏好,以及预测吸引和稳定基层卫生人员干预策略的效果,提出吸引和稳定基层卫生人员的政策建议,具有重要的政策价值。

四、文献综述

(一)卫生人员选择或离开基层卫生机构的影响因素研究

缓解基层卫生人力不足以及流失的问题,必须首先了解卫生人员选择或离开基层卫生机构的影响因素。国外有大量的研究探讨了这一问题,研究发现影响卫生人员选择或离开基层卫生机构的因素主要有个人相关因素、工作相关因素、生活相关因素等[18-20]。个人相关因素包括卫生人员的年龄、性别、农村成长背景等。一项在南非的研究发现,有农村背景的医学毕业生选择农村工作的概率是城市学生的 3 倍[21]。工作相关因素包括工资水平、工作条件、继续教育和培训、职业发展机会等。Kotzee 等学者的研究发现,收入和津贴是影响卫生人员选择或离开农村基层工作的重要因素[22]。除收入、津贴等经济激励因素,研究还发现一些非经济激励因素,如工作条件、培训、职业发展机会等对于卫生人员的工作选择也至关重要[23-27]。如 Humphreys 等学者的研究发现,单位的工作条件如基本的药品和设备配备如果存在不足,会造成卫生人员满意度的下降进而导致离职[26]。WHO 的一项研究发现,尽管卫生人员认为收入是激励他们留在农村基层卫生机构的重要因素,但是他们认为工作条件、培训机会等因素对他们的选择也非常重要[27]。生活相关因素包括居住条件、子女教育、配偶工作机会等。对南非医生的研究发现,更好的居住条件是影响他们继续留在农村基层卫生机构的最重要因素之一[21]。

国内学者也对影响我国卫生人员选择或离开基层卫生机构的因素进行了研究。孟庆跃等学者的研究发现,收入、职业发展机会和生活条件是卫生人员离开乡镇卫生院的最主要因素[8]。对京郊农村卫生人力资源的研究发现,影响卫生人力资源选择到京郊农村工作或导致京郊农村基层卫生人力资源流失的主要因素包括:职业发展空间小、薪酬待遇低、子女入学受限、交通及其他生活设施不便等[28]。

(二)吸引和稳定基层卫生人员的策略研究

为了吸引和稳定基层卫生人员,很多国家都采取了相应的措施。这些措施通常被分为四类:教育、规制、经济激励、职业发展和个人支持[29-30]。教育类的措施包括招收有农村背景的医学生、在更接近农村的地区培训医学生、课程设置中增加农村卫生服务的相关内容等。规制类措施即通过行政命令的手段,强制性安排医学毕业生或卫生人员到特定的地区工作一段时间,以解决当地缺少卫生人员的问题。如泰国将在农村服务的经历作为住院医师培训项目的必要条件,大多数培训项目要求至少在农村服务一年[31]。经济激励包括直接经济激励措施,如为农村地区的基层卫生人员提供农村服务补助,也包括为已签订农村工作合约的医学生提供学费减免或助学金。在印度尼西亚,在偏远地区工作的医生获得的收入是城市医生的两倍[18]。职业发展和个人支持方面的措施包括改善工作和生活条件、继续医学教育、改善培训和职业发展等。如赞比亚的卫生人力保留项目就涵盖了翻修医生的住房、为医生的子女就学提供补助等[32]。

为了加强基层卫生人力，新医改以来我国也采取了很多措施。如采取定向免费培养等多种方式，为基层卫生机构培养实用的医疗卫生人才，造就大批扎根农村基层的合格医生，以及对长期在城乡基层工作的卫生技术人员在职称晋升、业务培训、待遇政策等方面给予适当倾斜等。安徽省为培养和稳定农村基层卫生人才，对到乡镇卫生院工作的大专以上学历医学毕业生执行高于同类人员 1~2 档的定级工资，同时努力改善农村卫生机构的工作条件[33]。浙江省自 2016 年开始实施"百千万人才"下基层政策，即下沉百名技术骨干帮扶基层、定向培养千名医学生基层就业、招聘万名医务人员去基层服务的政策，对填补基层卫生人力缺口、促进分级诊疗发挥了重要作用[34]。

（三）离散选择实验在吸引和稳定基层卫生人力领域的应用研究

大多数国家采取的吸引和稳定基层卫生人员的措施往往是基于政府对基层卫生工作的认识，而没有真正基于基层卫生人员的需求，因而很多措施并没有取得预想的效果[35-36]。同时，考虑到卫生资源的有限性，因而在实施干预前有必要在众多措施中选择最具效果的措施。离散选择实验的方法可以解决以上问题，能够帮助政策制定者从基层卫生人员的需求出发选择最具效果的干预措施。利用离散选择实验可以分析各类因素对卫生人员工作选择的相对重要性，并预测卫生人员的工作选择，进而分析卫生人员对各类干预措施的偏好程度。离散选择实验在经济学领域应用较多，在卫生人力政策领域的应用还较少[15,37]。Mangham 等运用离散选择实验方法，发现影响护理专业人员工作选择的前三位因素为：月收入、继续教育机会和住房条件[38]。除了研究卫生人员工作选择的影响因素，利用离散选择实验还可以预测各项干预措施的效果。Miranda 等学者的研究发现，其他条件不变的情况下如果将农村卫生人员的收入提高 75%，选择农村卫生工作的人员比例将从 21% 提高到 52%，而选择城市工作的人员比例下降为 32%[39]。

国内在卫生健康领域采用离散选择实验的研究近些年逐渐增多，但是在基层卫生人力领域的相关研究还非常少[40]。刘晓云、宋奎勐等介绍了离散选择实验在卫生人力政策研究中的应用，主要侧重对离散选择实验方法的介绍和国外相关研究的总结[16,41]。另外，宋奎勐等学者对在国内开展离散选择实验分析卫生人员工作偏好的实证研究进行了探索，分析了各类因素在基层卫生人员工作选择中的相对重要性[42-43]。张小娟等学者基于离散选择实验预测了工作条件改善对乡镇卫生院卫生技术人员选择基层工作的影响，研究发现月收入增加 1 000 元，选择基层卫生工作的概率会增加约 20%[44]。

（四）国内外研究进展总结

对国内外文献的总结发现，虽然有大量的关于卫生人员选择或离开基层卫生机构的影响因素研究，但是对于吸引和稳定基层卫生人员措施的效果研究却非常匮乏，仅有的研究也多是描述性研究，方法学上的挑战是导致该类研究较少的主要原因。基于离散选择实验预测吸引和稳定农村基层卫生人员措施的效果可以为政策制定者选择合适的策略提供有力的证据，但是目前相关研究较为缺乏。

五、研究目的

本研究的研究问题是我国基层卫生人员的工作偏好如何，即基层卫生人员在选择工作时最看重哪些因素,这些因素间的相对重要性如何,当前最有效果的吸引和稳定基层卫生人员的干预策略是什么。

本研究的总体研究目标是以离散选择实验方法为基础,调查并分析基层卫生人员工作偏好,预测主要干预策略对吸引和稳定基层卫生人员的效果,为强化基层卫生人力提供政策建议。具体目的是:①围绕基层卫生人员工作偏好,开展离散选择实验设计;②基于离散选择实验揭示分析基层卫生人员工作偏好,包括基层卫生人员在选择工作时最看重哪些因素、这些因素间的相对重要性、基层卫生人员工作偏好的差异,为设计激励机制提供依据;③预测经离散选择实验识别的各项吸引和稳定基层卫生人员干预策略的效果,为缓解基层卫生人员招募和留用两难的问题、制订更有针对性的干预措施提供政策建议。

第二节　研究方法

一、研究框架

根据拟研究的内容和研究目的,提出如图 11-1 所示的研究框架。根据 Lancaster 的需求特征理论,基层卫生人员的工作偏好取决于工作的主要属性,如收入水平、工作条件等,同时其工作偏好又受到个人特征(如年龄、性别等)的影响。基于基层卫生人员工作偏好所实施的干预策略(主要工作属性的改善)将有助于提高其基层工作偏好,而对干预策略的效果分析将帮助我们识别吸引和稳定基层卫生人员的有效干预策略。

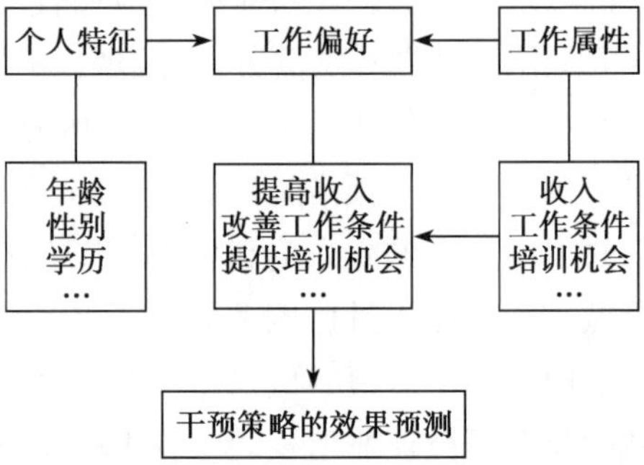

图 11-1　基层卫生人员工作偏好研究框架

二、资料来源和指标

(一)资料来源

本研究的资料来源于国家自然科学基金面上项目"公共卫生技术人员行为、支付方式和产出研究"2011 年的调查数据。按照地理位置和经济发展水平,采用分层随机整群抽样的方式进行抽样。首先抽取了吉林省、陕西省、山东省、重庆市、安徽省作为调查省/直辖市。每个省/直辖市抽取 1 个城市区和 2 个农村县进行调查。吉林省城市抽取了四平市铁东区,农村抽取了东丰县和延吉市;陕西省城市抽取了宝鸡市金台区,农村抽取了眉县和汉阴县;山东省城市抽取了青岛市市北区,农村抽取了招远市和梁山县;重庆市城市抽取了沙坪坝区,农村抽取了万州区和忠县;安徽省城市抽取了安庆市大观区,农村抽取了庐江县和固镇县。每个城市区内抽取 5 家社区卫生服务机构(社区卫生服务站、社区卫生服务中心),每个农村县抽取 3 家乡镇卫生院。共调查社区卫生服务机构 25 家,乡镇卫生院 30 家。上述机构所有调查当日在岗的医生、护士、防保人员作为调查对象,参与问卷调查,问卷调查样本量见表 11-1。

表 11-1 问卷调查样本量

单位：人

调查对象	吉林	陕西	山东	重庆	安徽	合计
乡镇卫生院						
医生	28	29	33	53	37	180
护士	22	16	30	27	28	123
防保人员	21	14	26	13	26	100
合计	71	59	89	93	91	403
社区卫生服务机构						
医生	20	19	23	41	18	121
护士	24	20	23	39	21	127
防保人员	15	15	5	17	8	60
合计	59	54	51	97	47	308
城乡合计	130	113	140	190	138	711

（二）指标

1. **基层卫生服务人员个人特征** 人员的个人特征主要包括与人员自身相关的人口统计学因素，具体包括性别、年龄、婚姻状况、职业、有无正式编制、有无行政职务、职称等级和文化程度等变量。

2. **基层卫生服务人员工作属性** 人员的工作属性主要包括与人员当前工作相关的因素，分为生活及工作基本需求因素，单位制度安排及人际关系因素，培训、职业发展及荣誉因素三类，具体包括平均月收入、有无养老保险、生活便利程度、单位工作条件、单位管理制度、工作量、与领导关系的融洽程度、与同事关系的融洽程度、群众的认可与尊重程度、培训机会、职业发展机会、过去一年是否获得过荣誉奖励等变量。

3. **离散选择实验调查** 本研究设计出具有不同属性及水平的多个工作机会提供给基层卫生服务人员选择，在效用最大化的前提下，被调查人员将选择对他们产生最大效用的工作机会。六项工作属性被纳入本研究，包括收入、单位福利状况（五险一金等）、工作条件（设备和药品的配备）、职业发展机会（个人的提拔、晋升等）、居民认可和尊重程度及培训机会。

三、离散选择实验设计

本研究中，工作属性和水平的设定基于文献综述和前期研究——"农村卫生服务人员激励机制研究"的研究结果，在上述研究中，我们调查了乡镇卫生院人员对主要工作属性重要性的排序。最终有六项工作属性被纳入本研究，包括收入、单位福利状况（五险一金等）、工作条件（设备和药品的配备）、职业发展机会（个人的提拔、晋升等）、居民认可和尊重程度及培训机会，同时对每项工作属性设定了相应的两到三个水平（表11-2）。

表 11-2　离散选择实验工作属性及水平设计

工作属性	水平
收入	保持不变;提高 10%;提高 20%
福利状况	缺乏基本福利;提供基本福利
工作条件	配备不足;配备齐全
职业发展机会	很少;一般;很多
居民的认可和尊重	很低;一般;很高
培训机会	很少;一般;很多

上述工作属性及水平可以组合得到 $2^2 \times 3^4 = 324$ 种各不相同的工作机会,为了调查的可行性,我们利用正交实验设计,得到 18 种工作机会,从中选择一项各个属性的水平都比较平均的工作机会作为对照,另外 17 项工作机会分别与之搭配,构成 17 对选择,要求被调查者在每一对选择中选择出其更偏好的那一项工作机会(图 11-2)。由于选择项过多会增加被调查者的负担,因此,我们将 17 对选择随机分配到三个版本的调查表中,其中两个版本分别包含 6 对选择,另外一个版本包含 5 对选择。调查过程中,三个版本的调查表随机发放。

　　假如现在您有两份工作可以选择,工作1和工作2。两份工作在收入、福利、工作条件等方面有所差别。在下面的六对选择中,请依据您个人的喜好分别选出您更喜欢的工作。

➢　在您做选择时,请假设除列出的6项因素外,工作1和工作2其他的条件都一样;

➢　请注意,答案没有对错之分。

	工作1	工作2
收入	当前收入提高10%	当前收入提高20%
福利	缺乏基本的福利	缺乏基本的福利
工作条件	基本设备配备齐全	基本设备配备不足
个人职业发展的机会	很少	很少
当地群众的认可和尊重	一般	很低
培训机会	一般	很少
您更喜欢的工作是:		

图 11-2　离散选择实验问卷示例

本研究在分析中,将被调查者的选择(工作 1 或工作 2)作为因变量,将研究中纳入的工作属性作为自变量,采用混合 logit 模型对数据进行回归分析。在得到回归系数后,通过计算其他各工作属性的系数与收入的系数比值,得到被调查者对其他各工作属性的货币价值评价。

四、分析方法

(一)描述性统计分析

描述性统计分析用于描述所调查的基层卫生人员的基本情况,包括人员的个人特征(性别、年龄、婚姻状况、职业、有无正式编制、有无行政职务、职称等级和文化程度)和工作属性(平均月收入、有无养老保险、生活便利程度、单位工作条件、单位管理制度、工作量、与领导关系的融洽程度、与同事关系的融洽程度、群众的认可与尊重程度、培训机会、职业发展机会、过去一年是否获得过荣誉奖励）。首先分别对城市社区卫生服务机构人员和乡镇卫生院人员的基本情况进行描述性统计分析，然后对同一类机构内部不同类型人员（医生、护士、防保人员）进行描述性统计分析。用构成比描述分类变量资料，用均数和标准差描述数值变量资料。

（二）离散选择实验分析方法

基于随机效用理论，卫生服务人员 n 从一项特定的工作机会 i 中获得的效用由两部分构成。确定部分 V_{ni} 是 m 项可以观测到的工作属性（$x_1 \cdots x_m$）的函数，这些工作属性如工资、工作条件等，每个工作属性都有其相应的权重（$\beta_1 \cdots \beta_m$）。随机部分 ε_{ni} 是无法观测到的工作属性以及个人偏好差异的函数。因此，卫生服务人员 n 从工作机会 i 中获得的效用可以表示为：

$$U_{ni} = V_{ni} + \varepsilon_{ni} = \beta_0 + \beta_1 x_{1ni} + \beta_2 x_{2ni} + \cdots + \beta_m x_{mni} + \varepsilon_{ni} \qquad 式（11\text{-}1）$$

由于效用是无法直接测量的，因而式（11-1）中的系数无法直接估计得出。然而离散选择实验却可以解决这一问题。在离散选择实验中，卫生服务人员 n 会面对成对的工作机会，因此他在工作机会 i 和工作机会 j 这一对工作机会中选择工作机会 i 的概率为：

$$P_{ni} = P_r(U_{ni} > U_{nj}) = P_r(V_{ni} + \varepsilon_{ni} > V_{nj} + \varepsilon_{nj}) = P_r(\varepsilon_{ni} - \varepsilon_{nj} > V_{nj} - V_{ni}) \qquad 式（11\text{-}2）$$

通过对随机项设定不同的假设（大多数情况下假定其为独立同分布变量），我们可以利用计量经济学模型，如随机效果 logit 模型（random-effects logit model）、随机效果 probit 模型（random-effects probit model）或条件 logit 模型（conditional logit model）对式（11-2）中的参数进行估计。其中，模型回归系数的取值（$\beta_1 \cdots \beta_m$）反映该工作属性影响工作偏好的方向和大小。回归系数为正值表明该因素对工作偏好有正向的影响（如收入越高，则卫生服务人员越倾向于选择该工作），反之，则有反向的影响。回归系数绝对值的大小则反映该因素对基层卫生人员工作偏好影响程度的大小。

当研究中纳入收入这一工作属性时，利用各工作属性的回归系数与收入的回归系数的比值，离散选择实验方法也可以分析卫生服务人员为改变某一项工作属性而愿意支付的费用，即某一项工作属性的货币价值。正号表示卫生服务人员为了得到更多的该属性而愿意放弃的收入（willingness to pay，WTP），负号则表示为了使卫生服务人员能够接受该属性而需要给予他们的补偿。

基于式（11-1），假定 x_l 表示收入，那么工作属性 x_m 的货币价值可表示为：

$$\text{WTP}(x_m) = -\frac{\partial U / \partial x_m}{\partial U / \partial x_1} = -\frac{\beta_m}{\beta_1} \qquad 式（11\text{-}3）$$

卫生服务人员的人口学特征也会在一定程度上影响其工作偏好。离散选择实验中也可以放入年龄、性别等人口学特征，分析不同人群工作偏好的差异。比如，对于刚就业的新员工和资深的老员工来说，其工作偏好有无差异？对于已婚者和未婚者，其对单位福利状况的偏好有无不同？这些问题都可以通过离散选择实验进行分析。

离散选择实验还可以分析特定工作属性的改善对提高工作偏好的影响，即分析特定工作机会中某项工作属性改善后卫生服务人员选择该工作机会的概率的提高，这类研究具有重要的政策意义。本研究选择一项最符合当前农村基层卫生服务工作现状的工作机会作为基础水平，预测其中某一项工作属性改善后，选择该工作机会的卫生人员的比例提高的程度，以此来反映各项干预策略的效果。本研究采用混合 logit 模型进行数据分析，即假设式

（11-2）中随机项 ε_{ni} 符合 logistic 分布，我们将会得到：

$$P_{ni} = \frac{\exp(V_{ni})}{\exp(V_{ni}) + \exp(V_{nj})} = \frac{\exp(\beta' X_{ni})}{\exp(\beta' X_{ni}) + \exp(\beta' X_{nj})} \qquad 式（11-4）$$

其中，β 为系数矩阵，X_{ni} 与 X_{nj} 为工作机会 i 与工作机会 j 的工作属性矩阵。

假设工作机会 j 为基础水平，当我们改善工作机会 j 中的某一工作属性后，得到工作机会 i，则与工作机会 j 相比，选择工作机会 i 的概率将会提高：

$$\Delta P = P_{ni} - P_{nj} = \frac{\exp(\beta' X_{ni}) - \exp(\beta' X_{nj})}{\exp(\beta' X_{ni}) + \exp(\beta' X_{nj})} \qquad 式（11-5）$$

基于式（11-5），本研究分别计算单一干预策略（仅改善一项工作属性）的预期效果，分析效果最显著的干预策略。

第三节　主要结果和讨论

一、个人特征和工作属性

（一）个人特征

调查样本个人特征的基本情况见表 11-3。本研究样本中女性居多（68.50%）；以 30~50 岁年龄段人数最多（61.88%）；婚姻状况以已婚为主（83.22%）；约 70% 的调查对象为有正式编制人员，约 20% 的调查对象在单位有行政职务；职称以初级及以下为主（64.12%），副高及以上职称人数占比不足 10%；文化程度以大专、中专及以下为主，本科及以上学历人数不足 20%。

城市社区卫生服务机构与农村乡镇卫生院人员在性别、年龄、婚姻状况、有无正式编制、职称结构及文化程度等方面的差异具有统计学意义。其中，城市社区卫生服务机构中女性比例、50 岁以上比例、单身比例均高于乡镇卫生院；城市社区卫生服务机构无编制人员比例约占 50%，明显高于乡镇卫生院；乡镇卫生院人员在职称结构及文化程度等方面不及城市社区卫生服务机构。

表 11-3　基层卫生人员个人特征的基本情况

单位：%

个人特征	社区卫生服务机构（$n=308$）	乡镇卫生院（$n=403$）	合计（$n=711$）	P
性别				
男	22.40	38.46	31.50	<0.001
女	77.60	61.54	68.50	
年龄				
<30	28.57	23.82	25.88	<0.001
30~50	53.57	68.24	61.88	
≥50	17.86	7.94	12.24	

续表

个人特征	社区卫生服务机构（n=308）	乡镇卫生院（n=403）	合计（n=711）	P
婚姻状况				
单身	21.82	12.94	16.78	0.002
已婚	78.18	87.06	83.22	
编制				
无	50.67	16.04	30.90	<0.001
有	49.33	83.96	69.10	
行政职务				
无	78.77	80.87	79.97	0.497
有	21.23	19.13	20.03	
职称				
初级及以下	58.17	68.66	64.12	0.003
中级	33.01	27.36	29.80	
副高及以上	8.82	3.98	6.07	
文化程度				
中专及以下	28.99	43.18	37.04	<0.001
大专	46.25	43.42	44.65	
本科及以上	24.76	13.40	18.31	

（二）工作属性

1. 生活及工作基本需求 本研究中,基层卫生人员平均月收入约为1 900元,约有半数享有养老保险;有约40%的人员认为当前生活便利,而有约20%的人员认为生活不便利;工作条件方面,超过40%的人员认为单位设备和材料大部分时间能够满足工作需求,而有约20%的人员认为单位设备和材料无法满足其工作需求(表11-4)。

城市社区卫生服务机构与乡镇卫生院人员平均月收入无显著差异;社区卫生服务机构中享受到养老保险的人员比例明显高于乡镇卫生院;城市社区卫生服务机构人员感受到的生活便利程度明显优于乡镇卫生院人员,有接近一半的社区卫生服务机构人员认为当前生活比较方便或非常方便,而乡镇卫生院人员中这一比例约为30%。

2. 单位制度安排及人际关系 基层卫生人员中有一半以上人员认为单位管理制度比较好或非常好,约10%认为单位管理制度不好,城乡差异不显著;工作量方面,超过60%的人员认为自己工作量比较多或非常多,很少人员认为自己工作量较少或很少。本研究中人际关系包括与同事关系、与领导关系及当地群众的认可与尊重。基层卫生人员感知到的人际关系较好,几乎全部人员认为与同事关系融洽,约90%的人员认为与领导关系融洽,约75%的人员认为当地群众认可和尊重自己的工作。农村乡镇卫生院人员所感知到的人际关系整体上优于城市社区卫生服务机构人员,其中在同事关系、群众认可与尊重两项的差异具有统计学意义(表11-5)。

表 11-4　基层卫生人员生活及工作基本需求情况

工作属性	社区卫生服务机构（n=308）	乡镇卫生院（n=403）	合计（n=711）	P
平均月收入/元				
平均值	1 871.70	1 914.31	1 895.84	0.358
标准差	748.33	673.56	706.74	
养老保险/%				
无	35.62	64.93	52.26	<0.001
有	64.38	35.07	47.74	
生活便利/%				
不方便	15.91	23.33	20.11	<0.001
一般	37.34	44.17	41.21	
方便	46.75	32.51	38.68	
工作条件/%				
不好	22.37	21.11	21.65	0.443
一般	38.16	34.67	36.18	
好	39.47	44.22	42.17	

表 11-5　基层卫生人员单位制度安排及人际关系情况

单位：%

工作属性	社区卫生服务机构（n=308）	乡镇卫生院（n=403）	合计（n=711）	P
单位管理制度				
不好	12.34	10.47	11.28	0.720
一般	32.47	33.92	33.29	
好	55.19	55.61	55.43	
工作量				
少	2.61	0.99	1.69	0.251
一般	35.18	36.48	35.92	
多	62.21	62.53	62.39	
同事关系				
不融洽	3.57	0.99	2.11	0.017
不确定	1.62	0.50	0.98	
融洽	94.81	98.51	96.91	
领导关系				
不融洽	3.59	2.24	2.83	0.408
不确定	7.84	6.48	7.07	
融洽	88.56	91.27	90.10	

续表

工作属性	社区卫生服务机构（n=308）	乡镇卫生院（n=403）	合计（n=711）	P
群众认可与尊重				
不尊重	4.58	1.74	2.96	0.005
一般	25.82	18.86	21.86	
尊重	69.61	79.40	75.18	

3. 培训、职业发展及荣誉　基层卫生人员中有约60%的人员认为培训机会较少或很少，仅有约10%的人员认为培训机会较多或很多；有超过半数的人员认为职业发展机会较少或很少；约有20%的人员在过去一年里获得过荣誉奖励（表11-6）。

乡镇卫生院人员认为培训机会较少或很少的比例高于社区卫生服务机构人员，差异具有统计学意义；而乡镇卫生院人员在过去一年中获得荣誉奖励的比例高于社区卫生服务机构人员。

表 11-6　基层卫生人员培训、职业发展及荣誉基本情况

单位：%

工作属性	社区卫生服务机构（n=308）	乡镇卫生院（n=403）	合计（n=711）	P
培训机会				
少	51.32	63.68	58.36	0.003
一般	39.14	27.36	32.44	
多	9.54	8.96	9.21	
职业发展机会				
少	53.77	54.50	54.18	0.522
一般	40.00	37.25	38.44	
多	6.23	8.25	7.38	
获得荣誉				
无	83.44	74.69	78.48	0.005
有	16.56	25.31	21.52	

二、工作偏好和评价

（一）工作偏好

对工作属性的主效应分析发现，纳入研究的六项工作属性对基层卫生人员的工作偏好均具有显著性影响，即基层卫生人员在选择一项工作时，会考虑包括收入、福利、工作条件、居民的认可和尊重、培训机会和职业发展机会等工作属性，并且这些属性的情况会决定基层卫生人员是否会选择该项工作。回归系数的符号表示各工作属性对基层卫生人员工作选择的影响方向，正号表示基层卫生人员对该工作属性具有正向的偏好，反之则表示具有负向的

偏好。从表 11-7 可以看出,回归系数的符号符合我们的预期,基层卫生人员偏好更高的收入、更完善的福利状况和工作条件、更多的职业发展机会和培训机会、更高的居民认可和尊重程度。

表 11-7 基层卫生人员工作偏好的主效应分析

变量[#]	系数	标准误	P
常数项	−0.36	0.19	0.055
提高月收入	0.13	0.01	<0.001
福利状况(提供基本福利)	1.47	0.15	<0.001
工作条件(基本设备完善)	1.29	0.15	<0.001
职业发展机会(很少)	−0.57	0.13	<0.001
职业发展机会(很多)	0.59	0.18	0.001
居民认可尊重程度(很低)	−1.50	0.18	<0.001
居民认可尊重程度(很高)	0.77	0.15	<0.001
培训机会(很少)	−0.40	0.14	0.005
培训机会(很多)	0.68	0.15	<0.001
观察值	8 064	—	—
对数似然比	−2 165.026	—	—
Wald 卡方	240.39(10)	—	<0.001

[#]回归中,各个属性分别以福利状况(缺乏基本福利)、工作条件(基本设备不足)、职业发展机会(一般)、居民认可尊重程度(一般)及培训机会(一般)作为对照。

(二)基层卫生人员对主要工作属性的货币价值评价

各个工作属性的回归系数的比值表示其边际替代率,因此我们可以通过其他各属性的回归系数与收入的回归系数相比得到被调查人员对其他各属性的货币价值的评价,其单位为被调查人员对各工作属性的货币价值评价占其平均月收入的百分比。正号表示被调查人员为了得到更多的该属性而愿意放弃的收入,负号则表示为了使被调查人员能够接受该属性而需要给予他们的补偿。表 11-8 结果显示,除收入外,影响基层卫生人员工作偏好的最重要因素是居民认可与尊重程度,当工作的居民认可和尊重程度由一般降低为很低时,基层卫生人员每月需要得到其当前月均收入 12.01% 的补偿才可以接受;相反,当工作的居民认可和尊重程度由一般改善为很高时,基层卫生人员愿意每月放弃其当前月均收入的 6.12%。单位福利状况同样对基层卫生人员很重要,当工作由缺乏基本福利改善为提供基本福利时,基层卫生人员愿意每月放弃其当前月均收入的 11.72%。另一个重要的工作属性是完善的工作条件,与基本设备配备不足的单位相比,基层卫生人员愿意每月付出其当前月均收入的 10.31% 以在一个基本设备配备完善的单位工作。虽然职业发展的机会和培训机会同样对基层卫生人员的工作选择具有显著的影响,但是它们的重要程度相比其他工作属性略低一些。

表 11-8　基层卫生人员对主要工作属性的货币价值评价

变量	货币价值#	标准误	P
提高月收入	—	—	—
福利状况(提供基本福利)	11.72	1.02	<0.001
工作条件(基本设备完善)	10.31	1.15	<0.001
职业发展机会(很少)	−4.57	1.08	<0.001
职业发展机会(很多)	4.73	1.33	<0.001
居民认可尊重程度(很低)	−12.01	1.30	<0.001
居民认可尊重程度(很高)	6.12	1.19	<0.001
培训机会(很少)	−3.16	1.16	0.006
培训机会(很多)	5.46	1.16	<0.001

注:#单位为被调查人员对各工作属性的货币价值评价占其平均月收入的百分比。

(三)工作偏好差异

为了比较基层卫生人员工作偏好的差异,我们将人员单位类别(社区卫生服务机构、乡镇卫生院)、职业类别(医生、护士、防保人员)、性别、年龄、婚姻状况、编制、职称、文化程度等变量纳入 logit 回归模型,其中单位类别以乡镇卫生院为对照,人员类别以防保人员为对照,性别以男性为对照,婚姻状况以单身为对照,编制以无编制为对照,另外年龄、职称、文化程度均视为连续变量,采用逐步回归法得到最终结果,见表 11-9。

表 11-9　基层卫生人员工作偏好的差异

变量#	系数	标准误	P
常数项	−0.31	0.13	0.016
提高月收入	0.08	0.01	<0.001
福利状况(提供基本福利)	0.85	0.08	<0.001
工作条件(基本设备完善)	0.86	0.08	<0.001
职业发展机会(很少)	0.27	0.34	0.414
×医生ᵅ	0.33	0.13	0.009
×文化程度	−0.18	0.07	0.014
职业发展机会(很多)	0.67	0.40	0.094
×护士ᵅ	−0.41	0.18	0.023
×年龄	−0.03	0.01	0.018
×职称	0.36	0.14	0.008
居民认可尊重程度(很低)	−1.11	0.12	<0.001
×护士ᵅ	0.41	0.16	0.009
居民认可尊重程度(很高)	0.65	0.13	<0.001
×乡镇卫生院人员ᵝ	−0.34	0.15	0.021

续表

变量#	系数	标准误	P
培训机会（很少）	-0.98	0.27	<0.001
×年龄	0.02	0.01	0.005
培训机会（很多）	0.84	0.29	0.004
×医生ᵅ	0.42	0.15	0.004
×年龄	-0.02	0.01	0.037
观察值	7 848	—	—
对数似然比	-2 172.888	—	—
Wald 卡方	650.39（20）	—	<0.001

注：#回归中，各个属性分别以福利状况（缺乏基本福利）、工作条件（基本设备不足）、职业发展机会（一般）、居民认可尊重程度（一般）及培训机会（一般）作为对照。

ᵅ对照为防保人员。

ᵝ对照为社区卫生服务机构人员。

由回归结果可知，职业类别、年龄、职称、文化程度等因素是影响基层卫生人员工作偏好的主要因素。与防保人员相比，医生和护士对职业发展机会的偏好较低，而医生对培训机会的偏好更高；不同年龄人员对培训机会和职业发展机会的偏好也存在差异，年龄越高的人员对培训机会和职业发展机会的偏好越低，即年龄较低的人员更加注重自身的发展；随着文化程度的提高，基层卫生人员对职业发展机会很少的负向偏好越强烈，表明文化程度越高的基层卫生人员对职业发展机会更看重；另外，职称越高的基层卫生人员越重视自身的职业发展机会。

三、吸引和稳定基层卫生人员干预策略的效果预测

根据基层卫生人员当前工作现状，本研究将收入保持不变、缺乏基本福利、基本设备配备不足、职业发展机会一般、居民认可尊重程度一般及培训机会一般作为基准工作（对照），考虑某项工作条件改善后，与基准工作相比，选择该工作的人员比例提高的程度。在本研究中，以全部研究对象的当前平均月收入作为基础工作状况的收入，即 1 900 元，这样收入提高 10% 即 2 090 元，收入提高 20% 即 2 280 元，并将此数据代入方程，结果见表 11-10。

表 11-10 干预策略的效果预测

单位：%

干预策略	提高的比例	95% CI
收入提高 10%	55.49	（48.93,62.05）
收入提高 20%	84.85	（79.54,90.16）
提供基本福利	62.47	（53.58,71.37）
完善基本设备配备	56.80	（47.10,66.51）
增加职业发展机会	28.76	（12.79,44.74）
提高居民认可和尊重程度	36.51	（23.72,49.29）
增加培训机会	32.86	（19.90,45.81）

注：以收入保持不变（平均月收入 1 900 元）、福利状况（缺乏基本福利）、工作条件（基本设备不足）、职业发展机会（一般）、居民认可尊重程度（一般）及培训机会（一般）作为基准工作。

　　从干预策略的效果预测来看,提高收入效果最明显。以上述基准工作反映当前基层工作状况的情况下,将当前基层卫生人员的平均月收入提高10%,选择基层工作的人员比例将提高55.49%,而将当前基层卫生人员的平均月收入提高20%,选择基层工作的人员比例将提高84.85%,提升效果最为明显。其次为改善福利状况,当为基层卫生人员提供较为齐全的基本福利(五险一金)时,选择基层工作的人员比例将提高62.47%。此外,改善基层工作条件对于吸引和稳定基层卫生服务人员也具有较好的效果,提供完善的基本设备配备,选择基层工作的人员比例将提高56.80%。

　　对城市社区卫生服务机构人员和农村乡镇卫生院人员分别分析发现,各项干预策略的效果在两类机构人员间呈现较为一致的结果,效果最明显的三项干预策略均为提高收入、改善福利状况以及完善基本设备配备(表11-11)。此外,同一干预策略对城市社区卫生服务机构人员的激励效果要好于对农村乡镇卫生院人员的激励效果。

表 11-11　分城乡的干预策略的效果预测

单位:%

干预策略	社区卫生服务机构(n=308)		乡镇卫生院(n=403)	
	提高的比例	95% CI	提高的比例	95% CI
收入提高10%	62.56	(51.71,73.41)	50.52	(42.49,58.54)
收入提高20%	89.93	(83.10,96.75)	80.49	(72.91,88.08)
提供基本福利	65.11	(50.70,79.53)	59.67	(48.19,71.15)
完善基本设备配备	61.99	(46.41,77.57)	52.16	(39.71,64.61)
增加职业发展机会	33.41	(4.47,62.35)	23.57	(4.69,42.44)
提高居民认可和尊重程度	52.92	(33.40,72.44)	25.56	(8.34,42.77)
增加培训机会	46.03	(25.43,66.63)	23.98	(7.91,40.05)

　　注:以收入保持不变(平均月收入1 900元)、福利状况(缺乏基本福利)、工作条件(基本设备不足)、职业发展机会(一般)、居民认可尊重程度(一般)及培训机会(一般)作为基准工作。

第四节　政策建议与未来研究方向

一、研究进展

(一)理论方法进展

　　1. 高效实验设计　传统的离散选择实验通常选择正交实验设计来从属性和水平的全部组合中挑选部分组合纳入研究设计,近年来,一些学者从统计学角度出发探究更有效的离散选择实验设计方法,提出高效实验设计(efficient design)[45]。与传统的正交实验设计不同,高效实验设计不仅仅是为了估计目的而最小化数据中的相关性,而是追求参数估计数据具有尽可能小的标准误。为了实现这一目的,高效实验设计需要获得待估计参数的一些先验信息,基于这些先验信息将可以设计出效用相差不大的备选方案(即效用均衡)供被调查者选择,从而提高统计效率[46]。一般可以通过相似研究中的参数估计或预调查结果的参数估计来获得参数的先验信息。

2. 优劣尺度法　优劣尺度法(best-worst scaling, BWS)同离散选择实验类似,也是选择建模的一个分支。与离散选择实验不同的是,优劣尺度法只要求被调查者在若干个条目(属性、属性水平,或由不同属性水平构成的备选方案)中,同时选择个人认为最好的条目和最坏的条目,通过被调查者在一系列选项中做出的选择来评估被调查者对各条目的偏好程度[47]。离散选择实验要求被调查者从不同属性及水平构成的备选方案中两两比较做出选择,有些时候被调查者很难在两个备选方案中进行权衡,从而产生较大的认知负担(cognitive burden)。而优劣尺度法只要求被调查者选出最好的和最坏的,相对来说给被调查者带来的认知负担较低。目前学界对于离散选择实验和优劣尺度法孰优孰劣还存在争议,如 Flynn 认为离散选择实验要求被调查者从若干备选方案中选择一个的做法是一种相对低效率的偏好信息提取方式[48],而 Krucien 等学者认为离散选择实验是当前更好的选择,因为目前对离散选择实验的研究更加充分[49]。

(二)相关政策进展

人才队伍建设滞后已成为制约我国基层医疗卫生机构改善服务和提高水平的“瓶颈”。新医改以来,在“强基层”原则的引领下,我国在加强基层卫生人员吸引和稳定方面出台了一系列的政策。参考 WHO 2010 年发布的《增加农村及偏远地区卫生服务人员可及性的全球政策建议》中的分类[29],我国近年来实施的相应干预策略有以下几类。

1. 教育类政策　医学生的教育和培养是补充卫生人才队伍的基础,只有深化面向基层卫生人才培养的高等医学教育改革,才能够源源不断地为基层补充新鲜血液。2010 年,国家发展改革委等 6 部委联合印发的《以全科医生为重点的基层医疗卫生队伍建设规划》(发改社会〔2010〕561 号)中提出,高等医学教育应优化学科专业设置和人才培养结构,加强基层医疗卫生人才的培养,积极引导高等医学教育教学改革,本专科医学类专业教育开设全科医学必修课程,加强对学生在医患沟通、团队合作、健康教育、社区预防保健、卫生服务管理等方面的培养,强化临床实践和社区实践教学。

《教育部等 6 部门关于进一步做好农村订单定向医学生免费培养工作的意见》(教高〔2015〕6 号)中提出,优化调整教学内容和课程体系,根据农村医疗卫生服务要求,优化课程设置,统筹安排基础医学课程与临床医学课程,推进基础医学、公共卫生与临床医学的有机结合,强化实践教学环节,将实践教学纳入课程体系,增加本地区常见病、多发病、传染病、地方病的诊疗防控、中医学(民族医学)常用诊疗技术和计划生育技术的教学内容,加强全科医学理念和专业素质培养,构建与农村医疗卫生工作相适应的课程体系和教学内容。此外,还提出增加免费医学生到县级医院、社区卫生服务中心、乡镇卫生院和县级公共卫生机构等基层医疗卫生机构见习、实习时间。

2. 规制类政策　规制类政策带有一定强制性,即通过一些制度要求,实现特定人群到基层服务一定期限的有关措施。2010 年,国家发展改革委等 6 部委联合印发的《以全科医生为重点的基层医疗卫生队伍建设规划》(发改社会〔2010〕561 号)中提出,严格执行“城市医生在晋升主治医师或副主任医师职称前到农村累计服务 1 年”的规定,继续推动“万名医师支援农村卫生工程”,加强发达地区对口支援贫困地区和少数民族地区工作。

2010 年,国家发展改革委等 5 部委联合印发《关于开展农村订单定向医学生免费培养工作的实施意见》(发改社会〔2010〕1198 号)提出,免费医学生分 5 年制本科和 3 年制专科两种。免费医学生在校学习期间免除学费,免缴住宿费,并补助生活费。免费医学生在获取入学通知书前,须与培养学校和当地县级卫生行政部门签署定向就业协议,承诺毕业后到有关基层医疗卫生机构服务6年。

3. 经济激励类政策　经济激励类政策是通过改善基层卫生人员工资待遇来吸引和稳定基层卫生人员的有关措施。2010年,国家发展改革委等6部委联合印发的《以全科医生为重点的基层医疗卫生队伍建设规划》(发改社会〔2010〕561号)中提出,完善收入分配机制,基层医疗卫生事业单位工作人员实行岗位绩效工资制度,其工资水平要与当地事业单位工作人员平均工资水平相衔接。对到艰苦边远地区工作的基层医疗卫生事业单位工作人员按国家规定享受艰苦边远地区津贴。

《国务院办公厅关于巩固完善基本药物制度和基层运行新机制的意见》(国办发〔2013〕14号),提出提高基层医疗卫生机构人员待遇,基层医疗卫生机构在核定的收支结余中可按规定提取职工福利基金、奖励基金。各地要从实际出发,在平稳实施绩效工资的基础上,结合医务人员工作特点,适当提高奖励性绩效工资比例,合理拉开收入差距,体现多劳多得、优绩优酬。

《国务院办公厅关于改革完善全科医生培养与使用激励机制的意见》(国办发〔2018〕3号)中提出,要按照"允许医疗卫生机构突破现行事业单位工资调控水平,允许医疗服务收入扣除成本并按规定提取各项基金后主要用于人员奖励"要求,合理核定政府办基层医疗卫生机构绩效工资总量,提升基层医疗卫生机构全科医生工资水平,使其工资水平与当地县区级综合医院同等条件临床医师工资水平相衔接。

4. 支持类政策　支持类政策包括为基层卫生人员个人的工作、职业发展和生活提供支持的各项措施。2010年,国家发展改革委等6部委联合印发的《以全科医生为重点的基层医疗卫生队伍建设规划》(发改社会〔2010〕561号)中提出,提升在岗人员学历层次,鼓励村卫生室、乡镇卫生院、城市社区卫生服务机构等具有卫生类执业资格从业人员,参加成人高等教育;鼓励在基层工作的已取得卫生类执业资格的医学中专毕业生通过成人高等教育,取得大专学历。此外,还提出进一步开展基层医疗卫生人员的在职继续教育,包括大力开展社区卫生人员、乡镇卫生院和村卫生室在岗卫生人员的全员岗位培训,积极开展全科医学继续教育活动,建立农村卫生技术人员定期进修学习制度等。对于志愿到中西部地区和艰苦边远地区县以下农村基层医疗卫生机构就业并连续服务三年以上的高校医学毕业生,按国家有关规定,根据高校隶属关系实施相应的学费和助学贷款代偿,给予解决县(市)城镇户口,并帮助解决配偶就业和子女就学问题。

《国务院办公厅关于进一步加强乡村医生队伍建设的指导意见》(国办发〔2011〕31号)中提出,省(区、市)卫生行政部门要合理制定乡村医生培养培训规划,采取临床进修、集中培训、城乡对口支援等多种方式,选派乡村医生到县级医疗卫生机构或医学院校接受培训。

《国务院办公厅关于进一步加强乡村医生队伍建设的实施意见》(国办发〔2015〕13号)中进一步提出,拓宽乡村医生发展空间,在同等条件下,乡镇卫生院优先聘用获得执业医师、执业助理医师资格的乡村医生,进一步吸引执业医师、执业助理医师和医学院校毕业生到村卫生室工作。此外,还提出加强村卫生室建设,进一步支持村卫生室房屋建设和设备购置,加快信息化建设,运用移动互联网技术,建立以农村居民健康档案和基本诊疗为核心的信息系统并延伸至村卫生室。

《教育部等6部门关于进一步做好农村订单定向医学生免费培养工作的意见》(教高〔2015〕6号)在完善免费医学毕业生职业发展方面提出了一系列政策措施,包括:在农村基层医疗卫生机构工作的免费医学毕业生,注册全科医师后可提前一年晋升中级职称;职称晋升按照国家有关规定可放宽外语要求,不对论文作硬性规定,把接诊量、服务质量、群众满意度等作为免费医学毕业生职称晋升的重要因素;对按协议到农村基层医疗卫生机构工作的免费医学毕业生,主管部门及其所在的基层医疗卫生机构要按照国家政策落实有关工资待遇,提供必要的工作生活条件和周转住房;取得《住院医师规范化培训合格证书》的免费医学毕业生,优先纳入全科医生特岗计划;在开展或参加各类业务培训时,要优先安排免费医学毕业生,鼓励其不断提高业务能力;对服务满 6 年、愿意继续留在基层医疗卫生机构工作的免费医学毕业生,所在单位要在绩效工资分配上予以适当倾斜;对服务满 6 年的免费医学毕业生,在城市公立医院和社区卫生服务中心公开招聘时,同等条件下优先聘用。

2016 年,中共中央办公厅、国务院办公厅印发《关于进一步引导和鼓励高校毕业生到基层工作的意见》(中办发〔2016〕79 号)提出完善基层职称评审制度,建立体现基层一线特别是脱贫攻坚一线专业技术人才工作实际特点的职称评价标准,合理设置评审条件,对论文、科研、外语、计算机应用等不作硬性要求;对长期在基层一线工作或作出重要贡献的基层专业技术人才,可破格晋升职称等级;有条件的地区可试行基层专业技术人才申报高级职称单独分组、单独评审、单独确定通过率。

《国务院办公厅关于深化医教协同进一步推进医学教育改革与发展的意见》(国办发〔2017〕63 号)提出要完善职称晋升办法,拓宽医务人员职业发展空间;本科及以上学历毕业生参加住院医师规范化培训合格并到基层医疗卫生机构(新疆、西藏及四省藏区等艰苦边远地区可放宽到县级医疗卫生机构)工作的,可直接参加中级职称考试,考试通过的直接聘任中级职称,增加基层医疗卫生机构的中高级专业技术岗位比例;对"定向评价、定向使用"的基层医疗卫生机构高级专业技术岗位实行总量控制、比例单列,不占各地高级岗位比例。

二、政策建议

本研究结果显示,基层卫生人员在选择一项工作时,并不是仅仅看重收入、福利等经济因素,同时还会考虑工作条件、居民的认可和尊重、培训机会和职业发展机会等工作属性,并且会在这些属性之间进行权衡以做出最终的决定。如当工作的福利状况由缺乏基本福利改善为提供基本福利时,基层卫生人员愿意每月放弃其当前月收入的 11.72%。除收入外,群众的认可与尊重程度、单位福利状况、单位工作条件都是影响基层卫生人员工作偏好的重要因素,培训机会及职业发展机会对基层卫生人员工作偏好的影响较低。根据 ERG 理论中所提到的三类需要:生存需要、关系需要、成长需要,可以发现目前基层卫生人员的工作偏好仍然以生存需要、关系需要为主,而成长需要的相关因素(培训机会、职业发展机会)对于基层卫生人员的工作选择影响不够大,这也提示我们当前仍须以解决基层卫生人员的生存需要、关系需要为主。从干预策略的效果预测来看,当前效果最好的干预策略是经济激励措施。此外,本研究发现同一干预策略对城市基层卫生人员的激励效果高于对农村基层卫生人员的激励效果,这可能与我国长期以来城乡二元发展结构导致的城乡间经济社会发展、基础设施建设、生活便利程度等都存在较大差异有关,工作相关因素以外的很多因素也会影响到农村基层卫生人员的工作选择。

基于以上结论,为稳定城乡基层卫生队伍,缓解城乡基层卫生服务机构人才招募难、留用难的问题,提出如下的政策建议:

第一,由于当前基层卫生人员工资待遇仍然较低,同时,物质条件是影响基层卫生人员工作偏好的最主要因素,因而卫生投入应该优先用于提高城乡基层卫生人员的收入水平、福利保障,这对于解决基层卫生人员的生存需要、稳定基层卫生队伍至关重要。

第二,群众的认可与尊重程度是基层卫生人员工作偏好的重要影响因素,基层卫生人员对于较差的群众认可和尊重会有较强的抵触心理。政府部门一方面应为基层卫生营造良好的氛围和导向,积极宣传基层卫生的优势和特色,改善群众对基层卫生的认知;另一方面也应努力提高基层卫生服务能力和质量,包括改善基层卫生机构基本设施和设备配备、改善基层卫生人员的培训机会等,从而提升患者对基层卫生机构和人员的信任,改善群众的认可与尊重程度。

第三,与城市相比,工作相关的干预策略对农村基层卫生人员的激励效果较弱,提示我们除努力改善农村基层卫生工作相关因素,还应关注农村大环境,改善农村基本设施建设,减少城乡发展差距。

三、未来研究方向

从研究方法角度来看,未来相关研究应不断提高离散选择实验设计的规范性和科学性,可尝试采用高效实验设计,通过前期相关研究或预调查获取待估计参数的部分先验信息,从而提高统计效率。另一方面,目前国内还未见到利用优劣尺度法研究基层卫生人员工作偏好的研究,研究者可在该领域研究中尝试采用优劣尺度法,也可尝试探究两种方法在该领域研究中的适用性。

从研究对象来看,除关注基层卫生人员,未来相关研究还可关注医学生的基层工作偏好。因为基层卫生人员的吸引和稳定实际上有两个维度,研究当前基层卫生人员的工作偏好更多的是为"稳定"维度相关的政策提供依据,而从"吸引"维度看,研究医学生的工作偏好更适合一些。

从研究内容来看,除了关注基层卫生人员或医学毕业生的工作偏好以及可能的干预措施的效果,如果能对相应干预措施的成本进行科学合理的估算,运用成本-效果分析的思路,可以提出更有成本效果的干预措施,对相关政策制定具有更大的指导意义。国外有学者开展了这类研究,如 Vujcic 等学者基于离散选择实验研究了利比里亚和越南基层卫生人员的工作偏好,并对各项可能的干预措施的效果和成本进行了估算[50]。研究发现,为了吸引和稳定利比里亚农村基层卫生人员,将基层卫生人员的工资提高 100 美元是最具有成本效果的干预措施。国内也有学者做了初步的尝试,发现将基层卫生人员收入提高 10% 是稳定和吸引农村基层卫生服务人员的最优策略[51]。但该研究对干预措施的成本估算较为粗略,后续研究还须提高估算的科学性和精确性,从而提供更可靠的证据。

(宋奎劢)

参考文献

[1] MENG Q, MILLS A, WANG L, et al. What can we learn from China's health system reform? [J]. BMJ,2019,365:12349.

[2] 朱晓丽,陈庆琨,杨顺心. 新一轮医改以来我国基层卫生人力资源现状及问题分析[J]. 中国卫生政策研究,2015,8(11):57-62.

[3] 国家卫生健康委员会. 2020 中国卫生健康统计年鉴[R]. 北京:中国协和医科大学出版社,2021.

［4］杨晶,李传荣,崔爽.我国社区卫生服务人力资源现状与问题及对策［J］.中国全科医学,2007,10(15):1302-1304.

［5］周晓敏,吴芳,夏迎秋.我国农村基层卫生人力资源现状与发展探讨［J］.江苏卫生事业管理,2009,20(6):9-12.

［6］吴少玮.我国城市社区卫生人力资源流动研究［D］.武汉:华中科技大学,2010.

［7］王磊.安徽省乡镇卫生院卫生技术人员流动现况研究［D］.合肥:安徽医科大学,2011.

［8］MENG Q,YUANJ,JING L,et al. Mobility of primary health care workers in China［J］. Human Resources for Health,2009,7:24.

［9］HENSHER D A,ROSE J M,GREENE W H. Applied choice analysis:A primer［M］. Cambridge:Cambridge University Press,2005.

［10］曼昆.经济学原理［M］.7版.梁小民,梁砾,译.北京:北京大学出版社,2015.

［11］BERNHEIM B D,WHINSTON M D. Microeconomics［M］. 2nd ed. New York:The McGraw-Hill Companies,2014.

［12］LANCASTER K J. A new approach to consumer theory［J］. Journal of Political Economy,1966,74:132-157.

［13］RYAN M,GERARD K,AMAYA-AMAYA M. Using discrete choice experiments to value health and health care［M］. Berlin:Springer,2008.

［14］RYAN M. Discrete choice experiments in health care［J］. BMJ. 2004,328(7436):360-361.

［15］LAGARDE M,BLAAUW D. A review of the application and contribution of discrete choice experiments to inform human resources policy interventions［J］. Human Resources for Health,2009,7:62.

［16］刘晓云,窦丽霞.离散选择模型在卫生人力政策研究中的应用［J］.中国卫生政策研究,2011,4(8):24-28.

［17］孟庆跃.基层和公共卫生人员激励因素研究［J］.中国卫生政策研究,2012,5(3):4-5.

［18］LEHMANN U,DIELEMAN M,MARTINEAU T. Staffing remote rural areas in middle-and low-income countries:a literature review of attraction and retention［J］. BMC Health Services Research,2008,8:19.

［19］DAMBISYA Y. A review of non-financial incentives for health worker retention in East and Southern Africa［R］. South Africa:University of Limpopo,2007.

［20］DIELEMAN M,HARNMEIJER J W. Improving health worker performance:in search of promising practices［R］. Geneva:World Health Organization,2006.

［21］DE VRIES E,REID S. Do South African medical students of rural origin return to rural practice?［J］. South African Medical Journal,2003,93(10):789-793.

［22］KOTZEE T J,COUPER I D. What interventions do South African qualified doctors think will retain them in rural hospitals of the Limpopo province of South Africa?［J］. Rural and Remote Health,2006,6(3):581.

［23］HENDERSON L N,TULLOCH J. Incentives for retaining and motivating health workers in Pacific and Asian countries［J］. Human Resources for Health,2008,6:18.

［24］GROBLER L,MARAIS B J,MABUNDA S. Interventions for increasing the proportion of health professionals practising in rural and other underserved areas［J］. Cochrane Database of Systematic Reviews,2015,2015(6):CD005314.

［25］WILLIS-SHATTUCK M,BIDWELL P,THOMAS S,et al. Motivation and retention of health workers in developing countries:a systematic review［J］. BMC Health Services Research,2008,8:247.

［26］HUMPHREYS J,WAKERMAN J,PASHEN D,et al. Retention strategies and incentives for health workers in rural and remote areas:what works?［R］. Canberra:Australian Primary Health Care Research Institute,2009.

［27］AWASES M,GBARY A R,NYONI J,et al. Migration of health professionals in six countries:a synthesis report［R］. Geneva:World Health Organization,2004.

［28］彭迎春. 全民覆盖视角下稳定农村卫生人力资源的对策:基于工作意愿分析[J]. 中国医学伦理学,
　　　2014,27(5):645-647.

［29］World Health Organization. Increasing access to health workers in remote and rural areas through improved
　　　retention:global policy recommendations[R]. Geneva:World Health Organization,2010.

［30］WILSON N W,COUPER I D,DE VRIES E,et al. A critical review of interventions to redress the inequitable
　　　distribution of healthcare professionals to rural and remote areas[J]. Rural and Remote Health,2009,9(2):
　　　1060.

［31］WIWANITKIT V. Mandatory rural service for health care workers in Thailand[J]. Rural and Remote Health,
　　　2011,11(1):1583.

［32］KOOT J,MARTINEAU T. Mid-term review of Zambian Health Workers Retention Scheme(ZHWRS)2003—
　　　2004[R]. Zambia:Ministry of Health,2005.

［33］高开焰. 加强农村卫生人才建设提高初级卫生保健水平:安徽省培养与稳定农村人才的做法与成效
　　　[J]. 中国初级卫生保健,2008,22(3):1-2.

［34］张皓,杨芊,夏永鹏,等. 浙江省"百千万"卫生人才政策干预效果研究:基于系统动力学模型[J]. 中国
　　　卫生政策研究,2017,10(5):20-26.

［35］CHOPRA M,MUNRO S,LAVIS J N,et al. Effects of policy options for human resources for health:An analy-
　　　sis of systematic reviews[J]. Lancet,2008,371(9613):668-674.

［36］JASKIEWICZ W,DEUSSOM R,WURTS A L,et al. Rapid retention survey toolkit:designing evidence-based
　　　incentives for health workers[R]. Washington:Capacity Plus,2012.

［37］MANDEVILLE K L,LAGARDE M,HANSON K. The use of discrete choice experiments to inform health
　　　workforce policy:a systematic review[J]. BMC Health Serv Res,2014,14:367.

［38］MANGHAM L J,HANSON K. Employment preferences of public sector nurses in Malawi:results from a dis-
　　　crete choice experiment[J]. Tropical Medicine & International Health,2008,13(12):1433-1441.

［39］MIRANDA J J,DIEZ-CANSECO F,LEMA C,et al. Stated preferences of doctors for choosing a job in rural
　　　areas of Peru:a discrete choice experiment[J]. PLoS ONE,2012,7(12):e50567.

［40］胡婉侠,徐文华,徐建光,等. 我国卫生领域离散选择实验应用研究的文献计量分析[J]. 南京医科大
　　　学学报(社会科学版),2020,20(2):157-161.

［41］宋奎勐,孟庆跃,SCOOT A,等. 利用离散选择实验研究卫生服务人员工作偏好的国际研究进展[J].
　　　中国卫生经济,2012,31(10):91-93.

［42］宋奎勐,姜小峰,刘延伟,等. 基层和公共卫生人员工作偏好研究[J]. 中国卫生政策研究,2012,5(3):
　　　12-16.

［43］SONG K,SCOTT A,SIVEY P,et al. Improving Chinese primary care providers' recruitment and retention:
　　　a discrete choice experiment[J]. Health Policy and Planning,2015,30(1):68-77.

［44］张小娟,朱坤,田淼淼. 乡镇卫生院卫生技术人员工作偏好研究:基于离散选择实验的分析[J]. 中国
　　　卫生资源,2018,21(1):42-46.

［45］World Health Organization. How to conduct a discrete choice experiment for health workforce recruitment and
　　　retention in remote and rural areas :a user guide with case studies[R]. Geneva:World Health Organization,
　　　2012.

［46］DE BEKKER-GROB E W,RYAN M,GERARD K. Discrete choice experiments in health economics:a review
　　　of the literature[J]. Health Economics,2012,21(2):145-172.

［47］张录法,黄姣姣,王慧,等. 优劣尺度法理论及应用研究述评[J]. 统计与信息论坛,2019,34(3):24-30.

［48］FLYNN T N,LOUVIERE J J,PETERS T J,et al. Best-worst scaling:What it can do for health care research
　　　and how to do it[J]. Journal of Health Economics,2007,26(1):171-189.

［49］KRUCIEN N,WATSON V,RYAN M. Is best-worst scaling suitable for health state valuation? A comparison with discrete choice experiments[J]. Journal of Health Economics,2017,26(12):e1-e16.

[50] VUJICIC M,ALFANO M,SHENGELIA B. Getting health workers to rural areas:innovative analytic work to inform policy making[R]. HNP Discussion Paper,World Bank,2010.

[51] 宋奎勐,韩志琰,宋燕,等.农村基层卫生服务人员稳定和吸引策略:基于离散选择实验的视角[J].中国卫生事业管理,2019,36(8):616-619.

第三篇

卫生经济专题研究

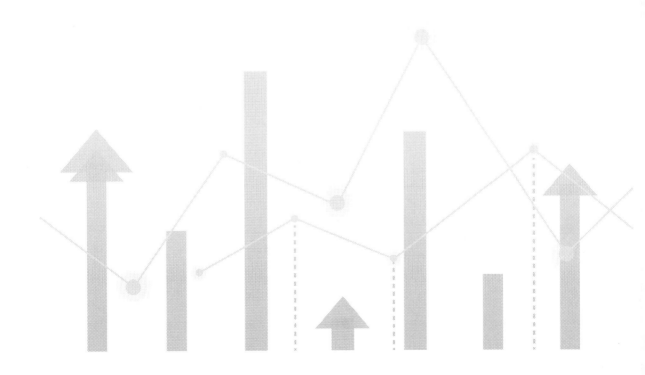

第十二章

国家卫生城市创建健康影响评价

国家卫生城市创建活动已在全国开展三十余年。作为一项在全国范围内改善城市公共卫生环境的政策干预,其对人群健康的影响尚缺乏实证研究。本章将国家卫生城市创建活动在不同城市间的逐步开展作为准实验研究,利用倍差法评价创建活动的健康影响。基于1996—2012年的全国县市级面板数据,本研究发现国家卫生城市和乡镇(县城)创建显著降低了县市级五岁以下儿童死亡率。我国西部城市从国家卫生城市创建中受益最大,而东部县从国家卫生县城创建中获益最多。

第一节 研 究 背 景

一、研究问题的提出

随着全球城镇化的进展,有关城市健康和环境的讨论成为2015年后发展的重要议程。2007年城市人口首次占据了绝大多数比例[1]。全球城市人口数预计从2011年的36亿增加至2050年的63亿,而且大部分的城市居民居住在相对比较贫穷的城市或城镇[2]。

我国同样经历着快速的城镇化进程。在1990—2011年间,我国的城镇化水平由26.41%增加至51%[3],预计2030年达到60%[4]。按照当今的城市发展趋势,未来城市人口将走向老龄化,而城市扩张也不可避免,最终将产生更多居住于落后地区的穷人[2]。虽然与农村居民相比,城市居民享受着更高的经济收入,便捷、高质量的医疗卫生服务,更高水平的教育,但同时也遭受着健康威胁(health penalty)[5],如污染的空气、社会压力、拥挤的交通。根据WHO健康社会因素决定委员会的报告指出居民健康取决于卫生环境[6];有研究表明环境因素(水、环境卫生和个人卫生)导致了9/10的儿童疟疾发病,以及4%~8%的全球疾病负担[7]。同时居民的生活和居住环境对健康的公平也产生着重要的影响。尽管清洁的环境和饮用水已经被认为是一项基本人权和健康生活的基础,城市生活环境仍然难以得到国家和国际社会的足够重视[8]。

为应对此类问题,WHO健康城市项目(WHO Healthy Cities Project)于1986年被提出。健康城市是指"不断开发、发展自然和社会环境,并不断扩大社会资源,使人们在享受生命和充分发挥潜能方面能够相互支持的城市"[9]。健康城市理念的提出源于欧洲工业革命时期城市生活和居住环境的不断恶化[10]。1844年城镇健康联盟(Health of Town Association)成立,以商讨城市面临的严峻环境问题和公共卫生挑战,最终提出了卫生的理念(the sanitary idea)——拥挤和不够清洁的环境卫生条件、安全饮用水和食品的缺乏造就了疾病流行的条件[10]。1976年Thomas McKeown的一项里程碑式的研究表明在19、20世纪英格兰和威尔士提高健康水平的主要因素是环境影响的改善,家庭规模的限制,食品供应的增加,特殊预防治疗措施,而非仅仅医疗科技水平的提高[10],"新公共卫生理念(new public health)"由此产生。之后,WHO 开展了一系列的公共卫生活动,如 1978 年《阿拉木图宣言》,1984 年在多伦多的会议上首次提出健康城市,2 年之后随着《渥太华宪章》的提出,WHO 正式开始开展健康城市项目。健康城市项目在发达国家得到了广泛发展,在部门间合作、社区参与、健康公平和健康影响评价等方面取得了有效成果。但是,健康城市项目在我国的发展仍然很局限,而且大多数活动集中在基础设施建设和环境改善,尤其是固体废弃物的处理方面[11-13]。

在我国,为贯彻落实《国务院关于加强爱国卫生工作的决定》(国发〔1989〕22 号),改善城市卫生面貌,增强人民健康,1989 年全国爱国卫生运动委员会(简称"爱卫会")决定在全国范围内开展创建国家卫生城市活动。从 1997 年开始,又开展了创建国家卫生乡镇(县城)活动,把卫生创建活动推向农村,促进了城乡一体化建设。在农村开展的创建国家卫生乡镇(县城)工作,是农村爱国卫生工作的重要载体,也是推动社会主义新农村建设的有效措施。2000 年,全国爱卫会又在北京、天津、上海、重庆 4 个直辖市开始了创建"国家卫生区"的活动。截至 2020 年 12 月,全国共有 462 个国家卫生城市(区)、3 751 个国家卫生乡镇(县城)。

为了应对城镇化及慢性非传染性疾病所带来的健康相关问题,依托新公共管理理论、可持续发展理论、政策科学、城市管理、社会学等多学科的"健康城市"概念逐渐引起国际社会的注意,并被 WHO 所采用。1994 年,我国与 WHO 西太平洋地区开展了健康城市项目合作。2007 年底,全国爱国卫生运动委员会办公室(简称"爱卫办")批准上海市等 10 个城市(区、镇)开展建设健康城市试点工作。全国各地掀起了开展建设健康城市活动的热潮。

我国开展创建国家卫生城市活动的目的是改善人民群众的生产、生活环境,提高人民群众的健康水平,体现以人为本的精神。2012 年,《国务院关于印发卫生事业发展"十二五"规划的通知》,提出深入开展爱国卫生运动,全面启动健康城镇建设活动,继续开展国家卫生城(镇)创建活动。2012 年,党的十八大提出了到 2020 年实现全面建成小康社会的宏伟目标,并根据我国经济社会发展实际,在十六大、十七大确立的全面建设小康社会目标的基础上提出了新的要求,其中包括"资源节约型、环境友好型社会建设取得重大进展"。

城镇化的发展让更多的人居住在城市中,2013 年我国的城镇化率达到 53.73%[3]。在新的历史时期和社会发展形势下,系统地回顾和评价国家卫生城市创建活动,可以为做好创建活动的未来规划提供决策依据,以使其更加适应社会发展的需要,更好地发挥在资源节约型、环境友好型社会建设和实现全面建成小康社会宏伟目标中的引领作用。

二、相关理论和方法

在政策效果评价的实证方法中,最经典的方法的准实验研究是倍差法(difference-in-differences,DiD,又称双重差分法)。2021 年的诺贝尔经济学奖获得者之一 David Card 的最有影响力的研究文章之一,Card 和 Krueger(1994),将宾夕法尼亚州作为控制组,利用双重差分法评估了新泽西州提高最低工资对就业产生的影响效应[14]。本章以国家卫生城市创建对五岁以下儿童死亡率影响的评价研究为例,介绍在我国政策背景下倍差法的应用以及计量经济学在该领域的最新进展。

(一)经典(2×2)倍差法

倍差法首先计算结果变量在政策干预前后的变化,然后再比较该变化是否在干预组和对照组有差别。两组在政策干预前后变化的差值称为倍差法的估计值。用公式表示:

$$DiD = (\bar{y}_{干预后,干预组} - \bar{y}_{干预前,干预组}) - (\bar{y}_{干预后,对照组} - \bar{y}_{干预前,对照组})$$ 式(12-1)

其又称为两组两期(2×2)DD 估计值。比如在 2011 年,有 35 个城市(四川省广安市等)获得了国家卫生城市称号。我们可以利用传统的倍差法将此 35 个城市的卫生城市创建对五岁以下儿童死亡率的影响进行评价。需要说明的是，虽然卫生城市建设活动开始于命名前的三至五年，但是本文将卫生城市获得称号的年份作为干预年。我们的评价结果应该解读为在达到国家卫生城市标准之后对五岁以下儿童死亡率的影响。我们将获得称号前的年份定义为干预前，之后的年份定义为干预后。首先，收集广安市等 35 个干预城市在干预前如 2006 年的五岁以下儿童死亡率和干预后如 2016 年的五岁以下儿童死亡率。然后，我们找到一组对照城市（如四川省达州市等 30 个城市）并收集其在 2006 年和 2016 年的五岁以下儿童死亡率。我们通过计算倍差法的估计值来量化国家卫生城市创建对广安市等 35 个城市的影响。具体为：

$$\left(\bar{y}_{2016,广安等35市} - \bar{y}_{2006,广安等35市}\right) - \left(\bar{y}_{2016,达州等30市} - \bar{y}_{2006,达州等30市}\right) \qquad 式（12-2）$$

其中 $\bar{y}_{2016,广安等35市}$ 代表广安等 35 个在 2011 年获得国家卫生城市称号的城市在 2016 年的五岁以下儿童死亡率平均值。

需要特别指出的是，通过倍差法来准确估计政策的影响依赖于一个重要的假设。理想情况下，我们通过比较干预组接受干预后的结果变量和如果没有接受干预情况下的结果变量（potential outcome），便可以得出某一政策对该结果变量的影响。举例，广安等市在创建卫生城市 5 年之后的五岁以下儿童死亡率为 $\bar{y}_{2016,广安等35市}$，我们假设广安等市在没有创建卫生城市 5 年之后的五岁以下儿童死亡率为 $\tilde{y}_{2016,广安等35市}$。那么国家卫生城市创建对五岁以下儿童死亡率因果效果为：

$$\left(\bar{y}_{2016,广安等35市} - \bar{y}_{2006,广安等35市}\right) - \left(\tilde{y}_{2016,广安等35市} - \bar{y}_{2006,广安等35市}\right) \qquad 式（12-3）$$

但是我们难以得知广安等市在没有创建国家卫生城市情况下五岁以下儿童死亡率的变化（$\tilde{y}_{2016,广安等35市} - \bar{y}_{2006,广安等35市}$），因为政策已经在 2011 年实施。在这种情况下，我们假设广安等市在没有创建国家卫生城市情况下（counterfactual outcome），其五岁以下儿童死亡率的变化将与达州等市相同。该假设称之为"平行趋势假设"（parallel trends assumption，或 common trends assumption）。倍差法估计能否真实反映政策的影响在很大程度上取决于平行趋势假设，即对照组的结果变量变化趋势能否真实反映干预组在没有干预情况下结果变量的变化趋势。

当然，在具体的实施过程中，我们可以通过一个双向固定效应模型（two-way fixed effects，TWFE）获得倍差法的估计，并且可以控制其他的社会经济变量。回归模型如下：

$$y_{i,t} = \alpha + \beta_i TREAT_i + \beta_t POST_t + \beta_3 TREAT_i \times POST_t + X_{it}\gamma + \varepsilon_{it} \qquad 式（12-4）$$

其中，$y_{i,t}$ 是对于个体 i 在时间 t 的结果变量水平，$TREAT_i$ 是一个虚拟变量（干预组 $TREAT_i = 1$，对照组 $TREAT_i = 0$），$POST_t$ 也是一个虚拟变量（干预前 $POST_t = 1$，干预后 $OST_t = 0$，X_{it} 代表控制变量。回归方程的标准误聚集在政策干预个体水平（如，城市/县城）[15]。大多数研究使用线性回归模型拟合上述方程（即使结果变量为分类变量），β_3 可直接解释为 DD 的估计值。因为交互项的存在，非线性模型估计的 β_3 不可以直接解释为 DD 的估计值，而且解释起来很困难[16]。

（二）倍差法在面板数据和纵向数据的应用

事件研究法（event study）面板数据和纵向数据可以在很多方面提升倍差法的估计值。一方面，我们可以通过观测干预组和对照组的结果变量在政策实施前的变化趋势是否相同，更好地评估平行趋势假设是否可信。另一方面，我们可以量化政策在实施后其影响的逐年变化趋势。同样，我们可以估计一下方程：

$$y_{i,t} = \alpha_i + \lambda_t + \sum_l \mu_l 1\{t - E_i = l\} + \upsilon_{i,t} \qquad \text{式（12-5）}$$

其中，$y_{i,t}$ 是对于个体 i 在时间 t 的结果变量水平，α_i 是个体固定效应，λ_t 是时间固定效应。E_i 是政策实施在个体 i 的实施时间。l 是事件时间，反映相对政策实施年份的时间。对于对照组 $l = 0$。

同样以国家卫生城市为例。假设我们有 2006—2016 年每年广安市等 35 个卫生城市和达州市等 30 个对照城市的五岁以下儿童死亡率。由于广安市等 35 个卫生城市在 2011 年获得卫生城市称号，我们可设定 $E_i = 2011$。我们有获得卫生城市称号 5 年前和 5 年后的数据；事件时间 l 包括 −5 到 5，l 在 2011 年为 0。上述时间研究方程在此案例中为：

$$y_{i,t} = \alpha_i + \lambda_t + \mu_{-5}l_{-5} + \mu_{-4}l_{-4} + \mu_{-3}l_{-3} + \mu_{-2}l_{-2} + \mu_0 l_0 + \mu_1 l_1 + \mu_2 l_2 + \mu_3 l_3 + \mu_4 l_4 + \mu_5 l_5 + \upsilon_{it}$$

$$\text{式（12-6）}$$

与大多数研究一样[17-19]，上述模型排除了政策干预的前一年（$l = -1$），以将其作为对照同时避免共线性。μ_{-5}、μ_{-4}、μ_{-3}、μ_{-2} 估计政策实施前干预组与对照组在五岁以下儿童死亡率的逐年差异。如果平行趋势假设可信，那么 μ_{-5}、μ_{-4}、μ_{-3}、μ_{-2} 应该都接近于零。μ_0、μ_1、μ_2、μ_3、μ_4、μ_5 分别表示政策实施当年、一年后、两年后、三年后、四年后和五年后的效果。当然，以上模型可以增加控制变量以排除其他混杂因素的影响。

（三）倍差法在政策干预时间因地而异情况下的应用

交错倍差法（staggered DiD）在实际情况中，因为各种原因政策实施的时间在各地区往往不尽相同（staggered adoption of treatment，或 variation in treatment timing）。这导致政策评价者难以准确定义干预组和对照组，以及干预前和干预后。更具挑战的是，政策在不同地区实施的时间有可能存在内生性问题（发达地区或者更容易从政策中受益的地区更有可能较早地实施政策）。比如，基础设备完备、卫生环境优良的城市会更早地参与国家卫生城市创建。此外，2021 年发表的一系列文章还表明，因为干预时间的不同，上述通过事件研究法估计政策影响的估计值可能存在偏倚。在此，我们对主要的文章做简要介绍。

在政策干预时间因地而异情况下，我们可选择很多的对照组：从未接受政策干预的个体（never treated units），尚未接受干预的个体（not-yet-treated units），和已经接受干预的个体（treated units）。例如，对于 2011 年获得国家卫生城市的四川省广安市，我们可以用非卫生城市（never treated units 如四川省达州市）作为对照，可以用在 2017 年获得卫生城市称号的城市（not-yet-treated units 如四川省宜宾市）2017 年之前的数据作为对照，也可以用 2002 年获得卫生城市称号的城市（treated units，如四川省绵阳市）2002 年之后的数据作为对照。

Andrew Goodman-Bacon（2021）文章表明双向固定效应模型的估计量[式（12.4）中双向固定效应模型的 β_3]是对每一个干预-对照群组每一时期效果（2×2DiD）的加权平均。因此，只有假设所有群组两两之间均满足平行趋势假设，并且每组的政策效果都不随时间变化，双向固定效应模型的估计量才可以被解释为因果效应。该文章进一步将双向固定效应模型的估计量分解为平均因果效果的加权平均，各组不同趋势的方差加权，和各组不同时期因果效果差别的加权平均。该文没有给出具体的解决方法，但是建议使用事件研究方法以更好地估计政策影响。

Callaway 和 Sant'Anna（2021）、Sun 和 Abraham（2021）两篇文章提出了应对各组不同时期因果效果差别（交错 DiD 情形）的估计方法。其中 Sun 和 Abraham（2021）文章特别针对于事件研究设计。以国家卫生城市创建为例，Sun 和 Abraham（2021）方法首先估计了每个城市干预队列（例如，2011 年获得国家卫生城市称号的城市为 2011 干预队列）在不同的事件年份(l,自赢得称号以来的年份)的政策效果(队列事件平均干预效应,cohort-time average treatment effects),然后按照计算事件年份计算干预效果的加权平均值。Callaway 和 Sant'Anna (2021)设计思路与之类似,但是提出了更多的加总平均方法,以得到相应的因果效应参数。例如,我们可以依据 Callaway 和 Sant'Anna(2021)的方法估计国家卫生城市在不同年份(如 2011 年,2012 年,2015 年)的效果。其他文章也针对交错倍差法提出了类似的方法[20,21]。

(四)评价和修正倍差法的平行趋势假设

平行趋势假设是倍差法的核心假设,但是如何评价其真实性是使用倍差法过程中遇到的一大挑战。主要原因在于我们无法得知干预组的结果变量在没有干预的情况下的变化趋势。在实际的研究中,我们通过比较干预组和对照组结果变量在干预前的变化趋势(pre-trends)来评估平行趋势假设。如前文所述,对事件分析的倍差法,我们可以通过观测干预前的政策效果是否都接近于零或者无显著增加或降低趋势。我们也可以利用回归模型检验干预组和对照组在干预之前结果变量的趋势是否有差异,但这需要足够的观测时间以确保统计功效(statistical power)[22]。

如果实际的分析数据并不满足平行趋势假设,我们应该怎么办呢?在此推荐两种方法。第一,我们可以通过两步的倍差法控制干预前的两组间结果变量的趋势差异(如下文我们对国家卫生城市的具体评价分析)。第二,我们也可以使用合成控制法(synthetic control)来构建一个满足平行趋势假设的对照组[23]。我们以三明医改为例。如果要评价三明医改对人均医疗费用的影响,我们可以利用此方法从全国的城市中选择一些城市组合并给城市不同的权重作为对照组,让其与医改之前三明市的人均医疗费用变化趋势相同。合成控制法最近也扩展到了事件研究法[24]和交错倍差法[25]。如果读者需要采用合成控制法,建议阅读本文所引用的相关文献。

三、研究意义

本研究设计依据各个城市(乡镇)在不同的时间获得国家卫生城市(乡镇)称号建立倍差法分析模型。分析模型结合了计量经济学的最新发展,纳入了对卫生城市创建影响因创建时间而异的考量。该研究方法可为其他的项目评价提供理论框架和研究思路。

通过对国家卫生城市的案例研究,描述国家卫生城市创建的主要活动和工作模式,探讨国家卫生城市创建对于城市所产生的重要影响,有利于其他城市了解国家卫生城市的影响,学习国家卫生城市创建的具体做法和工作机制。对国家卫生城市的综合评价,不但有利于为进一步规划国家卫生城市未来创建工作提供决策依据,也可以为其他的公共政策问题提供可以借鉴的政策经验。

四、文献综述

在国内,虽然与国家卫生城市相关的评论和研究很多,但大多数文献主要针对国家卫生城市标准的某一方面意见、建议和各地方创建国家卫生城市存在的问题、对策与实践经验。对于国家卫生城市创建对城市产生的效果评价研究较少,主要包含两方面:一是对于评价指标选择的探讨,二是对于创建活动对城市单一方面的影响。

(一)国家卫生城市评价指标体系

关于国家卫生城市评价指标体系的研究较少,而且集中于国家卫生城市定量指标体系的构建,旨在判断一个城市是否达到国家卫生城市标准和要求。指标的选择更多通过德尔菲法(Delphi 法)和因子分析,建立指标评价体系。吴玉珍等[26]在对目前国家卫生城市指标和考核方法进行分析之后,提出应该建立更为客观的综合评价方法。可先采用德尔菲法进行指标筛选,在此基础上再选用主成分分析、聚类分析、变异系数法、相关系数法等其他数学方法进行验证或进一步筛选。综合评价方法可先采用因子分析浓缩数据,运用主成分分析法提取公因子,再利用这些因子代替原来的观测变量进行聚类分析,最后建立数学模型。史祖民等[27]提出将原始数据进行标准化处理(分法)后进行因子分析,采用主成分分析法提取公因子,公因子确定的原则为特征值大于 1 和累积贡献率大于 70%。用最大方差旋转进行坐标轴旋转,以解释公因子。通过因子分析,把观测变量的信息转换成少数几个公因子的因子值,将几个因子的得分进行线性加权求和(以各因子的贡献率作为权重),得出综合得分并进一步进行分类与分析,将各变量还原为原始变量值得综合评价模型。孙俊[28]等利用德尔菲法建立了一套适应新时期四川省卫生城市建设工作需要的,科学合理、量化可比、简单易行、实用性强的卫生城市建设评价指标体系,其包括 11 个一级指标和 33 个二级指标。阮师漫等[29]从健康城市的视角对国家卫生城市和 WHO 健康城市的异同进行了分析。

(二)国家卫生城市创建效果评价

文献研究结果表明国家卫生城市创建对于改善城区环境、促进人民健康水平提高、激励地方政府改善健康环境、推动经济发展产生了明显的作用[30-35]。

1. 改善城区环境　国家卫生城市创建的重点内容在于改善城区环境卫生,在标准中对诸多环境指标提出了明确要求。因此,创建活动对于环境的影响最为直接也最为明显。王宇明[36]对河南省 30 个随机样本城镇(15 个国家卫生城镇、15 个非国家卫生城镇)研究表明,国家卫生城镇的生活垃圾无害化处理率、生活污水集中处理率、建成区绿化覆盖率、绿地率、人均公园绿地面积、城中村环境综合整治率、农贸市场规范化管理率和背街小巷道路硬化率均高于非国家卫生城镇。谢立梅[31]的调查结果同样显示,地级国家卫生城市居民对目前城市卫生状况满意率达 98.99%,而非国家卫生城市仅仅为 83.47%,差异有统计学意义。岳大海等的研究比较了 15 个国家卫生城市和匹配的 15 个对照城市,发现国家卫生城市创建显著增加了城区垃圾处理率、污水处理率和人均绿地面积[37]。

2. 改善公共卫生环境　国家卫生城市创建对于改善健康的大环境,切断疾病的传播媒介发挥了很大的作用,尤其表现在病媒生物防治工作和小餐饮业食品卫生方面。齐宏亮[38] 2013 年对 20 个国家卫生城市和非国家卫生城市研究结果表明国家卫生城市和非国家卫生城市病媒生物防制效果具有显著差异,创建国家卫生城市工作对推动各地病媒生物防制工作的开展具有积极作用。国家卫生城市病媒生物专业机构建设、相关工作开展情况及病媒生物密度控制水平均优于非国家卫生城市。杨金妹等[39]对山东省淄博市属所有旅店、理发美容店、公共浴室的卫生进行了专题调查,结果显示:旅店用具(脸盆、脚盆、被套等)与床位的配套合格率,理发美容店化妆品合格率、消毒设备配备率,洗浴场所(包括桑拿浴室)消毒设备配备率、化妆品的合格率、洗浴用水的合格率,卫生许可证办证率、从业人员体检率、健康证持证率、卫生知识培训率、公共用具用品消毒合格率、一次性卫生用品合格率,在创建国家卫生城市后显著高于之前水平,差异有统计学意义。

3. 传染病防治　通过改善城市环境卫生,提高饮用水和食品卫生质量,强化病媒生物控制以及疾病预防控制工作等举措,国家卫生城市显著降低了乙类传染病的发病率。并且与非国家卫生城市比较,差异显著。谢立梅等[31]有关山东省 5 个地级国家卫生城市、5 个县级国家卫生城市和 5 个相近的非国家卫生城市,共 15 个城市传染病防治情况研究表明,虽然在传染病及突发公共卫生事件网络直报覆盖率、登记报告率、报告及时率、报告准确率、报告完整率和居住 3 个月以上的流动人口儿童建卡(证)率方面,三类城市间的差异没有统计学意义,但是在乙类传染病发病率方面,非国家卫生城市发病率显著高于县级国家卫生城市和地级国家卫生城市。国家卫生城市乙型肝炎、细菌性痢疾和肺结核的发病率明显低于非国家卫生城市,差异有统计学意义。王宇明[36]对河南省 30 个随机样本城镇研究表明,2012 年卫生城镇传染病年总发病率为 369.12/10 万,低于非卫生城镇的 527.74/10 万。而且国家卫生城镇疾病预防控制机构、人员、经费情况优于非国家卫生城镇。

4. 健康行为与慢性病 国家卫生城市标准中对健康教育和健康促进工作提出了明确的要求,包括健康知识知晓率和健康行为形成率等。这对于促进居民养成良好的行为习惯、促进健康水平提高产生了明显的促进作用。朱媛媛等[40]针对山东省 5 个地级国家卫生城市、5 个县级国家卫生城市和 5 个相近的非国家卫生城市 1 449 名居民调查显示,在平衡膳食、参加运动、低盐饮食、戒烟限酒及其他方面,国家卫生城市居民采取健康生活方式的比例显著高于对照城市。张春道[41]对连云港市创建国家卫生城市学校健康教育开展效果的研究中指出,连云港市教育系统对健康教育工作比较重视,大部分学校将责任层层落实,并开展了丰富的健康教育活动。但仍然存在一些问题,如部分毕业班不开设健康教育课,控烟制度不健全,忽视了对教职工的健康教育工作等。王宇明[36]选取河南省 30 个国家卫生乡镇研究同样表明,国家卫生城镇在控烟、健康生活、卫生保健、职业病防治等方面宣传力度大于非国家卫生城镇;2012 年国家卫生城镇的人均期望寿命为 77.81 岁,高于非国家卫生城镇的 73.78 岁。

5. 社会经济影响 对于城市环境的整治,改善了城市投资环境,促进了旅游业等第三产业的发展。同时通过国家卫生城市命名,有效地激励地方政府重视公共卫生工作并投入大量人力、物力。通过创建活动不断加强政府部门间的合作,也得到群众的满意。陈晓东[42]等运用 LEPC 曲线拐点理论以江苏省不同类型的城市为研究对象,探讨了卫生城市创建与经济发展的关系,结果表明经济基础较好的城市卫生城市创建对经济促进作用在创建后 2 年较快地出现,而经济基础较差的城市卫生城市创建对经济促进作用不明显。文章指出 LEPC 的拐点可判定为人均 GDP 5 000 元,即达到此水平的城市通过开展卫生城市建设可促进其经济发展。王宇明[36]对河南省 30 个随机样本城镇研究表明,2006 年和 2012 年,河南省国家卫生城市国民生产总值平均量分别为 852 亿元和 2 131 亿元,高于非国家卫生城市的 592 亿元和 1 362 亿元,纵向对比,某市创建前经济增长速度为 16.2%,创建后为 18.6%,高于创建前。Yongmei Zhang 和 Bingqin Li[43]的研究表明,国家卫生城市通过奖励与竞争的方式,很好地促进了地方政府和社会的参与程度,增加了地方政府对公共卫生领域的重视与投入。

(三)国际健康城市评价研究进展

国际上与我国国家卫生城市相类似的为健康城市创建。但两者有很大的不同。健康城市理念于 1984 年提出,1986 年 WHO 健康城市项目正式启动。WHO 对健康城市的界定是:健康城市是指一个由健康人群、健康环境和健康社会有机结合发展的整体,健康城市建设应该能改善城市环境,拓展城市发展的资源,促进城市相互支撑体系,发挥城市最大潜能。健康城市应具有清洁美丽、居住安全的城市环境,稳定的、可持续发展的生态系统,能为所有城市居民提供食物、饮用水、住房等生活必需品。

与健康城市相比较,我国建设的国家卫生城市更注重城市环境和基础设施的改善。我国卫生城市建设,涉及的主要方面为行业卫生、环境保护、市政建设,健康教育则贯穿整个建设的始终,这完全是从我国的实际情况出发,工作的重点是解决城市脏、乱、差和不文明、不卫生状况,所以着重强调提高城市的整体卫生水平(如市容市貌、行业卫生),从而逐步为市民创造一个良好的生活环境,这应该说完全符合我国的国情,但相对健康城市而言还是属于比较低的层次。

1. 健康城市评价方法探讨 国际上很多研究探讨如何科学严谨地对健康城市进行评价,包括健康城市评价方法学研究和指标的选取。Evelyne de Leeuw[44]在全面分析健康城市评价所需解决的问题之后,提出可以用 RE 框架(realist evaluation framework)对健康城市进行评价。他指出 RE 的核心理念是每一个项目(如健康城市)都有其可供检验的特有理论。因此 RE 所处理的主要问题不是一个理论或者干预是否有效,而是什么情况下什么措施对什么人有效。简言之,产出(outcome)= 机制(mechanism)+背景(context)。WHO 开展健康城市创建并没有一个统一的评价系统和推荐的评价指标[45]。Yvonne(1999)使用 53 个健康决定因素指标对 47 个欧洲城市进行调查。研究测试了基础信息数据在健康促进过程和城市活动中的可行性,同时文件的应答在较大的范围和多个方面存在问题[46]。MICHEL(2006)对选择健康城市的评价指标是否是一个政治任务展开了论述[47]。Premila(2012)在原有 53 个健康决定因素指标基础上继续整合提出了可用于健康城市评价的 32 个健康决定因素指标[11],并对数据的可得性做了实证研究。

2. 国际健康城市评价研究 国际上对于健康城市的评价研究较少,有学者认为健康、社会经济影响需要经过一段时间才能出现,而且受很多因素的影响,很难分离单纯由健康城市所带来的影响。因此大多数的研究也局限于对健康城市过程和结果的评价,包括健康城市开展的活动,以及对于城市健康理念提高的影响等。第一,发展中国家健康城市评价。Trudy Harpham[12]于 2001 年对发展中国家的 5 个健康城市做了第一次评价。其主要的活动集中于健康意识提高和环境改善,特别是固体废弃物的处理。有证据表明利益相关者对环境与健康联系的理解有了明显的提高,但是对于健康城市的政治承诺仍然有限,可能由于大部分城市并不是被要求参与此项目,因此对城市政策的影响是有限的。许多城市动用了大量的人力与财力,并且取得了有效的部门间合作。WHO 的支持也保证了健康城市协调者可以在国家层面开展工作,并提高了他们的个人能力。Beverly Collora Flynn 等[48]以两个健康城市为例,就社区参与程度进行了评价,并指出由于缺乏直接测量社区能力(community empowerment)的指标,可以用社区行动的性质和连续性进行测量。在另外一篇文章中,Bevely[49]还介绍了印度健康城市的现状以及值得推广的经验。第二,发达国家健康城市评价。Demarin V 等[50]探讨了健康城市创建对于巴塞罗那和萨格勒布预防控制中风的作用。Caroline Hall 等[51]对英国布赖顿和霍夫两个健康城市的 27 名利益相关者进行了深入访谈,研究发现健康城市的创建对于城市建设理念产生了很明显的影响,包括将健康问题像教育、环境一样立法,提高了领导者对于城市发展对健康影响的认识,提高了部门间合作解决健康决定因素的能力,在健康影响评价(health impact assessment)方面取得了巨大成就,将健康老龄化作为城市优先领域,通过改善健康决定因素降低了健康不公平性。同时作者建议应该建立一个综合的监测评估系统,指标的选择应采用与当地利益相关者有关的重要指标。Alistair Lipp[52]对 59 个欧洲健康城市网络城市的部门间合作进行了评价。该网络分四阶段,每一阶段有不同的侧重点。研究发现相对于该网络的第三阶段,在第四阶段部门之间合作的程度有了进一步地加深。其主要的促进因素为高层次的政治承诺和组织有序的健康城市办公室。

五、研究目的

本文中汇总了 1996—2012 年我国所有县市的面板数据,以此评价国家卫生城市(县城)创建对县市级五岁以下儿童死亡率(U5MR)的影响。本章节基于作者在 BMJ Global Health 发表的国家卫生城市创建健康评价影响的文章[53]。文章详细记录了城市的纳入和排除标准。五岁以下儿童死亡率是衡量城市健康状况的良好指标。几乎 20% 的儿童死亡发生在五岁之前,五岁以下儿童死亡率的水平和趋势对于了解公共卫生趋势特别重要[54]。鉴于生命历程早期经历在健康老龄化进程中的重要地位,该指标也体现了国家卫生城市(县城)创建对于未来生命历程健康改善的潜在贡献。

第二节　研　究　方　法

一、理论框架

我们采用 Mosley 和 Chen(1984)的发展中国家儿童生存分析的理论框架以指导我们的卫生城市建设评价研究[55]。该框架指出社会经济决定因素通过五类直接决定因素影响儿童死亡率:母体因素(年龄、胎次、出生间隔),环境污染(空气、食物/水/手指、皮肤/土壤/无生命物体和昆虫媒介),营养缺乏,伤害和个人疾病控制。国家卫生城市(县城)创建涉及广泛的社会经济决定因素,尤其是改善城市生活环境,理应对儿童健康产生影响。例如,创建活动重要的财务支出之一是建立或升级废物处理设施和下水道系统。先前的研究表明,国家卫生城市创建显著改善了城市生活污水和垃圾处理[37]。来自与美国[56]和其他发展中国家[57]研究表明水质和城市卫生状况的改善可以降低儿童死亡率。此外,由于创建活动起源于以控制传染病为重点的爱国卫生运动,该创建活动也在健康教育和除"四害"方面做出了很大努力[58]。这些举措可以通过控制传染病来降低儿童死亡率[58,59]。

二、指标和资料来源

我们选用五岁以下儿童死亡率(U5MR)作为人群健康指标。该指标指规定年份内每千名活产儿中五岁以下儿童死亡数。2 851 个县区(占我国县/区的 99.8%)1996—2012 年五岁以下儿童死亡率来自 Wang 等人(2018)基于我国人口普查和全国妇幼健康年报系统等数据的测算[60,61]。1996—2012 年的研究时期具有重要意义。它对应我国最快的城市化速度和第二快的五岁以下儿童死亡率下降速度。如图 12-1 所示,我国五岁以下儿童死亡率在1970—1986 年急剧下降,1986—1990 年基本持平,1991 年后再次快速下降。

我国数据在线(China Data Online)根据国家统计局发布的统计年鉴,编制了丰富县级和城市所属城区的社会经济变量[62]。数据涵盖自 1996 年的多个领域年度数据,包括人口、土地、总体经济、卫生系统和教育。我们提取了这些社会经济变量,并根据县/市名称和行政代码将它们与国家卫生城市列表、国家卫生县城列表和五岁以下儿童死亡率数据集进行匹配。此外,由于国家卫生城市创建在北京、天津、上海和重庆的区级层面实施,我们根据这四个直辖市1996—2012 年的统计年鉴,额外收集了区级社会经济变量。县/市级社会经济变量中的缺失值通过线性插值(linear interpolation)填充。数据缺失比例很小,它们很可能是随机缺失的。

截至 2017 年的我国健康市县名单,以及获得称号的年份,均来自中华人民共和国国家卫生健康委员会。

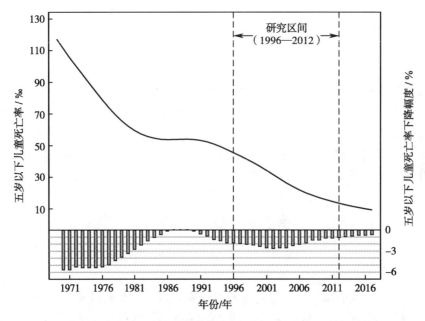

图 12-1 中国五岁以下儿童死亡率 1970—2017 变化趋势

注：五岁以下儿童死亡率数据来自世界银行。左侧 y 轴代表五岁以下儿童死亡率，右侧 y 轴代表五岁以下儿童死亡率的年度变化。

三、研究设计

研究设计基于各城市和县城在不同时间获得国家卫生城市称号的准实验研究。该研究纳入了倍差法（difference-in-differences）在个体被干预的时间不尽相同（staggered adoption of treatment）和处理效应随时间变化（heterogeneous treatment effects）的最近研究成果[17-19,63,64]。由于范围和标准的不同，我们对国家卫生城市和县城分别进行了评价。此外，我们按东部、中部、西部做了分组分析。

参与国家卫生城市创建活动的地区包括地级市（地级市下的所有城区为单位）、县级市和四个直辖市（北京、天津、上海、重庆）各区。该研究对卫生城市评价包括所有三种类型的划分并统称为城市，分析单位为城市；卫生县城评价的分析单位为县城。我们的研究涵盖了我国几乎所有的市县。在拥有五岁以下儿童死亡率数据的 2 851 个县/区中，国家卫生城市研究纳入了 707 个城市（部分区汇总为地级市），1 631 个县被纳入了国家卫生县城的研究。这些市（县）既有健康城市（县城）[以下简称"已受干预（treated units）"或"曾受干预（ever treated units）"]，也有非健康城市（县城）[以下简称"从未干预（untreated units）"]作为对照。因此，这是一个平衡的面板数据，我国健康城市研究 $N=707$ 和 $T=17$，我国健康县城研究 $N=1\ 631$ 和 $T=17$（图 12-2）。

截至 2017 年，共有 338 个城市获得了国家卫生城市称号。由于行政区域的变化或缺乏本研究所需的指标变量，我们从分析中删除了一些城市——干预组中保留了 318 个国家卫生城市。另外，由于只有 1996—2012 年的五岁以下儿童死亡率数据，我们进一步将样本限制在 2012 年之前获得国家卫生城市称号的城市。最后，我们纳入了 176 个卫生城市，其中东部 110 个，中部 32 个，西部 34 个。我们在国家卫生县城研究中纳入了 126 个卫生县。在纳入分析的卫生县中，东部有 26 个，中部有 52 个，西部有 48 个。

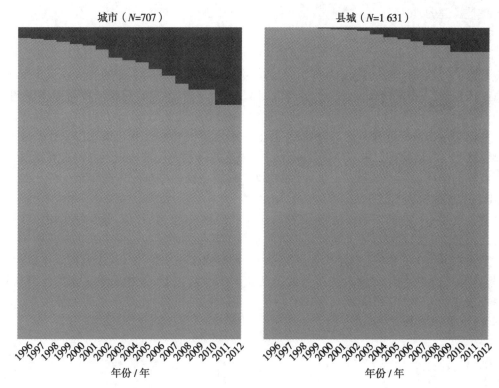

图 12-2　国家卫生城市（县城）评价研究纳入城市（县城）的时空分布

注：左图为国家卫生城市评价研究纳入城市的时空分布，深灰色为国家卫生城市累计分布。右图显示了纳入国家卫生县城评价研究的县城的时空分布，深灰色代表国家卫生县城的累计分。浅灰色区域表示非国家卫生城市（县城）比较县。

四、分析方法

本文采用倍差法评价国家卫生城市（县城）创建对五岁以下儿童死亡率的影响。不同于传统的两时期两组别的倍差法估计，本文的计量模型纳入了对于个体被干预的时间不尽相同和处理效应随时间变化的最新研究成果[17,20,65]，并分两步进行。

第一步，非参数的事件研究方法（a nonparametric event study）：

$$U5MR_{ct}=\alpha+\sum_{\tau}\delta_{\tau}P_{\tau,ct}+\pi_1 1(tauL)+\pi_2 1(tauR)+\lambda_t+\gamma_c+\beta X_{ct}+\epsilon_{ct} \qquad 式（12-7）$$

其中 $U5MR_{ct}$ 指城市（县城）c 在 t 年的五岁以下儿童死亡率。我们构建了一个新的事件时间变量（event time）τ，设定城市（县城）获得国家卫生城市（县城）的年份为零，获得称号之前为负值，之后为正值。在干预组中，τ 的范围包括-13 到 14。对从未获得国家卫生城市（县城）称号的城市（县城），τ 始终为 0。在分析中，我们将 τ 限定在-8 到 10。在此情况下，模型设定需要在一致性（consistency）和效率（efficiency）之间存在折中。距获得称号年份（$\tau=0$）的时间越远，干预组和对照组之间的可比性越低（影响模型参数估值的一致性），而越接近指定年份，我们的样本量就越小（影响模型参数估值一致性和效率）。为了选择左边界，我们要求五岁以下儿童死亡率的时间趋势中不应有明显的转折点。否则，这将表明当时有其他政策干预措施。基于此，我们选择 $\tau=-8$ 作为评估时间窗口的左边界。鉴于我们的目标是估计 5 年效应和 10 年效应，我们使用 $\tau=10$ 作为右边界。评价结果对于限制范围的不同选择是稳健的。

$P_{\tau,ct}$ 包含对于城市或县城 c 在 t 年有关 τ 的一系列虚拟变量。如果 $\tau<-8$ 则 $1(tauL)=$ 1，如果 $\tau>10$ 则 $1(tauR)=1$。λ_t 指时间固定效应，以控制国家水平五岁以下儿童死亡率的变化趋势。γ_c 指城市/县城固定效应，可控制各城市/县城随时间不变的五岁以下儿童死亡率影响因素。X_{ct} 指随时间变化的社会经济变量，包括年末人口数、行政区域面积、国内生产总值（GDP）、第一产业增加值、第二产业增加值、中学在校生人数、小学在校生人数和医院床位数。回归系数的标准误差聚集在城市/县城水平。由于五岁以下儿童死亡率数据来源于模型估计[61]，以上模型以五岁以下儿童死亡率误差的倒数为权重修正不同城市五岁以下儿童死亡率的测量误差。如果一个被处理的城市/县城在获得称号前后两年至少有一次观察值，则包括在分析样本之中。

虚拟变量（$P_{\tau,ct}$）的一系列回归系数（$\hat{\delta}_\tau$ s）是我们感兴趣的估计值，其反映了城市在获得称号之前和之后的五岁以下儿童死亡率并且排除了其他模型所控制的混杂因素的影响。这些回归系数（$\hat{\delta}_\tau$ s）在 $\tau=-1$ 的年份被设定为 0。我们将这些系数与 τ 绘制在图表中，以直观地呈现干预组和对照组之间五岁以下儿童死亡率的轨迹差异，并指引第二步的模型设定。这些图表表明五岁以下儿童死亡率没有均值突变（mean shift），而是明显的趋势改变（trend break）（图 12-3 和图 12-4）。

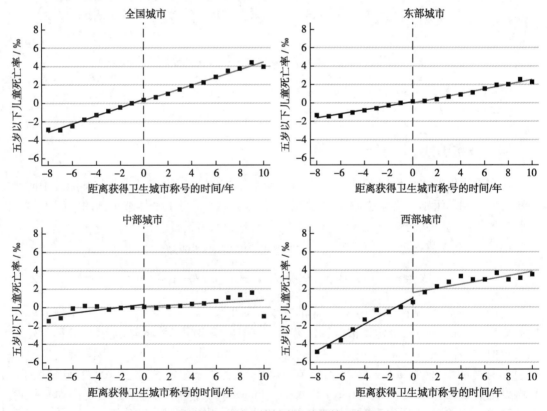

图 12-3　国家卫生城市评价事件研究图

注：我们将两步倍差法第一步中关于 τ 的指标变量的系数（δτs）与事件时间（τ）作图。系数（δτs）表示剔除城市固定效应、年份固定效应和其他混杂因素的五岁以下儿童死亡率。此外，我们将系数（δτs）标准化，使得它们在 $\tau=-1$ 时等于 0。蓝色实线是五岁以下死亡率（U5MR）在 $\tau<0$ 时的线性拟合，红色实线代表获得国家卫生城市称号后（$\tau\geqslant0$）的线性拟合。

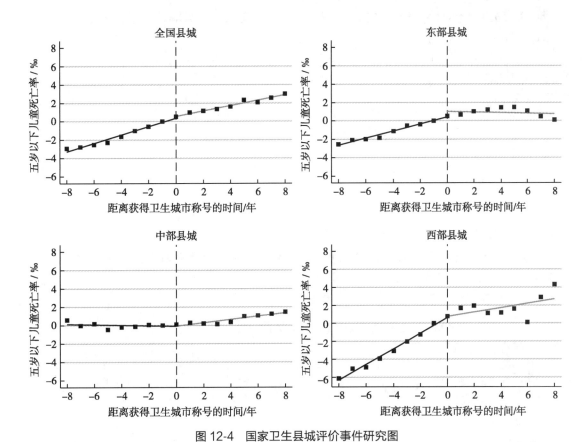

图 12-4　国家卫生县城评价事件研究图

注:我们将两步倍差法第一步中关于τ的指标变量的系数($\delta\tau s$)与事件时间(τ)作图。系数($\delta\tau s$)表示剔除城市固定效应、年份固定效应和其他混杂因素的五岁以下儿童死亡率。此外,我们将系数($\delta\tau s$)标准化,使得它们在$\tau=-1$时等于0。蓝色实线是五岁以下儿童死亡率(U5MR)在$\tau<0$时的线性拟合,红色实线代表获得国家卫生县城称号后($\tau\geq0$)的线性拟合。

第二步:趋势改变模型评价国家卫生城市(县城)创建对于五岁以下儿童死亡率的影响。

$$\hat{\delta}_{\tau}=\theta_0+\theta_1 I_{\tau}+\theta_2\tau+\theta_3(I_{\tau}\times\tau)+\epsilon \qquad \text{式}(12\text{-}8)$$

I_{τ}是一个虚拟变量,在干预组获得称号之后等于1,之前等于0。回归系数θ_1反映了获得称号之后五岁以下儿童死亡率的均值改变。最近的实证研究通常控制干预前结果变量的线性趋势以修正"平行趋势假设"假设[17,19,65,66]。最新研究表明如果干预组和对照组五岁以下儿童死亡率的趋势差异为线性,那么此法可以得到真实的估计值。平行趋势假设在本文中指假如卫生城市(县城)没有参与创建活动,其五岁以下儿童死亡率的逐年趋势应与对照组相同。但是,无法对此假设进行直接检验。在绝大多数研究中,研究者通过比较干预组和对照组结局变量在干预之前的变化趋势对此假设影响进行评判。

事件研究图(event-study graphs)表明,线性趋势确实可以很好地反映这些预先存在的趋势。通过控制事件时间τ,模型在一定程度上修正了预先存在的差异趋势(θ_2)。因此,该模型同时放宽了对平行趋势假设的要求。我们只要求获得称号的时间与五岁以下儿童死亡率的线性时间的偏差不相关,而这在我们的研究中是合理的。

模型中虚拟变量I_{τ}和事件τ的交互项允许卫生城市(县城)对健康的影响随时间变化。该回归模型以回归系数δ_{τ}的标准误差的倒数为权重。对国家卫生城市,我们估计获得称号五年($\theta_1+5\theta_3$)和十年($\theta_1+10\theta_3$)之后对五岁以下儿童死亡率的影响。由于国家卫生县城开展时间较晚,我们估计获得称号五年($\theta_1+5\theta_3$)和八年($\theta_1+8\theta_3$)之后对五岁以下儿童死亡率的影响。我们使用线性模型拟合上述两个方程,以避免面板数据中的偶然参数问题(incidental parameter problems)[67]。

第三节 主要结果和讨论

一、主要结果

表 12-1 和表 12-2 分别按东、中、西部记录了国家卫生城市和县城的数量。表 12-1 显示,在研究期间,城市中的五岁以下儿童死亡率从 34.0‰稳步下降到 11.9‰。东、中、西部城市五岁以下儿童死亡率的差异也大幅降低;西部和东部的五岁以下儿童死亡率差异从 1996 年的 25.7‰下降到 2012 年的 7.5‰。同时,从 1990 年开始,几乎每年都有很多城市获得国家卫生城市的称号,但是大部分集中在东部地区。

表 12-1 按年份和地区的国家卫生城市数量和五岁以下儿童死亡率

年份/年	全国		东部		中部		西部	
	卫生城市数量/个	U5MR/‰	卫生城市数量/个	U5MR/‰	卫生城市数量/个	U5MR/‰	卫生城市数量/个	U5MR/‰
1990	1		1		0		0	
1991	0		0		0		0	
1992	7		7		0		0	
1993	3		1		1		1	
1994	2		2		0		0	
1995	10		7		1		2	
1996	3	34.0	3	24.2	0	34.7	0	49.9
1997	1	32.5	1	23.2	0	33.2	0	47.7
1998	2	30.9	2	22.3	0	31.6	0	44.7
1999	5	29.3	4	21.3	0	30.2	1	42.0
2000	5	27.4	3	20.0	2	28.1	0	39.0
2001	2	26.0	1	19.0	0	26.6	1	37.3
2002	10	24.2	6	17.8	2	24.7	2	34.8
2003	19	22.2	16	16.2	2	22.8	1	31.7
2004	5	20.7	4	15.2	0	21.4	1	29.4
2005	5	19.2	3	14.1	0	19.8	2	27.1
2006	15	17.6	9	13.1	4	18.3	2	24.5
2007	15	16.5	9	12.3	2	17.1	4	22.7

年份/年	全国		东部		中部		西部	
	卫生城市数量/个	U5MR/‰	卫生城市数量/个	U5MR/‰	卫生城市数量/个	U5MR/‰	卫生城市数量/个	U5MR/‰
2008	18	15.6	9	11.5	7	15.9	2	22.2
2009	13	14.3	9	10.8	2	14.8	2	19.8
2010	0	13.4	0	10.1	0	13.7	0	18.4
2011	35	12.6	13	9.5	9	13.0	13	17.4
2012	0	11.9	0	9.0	0	12.3	0	16.5
2013	0		0		0		0	
2014	69		27		20		22	
2015	1		1		0		0	
2016	0		0		0		0	
2017	72		25		22		25	

注：U5MR 指五岁以下儿童死亡率。

表 12-2 显示了各区域县城的五岁以下儿童死亡率下降和趋同趋势。从 1996 年到 2012 年，县城的五岁以下儿童死亡率从 61.6‰ 下降到 19.5‰，但西部地区的五岁以下儿童死亡率水平仍然最高。图 12-2 展示了国家卫生城市（县城）在空间和时间上的变化。

表 12-2　按年份和地区的国家卫生县城数量和五岁以下儿童死亡率

年份/年	全国		东部		中部		西部	
	卫生城市数量/个	U5MR/‰	卫生城市数量/个	U5MR/‰	卫生城市数量/个	U5MR/‰	卫生城市数量/个	U5MR/‰
1990	0		0		0		0	
1991	0		0		0		0	
1992	0		0		0		0	
1993	0		0		0		0	
1994	0		0		0		0	
1995	0		0		0		0	
1996	0	61.6	0	34.5	0	49.0	0	81.8
1997	0	58.9	0	33.2	0	46.6	0	78.3
1998	1	55.9	0	31.8	0	43.8	1	74.3
1999	0	52.9	0	30.5	0	41.3	0	70.2
2000	5	49.6	1	29.2	3	38.5	1	65.8
2001	2	45.7	0	27.3	0	35.4	2	60.5
2002	4	42.3	0	25.6	3	32.6	1	55.9

续表

年份/年	全国		东部		中部		西部	
	卫生城市数量/个	U5MR/‰	卫生城市数量/个	U5MR/‰	卫生城市数量/个	U5MR/‰	卫生城市数量/个	U5MR/‰
2003	7	38.8	3	23.5	3	29.7	1	51.4
2004	18	35.6	4	22.1	9	27.0	5	47.1
2005	16	32.7	4	20.5	6	24.6	6	43.4
2006	10	29.9	4	18.9	3	22.3	3	39.7
2007	12	27.7	3	17.4	3	20.3	6	36.9
2008	17	26.5	2	16.2	9	18.7	6	36.0
2009	0	23.9	0	14.9	0	17.4	0	31.9
2010	34	22.4	5	13.9	13	16.3	16	30.0
2011	0	20.7	0	13.0	0	15.1	0	27.7
2012	0	19.5	0	12.1	0	14.3	0	26.0
2013	97		12		29		56	
2014	0		0		0		0	
2015	0		0		0		0	
2016	0		0		0		0	
2017	192		47		46		99	

注:U5MR 指五岁以下儿童死亡率。

图 12-3 和图 12-4 展示了国家卫生城市(县城)创建对五岁以下儿童死亡率影响的事件研究图。图 12-3 和图 12-4 显示,干预组的平均五岁以下儿童死亡率水平普遍较低,但五岁以下儿童死亡率在干预之前的上升趋势表明,对照组在降低五岁以下儿童死亡率方面正在逐年接近,并呈现线性趋势。因此,式(12-8)方程 2 中的趋势改变模型利用线性函数形式修正了干预前干预组和对照组在五岁以下儿童死亡率的不同变化趋势。从这些图表中,我们可以看到卫生城市(县城)创建总体上与五岁以下儿童死亡率的降低有关,尤其是对于我国西部的城市和我国东部的县城。

运用两步计量模型量化了国家卫生城市(县城)创建对五岁以下儿童死亡率的影响(表 12-3)。表 12-3 的面板 A 显示,国家卫生城市创建五年后,五岁以下儿童死亡率降低了 0.72($95\% CI:-1.2\sim-0.2;P=0.008$),十年后,五岁以下儿童死亡率降低了 1.38($95\% CI:-2.2\sim-0.6;P=0.002$)。这意味着每 100 万活产儿中,国家卫生城市创建成功之后五年避免了 720 名儿童死亡,创建成功十年,儿童死亡人数降低了 1 380。国家卫生城市创建对我国西部城市的五岁以下儿童死亡率影响最为显著;创建成功五年后五岁以下儿童死亡率降低 3.22($95\% CI:-5.7\sim-0.8;P=0.013$),十年后降低 7.18($95\% CI:-11.0\sim-3.4;P=0.001$),两者均具有统计学意义。国家卫生城市创建在东部和中部地区的五年和十年效应较小且无统计学意义。

表 12-3 国家卫生城市（县城）对五岁以下儿童死亡率影响

模型	全国	东部	中部	西部
面板 A:国家卫生城市				
事件时间趋势(τ)	0.39***	0.17***	0.06	0.53***
	(0.03)	(0.02)	(0.10)	(0.13)
政策(I_τ)	−0.06	−0.10	−0.61	0.74
	(0.15)	(0.12)	(0.59)	(0.72)
政策(I_τ)×事件时间趋势(τ)	−0.13***	−0.02	−0.03	−0.79***
	(0.03)	(0.03)	(0.12)	(0.15)
常数项	−16.56***	−19.87***	2.32***	29.75***
	(0.13)	(0.11)	(0.52)	(0.63)
五年效果	−0.72***	−0.18	−0.76	−3.22***
	(0.24)	(0.19)	(0.93)	(1.14)
十年效果	−1.38***	−0.26	−0.92	−7.18***
	(0.37)	(0.30)	(1.45)	(1.79)
第二步模型观测样本	19	19	19	19
第一步城市数	645	268	216	161
第一步城市数×观测时间	10 965	4 556	3 672	2 737
面板 B:国家卫生县城				
事件时间趋势(τ)	0.40***	0.28**	−0.02	0.74***
	(0.08)	(0.12)	(0.05)	(0.14)
政策(I_τ)	0.94*	1.45**	0.45	−0.30
	(0.48)	(0.66)	(0.32)	(0.82)
政策(I_τ)×事件时间趋势(τ)	−0.44***	−0.65***	0.05	−0.38**
	(0.10)	(0.14)	(0.07)	(0.17)
常数项	−45.53***	−42.30***	10.21***	−1.53**
	(0.40)	(0.57)	(0.25)	(0.70)
五年效果	−1.27	−1.80	0.73	−2.20
	(0.73)	(1.04)	(0.46)	(1.27)
八年效果	−2.59**	−3.75**	0.89	−3.34*
	(0.97)	(1.39)	(0.62)	(1.69)
第二步模型观测样本	19	19	19	19
第一步城市数	1 631	365	477	789
第一步城市数×观测时间	27 727	6 205	8 109	1 341

注:*** $P<0.01$,** $P<0.05$,* $P<0.1$。

表 12-3 的面板 B 记录了国家卫生县城创建对五岁以下儿童死亡率影响的估计值。它表明,在获得国家卫生县城称号八年后,2.59(95% CI:-4.66~-0.52;P=0.008)的五岁以下儿童死亡率下降可归功于国家卫生县城的创建。八年的健康影响也因地区而异。在我国东部各县,创建活动导致五岁以下儿童死亡率显著下降了 3.75(95% CI:-6.71~-0.80;P=0.016)。创建活动对我国中部县的五岁以下儿童死亡率没有明显影响。在西部地区,虽然第八年的健康效果(95% CI:-6.95~0.27;P=0.067)具有重要的公共卫生意义,但是我们也未能发现该效果有统计学意义。需要注意的是,图 12-4 中西部的事件研究图显示五岁以下儿童死亡率在创建成功的后期有上升趋势,这可能与西部一些卫生城市缺乏可持续性有关。

此外,我们做了很多的敏感性分析以检测结果对于不同模型设定的稳健性。

首先,基于第一步的估计[式(12-7)],我们使用未知断点的结构断裂分析(structural break analysis with unknown breakpoints)检查两步回归模型中估计量的真实性。分析结果发现西部城市在 τ=5、所有县在 τ=2,和东部县在 τ=5 时有显著趋势断点,并具有统计学意义。整个城市样本的断点年份位于指定年份(τ=0)没有统计学意义(但是非常接近)。这些结果佐证了我们的主要分析结果。

其次,我们将非国家卫生城市(县城)排除在分析样本之外,以解决卫生市/县[曾受干预(ever treated)]可能与非卫生市/县[从未干预(untreated or never treated)]存在系统性差异的担忧。在该分析中,我们使用"尚未干预(not-yet-treated)"的市/县作为对照组。例如,对于 2003 年的队列(定义为 2003 年获得称号的市/县)和 2009 年的队列(在 2009 年获得称号的市/县),本分析在 1992 年至 2009 年的评估时间段内,将 2003 年队列作为干预组,将 2009 年队列作为对照组。在此期间,2009 年队列为"尚未干预"组。我们没有发现有意义的变化。这表明,无论"曾受干预"组与"从未干预"组之间有任何未测量的差异,我们的研究结果对于纳入非卫生城市(县城)到分析样本是稳健的。

再次,2021 年发表的论文表明,城市(县城)对于干预时间的潜在选择可能会导致双向固定效应估计值出现严重偏差[18,21,64,68]。例如,国家卫生城市(县城)创建对于早期创建成功的城市(县城)的健康影响可能不同于晚期创建成功的城市(县城)。最近的研究中提出了对此异质性干预效果稳健的估计方法,其中 Sun 和 Abraham(2021)文章特别针对于事件研究设计[18,21,63]。简言之,Sun 和 Abraham(2021)首先估计了每个城市队列(例如上面定义的 2003 年的队列)在不同的事件年份(自赢得称号以来的年份)的干预效果,然后按照计算事件年份计算干预效果的加权平均值。我们在第一步的事件研究中应用了这种方法,然后重新估计了第二步参数模型(以修正干预组与对照组之间在干预前五岁以下儿童死亡率的潜在不同变化趋势)。应用该方法,我们发现了和我们主要分析一致的估计结果。这表明我们的研究结果并没有因城市(县城)间潜在的干预效应随着时间的推移不同而产生偏差。

最后,我们评估主要分析结果对不同模型设定是否稳健。我们的两步模型倍差法在使用面板数据研究时比传统的(一步)方法更有效[69]。一步方法的估计值在数值上与我们的两步方法的估计值相等,但由于效率损失,一些估计在统计上变得不显著。使用城市/县级人均社会经济指标,对研究期间城镇化率的控制,以及研究期间医疗保险覆盖率的增加是稳健的。

二、讨论

本文对我国运行多年的全国性公共卫生运动——国家卫生城市(县城)创建——的健康

影响进行了全面的评估。我们发现这项公共卫生运动与五岁以下儿童死亡率的降低有着显著的相关性。该关联在不同地区之间存在很大差异：我国西部城市从国家卫生城市创建中受益最大，而东部县城从国家卫生县城创建中获益最多。

同时，研究也发现了国家卫生城市(县城)创建对健康的影响在不同地区之间相差很大。对于国家卫生城市创建，我们未能在东部和中部地区发现显著的健康影响。这可能是因为这些城市的五岁以下儿童死亡率已经很低，因此可能需要更长的时间才能看到效果。1996年东部城市五岁以下儿童死亡率为24.2‰，中部城市为34.7‰，西部城市为49.9‰。此外，各地区经济发展、对国家卫生城市标准的实施和执行的差异也可以解释该活动在地区间的异质性影响。例如，西部城市的公共卫生基础设施投资比东部和中部城市差，这使得西部城市五岁以下儿童死亡率对公共卫生条件的改善更加敏感[70]。对于国家卫生县城创建，我们发现该创建对健康产生了重大影响，尤其是在东部地区。在西部县中，事件研究图显示了对五岁以下儿童死亡率降低的短期影响，然而，该健康效果并没有持续下去。国家卫生县城创建并没有像国家卫生城市创建那样获得更多的政治和财政支持，因此改善公共卫生的投入在很大程度上取决于县域自身的经济状况。东部地区的县较为富裕，可以维持公共卫生投资。相比之下，许多西部县通常通过政府贷款来建立公共卫生基础设施和改善城市生活环境。然而，这些城市在获得称号后难以维持这样的投资和人力资源。另外，国家卫生县城只要求县政府所在乡镇参与，而县级五岁以下儿童死亡率涵盖全县范围。因此，我们的研究结果有可能低估了国家卫生县城的健康影响。

与其他复杂的公共卫生干预措施一样，国家卫生城市(县城)创建活动的复杂性使得很难理清哪些具体创建活动在改善人群健康方面最有效。而且，我国缺乏市/县级环境和卫生指标的详细数据，也给实证分析进一步带来了障碍。有研究将国家卫生城市在改善城市生活环境和人口健康方面的成功归因于政府部门之间的跨部门合作[37,44,71,72]。其他研究也表明，该创建活动通过奖励和竞赛的方式有效地推动了地方政府改善城市生活环境和实现公共卫生[44,71]。另外，城市赢得国家级称号的获胜心态实际上也大大推动了动员公众，促进跨部门合作，并激励市/县领导进行投资以改善生活环境。还值得注意的是，赢得荣誉称号可以为市/县领导人带来巨大的政治资本，而且政府官员在创建活动中的表现也被纳入评估和晋升制度[44]。因此，国家卫生城市(县城)称号对于激励地方是必要和关键的。尽管缺乏有关创建活动对健康影响具体机制的证据，我们的研究结果仍然可以指导国家卫生城市(县城)创建活动在我国其他城市和县的推广。因为创建活动的标准化为一揽子公共卫生干预措施，一旦市/县计划参与创建活动，这些措施将作为一个整体实施。

我们的研究有局限性。由于缺乏随机分配，我们不能保证所有未观察到的混杂因素在国家卫生城市/县和对照市/县之间是平衡的。因此，我们的估计仅表明相关性，而不是因果关系。但是，我们的交错倍差法研究设计可以控制干预城市/县和对照城市/县随时间不变的健康决定因素，包括国家规定的基本公共服务和其他政策。我们的统计模型可控制参与国家卫生城市(县城)创建的潜在差异选择，并控制了市/县固定效应、年份效应和很多随时间变化的社会经济变量。而且我们的结果对于具有不同控制变量和模型设定的各种敏感性分析也是稳健的。此外，受数据限制，我们的研究限于1996到2012年。未来的研究可以收集更多年的数据，并将评估扩展到其他相关的健康结果。

第四节 政策建议与未来研究方向

因为健康取决于健康环境,这意味着健康问题远远超出了卫生系统。改善健康环境需要其他部门的参与,甚至是公众的参与,我国的国家卫生城市运动撬动了众多资源用以改善城镇居民的工作生活环境,实现了有效的部门间合作以及促进了社区参与。在面临稀缺资源时,各个利益相关部门有时会存在冲突以及各自的优先发展领域。因此,在公共政策制定过程中,需要建立机制或者平台来确保政策连贯一致以应对不同利益相关者之间复杂和快速变化的相互关系[73]。本研究发现国家卫生城市创建已经证明了其在协调多部门和多水平合作方式达成公共政策目标方面的效率与效益,这一方法也与全政府以及全社会理念相吻合。这实际上也是国家健康城市的潜在目标:将各部门和社区联合起来关注城市健康和城市相关健康问题。

国家卫生城市与 WHO 健康城市之间的不同点主要在于三个方面:具体的测量指标,严格的评审程序和广泛的社会动员。对于 WHO 健康城市,其得到政治承诺的一个重要决定因素在于健康城市协调员(coordinator)对于领导者的可及性和影响力[12];但是国家卫生城市直接由市长或者副市长作为该运动的协调者。在国家卫生城市创建期间,市政府将国家卫生城市标准规定的具体指标分配给一组相关部门。这样将会激励部门间追求共同的目标而非部门各自的目标。此外,透明的指标和目标值有助于测量部门间合作效果。因此,这种整合性的安排将会带来众多益处,比如成本分摊,加强政策的指向性、部门的责任感等等。国家卫生城市创建的另一个重要方面是该活动对于全社会的动员。一方面国家卫生城市是爱国卫生运动在城市开展的重要形式,依托于爱国卫生运动使得国家卫生城市创建活动拥有较好的群众基础[44,74]。另一方面,与居民有关的指标例如垃圾收集率和除"四害"最终由社区工作人员负责,并对此制订了绩效考核机制。社区工作人员可以利用其与居民的良好关系促进社区居民的广泛参与。

全社会、全政府的方式同样也有其缺点。例如,一些研究发现不同部门之间相冲突的目标可能会导致决策过程的停滞、资源效率低和失去部门的独立性[75]。国家卫生城市创建过程中通过协调会议来处理该问题。例如宝鸡市实行每周六例会,株洲市实行月例会制度。例会往往由市长或者副市长主持,有各相关部门负责人参与,共同协商解决在创建过程中遇到的需要协调的问题。正因为由市长或者副市长协调,而非卫生局或者环保局等二级单位协调,因此该会议往往会达成很多共识。

实际上,很多的公共卫生问题都需要多部门的合作,需要来自卫生部门甚至是政府部门以外的合作伙伴。在目前的背景下,传染病的控制尚未完成,例如广东省的登革热和西非的埃博拉出血热暴发,以及慢性非传染性疾病发病率不断攀升、慢性病相关危险因素的流行[76],全社会、全政府的工作方式在社会政策中显得尤为重要。鉴于全社会、全政府的最终目的是确保部门间政策在设计和实施过程的一致性[77],在处理上述公共卫生问题时该种公共政策方式是需要的。多部门合作和全社会动员在国家卫生城市创建改善城市环境和健康的有效性可以为我国以及其他国家处理健康问题提供借鉴。在全球已经达成共识,全政府在控制与慢性病危险因素相关的烟草类产品、速冻食品和酒精方面是有效的[78]。除此之外,全社会的方式同样被 WHO 在非卫生部门中开发流行性感冒大流行的准备和应急策略中使用[79],而且在公共卫生政策的制定中也被证明是有效的[73]。因此,国家卫生城市创建的激励机制,具体的测量指标,严格的评审程序以及其明确责任的做法可以考虑用于不同地区不同时间慢性病防控的策略。此方法也可以被用于其他国家的卫生系统,尤其是在那些基础设施发展薄弱而且政策实施需要很强领导力的中低收入水平国家。相反,研究表明在发展中国家,全政府方式的缺乏可能会削弱社会服务的提供,人身安全的保障,经济管理和包容性的政治进程[80]。

　　本研究确实发现了国家卫生城市(县城)创建有利于降低五岁以下儿童死亡率、提升公众健康。我们的研究为我国的政策制定者在全国范围内继续支持和推动国家卫生城市(县城)创建提供了亟需的证据。此外,国家卫生城市(县城)创建类似于 WHO 健康城市网络,提供了该网络在发展中国家的效果可比较的实证数据[12,81-83]。但是国家卫生城市创建如何影响城市的长期健康结局和经济发展需要更进一步的研究。此外,由于县市一级的健康结果指标数据有限,我们在分析中仅包括五岁以下儿童死亡率。尽管五岁以下儿童死亡率是人口健康的一个很好的代表,但未来的研究可以增加更多的健康结果指标。

　　如何确保创建成果的可持续发展是国家卫生城市创建面临的重要挑战。在创建国家卫生城市期间,各个城市成立了暂时性的市创建国家卫生城市领导小组和办公室以负责协调、组织和监督国家卫生城市的创建。但是在城市获得命名之后,该机构被撤销,其职责被移交至市爱国卫生运动办公室。市爱国卫生运动办公室在部门之间协调的能力和力度决定了其工作能否顺利开展。尽管全国爱卫办会每三年对已经获得命名的城市进行复查,而且每个城市都建立了一系列的长效机制,受限于政府换届的影响,国家卫生城市受到的支持也是不稳定的。因此,确保国家卫生城市良好的制度化对于国家卫生城市长期发展有着重要作用。

(岳大海)

参考文献

[1] United Nations Population Fund. State of the world population 2007:unleashing the potential of urban growth [R]. New York:2007.

[2] United Nations Department of Economic and Social Affairs Population Division. World Urbanization Prospects: The 2011 Revision[R]. New York:2012.

[3] GONG P,LIANG S,CARLTON E J,et al. Urbanisation and health in China[J]. Lancet,2012,379(9818): 843-852.

[4] ZHU Y G,IOANNIDIS J P A,LI H,et al. Understanding and harnessing the health effects of rapid urbanization in China[J]. Environmental Science & Technology,2011,45(12):5099-5104.

[5] VLAHOV D,GALEA S. Urbanization,urbanicity,and health[J]. Journal of Urban Health,2002,79(4 Suppl 1):S1-S12.

[6] World Health Organization. Closing the Gap in a Generation:Health Equity through Action on the Social Determinants of Health[R]. Geneva:WHO,2008.

[7] World Health Organization. The world health report 2002:reducing risks,promoting healthy life[R]. Geneva: WHO,2002.

[8] KONTEH F H. Urban sanitation and health in the developing world:reminiscing the nineteenth century industrial nations[J]. Health & Place,2009,15(1):69-78.

[9] World Health Organization. WHO Healthy Cities Project:Promoting Health in the Urban Context[Internet]. Geneva:WHO,2000.

[10] ASHTON J. The origins of healthy cities. Healthy Cities. (1992):1-12.

［11］ WEBSTER P，SANDERSON D. Healthy cities indicators：a suitable instrument to measure health？［J］. Journal of Urban Health，2013，90 Suppl 1（Suppl 1）：52-61.

［12］ HARPHAM T，BURTON S，BLUE I. Healthy city projects in developing countries：the first evaluation［J］. Health Promotion International，2001，16（2）：111-125.

［13］ WERNA E，HARPHAM T. The implementation of the healthy cities project in developing countries：lessons from Chittagong［J］. Habitat International，1996，20（2）：221-228.

［14］ CARD D，KRUEGER A B. Minimum wages and employment：A case study of the fast-food industry in New Jersey and Pennsylvania［J］. American Economic Review，1994，84（4）：772-793.

［15］ BERTRAND M，DUFLO E，MULLAINATHAN S. How much should we trust differences-in-differences estimates？［J］. The Quarterly Journal of Economics，2004，119（1）：249-275.

［16］ AI C，NORTON E C. Interaction terms in logit and probit models［J］. Economics Letters，2003，80（1）：123-129.

［17］ DOBKIN C，FINKELSTEIN A，KLUENDER R，et al. The economic consequences of hospital admissions［J］. American Economic Review，2018，102（2）：308-352.

［18］ SUN L Y，ABRAHAM S. Estimating dynamic treatment effects in event studies with heterogeneous treatment effects［J］. Journal of Econometrics，2021，225（2）：175-199.

［19］ GREENSTONE M，HANNA R. Environmental regulations，air and water pollution，and infant mortality in India［J］. American Economic Review，2014，104（10）：3038-3072.

［20］ ATHEY S，IMBENS G W. Design-based analysis in difference-in-differences settings with staggered adoption ［J］. Journal of Econometrics，2022，226（1）：62-79. .

［21］ DE CHAISEMARTIN C，D'HAULTFOEUILLE X. Two-way fixed effects estimators with heterogeneous treatment effects［J］. American Economic Review，2020，110（9）：2964-2996.

［22］ ROTH J. Pre-test with caution：Event-study estimates after testing for parallel trends［J］. American Economic Review：Insights，2022，4（3）：305-22.

［23］ ABADIE A，DIAMOND A，HAINMUELLER J. Synthetic control methods for comparative case studies：Estimating the effect of California's tobacco control program［J］. Journal of the American Statistical Association，2010，105（490）：493-505.

［24］ XU Y. Generalized synthetic control method：Causal inference with interactive fixed effects models［J］. Political Analysis，2017，25（1）：57-76.

［25］ BEN-MICHAEL E，FELLER A，ROTHSTEIN J. Synthetic controls with staggered adoption［J］. Journal of the Royal Statistical Society Series B，2022，84（2）：351-381.

［26］ 吴玉珍，李延平，周明浩，等. 国家卫生城镇考核评价方法的分析与研究［J］. 中国公共卫生，2001，17（3）：273-274.

［27］ 史祖民，李延平，陈晓东，等. 卫生城市建设综合评价模型研究［J］. 江苏卫生保健，2000（4）：194-196.

［28］ 孙俊. 四川省卫生城市建设评价指标体系研究［D］. 成都：四川大学，2007.

［29］ 阮师漫，岳大海，成刚，等. 健康城市视角下的国家卫生城市创建［J］. 环境与健康杂志，2014，31（9）：829-832.

［30］ 岳大海，阮师漫，成刚，等. 国家卫生城市创建对城市健康环境指标影响的评价研究［J］. 中国预防医学杂志，2015，16（2）：136-140.

［31］ 谢立梅. 国家卫生城市创建绩效评价研究［D］. 济南：山东大学，2011.

［32］ 阮师漫，岳大海，成刚，等. 我国卫生城市创建对城市居民健康的影响［J］. 环境与健康杂志，2015，32（2）：142-146.

［33］ 曹玉梅. 创建国家卫生城市促进城市健康快速发展［J］. 江苏卫生事业管理，2009，20（4）：23-24.

［34］ 曹配亮. 徐州市创建国家卫生城市的实践及探索［J］. 江苏卫生保健，2012，14（4）：26-27.

［35］ 蔡井松. 漳州市创建国家卫生城市的难点及对策［J］. 海峡预防医学杂志,2003,9(1):67.

［36］ 王宇明. 河南省卫生城镇创建效益评价［J］. 河南医学研究,2013,22(6):949-952.

［37］ YUE D,RUAN S,XU J,et al. Impact of the China Healthy Cities Initiative on urban environment［J］. Journal of Urban Health,2017,94(2):149-157.

［38］ 齐宏亮. 创建国家卫生城市对病媒生物防制效果影响研究［D］. 北京:中国人民解放军军事医学科学院,2013.

［39］ 杨金妹,丁颖,李婷婷. 创建卫生城市的活动对淄博市公共场所卫生质量的影响［J］. 职业与健康,2004,20(11):127-128.

［40］ 朱媛媛,李士雪,赵增科,等. 山东省城市居民国家卫生城市知识及态度调查［J］. 中国公共卫生,2010,26(10):1326-1327.

［41］ 张春道. 从创建国家卫生城市看学校健康教育的开展效果［J］. 健康教育与健康促进,2007(1):59-60.

［42］ 陈晓东,李延平,吴玉珍,等. 卫生城市建设与经济发展关系的 LEPC 曲线理论拐点研究［J］. 中国公共卫生管理,2001,17(4):257-260.

［43］ ZHANG Y,LI B. Motivating service improvement with awards and competitions-hygienic city campaigns in China［J］. Environment and Urbanization,2011,23(1):41-56.

［44］ DE LEEUW E. Do healthy cities work? A logic of method for assessing impact and outcome of healthy cities［J］. Journal of Urban Health,2012,89(2):217-231.

［45］ VAN OERS J A,REELICK N F. Quantitative indicators for a healthy city:the Rotterdam local health information system［J］. Journal of Epidemiology and Community Health,1992,46(3):293-296.

［46］ DOYLE Y G,TSOUROS A D,CRYER P C,et al. Practical lessons in using indicators of determinants of health across 47 European cities［J］. Health Promotion International,1999,14(4):289-299.

［47］ O'NEILL M,SIMARD P. Choosing indicators to evaluate Healthy Cities projects:a political task?［J］. Health Promotion International,2006,21(2):145-152.

［48］ FLYNN B C,RAY D W,RIDER M S. Empowering communities:action research through healthy cities［J］. Health Education Quarterly,1994,21(3):395-405.

［49］ FLYNN B C,RIDER M,RAY D W. Healthy cities:the Indiana model of community development in public health［J］. Health Education Quarterly,1991,18(3):331-347.

［50］ DEMARIN V,RUNDEK T,TOMLJANOVIC B,et al. Prevention of stroke:a report from collaboration project between Zagreb and Barcelona［J］. Neurologia Croatica,1991,41(1-2):43-50.

［51］ HALL C,DAVIES J K,SHERRIFF N. Health in the urban environment:a qualitative review of the Brighton and Hove WHO Healthy City Program［J］. Journal of Urban Health,2010,87(1):8-28.

［52］ LIPP A,WINTERS T,DE LEEUW E. Evaluation of partnership working in cities in phase IV of the WHO Healthy Cities Network［J］. Journal of Urban Health,2013,90 Suppl 1(Suppl 1):37-51.

［53］ YUE D,CHEN X,ZHU Y,et al. Reductions in under-5 mortality and public health improvements of the China Healthy Cities(Counties)initiative:a nationwide quasi-experimental study［J］. BMJ Global Health,2022,7(3):e007154.

［54］ World Health Organization. World Health Statistics 2012［R］. Geneva:World Health Organization,2012.

［55］ MOSLEY W H,CHEN L C. An analytical framework for the study of child survival in developing countries［J］. Population and Development Review,1984,10:25-45.

［56］ CUTLER D,MILLER G. The role of public health improvements in health advances:the twentieth-century United States［J］. Demography,2005,42(1):1-22.

［57］ GÜNTHER I,FINK G. Water and sanitation to reduce child mortality:The impact and cost of water and sanitation infrastructure. World Bank Policy Research Working Paper(5618),2011.

［58］ HIPGRAVE D. Communicable disease control in China:From Mao to now［J］. Journal of Global Health,

2011,1(2):224-238.

[59] BABIARZ K S,EGGLESTON K,MILLER G,et al. An exploration of China's mortality decline under Mao: A provincial analysis,1950-80[J]. Popul Stud(Camb),2015,69(1):39-56.

[60] WANG Y,LI X,ZHOU M,et al. Under-5 mortality in 2851 Chinese counties,1996-2012:a subnational assessment of achieving MDG 4 goals in China[J]. Lancet,2016,387(10015):273-283.

[61] WANG H,LIDDELL C A,COATES M M,et al. Global,regional,and national levels of neonatal,infant,and under-5 mortality during 1990-2013:a systematic analysis for the Global Burden of Disease Study 2013[J]. Lancet,2014,384(9947):957-979.

[62] China Data Online. China Data Online. 2019;https://www.china-data-online.com/. Accessed 2/16,2019.

[63] CALLAWAY B,SANT'ANNA P H C. Difference-in-Differences with multiple time periods[J]. Journal of Econometrics,2021,225(2):200-230.

[64] GOODMAN-BACON A. Difference-in-differences with variation in treatment timing[J]. Journal of Econometrics,2021,225(2):254-277.

[65] GOODMAN-BACON A. Public insurance and mortality:Evidence from medicaid implementation[J]. Journal of Political Economy,2018,126(1):216-262.

[66] BHULLER M,HAVNES T,LEUVEN E,et al. Broadband internet:An information superhighway to sex crime? [J]. Review of Economic Studies,2013,80(4):1237-1266.

[67] LANCASTER T. The incidental parameter problem since 1948[J]. Journal of Econometrics,2000,95(2):391-413.

[68] JAKIELA P. Simple Diagnostics for Two-Way Fixed Effects[J]. arXiv preprint arXiv:210313229. 2021.

[69] DONALD S G,LANG K. Inference with difference-in-differences and other panel data[J]. The Review of Economics and Statistics,2007,89(2):221-233.

[70] FENG X L,THEODORATOU E,LIU L,et al. Social,economic,political and health system and program determinants of child mortality reduction in China between 1990 and 2006:a systematic analysis[J]. Journal of Global Health,2012,2(1):010405.

[71] LI B,HUIKURI S,ZHANG Y,et al. Motivating intersectoral collaboration with the Hygienic City Campaign in Jingchang,China[J]. Environment and Urbanization,2015,27(1):285-302.

[72] LI Z. Motivating cadres by tournaments:Rating and praise in contemporary China[J]. Journal of Shanghai Jiaotong University,2014,22(5):54-62.

[73] ADDY N A,POIRIER A,BLOUIN C,et al. Whole-of-society approach for public health policymaking:a case study of polycentric governance from Quebec,Canada[J]. Annals of the New York Academy of Sciences,2014,1331:216-229.

[74] 肖爱树. 20 世纪 60—90 年代爱国卫生运动初探[J]. 当代中国史研究,2005(3):55-65.

[75] EXWORTHY M,POWELL M. Big windows and little windows:implementation in the 'congested state'[J]. Public Administration,2004,82(2):263-281.

[76] FRENK J,MOON S. Governance challenges in global health[J]. New England Journal of Medicine,2013,368(10):936-942.

[77] CHRISTENSEN T,LÆGREID P. The whole-of-government approach to public sector reform[J]. Public Administration Review,2007,67(6):1059-1066.

[78] LENCUCHA R,DROPE J,CHAVEZ J J. Whole-of-government approaches to NCDs:the case of the Philippines Interagency Committee:Tobacco[J]. Health Policy and Planning,2015,30(7):844-852.

[79] World Health Organization. Whole-of-Society pandemic readiness:WHO guidelines for pandemic preparedness and response in the non-health sector[R]. Geneva:WHO,2009.

[80] United Nations. United Nations E-Government Survey 2012[R]. New York:United Nations,2012.

［81］ DE LEEUW E. Evidence for Healthy Cities：reflections on practice，method and theory［J］. Health Promotion International，2009，24 Suppl 1：i19-i36.

［82］ FLYNN B C. Healthy Cities：toward worldwide health promotion［J］. Annual Review of Public Health，1996，17：299-309.

［83］ KENZER M. Healthy Cities：a guide to the literature［J］. Public Health Reports，2000，115(2-3)：279-289.

第十三章

宁夏在线卫生服务需求研究

信息技术和互联网迅速发展的背景下,在线卫生服务普及率不断提高。互联网技术是否能提升资源缺乏地区的卫生服务可及性,居民的健康需求是关键影响因素之一。基于在线卫生服务实践及现有研究,本章要解决的问题包括:如何从需求角度探讨在线卫生服务利用特征及影响因素;偏远地区居民对在线卫生服务的利用状况如何,受到哪些因素的影响,是否是以健康为导向;偏远地区居民遇到健康问题时,是否愿意选择在线卫生服务,是否愿意支付一定的费用获取在线卫生服务。

第一节　研　究　背　景

一、研究问题的提出

在信息技术和互联网迅速发展的背景下,通过互联网方式提供卫生服务成为了传统卫生服务体系的重要补充,在线卫生服务成为未来卫生服务体系发展的重要方向[1-3]。当前世界各国都面临着医疗资源短缺、分布不均衡的问题,互联网技术是否能提升资源缺乏地区的卫生服务可及性,取决于其是否能反映资源缺乏地区居民的健康需求。

1. **互联网技术与卫生服务**　据中国互联网络信息中心发布的《第 47 次中国互联网络发展状况统计报告》,截至 2020 年 12 月,中国互联网普及率为 70.4%,且其在东、西部地区的差距在逐渐缩小[4],这为互联网在卫生服务资源缺乏地区发挥作用提供了重要前提。互联网技术迅速发展及相关技术在卫生服务领域的应用,使传统就医行为和模式发生了转变。WHO 将信息技术在卫生服务中利用的实践统称为电子健康[5],并依照服务对象的不同,将其分为针对公众、卫生服务提供者、卫生体系和数据管理四个方面。本章将在线卫生服务作为研究内容,即针对公众的电子健康服务:公众通过互联网和信息技术远距离获得健康信息和卫生服务,具体包括在线健康信息查询、在线问诊、与医生在线交流、远程医疗等。

健康不公平是全球性问题,互联网技术在解决健康不公平问题方面有重要的潜力[6-8]:提升数据存储和传输质量[9,10],提升卫生体系质量和效率[11,12];突破健康信息传播和卫生服务提供的地理、时间限制,提高卫生服务可及性[13];缩小城乡居民健康服务和信息获取差距,提升健康公平[14]。对于卫生服务机构能力差地区的居民,各种类型的卫生服务提供形式可以作为提升卫生服务利用可及性的重要途径。我国现有的在线卫生服务形式主要包括健康保健类服务和诊断治疗类服务。健康保健类服务具体包括健康资讯、健康管理、保健药品、健康体检、慢性病管理等,通过网站、App、线上药店等服务形式进行服务提供;诊断治疗类服务包括针对患者提供的在线挂号、问诊、治疗、支付等服务类型。

2. **中国互联网医疗的政策背景**　互联网技术在卫生领域相关的政策发展可以分为三

个阶段:政策孕育期(2009—2014 年)、政策萌芽期(2015—2017 年)和快速发展期(2018年—现在)。2009 年,《中共中央国务院关于深化医药卫生体制改革的意见》中指出:"大力推进医药卫生信息化建设。利用网络信息技术,促进城市医院与社区卫生服务机构的合作,积极发展面向农村及边远地区的远程医疗。"2015 年开始,进入政策萌芽期。当年的政府工作报告中首次提到"互联网+",随后国务院发布了《国务院关于积极推进"互联网+"行动的指导意见》(国发〔2015〕40 号),将"互联网+医疗"作为 11 项专项行动之一。之后,国务院陆续发布多项文件对"互联网+"与医疗行业的融合做出明确要求。同时,国家和地方的相关政策开始探索如何确定在线卫生服务的价格、支付方式、收费标准等。2018 年以来,互联网医疗相关政策进入了快速发展期。《国务院办公厅关于促进"互联网+医疗健康"发展的意见》明确了"互联网+医疗健康"的服务体系、支撑体系、监管体系等。随后,《互联网诊疗管理办法(试行)》《互联网医院管理办法(试行)》《远程医疗服务管理规范(试行)》相继出台,明确了不同的服务提供形式及管理方针。2019 年,《国家医疗保障局关于完善"互联网+"医疗服务价格和医保支付政策的指导意见》明确了"互联网+"医疗服务医疗保险可支付项目的准入标准。

通过对相关政策的梳理可知,现有政策更多地关注政策框架的构建,包括服务准入、服务主体的资质认定和管理、服务内容和服务方式、服务支付,政策已经有了明确的导向,还需要建立更具体的支撑体系。并且,现有的政策也将提升偏远地区卫生服务质量和可及性作为在线卫生服务的重要目标。

随着在线卫生服务的发展,如何更好地在西部农村地区发挥作用、提供适合当地居民需求的服务、真正实现提高西部农村地区卫生服务可及性的目的,成为未来相关政策需要关注的重点问题[15,16]。卫生服务需要和需求是卫生政策和卫生计划的出发点,未来在线卫生服务政策只有以需求方的利用和需求为基础,在需求方证据的基础上制定,才能实现在线卫生服务的可持续发展。

基于在线卫生服务实践及现有研究,提出本研究所要解决的问题:如何从需求角度探讨在线卫生服务利用特征及影响因素;偏远地区居民对在线卫生服务的利用状况如何,受到哪些因素的影响,是否是以健康为导向;偏远地区居民遇到健康问题时,是否愿意选择在线卫生服务,是否愿意支付一定的费用获取在线卫生服务。

二、相关理论和方法

居民获取在线卫生服务,本质上是一种就医行为。就医是个人为了满足健康需要,购买和利用卫生服务的行为。现代信息技术和互联网技术的发展,为个人就医提供了更多样的途径和选择,就医行为的相关研究,也开始与信息技术相关理论和方法结合。互联网技术在医疗卫生服务领域的应用时间较短,技术接受模型、创新扩散理论等信息技术领域理论模型应用较广泛,另外,还有研究者从消费者价值角度探讨信息技术对卫生服务领域的影响。

1. **技术接受模型**　技术接受模型(technology acceptance model,TAM)是探讨信息技术系统使用的常用模型之一,经常作为基础理论框架[17-19],最早由 Davis 于 1989 年提出[20],主要观点是对互联网技术的选择和使用意向由态度决定,而态度由互联网技术感知的有用性和感知的易用性决定,感知的有用性和易用性由包括社会政策环境、相关组织结构及设计特征等外部变量决定。技术接受模型自提出之后不断发展,其中 TAM2(或技术接受扩展模型)[21]及 TAM3[22,23]有效地解释了信息技术领域的选择和使用行为。在卫生服务领域,将技术接受模型作为基础框架,与其他模型或影响因素相结合解释互联网技术的发展与健康的相关研究较多[24,25]。然而,技术接受模型将计算机技术独立出来,过于强调认知因素,没有纳入需求者对服务内容的使用意向和评价[26,27],对个体特性和内在动机的忽略导致了其对实践的指导有限。

2. 创新扩散理论　创新扩散理论由 Roger E. M. 提出[28,29],通过描述新的技术或现象在人群中传播的进程,解释个体特性、人际交流、大众传播等对创新的影响。该理论将个体对创新的决策过程分为获知、说服、决策、确认四个阶段,既从微观角度分析个体对于创新的采纳过程,又从宏观角度阐述影响新技术扩散的系统因素。创新扩散理论已经运用到不同的领域中,如教育学、公共卫生、医学、营销、管理学等,并作为理论架构为改革提供指导和参考。与技术接受模型相比,创新扩散理论更关注新技术在社会中的传播过程,研究内容和研究层次有更好的代表性,可以从宏观角度分析技术进步与组织发展,涉及的学科领域更广泛,有更高的实用和推广价值。

3. 价值评价理论　在经济学中,价值是凝结在商品中抽象的无差别的人类劳动,是构成商品的重要因素之一。在卫生领域,对服务价值的评价,更能预见新技术手段在健康领域的利用[30]。疾病的发生和诊疗的不确定性风险诱发了医患间的信息不对称[31],"信息"成为了一种有价值的商品。互联网加剧了医疗信息的溢出趋势,信息供给数量、质量和范围的改变也影响到患者的就诊决策[32]。

消费者价值理论认为,消费者感知价值是真正驱动消费者产生购买行为的原因。消费者是否会做出购买的决策,取决于感知到的利益与感知到的成本之间的相对关系,感知到的利益越大,感知的价值就越大,就越容易做出购买决策[33]。在互联网环境下,有研究[34]开始探讨网络环境下消费者的感知价值,将其分为三种类型:结果性价值、情感性价值和程序性价值,分别是指对通过互联网所获得的商品或服务能够满足其情感需求、使用需求和过程需求的偏好和评价。从需求价值的角度可更好了解卫生服务领域信息技术的决策过程;而现有的实践中,科技的价值导向不明确,尤其是对病人的价值判断不明确,影响了现有的健康科技项目的顺利实施[35]。

三、研究意义

本研究选取我国西部偏远省份宁夏的农村居民为研究对象,进行在线卫生服务利用的实证研究,分析互联网与信息技术发展对该地区农村居民健康信息获取和卫生服务利用的影响,弥补偏远地区相关研究的不足。主要的理论意义在于:第一,以卫生服务利用模型为基础,探讨在线形式对卫生服务利用影响的作用机制和框架,可以为现有以技术为主导的探讨提供新的研究思路,并寻求改进策略;第二,在研究方法的应用上,无论是条件价值法的引导技术,还是支付意愿的分析、需求评估,都为在线卫生服务需求方的实证研究积累了方法学经验。现实意义包括:第一,从需求角度探索在线卫生服务的价值,对在线卫生服务在全国未来的发展策略、服务提供方式和内容优化等方面具有直接的政策参考意义;第二,分析选择和支付意愿特征及影响因素,有助于设计有针对性的服务策略和类型,为在线卫生服务的发展提供重要的设计依据;第三,提供支付意愿值和需求曲线,为在线卫生服务的筹资政策、卫生资源配置提供科学数据支撑。

四、文献综述

1. 国内外研究总结　居民最开始使用互联网作为健康信息获取途径,因此,针对在线卫生服务利用和需求的研究以健康信息查询的形式最早开展,主要的研究地区集中在欧美等较发达国家和地区,研究方法以较大范围的横断面调查为主。

美国较早开始在互联网使用者中开展健康相关互联网使用的研究,2003 年利用 Knowledge Network[36]开展了针对 4 764 名互联网使用者的调查,调查得到 40% 的调查对象会使用互联网搜索健康信息,6% 的调查对象会用电子邮件跟医生或者其他医疗专家联系,但互联网获取健康信息对卫生服务利用的影响有限。随着时间的推移,使用互联网获取健康信息的居民越来越多,2013 年,通过对代表了 59% 美国成年人的样本进行分析[37],发现 72% 的美国成年人会使用互联网获取健康信息,28% 的人会根据网上搜索到的信息决定是不是去看医生。欧洲、日本等国家和地区也对在线卫生服务健康信息获取服务利用进行了较大范围的居民调查:2005 年欧洲七国的居民调查[38]显示 44% 的居民、71% 的网民通过互联网获取健康知识,6% 的网民在线预约、挂号等;同样的,2007 年日本的居民调查[39]发现使用互联网获取健康信息占居民的 23.8%,但互联网对于日本居民的健康相关能力和行为的影响十分有限。中国关于在线卫生服务利用需求的研究,主要还是将互联网作为获取健康知识的方式。辜鸣等[40]对深圳市福田区社区居民健康教育需求进行调查,结果发现,38.6% 的社区居民健康信息获取的主要渠道为互联网;一些研究在健康信息传播[41]或者网民[42-44]中展开,调查表明,67.3% 到 82.96% 的网民遇到健康问题时会首先选择互联网获取健康信息,而不是直接求助医生。除了将互联网作为健康信息传播的平台,在线卫生服务的方式开始多样化,更多人开始研究其他的实现形式,包括使用邮件、视频方式与医生在线沟通、在线问诊等。2011 年[45]一项针对欧洲 14 个国家居民的研究表明,平均四分之一以上的欧洲居民会通过邮件向医生咨询健康问题,所占居民总数的比例从法国的 18.7% 到丹麦的 50.7% 不等;2014 年针对美国 2 019 名成年人的线上调查[46]显示,64% 的人会选择与医生通过视频的形式交流,其中的 61% 的人认为方便是主要原因。

综上,现有的在线卫生服务利用研究较多,主要的研究对象为社区居民,尤其是针对欧美国家、日本等发达地区居民对不同形式在线卫生服务的利用情况,开展了较多大规模的调查。同时,对于发展中国家,尤其是对于偏远农村地区的在线卫生服务利用的研究较少。在卫生服务方面,互联网最早是作为健康信息获取的途径发挥作用的,相关研究选定的研究对象一般为普通居民,横断面调查为主要方式。一般情况下,女性、年轻人、高学历人群、家庭收入较高的人群更容易咨询健康信息。随着在线卫生服务类型的发展,与医生在线沟通、在线问诊的使用越来越多。根据相关文献[47-51],这种服务的影响因素主要包括使用者所在地的卫生体系特征,如基层服务政策、医疗机构地理距离;个人和家庭特征,如教育水平、年龄、性别、家庭收入等;实际的服务利用情况,如过去一年有没有看过家庭医生(GP),与医生实际的线上交流沟通情况,服务是否收费等;卫生服务需求因素,如自评健康状况、疾病类型等;互联网使用特征,包括感知到的有用性、健康信息获取能力、电子健康素养等。

作为一种新兴的卫生服务提供方式,研究者开始研究居民对在线卫生服务提供的支付意愿,研究方法以条件价值法为主。最先对在线卫生服务支付意愿进行研究的是日本的 Tsuji 等[52]对一种家庭用远程监控系统使用家庭的支付意愿进行调查;之后相关的支付意愿研究在美国、欧洲、加拿大、日本等发达国家和地区开始逐步开展,研究对象包括慢性病患者、家庭医生的患者、皮肤病患者、普通居民等;在线卫生服务类型以在线问诊为主,研究方法以横断面调查为主。研究结果显示,调查对象对在线卫生服务有了较好的准备,如:2006 年一项对美国居民的调查[53]结果表明,74.6% 的网民会考虑对互联网医疗服务付费,

47.1%的居民可支付 10 美元或以上的年费。现有在线卫生服务需求方的研究以发达国家和地区的服务利用为主,主要的影响因素体现了互联网技术特点和消费者价值。在线卫生服务支付意愿研究中,条件价值法是主流;条件价值法两个重要环节为情境设定和引导方式,现有的在线卫生服务支付意愿的研究,在情境设定方面大部分都是简单描述,引导方式大多是开放式的引导方式;支付意愿研究集中在欧洲、美国、日本等发达国家和地区;支付意愿的影响因素除了环境因素、个人特征因素、互联网技术相关因素,还有服务提供本身的方式、内容、价格因素。

总结国外研究视角,理论模型的构建综合考虑信息领域、互联网技术特征和健康需求特征、卫生服务理论等,并利用计量经济学方法分析影响在线卫生服务需求和利用的因素。主要观点为在线卫生服务发展需要以个体/用户为中心,在线卫生服务项目的设计要以需求为导向,注重消费者价值,从消费者的行为意愿和价值评价方面评价项目的实施;注重不同社会文化背景下人群的态度,更注重通过互联网技术手段提升脆弱人群的卫生服务可及性。国外在线卫生服务的研究更注重多学科的交叉融合,而国内研究还处于初级阶段,更多的是从互联网医疗市场的角度分析互联网技术在卫生服务提供领域的重要潜力,缺少在线卫生服务需求及特征的研究。

2. **需要进一步研究的问题** 总结现有研究的特点和存在的问题,本研究认为,在线卫生服务利用相关研究需要在以下方面进行突破:在线卫生服务本质上是卫生服务,研究的指导理论需要打破技术理论主导的情形,从健康需求的角度探讨在线卫生服务;影响因素研究方面,需要探索不同因素影响机制如何,现有服务使用是以社会经济条件为主导,还是以健康需要为主导,哪些因素可以通过社会干预策略改变,以达到提升服务可及性的目的。实际的在线卫生服务利用必须具备两个方面的条件:获得服务的愿望,支付能力及意愿。

五、研究目的

我国在线卫生服务相关研究存在不够深入的问题,尤其是缺乏需求方的研究已经成为其发展的主要障碍。本研究拟回答的问题包括:①如何以卫生服务利用模型为基础,从需求方的角度探讨在线卫生服务利用特征及影响因素;②西部农村地区居民对在线卫生服务的利用状况如何,受到哪些因素的影响,实际的利用是否以健康需要为导向;③西部农村地区居民遇到健康问题时,是否愿意选择在线卫生服务,其选择意愿受到哪些因素的影响;④西部农村地区居民是否愿意支付一定的费用获取在线卫生服务,其支付意愿受到哪些因素的影响。

从研究问题出发,本研究的总目标是通过对中国西部农村地区居民在线卫生服务的利用特征和选择意愿、支付意愿深入分析,明确影响因素,为西部地区在线卫生服务发展提供科学依据,以达到提升西部农村地区医疗服务质量和可及性的最终目的。具体研究目的包括:构建在线卫生服务利用分析模型和支付意愿研究方法;分析和揭示西部农村地区在线卫生服务利用及其影响因素;测量和分析西部农村地区在线卫生服务支付意愿及其影响因素;探讨在线卫生服务中,价格与需求量之间的关系;提出西部农村地区在线卫生服务发展政策建议。

第二节　研　究　方　法

一、研究框架

本研究的理论框架在 Anderson 模型基础上构建,核心内容为在线卫生服务利用及其影响因素。理论框架中,在线卫生服务利用包括实际利用和潜在利用。实际利用包括调查对象是否使用过在线健康信息获取、在线问诊、在线与医生交流、其他服务方式(包括在线挂号、在线购药等)。潜在利用指标选择支付能力、选择意愿、支付意愿。影响因素选择了环境因素、家庭特征因素两个方面:环境因素包括卫生服务体系因素,在线卫生服务在政策、实践方面的特征;家庭特征因素包括倾向特征、健康需要、使能资源及卫生服务可及性。本研究的理论框架图见图 13-1。

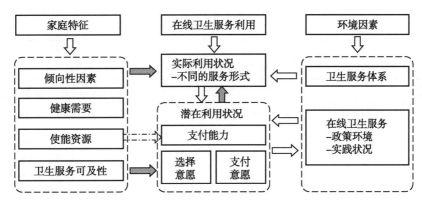

图 13-1　基于 Anderson 模型建立的本研究理论框架

二、指标和资料来源

本研究选择宁夏作为调查地区:宁夏面临卫生服务可及性差问题的同时,其互联网普及率超过 50%,为在线卫生服务的开展提供了良好的条件。另外,宁夏互联网医疗相关政策和实践走在国家前列,已成为互联网医疗重要试点区。

本研究的因变量为在线卫生服务的实际和潜在利用。实际利用即调查家庭在过去一年中,是否有过健康信息查询、在线问诊、与医生在线沟通、在线挂号、在线购药等不同形式的在线卫生服务利用。潜在利用为特定情境下,对在线卫生服务的选择意愿和支付意愿。自变量的选择基于理论框架,包括调查家庭倾向特征、使能资源特征、卫生服务可及性和健康需要四个主要方面。倾向特征用家庭关键知情人的民族、受教育程度和职业表示;使能资源为过去一年的家庭收入、健康知识水平,均为连续变量;卫生服务可及性用家庭到县医院和地市级医院的地理距离来体现;健康需要用家庭成员的年龄结构、是否有慢性病患者、门诊患者和住院患者表示。另外,还有家庭关键知情人的性别、年龄、家庭成员数等作为控制变量。具体自变量和因变量见表 13-1、表 13-2。

表 13-1 因变量说明

因变量	变量名	变量说明	变量类型
在线卫生服务利用	是否上网查询健康信息	家庭成员过去一年是否有过上网查询健康信息的行为	1=是,0=否
	是否上网与医生沟通	家庭成员过去一年是否有过上网联系医生的行为	1=是,0=否
	是否在线问诊	家庭成员过去一年是否有过在线问诊的行为	1=是,0=否
	其他在线卫生服务利用	家庭成员过去一年是否有过在线挂号、在线购药等行为	1=是,0=否
	是否利用在线卫生服务	选择以上任何一个	1=是,0=否
选择意愿	是否愿意选择在线卫生服务	假设情境下对在线卫生服务的选择意愿	1=是,0=否
支付意愿	支付意愿	值	连续变量

表 13-2 自变量说明

因变量	变量名	变量类型
倾向特征	民族(对照组=其他)	1=汉族,0=其他
	受教育程度(对照组=无)	1=小学,0=无
		1=初中,0=无
		1=高中或中专,0=无
		1=大专及以上,0=无
	职业(对照组=农民)	1=在业,0=农民
使能资源	过去一年的收入状况/元	连续变量
	健康知识测试得分/分	连续变量
卫生服务可及性	县医院的地理距离/千米	连续变量
	地市级医院的地理距离/千米	连续变量
健康需要状况	是否有≤5岁儿童(对照组=无)	1=有,0=无
	是否有≥60岁老年人(对照组=无)	1=有,0=无
	是否有慢性病患者(对照组=无)	1=有,0=无
	过去一个月是否有门诊患者(对照组=无)	1=有,0=无
	过去一年是否有住院患者(对照组=无)	1=有,0=无
其他变量	性别(对照组=女性)	1=男性 0=女性
	年龄/岁	连续变量
	家庭人口数/人	连续变量

三、调查方法

现场调查于 2018 年 6—7 月进行,调查样本的选择遵循经济有效的抽样原则,采用多阶段分层随机方法进行抽取:综合考虑经济发展特征、地理环境特征及卫生资源状况,在宁夏选取了 4 个县/区;每个县/区按照经济发展特征抽取 4 个乡镇,每个乡镇随机抽取 3 个村;每个村按照户主花名册等距抽取 25 户家庭作为调查对象。在线卫生服务的利用和选择是家庭行为,本研究选择每户家庭中的 1 名关键信息知情人作为调查对象。家庭关键知情人的选择标准为:65 岁以下,了解家庭成员的健康状况和卫生服务利用状况,有家庭医疗决策权。最终调查了 1 354 名家庭关键知情人。在现场调查中,还向抽样点内乡镇、村两级医疗卫生机构了解在线卫生服务的开展情况。另外,采取目的抽样抽取居民、村医、乡镇卫生院负责人进行定性访谈,共选取了 32 名访谈对象。在线卫生服务的利用也会受到环境因素的影响,具体包括在线卫生服务的政策环境、实践状况等方面。本研究整理了宁夏在线卫生服务相关政策和实践状况。另外,本研究利用网络爬虫程序,获取好大夫在线网站上提供在线问诊服务的医生信息,作为在线卫生服务提供的补充资料。

选择意愿和支付意愿的调查通过条件价值法实现。首先介绍在线卫生服务,解释服务实现形式、内容等,保证调查对象了解在线卫生服务后,调查其选择和支付意愿。

在线卫生服务,是通过互联网的在线卫生服务平台提供全国各地医疗机构、医生及专科信息,提供在线图片文字咨询、语音咨询、视频交流等多种问诊服务方式。在线卫生服务形式节省去外地医院路上的时间和费用,同时,还可以保证医生信息和医疗机构的真实性。

下面我们将对以下架设的情境下,询问您对在线卫生服务的选择意愿及支付意愿。

本研究中,情境选择经历了以下阶段:首先根据文献研究确定设定原则;再综合考虑调查地区卫生服务需求和供给特征、在线卫生服务特征,确定健康咨询和检查结果确认两大假设情境;之后通过预调查检验,最终确定了情境表述内容。情境为健康咨询情境,设定依据为:需求方面,西部农村地区的居民遇到身体健康的异常情况,需要专业意见和建议;而由于卫生服务可及性的限制,存在现有基层医疗机构提供的服务不能满足需求、综合医院地理距离较远的情况。

在线健康咨询情境:

假设您现在的身体面临了一个不熟悉的症状,可能会有较大的健康问题,需要向专业的医务人员咨询。村卫生室医生不能处理,去上级医院需要一小时以上的路程;您还可以通过互联网进行在线问诊,选择外地高级别医院的专家(保证医生信息和医疗机构的真实性)进行病情咨询,您可以得到专家关于您症状的意见和建议,但是没有实际的治疗。

在线健康咨询服务服务提供者的不同也会影响居民的选择。在本研究中,为了体现在线卫生服务提供者的不同类别,将提供方分两类:二级医院医生、三级医院医生,分别询问调查家庭的选择和支付意愿。情境描述完,直接询问其是否愿意选择在线卫生服务,如果回答否,则询问其不愿意选择的原因,之后进入下一个情境的询问;如果回答是,则继续支付意愿的调查。

支付意愿的引导方式为双边界二分类和开放式引导相结合的方式。本研究根据预调查确定初始价格值,并制作价格卡,见图 13-2。支付意愿调查过程为:被调查者从 9 张价格卡中随机抽取一张,调研员询问如果在线卫生服务价格为抽取卡片上的价格(价格卡的中间数),是否愿意支付,如果回答"是",则继续询问较大的价格;如果回答"否",则继续询问较小的价格。两轮提问之后,继续询问调查对象最高愿意支付多少钱获得相关的服务,得到最终支付意愿值。

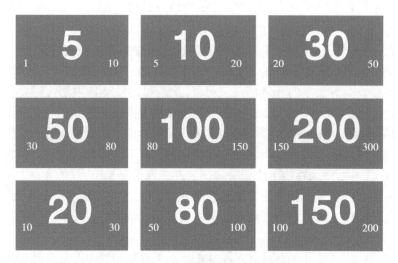

图 13-2　支付意愿调查价格卡

另外,本研究还总结了宁夏在线卫生服务的政策环境和实践状况。具体包括:通过文献资料查阅、机构调查获取远程医疗服务平台的实施状况,通过访谈调查地区的基层卫生服务机构(乡镇卫生院)负责人、基层卫生服务提供人员(村医)、居民,了解基层机构在线卫生服务的提供及农村居民在线卫生服务的利用状况。本研究选择了好大夫在线(https://www.haodf.com/)来体现在线卫生服务的提供。在 2017 年 11 月利用爬虫程序获取在线服务医生的基本信息。

四、分析方法

用描述性方法分析调查对象的基本特征,分类变量采用率和构成比描述;连续变量采用均数、中位数、标准差等描述。单因素分析用来验证不同家庭特征对在线卫生服务的利用与否和选择与否影响的差异,根据数据类型和分布形式选择卡方检验、t 检验、非参数检验等方法进行单因素分析。

在线卫生服务利用和选择的影响因素分析中,选择 logit 回归分析影响利用和选择与否的因素,其中,自变量为被调查者的家庭倾向特征、使能资源、健康需要、卫生服务可及性等因素。支付意愿值及其影响因素分析采用 tobit 模型。

选择使用扩展线性支出系统模型(the extended linear expenditure system, ELES)对调查家庭的收支数据进行分析,评价其对在线卫生服务的支付能力。

在支付意愿分析的基础上,可以得出不同情境下,某一价格水平上愿意选择使用在线卫生服务的家庭占总体调查家庭的比例,并据此拟合出不同情境的需求曲线[54]。根据需求曲线,可以计算出在不同价格水平上在线卫生服务的需求价格弹性。需求价格弹性为某一价格水平上,价格变动百分之一而引起需求量的变化,用公式表示为:$E = |(\Delta D/D)/(\Delta P/P)|$。

其中,E 为需求价格弹性系数,D 为需求量,P 为价格。需求价格弹性是需求量变动对价格变动的敏感程度(或反应程度),需求价格弹性系数 E 绝对值的大小表示了变化程度的大小。本研究根据支付意愿值及分布情况,拟合出需求曲线,并进行需求价格分析。

第三节　主要结果和讨论

一、政策实践与在线服务利用

(一)调查地区基本特征

1. 调查地区政策背景　从 2016 年开始,宁夏就开始探索互联网医院的管理工作制度,通过颁发《银川互联网医院管理办法(试行)》《互联网医院执业医师准入及评级制度》《银川互联网医院管理工作制度(试行)》等构建了政策框架。2017 年,《银川市互联网医院管理办法实施细则(试行)》的出台,从互联网医院规划布局、设置审批、校验、从业人员认证等方面进行了具体的规定;随后《银川市互联网医院医疗保险个人账户及门诊统筹管理办法(试行)》的颁布,为互联网医院上进行的问诊、咨询、会诊等服务形式发生的医疗费用打通了医疗保险支付的渠道。2018 年,宁夏正式成为"互联网+医疗健康"示范省(区)。宁夏印发了《宁夏"互联网+医疗健康"便民惠民行动计划(2018—2020)》,系统统筹和规划互联网在医疗服务、公共卫生服务、药品供应、医疗保障结算、医学教育等方面的应用。2019 年 1 月,国家卫生健康委员会和宁夏回族自治区人民政府正式印发了《宁夏回族自治区"互联网+医疗健康"示范区建设规划(2019—2022 年)》,为宁夏互联网医疗建设提供了顶层设计框架和发展方向。2019 年 9 月,《银川市医疗保险门诊大病互联网医院管理服务办法(试行)》颁布,将原来只能在实体医疗机构诊治的门诊大病拓展到互联网医院。

2. 调查地区实践特征　实践方面,远程医疗服务平台是目前宁夏最具特色的互联网医疗服务模式[55,56]。服务内容包括远程会诊、远程影像诊断、静动态心电监护、超声诊断、远程心电诊断、远程门诊、远程教育等,现已建成国家-自治区-市-县-乡五级联动的服务体系。截至 2019 年 2 月,宁夏远程医疗服务平台涵盖三甲医院 30 家、自治区级医院 7 家、市级医院 9 家、县级医院 23 家、乡镇卫生院 196 家、村卫生室和社区 40 家。宁夏远程医疗服务平台的建立提升了县级、市级、区级医院设备的利用率,并提升了基层医疗机构的诊断能力。宁夏远程医疗服务平台 2017 年共申请远程会诊 9 985 例,其中乡镇卫生院申请占总体的97.14%;与 2017 年相比,2018 年宁夏基层医疗卫生机构门诊量、住院人次分别增长了12.5% 和 13.7%[55]。

银川智慧互联网医院成立于 2016 年 4 月,由好大夫在线和银川市政府合作共建,依托好大夫在线的医生资源,通过互联网医院的形式,提供在线医疗服务[57],是宁夏在线卫生服务的重要形式之一[58]。本研究利用爬虫程序在好大夫在线网站上获取了提供在线问诊服务的 38 846 名医生的信息。总体来看,医生提供在线问诊服务的价格从每次 1 元到每次1 500 元不等,平均价格为(65.52±67.87)元。一半以上的医生将在线服务的价格定在 50 元以下,其中,34.93% 的大夫将服务价格定在 25 元到 50 元之间,22.12% 的大夫将服务价格定在 25 元以下;定价在 100 元以上的医生占总体的 22.47%。

(二)在线卫生服务利用特征

1. 调查对象的基本特征　本研究共调查了来自 1 354 户家庭的关键知情人,平均年龄

(44.54±10.22)岁,汉族约占三分之二(67.95%),约一半(47.78%)调查对象为女性。调查家庭中,85.82%家庭成员可以上网。调查对象健康知识测试平均分为(3.57±1.18)分。调查家庭过去一年(2017年)的平均收入为(39 150.17±51 196.30)元;调查家庭距县医院的平均距离为(21.39±30.04)千米,距地市级医院的平均距离为(69.19±42.74)千米。在健康需要方面,调查家庭中,有60岁及以上老年人的为406户,占29.99%;394户有5岁及以下儿童,占29.10%;家庭成员过去一个月患病的为512户,占37.81%;家庭成员过去一个月住院的为486户,占35.89%。基本情况见表13-3。

2. 在线卫生服务的利用及影响因素 调查家庭中过去一年在线卫生服务利用情况见表13-4。

从多因素logit分析的结果看,调查家庭的倾向特征、使能资源、健康需要、卫生服务可及性都对在线卫生服务利用有影响。从倾向特征来看,受教育程度高有利于在线卫生服务的使用;使能资源中,随着健康知识测试得分和家庭收入的增加使用在线卫生服务的可能性增加;健康需要因素中,家庭中有慢性病人、门诊或住院病人会促进在线卫生服务的利用;在卫生服务可及性方面,距离县医院近和距离地市级医院较远的家庭,更可能使用在线卫生服务。用标准化回归系数来表示自变量的影响程度,从对在线卫生服务实际利用的影响程度看,最主要的决定因素为倾向特征因素,尤其是调查家庭的社会结构,包括受教育程度和职业状态等;健康需要因素只是影响在线卫生服务利用的次要因素,调查对象的在线卫生服务利用并不是以健康需要为导向的。具体的分析结果见表13-5、表13-6。

表13-3 调查对象的基本情况

基本特征	例数	百分比
有5岁及以下儿童家庭	394	29.10
有老年人的家庭	406	29.99
有慢性病病人家庭	619	45.72
家庭成员过去一个月患病	512	37.81
家庭成员过去一年住院	486	35.89
性别		
女	647	47.78
男	707	52.22
民族		
汉族	920	67.95
回族	434	32.05
受教育程度		
没上过学	306	22.60
小学	403	29.76
初中	472	34.86
高中及以上	173	12.77
职业		
农民	1 004	74.15
在业	350	25.85
家庭能上网比例	1 162	85.82

表13-4 调查家庭过去一年在线卫生服务利用情况

服务形式	使用家庭数/户	使用率/%	服务形式	使用家庭数/户	使用率/%
利用在线卫生服务*	640	47.27	与医生在线交流	210	15.51
在线健康信息查询	502	37.08	其他形式(如在线挂号)	262	19.35
在线问诊	98	7.24			

注:*包括过去一年使用过在线卫生服务中的任何一种。

表 13-5　总体在线卫生服务利用与否的 logit 回归结果

研究框架		变量	在线卫生服务使用		P 值
			OR 值	95% CI	
倾向特征	受教育程度(对照组:没上过学)	小学	2.16	(1.51,3.10)	<0.001
		初中	4.05	(2.79,5.88)	<0.001
		高中	6.67	(3.88,11.48)	<0.001
		大专及以上	15.26	(5.87,39.64)	<0.001
	职业(对照组:农民)	其他	1.27	(0.93,1.74)	0.12
	民族(对照组:汉族)	回族	0.83	(0.61,1.15)	0.27
使能资源	健康知识测试得分		1.13	(1.01,1.26)	0.02
	家庭收入		1.26	(1.10,1.44)	<0.001
健康需要	家中有 5 岁及以下儿童(对照组:无)	有	0.91	(0.67,1.22)	0.54
	家中有慢性病患者(对照组:无)	有	1.35	(1.05,1.75)	0.02
	过去一个月有成员患病(对照组:无)	有	1.57	(1.21,2.04)	0.001
	过去一年有成员住院(对照组:无)	有	1.63	(1.25,2.12)	<0.001
卫生服务可及性	到县医院距离		0.61	(0.50,0.77)	<0.001
	到地市级医院距离		1.26	(1.01,1.55)	0.03
其他变量	年龄		0.97	(0.97,0.99)	0.006
	家庭成员数		0.99	(0.90,1.08)	0.76

表 13-6　总体在线卫生服务的影响程度分析

研究框架		标准回归系数	标准误
倾向特征	受教育程度	1.580 ***	0.221
	职业	0.329 *	0.157
	民族	−0.274	0.164
使能资源	健康知识测试得分	0.147 *	0.055
	家庭收入	0.001 ***	0.001
	到县医院距离	−0.012 ***	0.003
	到地市级医院距离	0.002	0.001
健康需要	家中是否有 5 岁及以下儿童	−0.106	0.152
	家中是否有慢性病患者	0.347 **	0.129
	过去一个月是否有成员患病	0.452 **	0.131
	过去一年是否有成员住院	0.491 ***	0.133
其他变量	年龄	−0.026 **	0.007
	家庭成员数	−0.741	0.587

注: * $P<0.05$; ** $P<0.01$; *** $P<0.001$。

二、在线卫生服务潜在需求

1. 在线卫生服务的支付能力评价　本调查中,将家庭基本支出分为食品支出、教育文化支出、医疗保健支出、其他生活支出(包括交通、衣物、住房等)。表 13-7 展示了调查家庭 4 类消费的扩展线性支出系数参数估计的结果,从表中可以看出,4 类支出与收入水平呈正相关,食品支出、其他生活支出的边际消费倾向较高。根据扩展线性支出系统模型的理论,某种消费的基本消费额不随收入的变化改变,则可把这部分支出作为基本生活客观需要,家庭收入水平如果小于食品支出的基本消费额,则认为调查对象对食品之外的其他商品或者服务缺乏支付能力。

表 13-7 扩展线性支出系统模型参数估计结果

支出项目	α	P 值	β	P 值
食品支出	4 660.93	<0.001	0.120 8	<0.001
教育文化支出	5 192.05	<0.001	0.028 6	<0.001
医疗保健支出	6 961.95	<0.001	0.006 8	<0.001
其他生活支出	1 358.87	<0.001	0.287 1	0.424
合计	18 173.80	—	0.443 3	—

根据参数估计结果,计算出不同消费支出内容的基本消费额,按照基本消费支出额度,将调查家庭分为无支付能力、支付能力弱、有支付能力三类。在本研究中,食品支出的基本消费额为 5 301.33 元,总的基本消费额为 19 562.19 元。收入水平如果大于食品支出基本消费额,但是小于总的基本消费额,认为其支付能力较弱,可以通过调整消费结构得到一些支付能力;收入水平高于基本消费额的家庭,则认为其具有对其他商品或服务的支付能力。被调查家庭对在线卫生服务没有支付能力的占 6.57%,支付能力弱的占 22.60%,这两类家庭是对在线卫生服务缺乏客观支付能力的,占总体调查家庭的 30% 左右。另外,有支付能力的家庭为 959 户,占总体的 70.83%。具体分布见表 13-8。

表 13-8 调查对象在线卫生服务支付能力评价

家庭人均年收入/元	支付能力	数量/户	所占比例/%
≤5 301.33	无支付能力	89	6.57
>5 301.33~19 562.19	支付能力弱	306	22.60
>19 562.19	有支付能力	959	70.83

2. 选择意愿分析 在健康咨询情境下,分别有 60.27%(816/1 354)和 62.48%(846/1 354)的家庭会选择在线咨询二级和三级医院的医生。logit 回归分析结果显示,家庭的倾向特征、使能资源、健康需要、卫生服务可及性及在线问诊的经验,都对选择与否有影响。以二级医院医生为例,在家庭倾向特征中,受教育程度越高,选择的可能性越高;相对于汉族,回族家庭较少选择在线卫生服务($OR=0.66, P=0.018$)。在使能资源方面,较高的家庭收入会增加选择在线卫生服务的可能性。在家庭健康需要方面,有慢性病患者、过去一个月有门诊患者的家庭更倾向于选择在线卫生服务。在卫生服务可及性方面,与距县医院 10 千米以内的家庭相比,距离在 10 千米以上的家庭选择在线卫生服务的可能性降低;而距离地市级医院越远,选择可能性越高。有在线问诊经验促进在线咨询的使用($OR=4.36, P<0.001$)。是否会选择三级医院医生提供的在线卫生服务影响因素与二级医院相似。具体影响因素分析结果见表 13-9。

表 13-9 健康咨询情境下调查家庭在线卫生服务选择意愿的 logit 回归结果

研究框架	变量		选择咨询二级医院医生			选择咨询三级医院医生		
			OR 值	95% CI	P 值	OR 值	95% CI	P 值
倾向特征	受教育程度(对照=没上过学)	小学	1.62	(0.94, 1.86)	0.106	1.38	(0.98, 1.96)	0.160
		初中	3.17	(1.25, 2.60)	0.002	1.93	(1.33, 2.81)	0.000
		高中	2.96	(1.32, 3.99)	0.003	2.73	(1.54, 4.85)	0.001
		大专及以上	2.67	(1.35, 7.34)	0.008	5.37	(1.99, 14.49)	0.001
	职业状态(对照=农民)	其他	1.30	(0.93, 1.80)	0.113	1.30	(0.93, 1.92)	0.124
	民族(对照=汉族)	回族	0.70	(0.49, 1.00)	0.053	0.72	(0.50, 1.03)	0.076
使能资源	家庭年收入/元(对照=0~)	10 000~	1.28	(0.91, 1.80)	0.151	1.32	(0.94, 1.86)	0.109
		20 000~	1.85	(1.32, 2.65)	<0.001	1.87	(1.31, 2.66)	0.001
		50 000~	1.86	(1.18, 2.83)	0.005	2.17	(1.37, 3.37)	0.001
	健康知识测试得分/分		0.90	(0.81, 1.01)	0.081	0.89	(0.80, 1.00)	0.061
健康需要(对照=无)	家中是否有 5 岁及以下儿童	有	1.15	(0.85, 1.54)	0.397	1.14	(0.84, 1.54)	0.387
	家中是否有慢性病患者	有	1.49	(1.16, 1.92)	0.001	1.77	(1.36, 2.29)	<0.001
	过去一个月是否有成员患病	有	1.65	(1.27, 2.14)	0.002	1.59	(1.22, 2.08)	0.001
	过去一年是否有成员住院	有	1.26	(0.97, 1.64)	0.084	1.23	(0.94, 1.61)	0.135
卫生服务可及性	到县医院距离/km(对照=0~)	10~	0.53	(0.37, .764)	0.001	0.54	(0.38, 0.79)	0.002
		20~	0.22	(0.15, 0.34)	<0.001	0.22	(0.14, 0.34)	<0.001
		50~	0.19	(0.10, 0.35)	<0.001	0.17	(0.09, 0.32)	<0.001
	到地市级医院距离/km(对照=0~)	10~	2.48	(1.72, 3.59)	<0.001	2.61	(1.79, 3.81)	<0.001
		50~	2.84	(1.82, 4.42)	<0.001	3.02	(1.91, 4.76)	<0.001
其他	是否使用过在线问诊(对照=无)	有	4.36	(2.16, 8.77)	<0.001	5.53	(2.45, 12.49)	<0.001
	年龄		1.00	(0.98, 1.01)	0.720	1.00	(0.98, 1.01)	0.843
	性别(对照=男)	女	1.37	(1.07, 1.77)	0.013	1.37	(1.06, 1.78)	0.016
	家庭成员数		0.97	(0.89, 1.05)	0.490	0.94	(0.86, 1.03)	0.215

3. 支付意愿分析 在遇到健康问题时,愿意使用二级医院医生提供的在线服务咨询获得专业指导的农村家庭有 816 户,占总体家庭的 60.27%,这些调查家庭的平均支付意愿为 65.69 元,支付意愿的中位数为 30 元;选择使用三级医院医生提供的在线咨询的调查家庭有 846 户,占 62.48%,平均支付意愿为 97.98 元,支付意愿的中位数为 50 元,高于选择二级医院医生的平均支付意愿。具体支付意愿值见表 13-10。根据居民支付意愿值分布情况(表 13-11),可以更清楚地看到支付意愿值的具体分布:大多数调查对象的支付意愿值集中分布在 50 元以下,其中在线咨询二级医院医生的居民占 71.08%,在线咨询三级医院医生的居民占 56.50%。

表 13-10 选择在线卫生服务家庭的支付意愿值

分类	咨询二级医院医生支付意愿值/元	咨询三级医院医生支付意愿值/元
支付意愿均值(均数±标准差)	65.69±97.36	97.98±119.73
支付意愿第 25 百分位数	10	20
支付意愿第 50 百分位数	30	50
支付意愿第 75 百分位数	82.5	100

表 13-11 支付意愿值分布情况

支付意愿值分组/元	咨询二级医院医生		咨询三级医院医生	
	例数	累计百分比/%	例数	累计百分比/%
0~	248	30.39	140	16.55
10~	110	43.87	90	27.19
25~	222	71.08	248	56.50
50~	136	87.75	179	77.66
100~	29	91.30	37	82.03
150~	30	94.98	76	91.02
200~	28	98.41	51	97.04
500~	13	100.00	25	100.00
合计	816	100.00	846	100.00

tobit 回归结果显示,支付意愿的主要影响因素包括家庭倾向特征因素中的民族、健康需要因素、卫生服务可及性因素及是否使用过在线问诊服务。相对于汉族家庭,回族家庭对在线咨询服务的支付意愿更低($P=0.035$);健康需要高的家庭,尤其是家中有慢性患者($P=0.007$)、过去一个月家庭成员有患病($P=0.022$)的家庭对在线咨询服务的支付意愿更高;卫生服务可及性特征中,调查家庭距离地市级医院的距离越远,对在线咨询服务的支付意愿越高($P<0.05$),而同时,距离县医院近的家庭,对在线咨询服务有较高的支付意愿($P<0.05$)。相对于没有使用过在线问诊的家庭,以往使用过在线问诊的家庭对情境一所设定的在线咨询服务的支付意愿更高($P=0.016$)。在此情境下,愿意选择咨询三级医院医生的家庭中,除了以上提到的因素,家庭使能资源特征中的家庭年收入因素会影响支付意愿值:家庭年收入在 20 000 元以上的家庭,相对于其他低收入家庭,支付意愿更高($P<0.05$)。具体 tobit 回归结果见表 13-12。

表13-12 调查家庭在线卫生服务支付意愿的 tobit 回归结果

研究框架	变量	选择咨询一级医院医生				选择咨询三级医院医生			
		系数	95%CI	t值	P值	系数	95%CI	t值	P值
倾向特征	受教育程度(对照=没上过学) 小学	1.26	(-27.44,29.96)	0.09	0.931	-8.95	(-45.52,27.61)	-0.48	0.631
	初中	28.08	(-2.19,58.36)	1.82	0.069	33.07	(-5.46,71.60)	1.68	0.093
	高中	50.08	(7.45,92.72)	2.30	0.021	48.12	(-5.99,102.24)	1.74	0.081
	大专及以上	49.36	(-6.80,105.53)	1.72	0.085	67.88	(-3.27,139.04)	1.87	0.061
	职业(对照=农民) 其他	12.64	(-12.86,38.16)	0.97	0.331	4.11	(-28.25,36.48)	0.25	0.803
	民族(对照=汉族) 回族	-31.34	(-60.42,-2.27)	-2.11	0.035	-43.10	(-79.95,-6.25)	-2.29	0.022
使能资源	家庭年收入/元(对照=0~) 10 000~	8.67	(-20.31,37.66)	0.59	0.557	14.19	(-22.67,51.07)	0.76	0.450
	20 000~	23.79	(-4.85,52.44)	1.63	0.103	39.97	(3.59,76.35)	2.16	0.031
	50 000~	26.14	(-8.64,60.92)	1.47	0.141	59.53	(15.42,103.65)	2.65	0.008
	健康知识测试得分	-6.92	(-15.69,1.84)	-1.55	0.122	-6.89	(-17.99,4.20)	-1.22	0.223
健康需要(对照=无)	家中是否有5岁及以下儿童 有	0.05	(-22.12,22.23)	0.00	0.996	-1.54	(-29.73,26.63)	-0.11	0.914
	家中是否有慢性病患者 有	27.98	(7.70,48.26)	2.71	0.007	57.56	(31.80,83.31)	4.38	0.000
	过去一个月是否有成员患病 有	23.99	(3.54,44.45)	2.30	0.022	27.83	(1.82,53.84)	2.10	0.036
	过去一年是否有成员住院 有	14.45	(-6.36,35.28)	1.36	0.173	24.39	(-2.03,50.82)	1.81	0.070
卫生服务可及性	到县医院距离/km(对照=0~) 10~	-32.83	(-59.43,-6.23)	-2.42	0.016	-32.11	(-65.91,1.69)	-1.86	0.063
	20~	-73.26	(-104.32,-42.20)	-4.63	<0.001	-102.52	(-142.06,-62.97)	-5.09	<0.001
	50~	-101.27	(-153.51,-49.03)	-3.80	<0.001	-120.86	(-186.96,-54.76)	-3.59	<0.001
	到地市级医院距离/km(对照=0~) 10~	81.20	(52.68,109.71)	5.59	<0.001	104.42	(68.19,140.66)	5.65	<0.001
	50~	51.51	(15.39,87.63)	2.80	0.005	68.58	(22.83,114.33)	2.94	0.003
其他	是否使用过在线问诊(对照=否) 是	44.47	(8.28,80.65)	2.41	0.016	44.10	(-2.01,90.22)	1.88	0.061
	年龄	0.97	(-0.20,2.14)	1.62	0.104	0.05	(-1.43,1.54)	0.07	0.943
	性别(对照=男) 女	-6.83	(-27.27,13.60)	-0.66	0.512	-2.29	(-28.23,23.64)	-0.17	0.862

支付意愿体现了家庭对在线卫生服务的价值评价,当支付意愿大于或等于在线卫生服务的价格时,才会在现实生活中选择在线卫生服务。根据调查得到的支付意愿值,得出在遇到不熟悉的健康问题情境下,调查家庭在相应的价格水平下选择在线卫生服务的比例。需求曲线是典型的指数函数曲线,通过指数拟合,得到需求比例与价格的关系,见图 13-3。

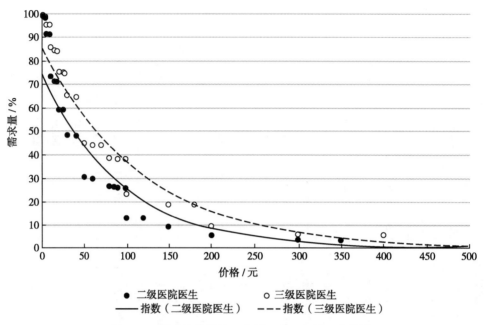

图 13-3 健康咨询情境下在线卫生服务的需求曲线

总体来看,对三级医院医生提供的在线卫生服务支付意愿高于二级医院医生。从曲线拟合的结果来看,分别有 15.0% 和 30.0% 的家庭对在线咨询二级和三级医院医生的支付意愿值大于等于 100 元;价格定为 5 元时,分别有 90.6% 和 94.8% 的家庭选择在线咨询二级和三级医院医生。在拟合的需求曲线基础上计算需求价格弹性;选择咨询二级医院医生的情况下,当价格等于 56 元时,需求价格弹性等于 1;选择咨询三级医院医生的情况下,当价格等于 87 元时,需求价格弹性等于 1。具体见表 13-13。本研究又将调查家庭的支付意愿均值、支付意愿中位数、需求价格弹性等于 1 的价格及好大夫在线服务平台上医生的平均定价水平进行了对比,见图 13-4。从图中可以看出,从支付意愿的均值看,宁夏农村家庭对健康咨询情境下在线卫生服务的支付意愿均值较高,高于好大夫在线的定价;而从支付意愿的中位数看,则处于较低水平。当需求价格弹性为 1 时,二级和三级医院医生的在线卫生服务定价分别为 56 元和 87 元,高于现在好大夫在线二级和三级医院医生的定价,从健康咨询情境看,现在好大夫在线的定价处于需求价格缺乏弹性的价格水平上。

表 13-13 部分价格水平在线卫生服务需求和价格弹性

价格/元	需求量/%		需求价格弹性	
	二级医院医生	三级医院医生	二级医院医生	三级医院医生
2	95.90	99.38	0.038	0.024
5	90.61	94.87	0.094	0.060

续表

价格/元	需求量/%		需求价格弹性	
	二级医院医生	三级医院医生	二级医院医生	三级医院医生
10	82.42	89.30	0.187	0.120
20	68.21	79.11	0.371	0.239
25	62.05	74.46	0.462	0.298
50	38.66	55.00	0.903	0.588
100	15.01	30.01	1.724	1.141
200	2.26	8.94	3.151	2.152

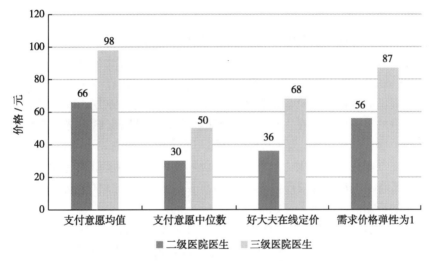

图 13-4 健康咨询情境下支付意愿与定价对比

三、讨论

本研究采用的是横断面设计,这种研究设计无法得到因果关系,但在线卫生服务领域相关研究较少,探索性的横断面研究证据可为将来的研究和实践提供依据;在线卫生服务的支付意愿研究处于初期[59],本研究从需求方、供给方、调查地区特征综合考虑,可以为之后的研究提供方法学经验。本研究的主要发现如下。

被调查家庭中,一半左右会使用互联网获取健康信息或者卫生服务,互联网已经成为获取健康信息的重要途径。居民与基层卫生服务人员通过互联网的沟通很常见,互联网成为基层卫生服务的重要途径[60]。互联网有快捷、方便的优点,但是,健康信息的质量和专业性存在不足[61,62],居民自身的健康知识、电子健康素养[63]就更须提高,卫生服务人员也有针对性地改进临床工作内容和方式[64],政府需要加强相关的规范和行业管理,优化在线健康信息质量[65]。

有系统综述表明,在线卫生服务对偏远地区来说是一项节约成本、提高质量的模式[66,67]。中国西部地区的在线卫生服务发展迅速,并在提升服务效率、降低医疗费用方面发挥了重要的作用[68]。宁夏是中国互联网健康的重要试点区,但本研究的被调查家庭中只有不到十分之一使用过在线问诊服务,这与农村居民自身的知晓率低有关。

电子鸿沟是不同社会群体之间在拥有和使用信息技术方面存在的差距[69],电子鸿沟的出现,使互联网技术只益于社会经济地位高的人群,弱势人群不能享受其好处。如果电子鸿沟问题加剧,互联网技术不仅不能提升卫生服务可及性,还会加剧卫生服务不公平[70,71]。本研究结果表明,在线卫生服务利用与否并不是由居民健康需要决定的,而是由社会结构因素所决定。电子鸿沟可以从信息技术使用者的心理、信息渠道、信息技能、信息使用几个方面体现[72]。有研究表明[73],注重不同电子健康素养水平,在日常的医疗活动中有针对性地进行健康教育干预,可以改善居民在线卫生服务利用状况和健康结果的不公平性;另外,有研究表明,以社区为单位开展干预活动,可以有效改善在线卫生服务利用中电子鸿沟的影响[74]。受教育程度和收入水平低一直是西部地区居民卫生服务可及性的重要障碍[75,76],这就要求在线卫生服务的政策制定、实践设计要重点关注有健康需要、但处于社会经济条件弱势地位的人群。

以往研究表明[77],对于卫生服务可及性差的西部地区,在线卫生服务形式可以成为很好的服务补充,提升卫生服务提供的效率和可及性,而实证研究比较缺乏。本研究从假设情境出发,证明多数居民对在线卫生服务的形式是认可的,可以为在线卫生服务这种形式在西部地区的推广提供需求证据支持。居民的需求、对在线卫生服务方式较高的选择意愿是在线卫生服务开展的重要前提。在本研究中,健康需求高的家庭更愿意选择在线卫生服务方式。从在线卫生服务的提供看,选择和支付意愿与服务提供的主体有关系,居民更愿意为三级医院医生的在线服务支付费用。这也体现了西部农村缺少高质量的专业服务。有研究表明[78],未来西部地区的互联网医疗建设将成为重要的发展方向,本研究结果为未来的发展提供了需求方的证据。

总体来看,居民在线服务的支付意愿值不高,对三级和二级医院医生提供的健康咨询服务支付意愿值中位数分别为 50 元和 30 元;有相当部分的居民支付意愿值为 10 元以下。西部地区居民收入整体水平低,约 30% 的农村家庭对在线卫生服务没有客观支付能力;另外,现有的在线问诊缺少与之配套的检查、检验、药物等环节,只能得到建议和意见,与传统形式差距大;在线卫生服务的利用存在一些影响支付意愿的障碍,如:电子健康素养低、搜索能力不强、信息良莠不齐等。为了在线卫生服务的可持续发展,需要实现筹资机制多样化,减轻农村居民负担;需要不断完善在线卫生服务的内容和方式;需要服务提供者、政府、第三方共同维护在线卫生服务环境。

在线卫生服务在宁夏已经有了相对完善的政策支撑、一定的设备基础和实践经验,从研究结果看,现有的主要投资来源于政府,筹资机制单一,未来的可持续发展需要各方的共同参与。WHO 2016 年的电子健康报告[79]中提到:政府开展的电子健康项目只有真正体现居民的需求,才能实现提升全民健康的目的。远程医疗的可持续发展要求服务的提供从居民的真实健康需求出发。偏远地区的居民支付能力有限[80-82],多方筹资和补偿制度是推进在线卫生发展的驱动力[83,84],建立多方筹资机制和补偿制度可以使现有的远程会诊服务价格降低,可以更好地释放需求,使宁夏农村地区更多的居民可以使用在线卫生服务,满足健康需要,提升卫生服务可及性。

第四节 政策建议与未来研究方向

一、研究进展

（一）理论方法进展

2019 年底，新冠疫情暴发，并迅速在全世界范围内流行，为控制其扩散，出行限制是各国普遍采取的措施之一，给传统的卫生服务提供方式带来挑战，同时，也促进了在线卫生服务的发展[85]。通过互联网提供卫生服务可以提升可及性和接受性，但也受到健康社会决定因素的制约，对健康和卫生服务利用的公平性造成挑战。以互联网为代表的电子科技对健康产生了深远的影响，包括直接和间接两个方面：电子科技通过在卫生体系内部、服务提供过程中的应用及对健康行为和状态的监控直接影响健康；通过对社会因素的影响进而间接影响健康。另外，电子技术可及性、电子健康素养及两者的相互影响，都对健康行为和健康结果产生作用。基于此，2021 年 10 月《柳叶刀》发表主题文章[86]，指出电子科技本身作为重要的"健康社会决定因素"之一，对其他健康社会决定因素产生影响。

互联网医疗有其自身特性，存在投入的长期性、培训费用高、健康结果滞后等特征，相关领域的卫生经济学研究数量开始增长，但相关系统综述表明，现有研究方法的异质性高，缺少标准化，并且研究质量评价得分均不高[87-89]。使用者的采纳仍是电子健康发展的重要阻碍，如何提升使用率、采取哪些策略和措施、这些措施是否有效、成本效果如何，都是未来需要研究的重要内容[90]。

可穿戴设备、智能手机应用、人工智能是互联网医疗研究的热点领域。一项智能手机与高血压自我管理效果的系统综述[91]表明，尽管相关应用可及性和可得性非常高，但是只有很少一部分是有效的，很多 App 缺少安全评估、理论基础，并不能提供有效的证据，这也是当前相关应用存在的共性问题；人工智能是目前发展较快的互联网医疗领域，一项系统综述表明[92]，很少有人工智能领域的研究系统地评价其经济学影响，且并没有标准化的经济学评价方法。

（二）相关政策进展

2019 年年底新冠疫情暴发，互联网技术在降低交叉感染风险、保障日常医疗需求方面发挥了其优势，国家和各省市也推行了相关的政策，促进了互联网医疗的快速发展。2020 年 2 月，《国家卫生健康委办公厅关于在疫情防控中做好互联网诊疗咨询服务工作的通知》明确各省级卫生健康行政部门要统一建立全省的互联网医疗服务平台和新型冠状病毒肺炎防控服务管理平台，或依托各省级卫生健康行政部门官方网站等公开规范渠道，集中整合发布已经注册审批的互联网医院、互联网诊疗平台，加强对各医疗机构开展互联网诊疗咨询服务的组织工作；同月，《国家卫生健康委办公厅关于加强信息化支撑新型冠状病毒感染的肺炎疫情防控工作的通知》发布，提出积极组织各级医疗机构借助"互联网+"开展针对新型冠状病毒感染的肺炎的网上义务咨询、居家医学观察指导等服务；2020 年 3 月，《国家医保局国家卫生健康委关于推进新冠肺炎疫情防控期间开展"互联网+"医保服务的指导意见》明确对符合要求的互联网医疗机构为参保人提供的常见病、慢性病线上复诊服务，各地可依规纳入医保基金支付范围，互联网医疗机构为参保人在线开具电子处方，线下采取多种方式灵活配药，参保人可享受医保支付待遇。

在国家层面政策发布之前,北京、上海、武汉等地已明确将"互联网+医疗"服务纳入医保结算体系;其中在疫情严重的武汉市,医保部门在服务疫情防控方面,已经采取了"将本市新冠肺炎患者及疑似患者所需要的药品和诊疗项目全部纳入医保结算"等 8 条措施;2020年 2 月,针对疫情防控期间降低交叉感染风险、方便群众就医购药的实际需要,着眼于进一步做好日常医疗保障,武汉市医保部门将医保门诊重症(慢性)疾病定点零售药店扩大到 50家,并支持将"互联网+"医疗服务纳入医保支付,对疫情防控起到积极作用。

2020 年 10 月,《国家医疗保障局关于积极推进"互联网+"医疗服务医保支付工作的指导意见》提出了完善"互联网+"医疗服务医保支付政策:根据地方医保政策和提供"互联网+"医疗服务的定点医疗机构的服务内容确定支付范围,参保人在本统筹地区"互联网+"医疗服务定点医疗机构复诊并开具处方发生的诊察费和药品费,可以按照统筹地区医保规定支付,各地可从门诊慢特病开始逐步扩大医保对常见病、慢性病"互联网+"医疗服务支付的范围。2020 年 12 月,《国家卫生健康委办公厅关于进一步推进"互联网+护理服务"试点工作的通知》提出各地卫生健康行政部门要主动协调有关部门,结合"互联网+护理服务"新业态的特点和服务形式,建立完善有利于"互联网+护理服务"试点工作发展的相关医疗服务价格政策和医保支付政策。

2020 年 12 月,国家卫生健康委员会、国家医疗保障局、国家中医药管理局联合发布《关于深入推进"互联网+医疗健康""五个一"服务行动的通知》,提出"互联网+医疗健康"发展取得了明显成效,形成了部门协同、上下联动的良好态势,特别是在疫情防控期间,各地创新线上服务模式,为支撑疫情精准防控、避免聚集交叉感染、促进人员有序流动和复工复产等发挥了重要作用。

二、政策建议

(一)以服务提供为核心、健康需求为导向发展在线卫生服务

现有关于在线卫生服务的研究更多的是关注技术支撑、平台构建和发展,忽视了居民对在线卫生服务的需求、态度和评价,这样在一定程度上阻碍了在线卫生服务的发展。在线卫生服务的提供以互联网为技术支撑,但是核心仍然是服务提供,卫生服务的提供需要以健康需求为导向。本研究从需求的角度发现,西部农村地区居民已经开始将互联网作为获取健康信息和卫生服务的重要途径,有较高的意愿使用在线问诊、远程医疗服务,并愿意支付一定的费用。在发展在线卫生服务的过程中,需要以健康为核心。

(二)加强互联网健康教育项目,提升居民信息搜集和鉴别能力

互联网技术的普及让信息获取更加便利,但是,西部农村地区的居民仍存在健康信息获取和鉴别能力差的问题。应以提升居民的电子健康素养为重点,改进现有的健康教育内容和方式,在现有的健康教育内容中,有针对性地增加互联网健康知识的获取、鉴别技巧等,增加专业医疗信息服务网站的宣传;可通过互联网技术改进现有的健康教育方式,鼓励基层卫生服务人员通过社交平台进行持续性的健康教育,提升基层卫生服务提供效率;探索互联网时代规范化基层卫生服务人员健康教育内容和方式,结合西部地区居民现有的健康知识和素养,提供针对全体居民、慢性病患者、低收入群体的健康教育方式和内容。

(三)完善准入政策和监督体系,规范在线卫生服务平台发展

互联网健康信息多样,除了提升居民自身的信息获取和鉴别能力,还需要加强对互联网环境的监督和管理,为健康信息的在线传播、卫生服务的线上提供创造健康有序的环境。访

谈结果显示,宁夏农村居民主要的健康信息来源为搜索引擎。规范管理搜索引擎上的健康信息、医疗机构和人员相关信息,是确保互联网健康信息环境的重要途径;建立健康信息管理和准入机制,控制用户获取健康信息的来源和质量,如要求提供健康信息的网站严格审核发布的信息,符合规定的网站才能够被纳入搜索系统,或者向用户提供索引目录等,多措并举创建互联网信息的健康环境。

加大对权威专业的在线卫生服务平台及远程会诊系统的宣传。在传播过程中注重基层卫生服务机构医务人员的作用,将在线卫生服务平台、会诊系统使用演示和基层健康教育相结合,更好地提升信息传递的效率和针对性。另外,居民健康信息素养水平的提升也很重要,提升其健康素养,增加其对在线卫生服务的使用,帮助其做出更加理性的健康选择。

(四)关注低收入、低教育程度群体,满足多元化的在线健康需求

互联网技术的迅速发展也造成了电子鸿沟现象的出现,电子鸿沟出现的很大原因是经济社会发展不均衡。减小居民使用在线卫生服务的经济障碍,促进使用,将意愿转化为实际利用,是消除电子鸿沟的有效手段。调查地区居民对在线卫生服务有较高的选择意愿,而居民收入和支付能力的较低水平对其使用造成了障碍。西部农村地区的居民多属于低收入人群,为了有效减轻电子鸿沟造成的健康不公平,需要聚焦重点人群的健康需求,有针对性地促进在线卫生服务的发展。在全国范围内提升宽带覆盖范围、为贫穷居民提供智能手机或其他设备可以提高在线卫生服务的可及性;为有特殊健康需求的居民提供有针对性的技术指导,为其使用互联网获取健康信息和服务扫除障碍;以社区为单位开展在线卫生服务教育宣传活动,促进在线卫生服务利用以健康需求为导向。

(五)充分发挥在线卫生服务功能,加强西部地区卫生服务体系建设

将在线卫生服务作为提升西部地区卫生服务体系的重要补充,减少由医疗卫生服务专家缺少造成的卫生服务可及性差的问题,可以有效提升西部地区卫生服务质量和水平。充分发挥在线卫生服务在西部地区卫生服务体系建设中的作用,需要一系列的配套措施:在线卫生服务的推广需要医患双方接受,增加宣传,增加居民的认知度;在实体的医疗服务机构日常运营中融入在线卫生服务的理念,提升服务能力;在线卫生服务系统的设计不应当偏离当地的工作实践和需求特征,需要适应当前的工作实践;探索合适的服务内容,增加现有远程设备的利用率;通过实践社区内的培训、讨论和对信息资源的访问,为卫生保健专业人员提供持续支持。

(六)建立筹资和可持续发展机制,为在线卫生服务提供资金支持

补偿制度是推进远程医疗利用的驱动力,而在线卫生服务的价格体系并未成熟,收费标准、提供方与参与方的分配标准、患者的支付标准、保险支付方式等方面的不明确开始制约在线卫生服务的发展。以机构为平台开展的在线卫生服务,主要还是以行政或绩效考核等手段执行,难以体现公平与效率原则,缺乏有力的价格动力。合理的收费标准对于在线卫生服务的持续稳定发展有重要意义。本研究表明,西部农村地区居民对在线卫生服务有一定的支付意愿,对机构开展的远程医疗服务支付意愿较高,可以从居民角度探索服务利用和提供的激励机制。在全国范围内,将在线卫生服务纳入医疗保险现在还处于探索阶段,可以先从社会经济弱势的人群开始探索医疗保险与在线卫生服务的结合。在线卫生服务筹资和定价相关政策制定,需要卫生经济学评价的科学研究证据作支撑。在线卫生服务对于提升可及性有重要潜力,应在经济学评价和卫生技术评估证据的基础上,结合地方经济发展水平和财政能力,对在线卫生服务给予一定的补贴,或将其纳入当地的保险。

未来的研究需要系统地收集在线卫生服务的成本、效果、居民支付意愿等数据,为开展项目的经济学评价提供基础;从疾病类型、服务提供方、服务使用方等多个角度细分在线卫生服务内容和形式,为提出有针对性的在线卫生服务补偿和筹资政策提供证据支持。

（七）全社会共同参与，促进在线卫生服务的发展

互联网技术在卫生服务体系发挥作用需要利益相关者的共同参与,具体包括社区、家庭、卫生行政部门、政策制定者、卫生服务提供者、研究机构等。社区要承担开展适应互联网时代要求的健康教育和宣传责任;家庭是在线卫生服务利用的重要单位,成员之间在健康信息和在线卫生服务获取过程中相互帮助,尤其是受教育程度高的家庭成员需要为其他家庭成员提供质量高、科学可信的健康信息,为在线卫生服务利用提供帮助;卫生行政部门需要考虑在线卫生服务发展过程中,引入更完善的法律框架、制定相关的管理政策;医疗卫生服务机构作为在线卫生服务技术的直接使用者,需要各种措施提升卫生服务人员的积极性、增加培训,促进其使用;学术研究机构需要增加对现有在线卫生服务项目的效果评价研究、探索适合在线卫生服务形式的疾病指南等。

三、未来研究方向

本研究是对西部地区居民在线卫生服务使用和需求状况的探索,在支付意愿测量中设定了简化的情境,只是描述了服务提供者来自医院的层级情况,而现实中的情况更为复杂。未来研究可以针对某种具体疾病的患者探讨其对在线问诊服务形式的潜在需求状况;研究设计考虑了不同类型的在线卫生服务类型,但互联技术发展迅速,也可能忽略其他新兴的服务提供方式,如健康相关 App 的使用、在线医药服务等,未来研究需要在实践的基础上,探讨多种类型在线卫生服务的发展特征和方向。横断面研究能描述相关调查对象特征与在线卫生服务利用和需求的相关性,因果推断还需要未来更深入的、周期较长的研究。

（李红敏）

参考文献

［1］HOFFMAN D L, NOVAK T P, PERALTA M. Building consumer trust online［J］. Communications of the Acm,1999,42(4):80-85.

［2］DORSEY E R, TOPOL E J. State of telehealth［J］. New England Journal of Medicine, 2016, 375(2): 154-161.

［3］TUCKSON R V, EDMUNDS M, HODGKINS M L. Telehealth［J］. New England Journal of Medicine,2017,377 (16):1585-1592.

［4］中国互联网络信息中心. 第 47 次中国互联网络发展状况统计报告［R］. 北京:CNNIC,2019.

［5］World Health Organization. Recommendations on digital interventions for health system strengthening［R］. Geneva:WHO,2019.

［6］HOWITT P, DARZI A, YANG G Z, et al. Technologies for global health［J］. Lancet, 2012, 380(9840): 507-535.

［7］SINHA C, GARRO-STRAUSS D. Research on eHealth across health systems:Contributions to strengthen a field［M］//ELDER L,EMDON H,FUCHS R,et al. Connecting ICTs to development:the IDRC experience. New York:Anthem Press,2013:161-195.

［8］TUCKER S. Welcome to the world of mHealth［J］. MHealth,2015,1:1.

［9］WEIL A R. How valuable is information？［J］. Health Affairs，2015，34（3）：366.

［10］CHAUVIN J，RISPEL L. Digital technology，population health，and health equity［J］. Journal of Public Health Policy，2016，37（suppl 2）：145-153.

［11］WYBER R，VAILLANCOURT S，PERRY W，et al. Big data in global health：Improving health in low-and middle-income countries［J］. Bulletin of the World Health Organization，2015，93（3）：203-208.

［12］BUELL J M. The digital medicine revolution in healthcare［J］. Healthcare Executive，2011，26（1）：28-30.

［13］T ECONOMIST. Medicine Goes Digital［J］. The Economist，2009，391（8627）：54-03，54-04.

［14］JIN Y，JING M，ZHANG L，et al. Internet access and hypertension management among the elderly population：a nationally representative cross-sectional survey in China［J］. Journal of Medical Internet Research，2019，21（1）：e11280.

［15］王淼，于广军.“互联网+”对医疗服务体系的影响与挑战［J］.上海医药，2017，38（9）：3-5.

［16］顾海，刘曦言，马珺茹. 我国远程医疗服务的发展现状、问题及对策［J］. 中国卫生管理研究，2018（00）：112-125.

［17］DOU K，YU P，DENG N，et al. Patients＇acceptance of smartphone health technology for chronic disease management：a theoretical model and empirical test［J］. JMIR Mhealth & Uhealth，2017，5（12）：e177.

［18］李前慧，姜英玉，钟源，等. 移动医疗应用的用户技术接受模型研究［J］. 中国市场，2017，（33）：141-143.

［19］任聪，邓朝华. 移动健康服务用户技术接受模型及其实证研究［J］. 中国卫生统计，2014，31（6）：1015-1018.

［20］DAVIS F D. Perceived usefulness，perceived ease of use，and user acceptance of information technology［J］. Management Information Systems Quarterly，1989，13（3）：319-340.

［21］VENKATESH V，MORRIS M G，DAVIS G B，et al. User acceptance of information technology：toward a unified view［J］. Management Information Systems Quarterly，2003，27（3）：425-478.

［22］VENKATESH V，DAVIS F D. A Model of the antecedents of perceived ease of use：development and test［J］. Decision Sciences，1996，27（3）：451-481.

［23］DAVIS F D，VENKATESH V. A critical assessment of potential measurement biases in the technology acceptance model：three experiments［J］. International Journal of Human-Computer Studies，1996，45（1）：19-45.

［24］HUNG M C，JEN W Y. The adoption of mobile health management services：an empiricalstudy［J］. Journal of Medical Systems，2012，36：1381-1388.

［25］JEN W Y，HUNG M C. An empirical study of adopting mobile healthcare services：the family＇s perspective on the healthcare needs of their elderly members［J］. Telemed J E Health，2010，16（1）：41-48.

［26］韩啸. 整合技术接受模型的荟萃分析：基于国内 10 年研究文献［J］. 情报杂志，2017，36（8）：150-155.

［27］孙建军，成颖，柯青. TAM 模型研究进展：模型演化［J］. 情报科学，2007，25（8）：1121-1127.

［28］ROGERS E M. Diffusion of innovations［M］. 5th ed. New York：Free Press，2003.

［29］ROGERS E M. Diffusion of innovations［M］. New York：Free Press，1983.

［30］车小玲. 消费者对移动医疗的信任及其采纳研究［D］. 长沙：中南大学，2013.

［31］ARROW K J. Uncertain and the welfare economics of medical care［J］. The American Economic Review，1963，53（5）：941-973.

［32］刘宸，周向红. 互联网医疗信息溢出与中国居民就诊选择：基于 CHNS 混合截面数据的实证研究［J］. 公共管理学报，2017，14（4）：78-90.

［33］GREWAL D，MONROE K B，KRISHNAN R. The effect of price-comparison advertising on buyers＇perceptions of acquisition value，transaction value，and behavioral intention［J］. Journal of Marketing，1988，62（2）：46-59.

[34] 董大海,杨毅.网络环境下消费者感知价值的理论剖析[J].管理学报,2008,5(6):856-861.

[35] GREENHALGH T,WHERTON J,PAPOUTSI C,et al. Beyond adoption:a new framework for theorizing and evaluating nonadoption,abandonment,and challenges to the scale-up,spread,and sustainability of health and care technologies[J]. Journal of Medical Internet Research,2017,19(11):e367.

[36] BAKER L,WAGNER T H,SINGER S,et al. Use of the Internet and e-mail for health care information-Results from a national survey[J]. Journal of the American Medical Association,2003,289(18):2400-2406.

[37] FOX S,DUGGAN M. Health Online 2013 [R]. Washington D. C.:Pew Internet & American Life Project,2013.

[38] ANDREASSEN H K,BUJNOWSKA-FEDAK M M,CHRONAKI C E,et al. European citizens' use of E-health services:a study of seven countries[J]. BMC Public Health,2007,7:53.

[39] TAKAHASHI Y,OHURA T,ISHIZAKI T,et al. Internet use for health-related information via personal computers and cell phones in Japan:a cross-sectional population-based survey[J]. Journal of Medical Internet Research,2011,13(4):e110.

[40] 辜鸣,邓桂妹,徐凯,等.深圳市福田区益田社区居民健康教育资料需求调查[J].中国健康教育,2008,24(12):931-933.

[41] 俞文敏,陈芳,尹璐,等.不同病种网民健康知识需求在线调查分析[J].解放军医院管理杂志,2010,17(10):977-978.

[42] 徐莉莉,刘建明.国内健康咨询网站用户需求调查分析[J].医学信息学杂志,2014,35(7):50-53.

[43] 李毅志,刘婷婷.公众用户医药卫生网络信息需求分析[J].医学信息学杂志,2015,36(5):64-67.

[44] 侯胜田,干永和,白琦瑶.北京市居民健康信息技术使用现状调查[J].中华医学图书情报杂志,2016,25(4):41-44.

[45] NEWHOUSE N,LUPIÁÑEZ-VILLANUEVA F,CODAGNONE C,et al. Patient use of email for health care communication purposes across 14 European countries:an analysis of users according to demographic and health-related factors[J]. Journal of Medical Internet Research,2015,17(3):e58.

[46] MODAHL M. Telehealth index:2015 consumer survey[R]. Boston:American Well,2015.

[47] BRADFORD W D,KLEIT A,KROUSEL-WOOD M A,et al. Comparing willingness to pay for telemedicine across a chronic heart failure and hypertension population[J]. Telemedicine and e-Health,2005,11(4):430-438.

[48] BRADFORD W D,KLEIT A,KROUSEL-WOOD M A,et al. Willingness to pay for telemedicine assessed by double-bounded dichotomous choices method[J]. Journal of Telemedicine and Telecare,2004,10(6):325-330.

[49] CHANG J,SAVAGE S J,WALDMAN D M. Estimating willingness to pay for online health services with discrete-choice experiments[J]. Applied Health Economics and Health Policy,2017,15(4):491-500.

[50] TERLUTTER R,BIDMON S,RÖTTL J. Who uses physician-rating websites? Differences in sociodemographic variables,psychographic variables,and health status of users and nonusers of physician-rating websites[J]. Journal of Medical Internet Research,2014,16(3):e97.

[51] COCOSILA M,ARCHER N,YUAN Y F. Would people pay for text messaging health reminders? [J]. Telemedicine and e-Health,2008,14(10):1091-1095.

[52] TSUJI M,SUZUKI W,TAOKA F. An empirical analysis of a telehealth system in terms of cost sharing[J]. Journal of Telemedicine & Telecare,2003,9(Suppl 1):S41.

[53] ADLER K G. Web portals in primary care:an evaluation of patient readiness and willingness to pay for online services[J]. Journal of Medical Internet Research,2006,8(4):e26.

[54] 王健,李士雪,刘兴柱,等.山东省农村居民对合作医疗的支付意愿及需求价格弹性分析[J].中国卫生事业管理,1996(11):608-610.

［55］徐川川,赵宁宁,马国栋,等.宁夏远程医疗现状与对策研究［J］.卫生经济研究,2018,11:10-12.

［56］雷振华,杨静,石金凤,等.宁夏远程医疗服务存在的问题和可持续发展策略研究［J］.中国卫生产业,2018,15(3):182-184,189.

［57］郭晓薇.宁夏:打造"互联网+医疗健康"生态体系［J］.中国卫生,2019(8):108.

［58］李琦喆,田淑卿.智慧互联网医院新模式的探讨:以宁夏银川市为例［J］.现代医院管理,2018,16(4):29-32.

［59］李红敏,孟庆跃,姜小峰,等.在线卫生服务需求及支付意愿研究现状［J］.中国公共卫生,2019,35(10):1438-1441.

［60］查穹,马常兰.基层医院移动互联网健康教育服务研究［J］.继续医学教育,2019,33(4):74-75.

［61］SHAO Y H,TULANDI T,ABENHAIM H A. Evaluating the quality and reliability of online information on social fertility preservation［J］. Journal of Obstetrics and Gynaecology Canada,2019,42(5):561-567.

［62］PENG Y,YIN P,DENG Z,et al. Patient-physician interaction and trust in online health community:the role of perceived usefulness of health information and services［J］. International Journal of Environmental Research and Public Health,2019,17(1):e139.

［63］TENNANT B,STELLEFSON M,DODD V,et al. eHealth literacy and Web 2. 0 health information seeking behaviors among baby boomers and older adults［J］. Journal of Medical Internet Research,2015,17(3):e70.

［64］WONG D K K,CHEUNG M K. Online health information seeking and eHealth literacy among patients attending a primary care clinic in Hong Kong:a cross-sectional survey［J］. Journal of Medical Internet Research,2019,21(3):e10831.

［65］郭琛.在线医疗网站信息监管问题研究［D］.厦门:厦门大学,2017.

［66］SHAFIEE H L,CAFFERY L J,FREEMAN C R,et al. A scoping review of the use and impact of telehealth medication reviews［J］. Research in Social and Administrative Pharmacy,2018,16(8):1140-1153.

［67］BRADFORD N K,CAFFERY L J,SMITH A C. Telehealth services in rural and remote Australia:a systematic review of models of care and factors influencing success and sustainability［J］. Rural & Remote Health,2016,16(4):3808.

［68］WANG T T,LI J M,ZHU C R,et al. Assessment of utilization and cost-effectiveness of telemedicine program in Western Regions of China:a 12-year study of 249 hospitals across 112 cities［J］. Telemedicine and e-Health,2016,22(11):909-920.

［69］GORDON N P,HORNBROKK M C. Differences in access to and preferences for using patient portals and other eHealth technologies based on race,ethnicity,and age:a database and survey study of seniors in a large health plan［J］. Journal of Medical Internet Research,2016,18(3):e50.

［70］PARK H,CORMIER E,GLENNA G. Health consumers eHealth literacy to decrease disparities in accessing eHealth information［J］. Cin Computers Informatics Nursing,2015,34(2):71-76.

［71］BISHWAJIT G,HOQUE M R,YAYA S,et al. Disparities in the use of mobile phone for seeking childbirth services among women in the urban areas:Bangladesh urban health survey［J］. BMC Medical Informatics & Decision Making,2017,17(1):182.

［72］JIANG S,LIU P L. Digital divide and Internet health information seeking among cancer survivors:A trend analysis from 2011 to 2017［J］. Psychooncology,2020,29(1):61-67.

［73］PODUVAL S,AHMED S,MARSTON L,et al. Crossing the digital divide in online self-management support:analysis of usage data from HeLP-Diabetes［J］. JMIR Diabetes,2018,3(4):e10925.

［74］HESSE B W. Role of the internet in solving the last mile problem in medicine［J］. Journal of Medical Internet Research,2019,21(10):e16385.

［75］张悦.中国西部农村地区卫生人力资源配置公平性研究［D］.银川:宁夏医科大学,2016.

［76］周忠良,高建民,杨晓玮.西部农村居民卫生服务利用公平性研究［J］.中国卫生经济,2010(9):90-92.

［77］ YING S,SOAR J,TALBURT J,et al. Consumer-centered eHealth：challenges and opportunities for China ［J］. Journal of Computational and Theoretical Nanoscience,2012,7(1)：257-260.

［78］ MITTON C,DIONNE F,MASUCCI L,et al. Innovations in health service organization and delivery in northern rural and remote regions：a review of the literature［J］. International Journal of Circumpolar Health, 2012,70(5)：460-72.

［79］ World Health Organization. Global diffusion of eHealth：making universal health coverage achievable［R］. Geneva：WHO,2016.

［80］ UGWU E O,OBI S N,EZECHUKWU P C,et al. Acceptability of human papilloma virus vaccine and cervical cancer screening among female health-care workers in Enugu,Southeast Nigeria［J］. Nigerian Journal of Clinical Practice,2013,16(2)：249-252.

［81］ NOSRATNEJAD S,RASHIDIAN A,DROR D M. Systematic review of willingness to pay for health insurance in low and middle income countries［J］. PLoS One,2016,11(6)：e0157470.

［82］ BINNENDIJK E,DROR D M,GERELLE E,et al. Estimating willingness-to-pay for health insurance among rural poor in India by reference to Engel's law［J］. Social Science & Medicine,2013,76(1)：67-73.

［83］ 蔡雁岭,翟运开,侯红纳,等. 基于远程医疗网络角色的成本-效益分析［J］. 中国卫生经济,2014,33 (10)：8-10.

［84］ 孟群,尹新,梁宸. 中国"互联网+健康医疗"现状与发展综述［J］. 中国卫生信息管理杂志,2017,14 (2)：110-118.

［85］ MURPHY J K,KHAN A,SUN Q,et al. Needs,gaps and opportunities for standard and e-mental health care among at-risk populations in the Asia Pacific in the context of COVID-19：a rapid scoping review［J］. International Journal for Equity in Health,2021,20(1)：161.

［86］ KICKBUSCH I,PISELLI D,AGRAWAL A,et al. The Lancet and Financial Times Commission on governing health futures 2030：growing up in a digital world［J］. The Lancet,2021,398(10312)：1727-1776.

［87］ MÖNNINGHOFF A,KRAMER J N,HESS A J,et al. Long-term effectiveness of mHealth physical activity interventions：systematic review and meta-analysis of randomized controlled trials［J］. Journal of Medical Internet Research,2021,23(4)：e26699.

［88］ HANACH N,DE VRIES N,RADWAN H,et al. The effectiveness of telemedicine interventions,delivered exclusively during the postnatal period,on postpartum depression in mothers without history or existing mental disorders：A systematic review and meta-analysis. ［J］Midwifery,2021,94：102906.

［89］ REZAPOUR A,HOSSEINIJEBELI S S,FARADONBEH S B. Economic evaluation of E-health interventions compared with alternative treatments in older persons'care：A systematic review［J］. Journal of Education and Health Promotion,2021,10：134.

［90］ ALKHALDI G,HAMILTON F L,LAU R,et al. The Effectiveness of Prompts to Promote Engagement With Digital Interventions：A Systematic Review［J］. Journal of Medical Internet Research,2016,18(1)：e6.

［91］ ALESSA T,HAWLEY M S,HOCK E S,et al. Smartphone Apps to Support Self-Management of Hypertension：Review and Content Analysis［J］. JMIR Mhealth and Uhealth,2019,7(5)：e13645.

［92］ WOLFF J,PAULING J,KECK A,et al. The economic impact of artificial intelligence in health care：systematic review［J］. Journal of Medical Internet Research,2020,22(2)：e16866.

第十四章

疫苗接种经济分析

促进公众疫苗接种是全球持续关注的实践难题,也是卫生经济学经典研究主题。针对如何扩大中国非免疫规划疫苗接种覆盖问题,本章首先总结了疫苗接种经济分析的理论与实证,进而基于在中国三省调研收集的儿童非免疫规划疫苗支付意愿数据和接种行为数据,评估接种需求并从供需双侧探索促进接种的干预策略。最后,综合本研究发现和近年来研究与实践的新进展,提出政策建议;并提出了融入行为经济学理念开展优化干预研究与巧用外生冲击开展自然实验两点研究展望。

第一节 研 究 背 景

一、研究问题的提出

一个世纪以来人类感染性疾病负担的不断降低,除安全用水和抗生素的重要贡献外,疫苗免疫也发挥了关键作用。疫苗接种是防控传染病最有效和最有经济性的公共卫生干预之一。尽管如此,无论疫苗对于受种者免费、共付、补贴或自费,不管在发达或落后国家,如何促进疫苗接种始终是经典研究话题,人群健康、经济学、社会学等领域学者开展了长期深入的研究。

2004—2007 年间,Abhijit Banerjee 与 Esther Duflo 等在印度落后地区开展了一项整群随机对照试验,检验不同措施对提高儿童疫苗接种率的效果[1]。研究开展地区的基本医疗保健服务质量很差,儿童基础免疫规划完成比例很低。研究发现,实施流动接种能将基础免疫完成率从 6% 提升至 18%;若实施流动接种的同时,向受种家庭提供小量非货币物质激励,则能将基础免疫完成率提升至 39%。上述研究成果于 2010 年发表于《英国医学杂志》。2019 年,诺贝尔经济学奖授予 Abhijit Banerjee、Esther Duflo、Michael Kremer 三位学者,表彰其在脱贫研究中对田野实验的应用与发展,获奖研究综述中将上述疫苗接种研究作为代表案例进行了阐述[2]。

2019 年 12 月被正式发现以来,新型冠状病毒迅速引发全球疫情,对人类健康和社会经济产生巨大冲击。疫苗免疫话题获得公众持续关注。全民疫苗接种是对抗传染病暴发和流行的根本策略:全球多种新型冠状病毒疫苗短时间研发成功并审批使用,创造了生物医药研发、使用与监管的先例。截至 2022 年 4 月,全球已总计接种新冠疫苗 111 亿剂;其中,中国总计接种 33 亿剂[3]。如何克服"信息疫情(infodemic)"和公众"疫苗犹豫(vaccine hesitancy)",提升新冠疫苗接种依从性也成为重要议题。此次新冠疫情促使全球学者和政策制定者深刻认识到深入理解疫苗接种背后的社会经济和心理行为因素的重要性。

人群疫苗覆盖是供给侧与需求侧共同作用的结果,双侧皆为必要条件。与疫苗有关的公共政策则须在综合考察疾病负担、健康公平、经济体制、政治体制、财政预算和接种项目经济性、伦理等多方面因素的基础上制定。政府干预通常会同时影响供需双侧。

从需求侧看，如 2019 年 WHO 将"人们在疫苗可及情况下犹豫和拒绝接种"列为当年全球十大健康威胁之一[4]。近 10 年来，"疫苗犹豫"概念被提出并广泛研究[5]。疫苗犹豫以人们对疫苗免疫的信任不足为主要心理特征，以迟疑、推迟或拒绝接种为行为表现，会导致接种率下降和接种空白区域出现，可引发传染病反弹和暴发。

从供给侧看，如 2021 年 WHO 将"保障新冠检测、新冠药物和新冠疫苗的可及性"列为当年全球十大健康挑战之一[6]。应对疫情，要在短时间研发安全有效的疫苗，保障产能及疫苗运输与配备，实现人群普遍接种，考验着每个国家和地区卫生体系的应急能力与韧性。

中国 1978 年开始实施儿童计划免疫，将卡介苗、百白破疫苗、脊髓灰质炎疫苗和麻疹疫苗纳入儿童计划免疫。此后，国家免疫规划疫苗种类历经两次扩大。2002 年将乙肝疫苗纳入国家免疫规划；2007 年落实扩大国家免疫规划的目标和任务，将甲肝疫苗、流脑疫苗、乙脑疫苗、麻腮风疫苗纳入国家免疫规划，并在重点地区对重点人群进行出血热疫苗接种，在疫情和灾害重点时期对重点人群进行炭疽疫苗和钩体疫苗应急接种。中国国家免疫规划由最初"4 苗防 6 病"发展至"14 苗防 15 病"[7]。按照 2005 年颁布的《疫苗流通和预防接种管理条例》，上述已经纳入国家免疫规划的疫苗称为第一类疫苗，是政府免费提供、公民应当遵照政府规定接种的疫苗；国家免疫规划外的疫苗称为第二类疫苗，由公民自愿受种。2019 年颁布施行的《中华人民共和国疫苗管理法》延续了上述分类。

然而，很多重要的疫苗，如向适龄儿童提供的 b 型流感嗜血杆菌（Haemophilus influenzae type b，Hib）疫苗、轮状病毒疫苗、水痘疫苗、肺炎球菌结合疫苗，优先接种人群为青少年女性的人乳头瘤病毒（human papilloma virus，HPV）疫苗，重点接种人群为儿童和老年人的流感疫苗等，均未纳入国家免疫规划，由居民自费自愿接种。虽然上述疫苗所预防疾病的负担在中国仍很突出[8]，且 WHO 推荐使用，但在自费自愿的接种政策下，在我国接种率低。开展非免疫规划疫苗接种经济分析，评估需求并从供需双侧探索促进接种策略，具有重要现实意义。

二、相关理论和方法

本部分在阐述疫苗特殊属性的基础上，总结疫苗经济学的关键研究问题及理论。

（一）疫苗特殊属性

本章所称疫苗，指预防控制疾病发生与流行，用于人体免疫接种的预防性生物制品。疫苗作为产品与商品的特殊属性包括以下方面。

1. "专业性"和"生命攸关性" 与普通产品与商品相比，疫苗具有"专业性"和"生命攸关性"，这与多数药品和卫生技术类似。从"专业性"来看，疫苗的研发、生产、流通和使用的专业度与技术要求高，疫苗的流通需要专业物流，疫苗接种需要由专业人员提供接种服务。从"生命攸关性"来看，疫苗接种不仅预防个体疾病，更从群体层面阻断疾病传播。

正因为上述两个属性，类似于药物政策的作用，疫苗政策（vaccination policy）一方面会影响供应链上端疫苗产业的利润与行为，进而影响疫苗产品的质量与创新；另一方面会影响供应链末端提供者和使用者的行为，决定接种覆盖，进而影响人群健康、经济风险、公众与患者满意度乃至社会稳定（图 14-1）[9]。所以，疫苗政策连接公众健康与产业发展，需在不断的动态调整中维持合理的平衡，贡献于社会最大福祉。

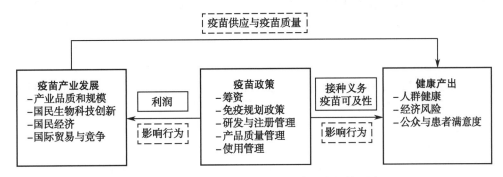

图 14-1　疫苗政策对健康产出和疫苗产业的影响

2. **"外部性"和"预防性"**　与其他药品和卫生技术比,疫苗还具有"外部性"和"预防性"两个特点。从"外部性"来看,疫苗接种具有正外部性(externality)。疫苗免疫的作用路径有两个:一是个体免疫;二是阻断病原体传播路径,间接保护他人,乃至形成群体免疫屏障(herd immunity)。从"预防性"来看,疫苗接种是个体对未来不确定的疾病事件的跨期防范,且行为主体通常为健康人。"外部性"和"预防性"的属性,决定了疫苗相比于其他医药技术的特殊价值。

(二)疫苗私人需求

"疫苗私人需求(private demand of vaccines)"区别于"疫苗需求"或"疫苗需要",是每个接种者在自愿前提下,基于个人效用,加和得到的市场需求。由于疫苗接种是公共政策干预较多的领域,需方负担费用通常不是市场价格,且需方通常负有接种义务,并非完全自愿接种。然而,理解疫苗接种经济问题的起点仍是疫苗私人需求。

疫苗私人需求受多因素影响。内部因素中除了人口社会学特征外,受几个关键的个体心理因素影响,包括:感知疾病易感性(perceived susceptibility);感知疾病严重性(perceived severity of disease);感知疫苗接种收益(perceived benefit of vaccination);感知疫苗接种风险(perceived risk of vaccination)等。

外部因素中,疾病患病率是影响疫苗私人需求的关键因素。基于理性人假设,患病率会影响疫苗私人需求:随患病率提高,个人感染风险增加,接种疫苗的收益提升,疫苗需求提升;反之亦然。所以,疫苗需求具有患病率弹性(prevalence elasticity)[10]。同时,疫苗私人需求也会反向影响患病率:在没有公共干预的情况下,疫苗覆盖完全取决于疫苗私人需求:个人需求提高导致接种率提升,使患病率降低;而当患病率降低后,个体感染风险降低,个人需求则会下降而导致接种率下降,进而又使患病率上升。如此悖论,导致难以达到消除疾病的社会最优接种率[11]。

此外,既往经验也是影响疫苗私人需求的重要因素。疫苗是一种经验品(experience good),由于疫苗具有医学专业性,一般的需求者很难在购买与接种前对疫苗的安全性和有效性进行合理评价,而需要通过消费者学习(consumer learning)过程,在接种疫苗的经验中,逐渐形成对疫苗产品的观点、信念和态度,产生个人效用评价与疫苗私人需求[12]。

(三)疫苗供给

疫苗供给(supply of vaccines)具有特殊性。与化学药品和其他生物制品类似,疫苗研发投入高、周期长、风险大,且生产线建设成本高,其生产成本中固定成本占比非常大,形成规模后,生产的边际成本可降至很低。而相比化学药品,疫苗产品在专利保护期之后,较少受到仿制产品的竞争冲击,利润周期会比化学药品原研品种更长。此外,与治疗性医药产品不同,理论上,疫苗的产品利润周期将终结于所预防传染病由于疫苗的普遍接种而被消除[13]。

与治疗性医药产品不同,疫苗接种广泛面向出生队列和其他健康人群,对其风险容忍度极低,对安全性要求极高,要求极强的全供应链风险防范。在疫苗生产环节,对生产条件和规模要求高,生产过程受到严格管制。在疫苗流通环节,多数疫苗贮存对温度有特殊要求,其运输、分发和配备需全程冷链覆盖与专业管理。在疫苗使用环节,依靠专业接种人员、疾病预防控制机构和遍布城乡的社区接种门诊提供接种服务,并开展宣传与信息管理。

疫苗供给的特殊性塑成目前国内外疫苗研发与生产高度集中的局面。疫苗生产供应也受到诸多因素影响。日常使用的疫苗也会出现供应短缺现象。而应对新发突发传染病疫情,在短期内实现疫苗的人群普遍接种挑战重重,这是由研发、生产、分配、实施各环节构成的系统工程。新冠疫苗接种实施就是一个典型的案例。

(四)疫苗市场失灵问题

从需求侧看,疫苗接种的外部性导致受种者接种疫苗的个人边际收益小于社会边际收益,单纯依靠市场供需均衡无法达到最优接种率(social optimal rate),产生疫苗市场失灵(failure of vaccine markets)。需要采用公共干预,通过补贴等手段将需求曲线右移。从供给侧看,国际疫苗产业对于创新或改进疫苗产品来应对那些与贫困高度相关的传染病的经济激励不足,也需要通过公共干预来鼓励对这类疫苗产品的研发与生产,将供给曲线右移。

(五)疫苗市场公共责任

如上所述,仅依靠市场供求无法达到疫苗的社会最优接种覆盖,导致接种不足。从供给侧看,应对与贫困高度相关的感染性疾病负担、新发传染病疫情、生物恐怖等全球危机,均需公共干预引导各国产业向人类福祉方向发展。1974年WHO号召全球各国实施扩大免疫规划,至今,各国均建立了本国的免疫规划项目。成立于1999年的全球疫苗免疫联盟,联合多国政府和多个非政府组织援助低收入国家实施免疫规划。应对新冠疫情,2020年WHO和全球疫苗免疫联盟等牵头启动了"新冠肺炎疫苗实施计划",旨在促进新冠疫苗研发和生产,保障全球新冠疫苗公平可及。

划定公共干预在疫苗接种中的边界,需综合考虑多方因素。其中,卫生经济学评价证据是必要的一环。公共财政预算有限,用于卫生部门的有限预算,需按照公共卫生项目的优先等级科学分配。研究者主要从卫生体系视角或社会视角开展了大量疫苗经济学评价,估算在全球层面、国家层面、国家内部主要行政区划层面上,将某种疫苗纳入公共接种项目相比于不纳入,是否具有绝对优势(dominated),或计算其增量成本效果比(incremental cost effectiveness ratios),以及评价何种具体方案经济性(cost-effectiveness)更优[14-16]。

三、研究意义

一般情况下,非免疫规划疫苗的接种需要以需方购买行为作为前提,疫苗接种目标群体或其监护者对自费疫苗的支付意愿是有效服务利用的前提,是医药技术转化为实际健康产出的必经环节。针对中国非免疫规划疫苗开展疫苗接种经济分析,探索与理解疫苗私人需求与供需双侧的接种阻碍与促进因素具有重要实践价值。在理论应用与探索上,也将提升和充实国内外现有研究对于居民预防性服务支付行为的理解。

四、文献综述

基于本章所提出的研究问题,本章综述集中于疫苗支付意愿测量与私人需求研究,以及疫苗接种(尤其在自费自愿条件下)影响因素研究。

（一）疫苗支付意愿与需求估计研究

疫苗私人需求反映于市场中每个个体愿意为接种疫苗所放弃的最大货币量,即最大支付意愿(maximum willingness to pay,WTP);基于良好代表性样本、严格的支付意愿提取技术、严格调研质控的疫苗支付意愿调查能够测量相应区域的私人市场疫苗需求。条件价值法(contingent valuation method,CVM)是表达偏好(stated preference)的经典测量方法,可应用于提取目标人群对医疗卫生服务的支付意愿,需要向被调查者明确阐述目标物的具体特征和功用,并界定支付场景。基于支付意愿数据可进一步估计需求价格函数,预测价格需求关系[17]。上述方法应用于疫苗接种服务,能够帮助政策制定者和研发企业了解潜在疫苗私人需求,作用在于:第一,从公共干预角度,为疫苗接种项目的设计和改善提供参考,使政策制定者掌握成本投入与接种覆盖之间的取舍关系;第二,从公共筹资角度,疫苗接种的经济收益(economic benefit)是决策者应了解的信息;第三,从产业角度,关于疫苗私人需求的证据为研发或生产企业提供了参考信息[18,19]。

2000年之后,出现了几项应用条件价值法测量居民疫苗支付意愿的定量研究,主要针对尚处于研发管线的疫苗或假想的疫苗,包括艾滋病疫苗、疟疾疫苗、伤寒疫苗、登革热疫苗、埃博拉疫苗等,调查区域为上述疾病流行区域,集中于中低收入国家,如墨西哥、越南、泰国、莫桑比克等[18-22]。近年,也有研究应用条件价值法分析居民对自费自愿接种疫苗的支付意愿,如在马来西亚开展的成人乙肝疫苗研究[23],在尼日利亚开展的女性青少年家长HPV疫苗支付意愿研究[24],在中国开展的儿童家长肺炎球菌结合疫苗支付意愿研究[25]。2020年以来,国内外集中出现了一些研究,应用条件价值法测量与分析新冠疫苗需求[26,27]。

居民支付意愿不仅受到支付能力等社会经济因素影响,也受到对疫苗和疾病的认知、态度,以及对疫苗不同属性偏好的影响。对疫苗支付意愿影响因素的深入分析,能够为促进接种提供重要参考信息,国内相应研究仍然不足。

（二）疫苗接种影响因素研究

疫苗接种影响因素研究包括繁多主题与证据,需分类总结。分析人口社会学因素与接种关系,可更细致发现接种不足重点群体,并评价接种公平性;而分析非人口社会学因素与接种率的关系,更有可能提示可改变因素对接种率的影响,更有利于发现或评估促进接种的干预切入点。

Angus Thomson等提出"5A分类",概括总结了除人口社会学因素以外的疫苗接种影响因素,依次为"获得性(access)""负担性(affordability)""认知(awareness)""接受度(acceptance)""触发(activation)"[28]。其中,"触发"指包括采用"助推(nudge)"策略促进接种,如向目标人群发送基于行为科学原理精心设计的接种提醒。

大量研究重点分析了需方的疫苗接种影响因素[29-31]:包括接种儿童父母或监护人的人口社会学特征、家庭经济状况、儿童性别及出生次序等,也包括受种者或监护人对疫苗的认知、态度、信念等。也有研究分析了供方因素对接种的影响[32-37],包括接种服务人员密度、疫苗可获得性、接种服务人员推荐行为等。一些研究从社区或区域层面分析了卫生服务人员密度与接种率关系[32,38],另一些研究从个体层面分析了接种服务人员行为对接种的影响[33-36]。然而,一是少有研究基于供需双方的分析框架结合分析需方因素与供方因素对接种的影响;二是少有研究应用生态学分析框架开展多层次分析。

五、研究目的

本章实证研究部分基于中国三省调研数据分析儿童非免疫规划疫苗接种,旨在为非免疫规划疫苗促进接种策略及筹资政策提供参考依据,包括以下研究问题:

其一,中国儿童家长对非免疫规划疫苗的私人需求如何,受哪些因素影响,非免疫规划疫苗价格与需求量、需求价格弹性关系如何;其二,从供需双侧探索中国儿童非免疫规划疫苗接种的促进与阻碍因素,尤其探究疫苗接种服务人员特征、行为与疫苗接种的关系。

第二节 研 究 方 法

一、研究框架

以儿童肺炎球菌结合疫苗(pneumococcal conjugate vaccine,PCV)为例,借鉴以往卫生经济学研究思路[39,40],采用生存分析的生存函数代表需求评估中的需求函数的概念形式,基于支付意愿测量数据,估计 PCV 需求价格函数,理论模型推导如下。

某种疫苗供给充足且可获得条件下,若家长 i 对某种疫苗的支付意愿为 WTP_i,疫苗实际价格为 π,则当且仅当 $WTP_i \geq \pi$ 时,家长 i 发生购买疫苗行为,产生有效需求;当 $WTP_i < \pi$ 时,家长 i 不会购买该疫苗。假设家长 i 的支付意愿 WTP_i 是符合概率密度函数 $f(.)$ 的连续随机变量,则 $f(.)$ 反映了家长的支付意愿等于某个给定价格的概率。基于 $f(.)$ 能够得到积累分布函数 $f(.)$:

$$F(WTP_i) = Pr(WTP_i \leq WTP_i^*) = \int_0^{WTP_i^*} f(WTP_i)\,dWTP_i \qquad 式(14\text{-}1)$$

式(14-1)中,设 WTP_i^* 为家长 i 的最大支付意愿,积累分布函数 $F(.)$ 反映了当疫苗价格 $\pi = WTP_i^*$,家长发生有效需求的概率。

在此基础上,得到生存函数 $S(WTP)$,即式(14-2),反映了家长最大支付意愿超过某个给定价格 π 的概率,也就是当价格 $\pi = WTP^*$ 时,家长仍然决定购买疫苗的概率。在此,采用式(14-2)的生存函数 $S(WTP)$ 来代表儿童家长的疫苗需求函数的概念形式。

$$S(WTP_i) = Pr(WTP_i > WTP_i^*) = 1 - F(WTP_i^*) = \int_{WTP_i^*}^{\infty} f(WTP_i)\,dWTP_i \quad 式(14\text{-}2)$$

确立疫苗需求函数概念形式基础上,通过风险函数的选择确定生存函数的具体形式,确立实证分析计量模型。生存分析中的风险函数是条件概率函数,在本分析中则反映能够接受价格 π 的某位家长,不能够接受价格 $\pi + \Delta\pi$ 的概率,$\Delta\pi$ 代表无穷小的价格增长。此处,须借助一个先验假设来选择风险函数。先验假设为:风险函数随价格增加单调递减。试想,家长 i 能够接受价格 A;家长 j 能够接受价格 B,若 A≫B,当家长 i 和 j 同时面对很小的相同价格增加时,预期对家长 j 的影响更大,家长 j 不再需求的可能性更高。

威布尔分布(Weibull distribution)函数是使用较多的可变风险的概率密度函数,威布尔分布函数的风险函数的单调性包括三种可能,单调递增、单调递减和单调不变。威布尔分布函数的风险函数单调性的特点,也使得验证上述先验理论假设成为可能。故此,实证模型采用威布尔分布,式(14-3)、式(14-4)、式(14-5)分别为威布尔分布函数的概率密度函数、风险函数和生存函数。解释变量基于比例风险形式(proportional hazard specification)纳入分析,即在某一价格上退出需求的基准风险的基础上,与 $\lambda = e^{\Sigma\beta_iX_i}$ 相乘,X_i 代表所有解释变量。

$$f(\pi) = \lambda\alpha(\lambda\pi)^{\alpha-1}e^{-\lambda\pi^\alpha} \text{ with } \lambda, \alpha > 0; \lambda = e^{\Sigma\beta_iX_i} \qquad \text{式}(14\text{-}3)$$

$$h(\pi) = \alpha(\pi)^{\alpha-1}\lambda \text{ with } \lambda, \alpha > 0; \lambda = e^{\Sigma\beta_iX_i} \qquad \text{式}(14\text{-}4)$$

$$s(\pi) = e^{-\lambda\pi^\alpha} \text{ with } \lambda, \alpha > 0; \lambda = e^{\Sigma\beta_iX_i} \qquad \text{式}(14\text{-}5)$$

确定需求价格函数的具体形式后,根据经济学需求价格弹性公式[式(14-6)],得到需求价格弹性函数[式(14-7)]。实证分析中,基于威布尔回归估计 α 和 β_i,求解式(14-5)、(14-7)。

$$E = \frac{dQ}{dP} \times \frac{P}{Q} \qquad \text{式}(14\text{-}6)$$

$$E(\pi) = -\lambda\alpha\pi^\alpha \text{ with } \lambda, \alpha > 0; \lambda = e^{\Sigma\beta_iX_i} \qquad \text{式}(14\text{-}7)$$

借鉴以往研究对疫苗接种率影响因素的归纳[37,41,42],构建了结合供需双侧的社区和个体两水平的疫苗接种覆盖决定因素概念框架(图14-2),以指导本部分实证分析。

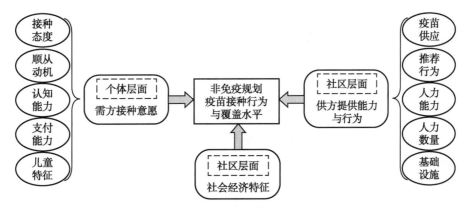

图 14-2 非免疫规划疫苗接种覆盖决定因素概念框架

二、数据来源和指标

(一)数据来源

数据资料来源于2012年12月至2013年1月在中国江苏省、湖北省、甘肃省开展的现场调查。采用结构化问卷,面访调查儿童家长和接种服务人员。

采用多水平随机抽样。第一层:全国范围内按照经济发展水平和地理位置,选取江苏省、湖北省和甘肃省,分别代表东部、中部、西部三类区域。第二层:在江苏103个县(县级市/区)、湖北102个县(县级市/区)、甘肃89个县(县级市/区)中分别按照经济发展水平选取1个区和2个县。第三层:在每个调查县(区),按照经济发展水平和地理位置选取4个乡镇(街道),进一步在每个调查乡镇(街道)中按照地理位置选取3个村(居委会),即每个调查县(区)选取12个村(居委会)。

疫苗接种适龄儿童家长调查中,以村(居委会)为最小抽样单元,在每村(居委会)内随机抽取20户0~36月龄儿童家庭,计划总样本量为2 160个家庭,对家庭中1位照看儿童的家长进行问卷调查。最小抽样单元内随机抽样方法如下:①将样本村(居委会)内免疫规划儿童管理名单中所有 0~36 月龄儿童按出生顺序排序并编号;②计算抽样间隔,抽样间隔等于某村(居委会)内满足样本要求的家庭户数与计划样本量相除后取整;③确定抽样起点,若某村(居委会)0~36 月龄儿童数量为偶数,则选取年龄最小的儿童为第 1 个样本,若某村(居委会)0~36 月龄儿童数量为奇数,则选取年龄最大的儿童为第 1 个样本;④根据抽样起点抽取第 1 个样本后,按照抽样间隔依次抽取样本。

疫苗接种服务人员抽样与接种机构抽样嵌套于儿童家长抽样之中,在儿童家长调查所属相应的 36 个乡镇(街道)内开展。采用结构化问卷,面访调查当日在岗的所有乡镇卫生院(社区卫生服务中心)疫苗接种服务人员。

最终,实际调查 36 个乡镇(街道)的 2 179 个有 0~36 月龄儿童的家庭的 2 179 名家长,和相应辖区乡镇卫生院(社区卫生服务中心)的 150 名疫苗接种服务人员。

（二）指标

1. 儿童非免疫规划疫苗支付意愿测量 采用条件价值法测量适龄儿童家长对儿童肺炎球菌结合疫苗的最大支付意愿。调查中,疫苗支付意愿通过调查员对调查对象“一对一”面访问卷调查提取,在使调查对象充分正确认知儿童肺炎球菌疾病、儿童肺炎球菌结合疫苗,及疫苗接种的个人意义和社会意义之后,在所设置的假想疫苗接种及支付场景中,问询调查对象的最大支付意愿。调查问卷中对疫苗和疾病基本信息介绍如下。

> 肺炎球菌疾病是由肺炎球菌感染引起的一系列疾病,包括肺炎、中耳炎、脑膜炎等。肺炎球菌通过呼吸道传播,是小儿最常见的一种呼吸道疾病。大约有一半的重症肺炎由肺炎球菌引起。肺炎球菌肺炎症状包括呼吸急促、持久干咳、胸痛等。
>
> 接种 7 价肺炎球菌结合疫苗可以有效地预防儿童感染肺炎球菌疾病。接种针次随第一针的接种年龄不同而有所差别,对 3~6 月龄儿童来说,总共需接种 4 针。接种儿童群体中,97% 可获得免疫,免疫力可持续 2~3 年。
>
> 您愿意为您的孩子接种这种疫苗支付多少元（每针）?

采取竞价法(biding game)支付意愿提取技术。调查中,儿童家长自行阅读或由调查员向其陈述调查问卷中疫苗和疾病的信息后,由调查员按照事先设计的竞价方法,按规则逐步问询,以获取家长最大支付意愿。首先,将被调查家长随机分配到最低或最高竞价起点,儿童肺炎球菌结合疫苗最高竞价起点为 1 200 元,最低竞价起点为 20 元。若从高起点开始,则由调查员按照事先确定的价格序列,由高价向低价依序询问,直到被调查家长接受某个价格为止,记录该价格为其最大支付意愿;若从低起点开始,则由调查员按照事先确定的价格序列,由低价向高价依序询问,直到被调查家长拒绝接受某个价格为止,记录家长拒绝接受价格的前一个询问的价格为其最大支付意愿。如果家长不能接受最低竞价起点的价格,则询问其在免费情况下是否愿意为儿童接种。如果在免费情况下,家长愿意接受,则记录其支付意愿为 0 元;如果在免费情况下,家长也不愿意为儿童接种,则归为“抗拒性零支付意愿（protest-zero）”[39,43]。

2. 儿童非免疫规划疫苗接种行为测量 接种行为数据由调查员在面访调查过程中抄写儿童接种证获得。实施调研时,各地疫苗接种电子信息系统尚未全面建设完善;儿童接种证中包含了儿童免疫规划疫苗和非免疫规划疫苗的接种信息(包含接种剂次信息)。基于儿童接种行为数据,构建了 4 个非免疫规划疫苗接种结果指标:①至少接种 1 剂任何非免疫规划疫苗;②至少接种 1 剂 Hib 疫苗;③至少接种 1 剂轮状病毒疫苗;④接种水痘疫苗。

3. 需方接种行为影响因素测量

(1) 经济因素:①客观变量包括家庭年收入、家庭成员数量、至最近接种点交通时间等,均通过面访问卷调查获得;②主观变量为"自感价格阻碍",问题为"您多大程度上会因为觉得收费疫苗价格过高,而不愿给孩子接种?",回答与赋值为"不会 = 1;很小程度 = 2;一般程度 = 3;很大程度 = 4;非常大程度 = 5"。

(2) 传染病与疫苗接种的风险与收益心理因素:包括"自感疾病易感性""自感疾病严重性""自感疫苗效果""自感安全阻碍"和"自感儿童针痛阻碍"。其中前三者仅针对 7 价肺炎球菌结合疫苗和其预防疾病,仅在肺炎球菌结合疫苗需求评估中作为自变量纳入分析,后两者针对非免疫规划疫苗,问题分别为"您多大程度会因为担心疫苗不安全,而不愿给孩子接种?"和"您多大程度会因为心疼孩子打针和哭闹,而不愿给孩子接种疫苗?",回答及赋值均为"不会 = 1;很小程度 = 2;一般程度 = 3;很大程度 = 4;非常大程度 = 5"。

(3) 社会影响因素:包括"接受供方意见倾向性"与"社会规范"。"接受供方意见倾向性"由一个问题测量:"根据您的经历,是否同意以下说法:当接种人员向您推荐一些收费疫苗时,您愿意听从接种人员的意见。";"社会规范"由一个问题测量:"您的亲朋好友认为您应该花钱为孩子接种收费疫苗"。两问题回答与赋值均为"完全不同意 = 1;较不同意 = 2;不知道 = 3;较同意 = 4;完全同意 = 5"。

(4) 人口社会因素:包括家长与儿童关系、年龄、教育程度、职业,儿童年龄等,通过面访问卷调查获得。此外,儿童传染病史由被调查者回忆作答。

4. 供方影响因素测量　在开展调研的 36 个乡镇(社区)内面访乡镇卫生院(社区卫生服务中心)疫苗接种服务人员,填写调查问卷。其中,"接种服务人员非免疫规划疫苗推荐行为频度"为假设场景下的自评指标,场景为"家长带儿童前来接种一类疫苗,且儿童月龄符合接种某些二类疫苗的条件",问题为"在日常工作中,您多大频率会在该场景下主动介绍二类疫苗信息,并向家长推荐这些二类疫苗?",答案和赋值为"1 = 从不;2 = 很少;3 = 偶尔;4 = 经常;5 = 总是"。而"接种服务人员非免疫规划疫苗知识水平"由 12 道认知题测量,每题正确回答积 1 分,知识水平测量取值范围为 0~12。

三、分析方法

(一) 基于表达偏好的疫苗需求评估

在前述理论推导基础上,采用威布尔回归模型评估肺炎球菌结合疫苗需求,同时纳入经济、心理、社会影响、经验、人口社会因素协变量。并参考以往研究的做法[39,43],在分析中剔除了"抗拒性零支付意愿"。分析结果以风险比例(hazard ratio)展示,并报告 95% 置信区间。采用多种方法检验和评估威布尔回归模型适宜性和拟合效果:①采用 Kaplan-Meier 估计检验分类数据类型自变量是否满足比例风险假设;②基于赤池信息量准则(Akaike information criterion,AIC)和贝叶斯信息准则(Bayesian information criterion,BIC)比较威布尔回归拟合效果与其他参数生存分析模型拟合效果的优劣;③检验风险函数随着价格增加单调递减的先验假设。应用 Stata 14.0 软件完成分析。

(二) 供需视角的接种行为促进与阻碍因素分析

此分析中,首先剔除完全无非免疫规划疫苗提供的 6 个乡镇(街道)辖区的样本,包括

361 个调查儿童家长样本(占样本量 16.57%)和相应辖区内乡镇卫生院(社区卫生服务中心)疫苗接种服务人员样本;还剔除了 18 个小于 2 月龄的婴幼儿家长样本(占样本量 0.83%),因为按照调查当时的中国免疫规划程序,该年龄段无非免疫规划疫苗提供;此外,因自变量缺失值,剔除了 9 个调查儿童样本(占样本量 0.41%)。考虑到不同非免疫规划疫苗的规定接种年龄段,进一步将接种水痘疫苗的分析样本,限制为 12~36 月龄儿童的家长。供需双方数据在乡镇(街道)水平匹配。采用两水平混合效应 logistic 回归模型分析,结果变量为上述 4 个非免疫规划疫苗接种结果指标。需方影响因素变量嵌套于乡镇(街道)辖区水平的个体水平测量,供方影响因素变量加总于乡镇(街道)辖区水平。回归结果以比值比(odds ratio,OR)展示,并报告 95% 置信区间。应用 Stata 14.0 软件完成分析。

第三节　主要结果和讨论

一、疫苗需求评估

(一)主要结果

所调查的 2 179 名儿童家长中:母亲占 55.64%;平均年龄 35 岁,30 岁及以下者超过一半;初中及以下学历者占 58.58%;职业方面,无业占 27.20%,务农占 22.65%,其余为务工或公司及单位职员。样本儿童平均年龄为 1.39 岁,男童占 57.76%,调查时为独生子女的占 64.87%,40 名儿童接种过 7 价肺炎球菌结合疫苗,占调查样本 1.84%。

表 14-1 报告了支付意愿在全部竞价点上的分布。家长对 1 剂肺炎球菌结合疫苗的平均支付意愿为 325.95 元,中位数为 200 元。

表 14-1　儿童肺炎球菌结合疫苗支付意愿分布

WTP 投标值	频数/人	比例/%	积累比例/%	WTP 投标值	频数/人	比例/%	积累比例/%
protest-0[①]	14	0.64	0.64	450	18	0.83	75.91
ture-0[②]	157	7.21	7.85	500	193	8.86	84.76
20	28	1.28	9.13	550	5	0.23	84.99
40	20	0.92	10.05	600	71	3.26	88.25
60	66	3.03	13.08	650	6	0.28	88.53
80	24	1.10	14.18	700	12	0.55	89.08
100	164	7.53	21.71	750	3	0.14	89.22
150	58	2.66	24.37	800	57	2.62	91.83
200	765	35.11	59.48	850	3	0.14	91.97
250	21	0.96	60.44	900	8	0.37	92.34
300	223	10.23	70.67	1 000	45	2.07	94.40
350	29	1.33	72.01	1 200	122	5.60	100.00
400	67	3.07	75.08				

注:[①]"protest-0"指在免费情况下,也不愿意接种;[②]"true-0"指免费情况下愿意接种。

　　采用威布尔回归拟合数据并求解儿童肺炎球菌结合疫苗需求函数、需求价格弹性函数和总收益函数。威布尔回归拟合效果良好:①通过 Kaplan-Meier 估计显示,模型中纳入的分类数据类型自变量均满足比例风险假设,符合纳入模型分析的基本要求;②AIC、BIC 标准均显示,采用威布尔回归模型的拟合效果优于其他主要的参数生存分析模型(包括:指数分布、Log-normal 分布、Gompertz 分布、Log-logistic 分布);③威布尔回归对参数 α 的估计结果验证了理论分析中提出的假设,即人们退出需求的概率,随着价格增加而单调递减。以上结果不再详尽报告。

　　表 14-2 报告了基于威布尔回归的肺炎球菌结合疫苗支付意愿多因素分析结果,并辅以对应的区间回归分析结果进行对比,两种分析方法的结果一致性高。当价格增长时,较高收入组相比较低收入组,更不倾向于退出需求,差异具有统计学意义($P<0.05$);儿童既往发生过传染病的,更不倾向于退出需求,差异具有统计学意义($P<0.05$);自感价格阻碍为需求的阻碍因素,而接受供方意见倾向性和社会规范为需求的促进因素。此外,高竞价起点组相比低竞价起点组更倾向于接受更高的支付价格,差异具有统计学意义($P<0.01$)。以上结果均与理论预期相符。

表 14-2　肺炎球菌结合疫苗支付意愿多因素回归分析结果

自变量	威布尔回归		区间回归	
	风险比	95% *CI*	回归系数	95% *CI*
经济因素				
收入①				
较低收入组②	1.00		0.00	
较高收入组	0.86**	(0.75,0.97)	62.64***	(25.70,99.59)
至接种点交通时间				
<20 分钟②	1.00		0.00	
≥20 分钟	1.03	(0.93,1.14)	−13.19	(−42.63,16.25)
自感价格阻碍	1.19***	(1.11,1.28)	−57.42***	(−78.26,−36.57)
风险与收益心理因素				
自感疾病易感性	0.96	(0.89,1.04)	15.39	(−7.44,38.23)
自感疾病严重性	0.97	(0.89,1.06)	13.86	(−10.52,38.25)
自感疫苗效果	0.98	(0.91,1.05)	6.88	(−14.54,28.30)
自感安全阻碍	1.04	(0.96,1.13)	−15.59	(−40.05,8.87)
社会影响				
接受供方意见倾向性	0.93**	(0.88,1.00)	26.27***	(7.55,44.98)
社会规范	0.91***	(0.85,0.98)	34.95***	(15.42,54.47)
感染病与疫苗相关经验				
儿童接种非免疫规划疫苗史				
未接种②	1.00		0.00	
至少接种 1 针次	0.93	(0.83,1.04)	23.36	(−9.12,55.83)

续表

自变量	威布尔回归		区间回归	
	风险比	95% *CI*	回归系数	95% *CI*
儿童既往感染性疾病史				
未发生感染性疾病[②]	1.00		0.00	
发生感染性疾病	0.81**	(0.68,0.96)	66.93***	(16.70,117.16)
人口社会因素				
与儿童关系				
母亲[②]	1.00		0.00	
父亲	0.86**	(0.75,0.98)	62.43***	(24.63,100.24)
(外)祖父母	0.83	(0.63,1.09)	78.20*	(−3.01,159.41)
年龄	1.01**	(1.00,1.02)	−4.05***	(−6.72,−1.38)
教育程度				
初中及以下[②]	1.00		0.00	
高中或中专	1.03	(0.90,1.19)	−13.10	(−52.83,26.63)
大专及以上	1.04	(0.88,1.23)	−13.07	(−61.07,34.93)
职业				
务农[②]	1.00		0.00	
务工	1.19**	(1.01,1.41)	−60.50**	(−108.51,−12.46)
无业	1.06	(0.91,1.23)	−15.63	(−57.99,26.73)
单位职员	1.09	(0.91,1.31)	−21.37	(−73.78,31.03)
省份				
甘肃[②]	1.00		0.00	
江苏	1.16**	(1.01,1.34)	−52.91**	(−93.55,−12.28)
湖北	1.23***	(1.07,1.42)	−85.61***	(−127.49,−43.72)
城乡				
农村[②]	1.00		0.00	
城市	0.92	(0.80,1.05)	28.74	(−10.24,67.73)
测量方法学因素				
竞价起点				
低起点[②]	1.00		0.00	
高起点	0.71***	(0.65,0.78)	117.95***	(91.01,144.88)
使用样本量	1 934		1 946	

注:[①]按照调查对象平均家庭年收入为界分为较高收入组与较低收入组;[②]对照组。

　*$P<0.1$;** $P<0.05$;*** $P<0.01$。

　　对所有自变量取均值,将威布尔回归模型的参数估计值分别带入式(14-5)、式(14-7),计算得到需求曲线和需求价格弹性曲线(图14-3,图14-4)。

　　本研究开展时,国内唯一上市的儿童肺炎球菌结合疫苗为7价,当时单剂接种价格为800~860元之间。结合以上分析可发现:基于当时定价,7价肺炎球菌结合疫苗处于需求富有价格弹性的区间内。也就是说,如果降低价格,疫苗销售金额会增加,这种情况直到价格

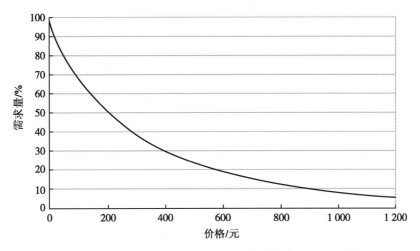

图 14-3　基于模型估计结果的肺炎球菌结合疫苗的需求曲线

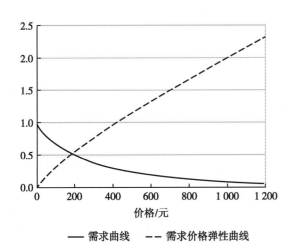

—— 需求曲线　－－ 需求价格弹性曲线

图 14-4　基于模型估计结果的肺炎球菌结合疫苗的需求价格弹性曲线及需求曲线

弹性下降到 1 为止,且总销售金额在此价格上达到极大值。根据估计结果,价格弹性取到 1 时,对应的单剂肺炎球菌结合疫苗的价格约为 420 元。

（二）讨论

结果显示,91.15% 调查家长肺炎球菌结合疫苗支付意愿大于 0,持抗拒支付态度的家长仅占 0.64%,反映了绝大多数家长对于为儿童接种疫苗支付一定费用并不抵触,绝大多数家长认可肺炎球菌结合疫苗接种的收益性。在一些税收主导卫生筹资的国家,出现民众普遍认为“如果疫苗对个体有益,政府就应免费提供”的现象,成为推广新上市自费儿童疫苗的障碍[44]。本研究则显示中国绝大多数家长愿意为自费疫苗支付一定费用。

然而,结果也显示经济因素是阻碍非免疫规划疫苗使用的重要因素,超过 90% 的家长无法接受调研开展时 7 价肺炎球菌结合疫苗的实际单剂接种价格(800~860 元)。支付意愿高于 800 元的调查家长仅占 8.17%,这与郑景山等 2011 年开展的一项全国 7 价肺炎球菌结合疫苗接种调查所估计接种率 9.91% 相近[45]。此外,儿童 7 价肺炎球菌结合疫苗全程接种需 4 剂。本研究调查支付意愿时,告知家长该疫苗全程接种需 4 剂的前提下,询问其对 1 剂的最大支付意愿。该设计更好地模拟了真实场景中家长的首针接种决策,而家长首针支付意愿大于 800 元,并不意味对全程接种 4 剂的支付意愿大于 3 200 元。正如郑景山等的调查发现[45],价格因素导致全程接种率比接种率更低,估计全国 7 价肺炎球菌结合疫苗的全程接种率小于 5%。本研究还发现:家长自感价格阻碍程度较高者,其支付意愿显著降低;家庭年收入与支付意愿正相关。上述结果均凸显了价格因素对儿童自费疫苗接种的阻碍作用。

上述分析估计了儿童肺炎球菌结合疫苗的需求价格函数、需求价格弹性函数和总收益函数。儿童肺炎球菌结合疫苗每剂价格大于 420 元时,其需求价格弹性大于 1,富有弹性。日本学者基于实际利用数据对疫苗需求价格弹性的估计也发现,疫苗需求在较高价格区间内富有需求价格弹性[46]。2010 年,中国内地 7 价肺炎球菌结合疫苗的单剂接种价格高于印度、美国,且不低于 13 价肺炎球菌结合疫苗在中国香港的接种价格[8]。

基于对非免疫规划疫苗私人需求和需求价格弹性的估计,在非免疫规划疫苗自愿且全部自费接种的政策下,7 价肺炎球菌结合疫苗较高的定价使该市场处于非效率状态,无益于人群健康,也无益于医药产业。可以从价格形成机制和筹资两个方面考虑如何降低民众自付费用。从价格形成来看,可以通过与企业协商降低价格和减低流通环节价格加成来实现居民自付费用降低。如从流通环节差价率来看,本调研发现所调查县疾病预防控制中心和接种机构分别在非免疫规划疫苗购进价格基础上进行了平均 15% 和 43% 的加成[25];一项在浙江省开展的调研则发现[47]:全省对自费疫苗价格加成的比例与额度进行限制之后,自费疫苗的平均接种价格仍比出厂价高 47%。从筹资角度来看,可以通过财政全额或部分补贴、社会医疗保险及商业补充医疗保险覆盖的方式来分担居民的共付额度。而当公共资金介入时,则可考虑在理顺价格形成的基础上,再进行财政补贴或纳入社会医疗保险,以提高公共资金的使用效率。

二、供需视角接种行为促进与阻碍因素

(一)主要结果

纳入 30 个乡镇(街道)的调研样本数据开展分析[剔除完全无非免疫规划疫苗提供的 6 个乡镇(街道)辖区的样本],包括 1 791 个 2~36 月龄儿童调查家庭。该子样本中,平均儿童年龄为 1.14 岁,男童占 57.73%,留守儿童占 22.50%;平均家庭年收入为 7.29 万元。59.35% 的儿童至少接种过 1 剂非免疫规划疫苗;接种过至少 1 剂 Hib 疫苗和轮状病毒疫苗的儿童分别占 36.19% 和 20.32%;12~36 月龄调查儿童中,接种了水痘疫苗的占 42.86%。疫苗接种服务人员非免疫规划疫苗平均推荐频度为 3.19,非免疫规划疫苗知识平均得分为 7.94。

所调查的乡镇(街道)儿童非免疫规划疫苗的年龄调整接种率差异非常大,甘肃省的某些调查乡镇接种率为 0%,湖北省部分调查乡镇(街道)中,儿童至少接种 1 剂非免疫规划疫苗的比例高于 90%。

表 14-3、表 14-4 报告了基于多水平多因素模型多因素回归分析结果。疫苗接种服务人员推荐频次与所有 4 个模型中的非免疫规划疫苗接种结果变量相关,差异均具有统计学意义($P<0.01$),推荐频次越高的辖区内,居民更倾向于接种。疫苗接种服务人员知识水平也与辖区儿童非免疫规划疫苗接种显著相关。与疫苗接种状况有关的供方因素还包括,接种门诊面积和辖区接种人员密度。需方因素中,儿童家长自感价格阻碍、接受供方意见倾向性与疫苗接种相关;此外,还发现留守儿童接种 Hib 和轮状病毒疫苗的可能性较低。

表 14-3 非免疫规划疫苗接种的供方与需方促进与阻碍因素分析模型信息

	至少接种 1 剂非免疫规划疫苗	至少接种 1 剂 Hib 疫苗	至少接种 1 剂轮状病毒疫苗	接种水痘疫苗
回归分析的样本数量/个	1 791	1 791	1 791	1 001
回归分析的群组数量/个	30	30	30	30
社区层面异质比例/%	27.81	19.63	14.30	5.55
个体层面异质比例/%	72.19	80.37	85.70	94.45

表 14-4 非免疫规划疫苗接种的供方与需方促进与阻碍因素分析结果

变量	OR（95% CI）			
	至少接种 1 剂非免规划疫苗	至少接种 1 剂 Hib 疫苗	至少接种 1 剂轮状病毒疫苗	接种水痘疫苗
供方因素				
TH/CHC 内接种服务人员推荐非免规划疫苗的平均行为频度	4.29(2.25,8.19)***	3.08(1.87,5.08)***	3.56(2.20,5.75)***	1.78(1.16,2.75)***
TH/CHC 机构内接种服务人员非免规划疫苗平均知识水平	1.31(1.01,1.69)**	1.22(0.98,1.52)*	1.13(1.01,1.26)**	1.16(0.99,1.35)*
TH/CHC 接种门诊面积①	2.02(0.97,4.20)*	1.44(0.84,2.47)	1.43(0.93,2.20)	1.30(0.91,1.86)
社区接种人员密度②				
较低密度	1.00	1.00	1.00	1.00
较高密度	1.91(0.72,5.03)	1.54(0.73,3.25)	2.53(1.26,5.10)***	1.89(1.15,3.12)**
需方因素				
自感价格阻碍	0.85(0.77,0.94)***	0.87(0.75,1.00)**	0.89(0.75,1.04)	0.82(0.72,0.92)***
自感儿童接种针痛阻碍	1.05(0.86,1.28)	1.05(0.86,1.29)	1.10(0.82,1.47)	1.02(0.83,1.26)
自感安全阻碍	0.98(0.86,1.12)	1.00(0.86,1.17)	0.97(0.80,1.16)	1.07(0.90,1.26)
接受供方意见倾向性	1.35(1.18,1.55)***	1.20(1.03,1.40)**	1.08(0.90,1.30)	1.03(0.90,1.19)
母亲受教育程度				
<初级中学③	1.00	1.00	1.00	1.00
初级中学或高级中学	1.14(0.66,1.97)	1.22(0.84,1.77)	1.02(0.74,1.40)	1.14(0.73,1.77)
>高级中学	0.94(0.51,1.72)	1.01(0.58,1.77)	0.69(0.38,1.26)	0.93(0.47,1.81)
家庭支付能力				
无支付能力③	1.00	1.00	1.00	1.00

续表

变量	OR（95% CI）			
	至少接种 1 剂非免疫规划疫苗	至少接种 1 剂 Hib 疫苗	至少接种 1 剂轮状病毒疫苗	接种水痘疫苗
具有支付能力	0.99(0.62,1.59)	1.35(0.95,1.91)*	1.59(0.93,2.73)*	1.18(0.58,2.38)
儿童性别				
女童③	1.00	1.00	1.00	1.00
男童	1.05(0.84,1.32)	0.86(0.69,1.08)	1.13(0.87,1.46)	1.40(1.04,1.88)**
儿童年龄	4.92(2.37,10.22)***	1.98(0.89,4.44)*	2.59(1.91,3.52)***	1.78(1.15,2.75)***
是否为独生子女				
否③	1.00	1.00	1.00	1.00
是	1.16(0.78,1.74)	1.06(0.78,1.44)	1.51(1.09,2.09)**	1.19(0.76,1.84)
是否为留守儿童				
否③	1.00	1.00	1.00	1.00
是	0.81(0.51,1.30)	0.62(0.41,0.96)**	0.55(0.40,0.76)***	1.08(0.75,1.56)
社区特征				
社区社会经济水平④	1.76(0.30,10.20)	0.66(0.12,3.60)	1.17(0.37,3.72)	1.24(0.44,3.50)
城乡类别				
农村区域③	1.00	1.00	1.00	1.00
城市区域	0.38(0.10,1.38)	0.34(0.11,1.09)*	0.20(0.08,0.49)***	1.53(0.62,3.81)
儿童年龄与调研社区交互项	0.99(0.98,1.01)	1.00(0.99,1.01)	1.00(0.99,1.00)	1.00(1.00,1.01)

注：①接种门诊面积数据进行了对数变换；②社区接种人员密度变量为二分类变量，社区预防接种服务人员密度大于或等于 1 人/万人归为较高密度，小于 1 人/万人归为较低密度；③对照组；④采用辖区内调查家庭人均可支配收入高于当年国家人均收入的比例代理与测量社区经济社会水平；THJ/CHC：乡镇卫生院/社区卫生服务中心。

* P<0.1；** P<0.05；*** P<0.01。

（二）讨论

以上分析发现,儿童非免疫规划疫苗接种率在中国不同区域之间差异非常大。疫苗接种服务人员推荐及其对非免疫规划疫苗的知识水平均与儿童非免疫规划疫苗接种显著相关。需方因素中,自感价格阻碍和接受供方意见倾向性与儿童非免疫规划疫苗接种显著相关。

儿童疫苗接种的实施,在接种服务提供者和家长的互动间完成。提供者推荐与儿童疫苗接种之间的正向关系支持了健康信念模型,该理论认为,行动提示(cue to action),如专业人员推荐,可触发健康行为。上述结果表明,通过鼓励疫苗接种服务人员推荐非免疫规划疫苗接种,有机会增加这些疫苗的接种率。而对提供者进行培训同样重要,使其能够通过更有效的沟通促进疫苗接种。

近期几项国际研究使用了多水平分析,对影响疫苗接种率的区域因素和供应侧决定因素进行了考察,包括:区域的社会经济和宗教背景[48,49],社区医疗卫生服务人员配备与服务可获得性[48],提供接种服务的医务人员类型[50]等。然而,这些研究都没有分析更具体的服务质量指标与疫苗接种率的关系,本分析弥补了该不足,将疫苗接种工作者的知识水平、疫苗推荐行为、接种门诊面积等指标纳入多水平分析。

上述分析的主要局限性在于:其一,Hib 和轮状病毒疫苗接种分析中,由于数据局限,仅以接种至少 1 剂为分析的结果变量,未分析全程接种情况;其二,仅基于横断面调查数据,未试图建立因果关系。

综上,中国不同地区儿童非免疫规划疫苗接种率的差异归因于供需双方的多重因素。其中,疫苗接种服务人员发挥关键作用。因此,除了提高疫苗可获得性、消除接种经济阻碍、提升需方认知等常用的促进接种策略,促进疫苗接种服务人员基于医学循证提供关于儿童非免疫规划疫苗的合理推荐,并提高其沟通技巧和疫苗与免疫知识水平,也可能是提高这些疫苗接种覆盖的有效策略。

第四节　政策建议与未来研究方向

一、研究进展

（一）理论方法进展

本章实证部分仅初涉小区域间接种覆盖差异的探索性分析。近 10 年来,无论基于实践问题演变,抑或结合国际政策导向,还是得益于分析方法与信息技术提升,都在推动卫生政策从关注行政辖区整体接种覆盖水平转向更关切于接种覆盖的空间地理异质性[51]。一系列研究工作[52-54]应用贝叶斯地理统计技术(Bayesian geostatistics),基于传统的疫苗接种调查数据,结合与接种率相关的社会经济、人口、地理因素等协变量,包括借助卫星遥感影像获取的夜间灯光栅格数据、地形栅格数据,估测和外推疫苗接种率的栅格数据,例如地图上每单位平方千米内的疫苗接种率。这样的研究可对疫苗接种率的地理分布进行细致刻画,帮助公共卫生部门发现小区域水平上的"接种不足点"或"接种空白点",预警疫苗可预防疾病暴发与流行的高危区域,并探索接种覆盖异质性的空间分布规律,指导干预策略设计,保障接种覆盖在国家与区域水平上的均匀分布。

近 10 年,"疫苗犹豫"是得到特别关注、界定与发展的概念。疫苗犹豫的根源在于争议信息流传及公众误解发酵与流行,引致公众对医药科技、医药产业和公共接种项目的信任和信心下降,如"麻疹疫苗与自闭症"的经典案例。疫苗犹豫概念放弃用简单的二分法界定"亲疫苗"或"反疫苗",而将"犹豫"界定于积极需求与完全拒绝两个极端之间[5]。2012 年 WHO 的专家组基于对疫苗犹豫影响因素的广泛文献复习与归纳,提出了疫苗犹豫的"3C 模型"[55]。Cornelia Betsch 等进一步在"3C 模型"基础上发展了疫苗接种的心理决定因素概念框架,构建了"5C 模型"[56]。

"信息疫情"是值得一提的由新冠疫情催生的新兴概念。实际上,人类近代历史上传染病暴发常会伴随"信息疫情"。当今暂处于互联网 2.0 时代,信息量与信息多元化空前,"信息过载"的同时包含众多不准确和错误信息,对民众疫苗接种依从性产生危害。新冠疫情以来,国内外研究者开展了舆情监测研究,基于网络社交平台文本数据及互联网搜索引擎检索数据的分析,监测与理解人群对疫情和疫苗的心理和行为反应[57,58]。

选择实验可用以理解人们在疫苗决策中的偏好与取舍,从而提出优化接种策略。离散选择实验(discrete choice experiment,DCE)在疫苗接种服务研究中被使用较多,尤其近 10 年国内外涌现很多该领域的 DCE 研究[59-62]。也可以视 DCE 为一种间接提取支付意愿的技术,相比条件价值法,其优势在于更接近现实中购买决策,应答率高且应答时间短等。优劣尺度法(best-worst scaling)近年也被引入疫苗接种服务研究[63,64],发挥其方法学特点,补充 DCE 研究成果。

促进疫苗接种的干预研究纷繁,可借助"5A 分类"归纳[28]。在不同的社会经济与政策背景下,干预的内在逻辑不同。一些中低收入国家存在疫苗可及性问题,需要通过提升疫苗可获得性与可负担性、减低需方接种阻碍因素,来促进接种。而在很多中高收入国家,虽然疫苗可及,但人们仍然不能很好地依从于接种推荐。这种情况下,干预重点在于通过各种形式的信息传递、教育及劝导,说服受种者改变态度,并促进其行为改变。例如,向受种者播放基于某种健康行为理论设计的短视频,达到教育与说服的目标。也可以通过经济激励促进接种,如一些国家免费提供新冠疫苗接种和季节性流感疫苗接种同时,还向受种者提供购物券、食品券、现金等非货币和货币激励来促进接种。

近年来,借助于心理学进展和行为经济学应用,出现了一些干预试验,在传统的信息传递、教育、医患沟通场景中嵌入按照行为科学原理设计的"助推(nudge)"干预[65,66]。这类干预利用人类心理的系统性偏差与行为惯性来影响人的决策过程,触发接种行为,干预的额外成本通常很低。

(二)相关政策进展

疫苗接种的公共责任突出。从疫苗接种需求侧看,国内外疫苗公共政策的核心特征均在于:一是接种某种疫苗是否为公民的法定要求;二是某种疫苗接种的费用由谁支付。正是基于上述两方面的不同政策安排,中国 2005 年颁布施行至 2020 年废止的《疫苗流通和预防接种管理条例》将疫苗划分为第一类疫苗与第二类疫苗;2019 年颁布施行的《中华人民共和国疫苗管理法》(简称《疫苗管理法》)延续了该分类,并分别更名为免疫规划疫苗和非免疫规划疫苗。《疫苗管理法》明确规定"免疫规划疫苗,是指居民应当按照政府的规定接种的疫苗,接种单位接种免疫规划疫苗不得收取任何费用。非免疫规划疫苗,是指由居民自愿接种的其他疫苗,接种单位接种非免疫规划疫苗,除收取疫苗费用外,还可以收取接种服务费。"

国家免疫规划程序近年进行了部分调整优化,但在 2002 年和 2007 年两次扩大后,没有纳入新的疫苗。而在国家整体政策框架下,近年各省市出台了一些地方政策,按照自愿原则,向辖区居民免费或补助提供非免疫规划疫苗。例如:广东省自 2022 年起,对本省学籍初中一年级未接种 HPV 疫苗的 14 周岁以下女生,按照知情、自愿和免费的原则,使用国产 2 价 HPV 疫苗实施接种;北京市、深圳市等地向 60 岁及以上老人和在校中学生免费提供流感疫苗。近期研究评估了我国各省将 Hib 疫苗纳入免疫规划的经济性,为地方政府提供了更有针对性的决策参考[16]。

西方国家强制要求居民接种疫苗的方式不尽相同,近年来愈发受到疫苗犹豫冲击。以美国儿童疫苗接种为例,没有联邦法要求儿童接种疫苗,但各州均有法律将接种某些疫苗作为入学要求,同时,各州均赋予居民因疫苗接种禁忌证等医学原因申请医学豁免(medical exemptions)权利,48 个州还赋予居民申请非医学豁免权利,包括宗教豁免(religious exemptions)、个人信念豁免(personal belief exemptions)[67]。有研究发现,非医学豁免申请程序越简单,非医学原因豁免接种的儿童越多[68]。非医学豁免率上升导致麻疹和百日咳社区流行风险上升[69]。美国近年正在通过提高申请程序复杂度来收紧非医学豁免[67]。

二、政策建议

(一)提高非免疫规划疫苗可负担性

中国非免疫规划疫苗完全由使用者付费,较高的接种费用是阻碍疫苗覆盖扩大的重要因素,本研究无论是基于需方表达偏好的需求分析,还是基于显示偏好的接种分析,均显示疫苗价格及与费用相关的心理因素是主要接种阻碍。近年部分省市通过对某些非免疫规划疫苗实施免费或补贴来促进接种,但国家层面,一般情况下,非免疫规划疫苗由居民完全自费接种的安排没有改变。疫苗是面向全人群的产品,相对于中国公众的平均可支配收入水平,肺炎球菌结合疫苗、HPV 疫苗等的全程接种费用很高,Hib 疫苗、轮状病毒疫苗等的全程接种费用较高,而季节性流感疫苗的接种频次高,也会对家庭造成不小的经济负担。

随着国民生物制药产业发展与创新能力增强,更多预防非免疫规划疫苗所预防疾病的国产疫苗能够上市,如首个国产 2 价 HPV 疫苗和国产 13 价肺炎球菌结合疫苗均于 2019 年在国内获批上市。这些国产疫苗创新产品一方面更适应致病病毒或细菌分型等在我国的分布,另一方面也更保障本土供应;加之相关感染性疾病的本土流行病学数据不断完善,均为今后我国公共政策干预非免疫规划疫苗私人市场提供了准备条件。在准备进行公共干预基础上,也宜参考近年对其他创新药品的做法,充分借助中国强大需方市场势力,通过价格谈判降低疫苗产品出厂或采购价格;同时,规范与监督疫苗供应链的价格加成,保证合理性;最后,通过财政直接补贴或社会医疗保险等方式,降低使用者共付费用。

(二)强化公众疫苗免疫和传染病健康教育

未来实践在现有良好做法基础上,一方面宜更充分借助互联网时代的信息化工具,另一方面宜充分吸取心理学和行为经济学的最新进展,设计更有效、更容易、低成本、短耗时的科普教育工具和行为改变工具。疫苗是经验品,需求者一方面从官方和他者渠道学习,另一方面在接种经验中,逐渐获得对疫苗的信念和态度。目前,仍有少部分公众对疫苗免疫认知不足或具有犹豫心理并迟疑于接种。此次全国新冠疫情和新冠疫苗普及接种也为既往疫苗经验较少或经验时间较久远的人群提供了一次经验与学习疫苗免疫的机会,相信会对整个人群甚至未来几代人产生长远影响。而此次新冠疫苗是作为非免疫规划疫苗由政府免费提供,目前已经达到了很高的全程接种率和加强接种率,积累了促进疫苗自愿接种的重要经验。疫苗犹豫越来越成为一个全球性的概念,中国也宜加强对公众疫苗犹豫的监测与干预。

（三）提高非免疫规划疫苗可获得性并合理引导需求

本章研究中也重点对供方因素对儿童非免疫规划疫苗接种覆盖的影响进行了分析。我们发现,提高基层疫苗可获得性,强化基层医疗卫生机构接种门诊基础设施,提升疫苗接种服务人员的知识、能力与推荐行为,都有可能会促进中国非免疫规划疫苗覆盖,这与国际经验一致。疫苗接种服务人员是受种者或其监护人获得疫苗知识的重要渠道,也是建立疫苗信任的重要影响因素。首先,接种人员须对疫苗免疫具有充分的知识和正确的态度;其次,接种人员须有良好的沟通技巧,能够兼具专业性与通俗性,并合理关切受种者的关切。在此基础上,接种人员若积极依照中国疾病预防控制中心建议并严格遵照国家卫生健康委《非免疫规划疫苗使用指导原则(2020年版)》要求,合理、规范、无偏地向无接种禁忌等其他医学原因不宜接种以外的适龄目标人群推荐非免疫规划疫苗,则能够极大促进接种覆盖。而保障服务提供,需要足够的信息提供与经济补偿和激励;全国各地基层医务人员须均等地获得相应培训与开展非免疫规划疫苗接种服务的补偿与经济激励。

三、未来研究方向

（一）基于行为经济学理念设计疫苗接种行为干预策略

新古典主义范式下,市场失灵归因为公共品、外部性、信息不对称、市场势力;近年行为经济学研究证据显示消费者认知局限与心理偏差也是导致市场均衡次优的重要原因。

例如,在本章疫苗需求评估中,仅基于理性人假设,基于效用、价格及消费者剩余的关系来构建需求价格函数,没有考虑心理参考价格(reference price)和交易效用(transaction utility)对需求行为的影响。交易效用理论由 Richard H. Thaler 提出[70],心理参考价格对疫苗私人需求的影响是值得进一步探究的方面。再如,人的精力、注意力有限,日常中我们大量依靠思维捷径(heuristics),并不总在决策中进行仔细思考与权衡,个体选择接种与否常没有仔细思考,也不能总是做出理性接种决策。然而,理性人假设和纷繁的健康行为理论总是假定人的行为基于仔细的利弊权衡,一定程度上这并不符合实际,且遗漏了某些要素。这些被遗漏的部分可以被未来的研究与实践利用,干预疫苗接种行为。又如,选择实验中提取人们对疫苗的表达偏好[62],但真实世界中人们的偏好表现是不稳定的,受到一些看似无关紧要的非理性因素(例如框架效应、锚定效应、情感效应、社会规范、风险厌恶等)的影响,导致实际偏好的表现与实验中测量的表达偏好存在偏差。

行为经济学有助于修正和完善疫苗接种经济分析,把对人类心理和行为更细致的考量加入健康行为研究中。简化与抽象的模型有助于理解与预测群体行为;而正视人类认知偏差与心理偏差等系统性非理性因素,则有助于更深入与准确地理解疫苗接种行为。在此基础上,设计低成本乃至无额外成本,又在潜移默化中容易使人改变行为的干预。

（二）寻求自然实验机会开展高证据等级与品质的实证研究

国内外已经开展了大量的随机对照试验分析各种干预策略对促进接种的效果[71-73];也有设计巧妙的选择实验分析疫苗特征、医生推荐等对接种选择的影响[74]。随机对照试验是检验因果关系的金标准,而选择实验如果能纳入规范的随机区组环节,也可以提供因果证据。然而,以疫苗接种为结果变量的随机对照试验不同于一般临床试验,通常实施难度更大,时间、资金耗费更多,且很多研究者感兴趣的与接种具有理论关系的暴露变量常因可行性或伦理等原因而无法人为操控。选择实验的困境在于假想场景不可避免的各类偏差,以及表达偏好与实际行为之间的鸿沟。

　　能够识别与疫苗接种有关的政策、社会、疾病流行、环境等方面的外生冲击,并发掘与疫苗接种相关的结果变量数据,采用计量经济学分析方法,就可能利用观察性数据开展高质量自然实验;面向研究者开放的我国健康人口类调查数据资源的增多和数据时限积累、互联网平台行为数据和行政数据资源不断丰富、大数据整理与分析的技术手段不断提升,为这类研究提供了更完备的条件。虽然国内经济学界已进行大量自然实验研究,但对中国疫苗接种主题的自然实验仍鲜见。国际上开展了一些研究,例如,有研究利用错误的疫苗安全性警戒信息发布的时间节点与不同区域互联网基础设施水平的差异,分析了错误信息传播对儿童疫苗接种率的影响[75];Emily Oster 主要利用了中国、印度、巴基斯坦、埃及等国实施乙肝疫苗接种行动的时间差异,试图探索乙肝患病率与出生队列性别比的关系[76]。再如,有研究试图利用前联邦德国(西德)和前民主德国(东德)历史国境线和两德之间卡介苗接种政策的历史差异,来检验卡介苗接种差异是否能够解释区域间新冠发病差异[77];也有研究利用政策对优先接种年龄组的调整所导致的接种率在外生年龄界值两侧的"跳跃",检验老年人季节性流感疫苗接种对住院和死亡的影响[78]。又如,新冠疫情迫使公众经验与学习了传染病与疫苗接种,未来我们可以借助此外生暴露分析"消费者学习"对其他非免疫规划疫苗接种的长期影响。

(常　捷)

参考文献

[1] BANERJEE A V,DUFLO E,GLENNERSTER R,et al. Improving immunisation coverage in rural India:clustered randomised controlled evaluation of immunisation campaigns with and without incentives[J]. BMJ,2010,340:c2220.

[2] The Royal Swedish Academy of Sciences. The Sveriges Riksbank Prize in Economic Sciences in Memory of Alfred Nobel 2019[EB/OL]. [2021-11-17]. https://www. nobelprize. org/prizes/economic-sciences/2019/summary/.

[3] The Center for Systems Science and Engineering. Coronavirus COVID-19(2019-nCoV)[EB/OL]. [2021-12-26]. https://www. arcgis. com/apps/dashboards/bda7594740fd40299423467b48e9ecf6.

[4] World Health Organization. Ten health issues WHO will tackle this year[EB/OL]. [2021-11-19]. https://www. who. int/news-room/spotlight/ten-threats-to-global-health-in-2019.

[5] DUBÉ È,WARD J K,VERGER P,et al. Vaccine hesitancy,acceptance,and anti-vaccination:Trends and future prospects for public health[J]. Annual Review of Public Health,2021,42(1):175-191.

[6] World Health Organization. 10 global health issues to track in 2021[EB/OL]. [2021-11-19]. https://www. who. int/news-room/spotlight/10-global-health-issues-to-track-in-2021.

[7] 殷大鹏,梁晓峰.中国儿童免疫规划疫苗接种程序和相关问题[J].中国实用儿科杂志,2010,25(3):163-166.

[8] YU H,YANG W,VARMA J K. To save children's lives,China should adopt an initiative to speed introduction of pneumonia vaccines[J]. Health Affairs,2012,31(11):2545-2553.

[9] 成刚,刘晓云,侯建林,等.我国基本药物零差率政策存在的问题与调整策略[J].中国卫生政策研究,2011,4(10):39-42.

[10] PHILIPSON T. Private vaccination and public health:An empirical examination for U. S. measles[J]. Journal

of Human Resources,1996,31(3):611.

[11] GEOFFARD P Y,PHILIPSON T. Disease eradication:Private versus public vaccination[J]. American Economic Review,1997,87(1):222-230.

[12] CHING A T,ERDEM T,KEANE M P. Learning models:An assessment of progress,challenges,and new developments[J]. Marketing Science,2013,32(6):913-938.

[13] KREMER M,SNYDER C M. Why are drugs more profitable than vaccines?[R]. NBER Working Paper Series,2003,9833.

[14] CHEN C,LICERAS F C,FLASCHE S,et al. Effect and cost-effectiveness of pneumococcal conjugate vaccination:A global modelling analysis[J]. Lancet Global Health,2019,7(1):e58-e67.

[15] ZOU Z,FAIRLEY C K,ONG J J,et al. Domestic HPV vaccine price and economic returns for cervical cancer prevention in China:A cost-effectiveness analysis[J]. Lancet Global Health,2020,8(10):e1335-e1344.

[16] ZHANG H,GARCIA C,YU W,et al. National and provincial impact and cost-effectiveness of Haemophilus influenzae type b conjugate vaccine in China:a modeling analysis[J]. BMC Medicine,2021,19(1):181.

[17] O'BRIEN B,GAFNI A. When do the "dollars" make sense? Toward a conceptual framework for contingent valuation studies in health care[J]. Medical Decision Making,1996,16(3):288-299.

[18] WHITTINGTON D,MATSUI-SANTANA O,FREIBERGER J J,et al. Private demand for a HIV/AIDS vaccine:evidence from Guadalajara,Mexico[J]. Vaccine,2002,20(19-20):2585-2591.

[19] CROPPER M L,HAILE M,LAMPIETTI J,et al. The demand for a malaria vaccine:evidence from Ethiopia[J]. Journal of Development Economics,2004,75(1):303-318.

[20] KIM D,CANH D G,POULOS C,et al. Private demand for cholera vaccines in Hue,Vietnam[J]. Value in Health,2008,11(1):119-128.

[21] PALANCA-TAN R. The demand for a dengue vaccine:A contingent valuation survey in Metro Manila[J]. Vaccine,2008,26(7):914-923.

[22] MUDATSIR M,ANWAR S,FAJAR J K,et al. Willingness-to-pay for a hypothetical Ebola vaccine in Indonesia:A cross-sectional study in Aceh[J]. F1000Research,2019,8:1441.

[23] RAJAMOORTHY Y,RADAM A,TAIB N M,et al. Willingness to pay for hepatitis B vaccination in Selangor,Malaysia:A cross-sectional household survey[J]. PLoS One,2019,14(4):e0215125.

[24] UMEH I B,NDUKA S O,EKWUNIFE O I. Mothers' willingness to pay for HPV vaccines in Anambra state,Nigeria:a cross sectional contingent valuation study[J]. Cost Effectiveness and Resource Allocation,2016,14(1):8.

[25] HOU Z,CHANG J,YUE D,et al. Determinants of willingness to pay for self-paid vaccines in China[J]. Vaccine,2014,32(35):4471-4477.

[26] CARPIO C E,COMAN I A,SARASTY O,et al. COVID-19 vaccine demand and financial incentives[J]. Applied Health Economics and Health Policy,2021,19(6):871-883.

[27] WANG J,LYU Y,ZHANG H,et al. Willingness to pay and financing preferences for COVID-19 vaccination in China[J]. Vaccine,2021,39(14):1968-1976.

[28] THOMSON A,ROBINSON K,VALLÉE-TOURANGEAU G. The 5As:A practical taxonomy for the determinants of vaccine uptake[J]. Vaccine,2016,34(8):1018-1024.

[29] BISH A,YARDLEY L,NICOLL A,et al. Factors associated with uptake of vaccination against pandemic influenza:A systematic review[J]. Vaccine,2011,29(38):6472-6484.

[30] RAINEY J J,WATKINS M,RYMAN T K,et al. Reasons related to non-vaccination and under-vaccination of children in low and middle income countries:Findings from a systematic review of the published literature,1999—2009[J]. Vaccine,2011,29(46):8215-8221.

[31] FAVIN M,STEINGLASS R,FIELDS R,et al. Why children are not vaccinated:a review of the grey literature

［J］. International Health,2012,4(4):229-238.

［32］ ANAND S,BÄRNIGHAUSEN T. Health workers and vaccination coverage in developing countries:an econometric analysis［J］. Lancet,2007,369(9569):1277-1285.

［33］ SMITH P J,KENNEDY A M,WOOTEN K,et al. Association between health care providers' influence on parents who have concerns about vaccine safety and vaccination coverage［J］. Pediatrics,2006,118(5):e1287-e1292.

［34］ MALOSH R,OHMIT S E,PETRIE J G,et al. Factors associated with influenza vaccine receipt in community dwelling adults and their children［J］. Vaccine,2014,32(16):1841-1847.

［35］ PANDOLFI E,MARINO M G,CARLONI E,et al. The effect of physician's recommendation on seasonal influenza immunization in children with chronic diseases［J］. BMC Public Health,2012,12:984.

［36］ STRENG A,SEEGER K,GROTE V,et al. Varicella vaccination coverage in Bavaria(Germany)after general vaccine recommendation in 2004［J］. Vaccine,2010,28(35):5738-5745.

［37］ PHILLIPS D E,DIELEMAN J L,LIM S S,et al. Determinants of effective vaccine coverage in low and middle-income countries:a systematic review and interpretive synthesis［J］. BMC Health Services Research,2017,17(1):681.

［38］ HU Y,SHEN L,GUO J,et al. Public health workers and vaccination coverage in Eastern China:a health economic analysis［J］. International Journal of Environmental Research and Public Health,2014,11(5):5555-5566.

［39］ MATARIA A,LUCHINI S,DAOUD Y,et al. Demand assessment and price-elasticity estimation of quality-improved primary health care in Palestine:a contribution from the contingent valuation method［J］. Health Economics,2007,16(10):1051-1068.

［40］ DANYLIV A,GROOT W,GRYGA I,et al. Willingness and ability to pay for physician services in six Central and Eastern European countries［J］. Health Policy,2014,117(1):72-82.

［41］ KATZ I T,WARE N C,GRAY G,et al. Scaling up human papillomavirus vaccination:a conceptual framework of vaccine adherence［J］. Sexual Health,2010,7(3):279.

［42］ LAFOND A,KANAGAT N,STEINGLASS R,et al. Drivers of routine immunization coverage improvement in Africa:findings from district-level case studies［J］. Health Policy and Planning,2015,30(3):298-308.

［43］ STEWART J M,O'SHEA E,DONALDSON C,et al. Do ordering effects matter in willingness-to-pay studies of health care? ［J］. Journal of Health Economics,2002,21(4):585-599.

［44］ SCHEIFELE D W,WARD B J,HALPERIN S A,et al. Approved but non-funded vaccines:Accessing individual protection［J］. Vaccine,2014,32(7):766-770.

［45］ 郑景山,曹雷,郭世成,等. 中国 1~2 岁儿童第二类疫苗接种现况调查分析［J］. 中国疫苗和免疫,2012,18(3):233-237.

［46］ KONDO M,YAMAMURA M,HOSHI S-L,et al. Demand for pneumococcal vaccination under subsidy program for the elderly in Japan［J］. BMC Health Services Research,2012,12(1):313.

［47］ 林云肖,张德勇,方霞波,等. 对二类疫苗差价率政策的效果分析及思考［J］. 卫生经济研究,2014(1):29-31.

［48］ GHOSH A,LAXMINARAYAN R. Demand-and supply-side determinants of diphtheria-pertussis-tetanus non-vaccination and dropout in rural India［J］. Vaccine,2017,35(7):1087-1093.

［49］ VAN LIER A,VAN DE KASSTEELE J,DE HOOGH P,et al. Vaccine uptake determinants in the Netherlands［J］. European Journal of Public Health,2014,24(2):304-309.

［50］ ABEBE D S,NIELSEN V O,FINNVOLD J E. Regional inequality and vaccine uptake:a multilevel analysis of the 2007 Welfare Monitoring Survey in Malawi［J］. BMC Public Health,2012,12(1):1075.

［51］ World Health Organization. Global Vaccine Action Plan 2011—2020［EB/OL］. ［2022-01-02］. https://

www. who. int/teams/immunization-vaccines-and-biologicals/strategies/global-vaccine-action-plan.

[52] UTAZI C E,THORLEY J,ALEGANA V A,et al. High resolution age-structured mapping of childhood vaccination coverage in low and middle income countries[J]. Vaccine,2018,36(12):1583-1591.

[53] UTAZI C E,THORLEY J,ALEGANA V A,et al. Mapping vaccination coverage to explore the effects of delivery mechanisms and inform vaccination strategies[J]. Nature Communications,2019,10(1):1633.

[54] MOSSER J F,GAGNE-MAYNARD W,RAO P C,et al. Mapping diphtheria-pertussis-tetanus vaccine coverage in Africa, 2000—2016:A spatial and temporal modelling study[J]. Lancet, 2019, 393 (10183): 1843-1855.

[55] MACDONALD N E. Vaccine hesitancy:Definition, scope and determinants[J]. Vaccine, 2015, 33 (34): 4161-4164.

[56] BETSCH C,SCHMID P,HEINEMEIER D,et al. Beyond confidence:Development of a measure assessing the 5C psychological antecedents of vaccination[J]. PLoS One,2018,13(12):e0208601.

[57] HOU Z,TONG Y,DU F,et al. Assessing COVID-19 vaccine hesitancy,confidence,and public engagement: A global social listening study[J]. Journal of Medical Internet Research,2021,23(6):e27632.

[58] LIN L,SONG Y,WANG Q,et al. Public attitudes and factors of COVID-19 testing hesitancy in the United Kingdom and China:Comparative infodemiology study[J]. JMIR Infodemiology,2021,1(1):e26895.

[59] 朱珊,常捷,方宇. 疫苗接种服务研究中离散选择试验的应用[J]. 中国疫苗和免疫,2017,23(2): 235-240.

[60] MICHAELS-IGBOKWE C,MACDONALD S,CURRIE G R. Individual preferences for child and adolescent vaccine attributes:A systematic review of the stated preference literature[J]. The Patient,2017,10(6):687-700.

[61] DIKS M E,HILIGSMANN M,VAN DER PUTTEN I M. Vaccine preferences driving vaccine-decision making of different target groups:A systematic review of choice-based experiments[J]. BMC Infectious Diseases, 2021,21(1):879.

[62] ZHU S,CHANG J,HAYAT K,et al. Parental preferences for HPV vaccination in junior middle school girls in China:A discrete choice experiment[J]. Vaccine,2020,38(52):8310-8317.

[63] OZAWA S,WONODI C,BABALOLA O,et al. Using best-worst scaling to rank factors affecting vaccination demand in northern Nigeria[J]. Vaccine,2017,35(47):6429-6437.

[64] OZAWA S,ZHOU M,WONODI C,et al. Parents' preferences for interventions to improve childhood immunization uptake in northern Nigeria[J]. Vaccine,2018,36(20):2833-2841.

[65] REÑOSA M D C,LANDICHO J,WACHINGER J,et al. Nudging toward vaccination:a systematic review[J]. BMJ Global Health,2021,6(9):e006237.

[66] DAI H,SACCARDO S,HAN M A,et al. Behavioural nudges increase COVID-19 vaccinations[J]. Nature, 2021,597(7876):404-409.

[67] DIEKEMA D S. Personal belief exemptions from school vaccination requirements[J]. Annual Review of Public Health,2014,35(1):275-292.

[68] BLANK N R,CAPLAN A L,CONSTABLE C. Exempting schoolchildren from immunizations:states with few barriers had highest rates of nonmedical exemptions[J]. Health Affairs,2013,32(7):1282-1290.

[69] FEIKIN D R,LEZOTTE D C,HAMMAN R F,et al. Individual and community risks of measles and pertussis associated with personal exemptions to immunization[J]. JAMA,2000,284(24):3145-3150.

[70] THALER R. Mental accounting and consumer choice[J]. Marketing Science,1985,4(3):199-214.

[71] THOMAS R E,LORENZETTI D L. Interventions to increase influenza vaccination rates of those 60 years and older in the community[J]. Cochrane Database of Systematic Reviews,2018,5(5):CD005188.

[72] ABDULLAHI L H,KAGINA B M,NDZE V N,et al. Improving vaccination uptake among adolescents[J].

Cochrane Database of Systematic Reviews,2020,1(1):CD011895.

［73］ OYO-ITAA,WIYSONGE C S,ORINGANJE C,et al. Interventions for improving coverage of childhood immunisation in low-and middle-income countries［J］. Cochrane Database of Systematic Reviews, 2016, 7(7):CD008145.

［74］ SCHWARZINGER M,WATSON V,ARWIDSON P,et al. COVID-19 vaccine hesitancy in a representative working-age population in France:A survey experiment based on vaccine characteristics［J］. The Lancet Public Health,2021,6(4):e210-e221.

［75］ CARRIERI V,MADIO L,PRINCIPE F. Vaccine hesitancy and(fake)news:Quasi-experimental evidence from Italy［J］. Health Economics,2019,28(11):1377-1382.

［76］ OSTER E. Hepatitis B and the case of the missing women［J］. Journal of Political Economy,2005,113(6): 1163-1216.

［77］ BLUHM R,PINKOVSKIY M. The spread of COVID-19 and the BCG vaccine:A natural experiment in reunified Germany［J］. The Econometrics Journal,2021,24(3):353-376.

［78］ ANDERSON M L,DOBKIN C,GORRY D. The effect of influenza vaccination for the elderly on hospitalization and mortality:An observational study with a regression discontinuity design［J］. Annals of Internal Medicine,2020,172(7):445-452.

第十五章

糖尿病医疗费用与经济负担分析

糖尿病患者人数和医疗费用的快速增长,不仅给患者、家庭和社会带来沉重的疾病经济负担,而且给国家卫生规划和资源配置带来严峻的挑战。本章在总结国内外糖尿病经济负担的研究视角、测算方法和评价指标的基础上,构建符合中国实际情况的糖尿病医疗费用和经济负担测算模型,采用中国健康与养老追踪调查数据和山东省糖尿病患者调查数据,计算糖尿病给患者带来的各种医疗费用负担,结合中国人口数据,估算糖尿病给国家带来的各种医疗费用和经济负担及其变化趋势,并分析其增加的驱动因素,旨在为国家卫生事业发展规划和资源配置提供科学依据。

第一节 研 究 背 景

一、研究问题的提出

随着社会经济发展和生活水平提高,以及老龄化时代到来,慢性病已经成为全球性的重大公共卫生问题。糖尿病作为一种重要的慢性病,近年来患病率呈现全球性的上升趋势。据国际糖尿病联盟统计,2017 年全球糖尿病患病率为 9.2%,患者人数约为 4.25 亿;其中,中国糖尿病患病率为 11.2%,患者人数约为 1.04 亿[1]。中国糖尿病患者人数约占全球的 23.8%,高居全球榜首。在中国,全国性大型糖尿病调查结果显示,1986 年 25~64 岁居民糖尿病患病率为 1.04%,1994 年 25~64 岁居民糖尿病患病率为 2.28%,2002 年 18 岁及以上居民糖尿病患病率城市为 4.5%,农村为 1.8%,2007 年 20 岁及以上居民糖尿病患病率为 9.7%,2010 年成人糖尿病患病率为 11.6%[2,3]。由此可见,随着经济发展进入快速增长时期,中国居民糖尿病患病率呈现了迅猛增长趋势,估计未来一段时间内仍将持续增长。

糖尿病是一种一旦发病就无法治愈,需要终身治疗的疾病。糖尿病及其并发症不仅严重影响患者的健康与生存质量,而且给患者、家庭和社会带来了沉重的经济负担。2010 年全世界 11.6% 的医疗卫生费用用在糖尿病上[1],国际糖尿病联盟发布的《糖尿病概览》显示,2015 年中国糖尿病及其并发症的总医疗费用支出在 551 亿~884 亿美元之间[4]。国内统计数据显示,2014 年糖尿病医疗费用总量为 803.30 亿元,占慢性病医疗费用的比重为 4.92%,其中糖尿病的药品费用为 313.86 亿元,占糖尿病医疗费用的比重为 39.07%。从服务功能构成看,2014 年糖尿病门诊费用为 488.98 亿元,占医疗费用比重为 60.87%,住院费用为 314.32 亿元,占医疗费用比重为 39.13%[5]。从个人医疗成本和经济负担来看,2002 年城市 2 型糖尿病患者年人均治疗成本为 9 149 元,其中无并发症 2 型糖尿病患者的年人均直接医疗成本为 3 726 元,有并发症 2 型糖尿病患者的年人均直接医疗成本为 13 833 元[6];2006 年上海社区糖尿病患者例均经济负担为 9 304 元,其中直接医疗费用为 5 858 元,直接非医疗费用为 1 212 元,间接费用为 2 234 元[7];2009 年城市三级医院糖尿病患者例均经济负担为 13 141 元,其中直接医疗费用为 10 164 元,直接非医疗费用为 1 391 元,间接费用为 1 586 元[8]。

与此同时,糖尿病也给国家卫生总费用预算带来巨大的压力。1993—2003 年,中国糖尿病医疗费用年均增速达到 19.90%,大大超过了同期国内生产总值(GDP)、全国卫生总费用和居民人均收入的增速[9]。2004—2013 年,中国糖尿病治疗人群的年住院总费用和年医疗总费用的年均实际增长率均为 15.14%,增速也超过了同期 GDP 增速[10]。据报道,中国城市每年治疗 2 型糖尿病及其并发症的医疗总成本为 208.60 亿元,占全国医疗卫生总费用的 4.38%,治疗 2 型糖尿病及其并发症的支出占人均年收入的 35%～73%[11]。2010 年中华医学会糖尿病学分会的研究结果显示,中国糖尿病直接医疗费用为 1 734 亿元,占全国卫生总费用支出的 13%,远远高于之前国内的测算[12]。随着糖尿病患者人数的增加和医疗费用的增长,糖尿病卫生服务需求仍将保持增长趋势,糖尿病疾病经济负担将持续快速增长下去,必将给国家卫生规划和资源配置带来更加严峻的挑战。因此,对糖尿病医疗费用和经济负担的研究将对中国卫生事业发展与规划起到至关重要的作用。

二、相关理论和方法

糖尿病疾病经济负担研究是分析和衡量糖尿病患病及其导致的伤残和过早死亡对患者、家庭和社会造成的健康及经济影响。按照涉及内容的范畴来划分,糖尿病给人类社会造成的负担可分为疾病负担和经济负担,也有研究者称之为流行病学负担和经济学负担,两种说法所代表的含义是相同的[13]。糖尿病疾病负担是指糖尿病造成的健康损害,包括伤残、过早死亡、精神障碍和生活质量下降等。糖尿病经济负担,是指糖尿病造成的经济损失以及为防治糖尿病而消耗的卫生经济资源。从研究的角度来看,只有采用特定评价指标加以计算,才能将糖尿病造成负担的严重程度更加精确地呈现出来。本研究主要侧重于糖尿病的经济负担,现对糖尿病经济负担的研究角度、评价指标和测算方法进行回顾和总结。

(一)糖尿病经济负担研究的角度

糖尿病疾病经济负担测算,可以从病人、医院、政府、保险公司以及社会等不同的角度出发,站在不同的角度,得到的疾病经济负担也不尽相同。如果同时站在几个角度来研究糖尿病疾病经济负担,则可能会导致重复计算[14]。因此,在测算糖尿病疾病经济负担前必须明确研究的角度。目前大部分研究文献是从患者或者社会的角度出发,研究患者及其家庭的糖尿病疾病经济负担或者研究某个地区总的糖尿病疾病经济负担。

在测算患者及其家庭糖尿病经济负担时,现阶段常用的方法主要有两种:一是计算糖尿病费用的方法,即糖尿病经济负担研究;二是计算伤残调整生命年(disability adjusted life year,DALY)的方法,即测算因糖尿病发病、伤残和过早死亡所造成的健康寿命缩短的年数,然后用金钱对伤残调整生命年进行量化,即每个伤残调整生命年值多少钱[15-17]。

在测算国家或地区总糖尿病经济负担时,有以患病率为基础和以发病率为基础两种方法[18]。如果是分析糖尿病对社会经济的影响,多采用以糖尿病患病率为基础的测算方法,以人年为单位,计算该地区某一年内新发病例和现患病例在该年内的直接经济负担和间接经济负担,以及该年内死亡病例的直接经济负担和间接经济负担。如果研究目的是对干预措施进行经济学评价,一般采用以发病率为基础的测算方法,以人为单位,针对该地区在某一期间(如一年)内的所有新发病例,计算其发病至痊愈或死亡期间的直接和间接经济负担以及死亡造成的间接经济负担。

（二）糖尿病经济负担的评价指标和测算方法

从理论上讲,糖尿病经济负担包括直接经济负担、间接经济负担和无形经济负担。通过将采用不同测量方法所得的三种形式的经济负担向同一指标转换,求得用统一单位表示的糖尿病总经济负担[19]。糖尿病直接经济负担是指预防、检测及治疗糖尿病及其并发症的费用,间接经济负担是指由糖尿病带来的患者和家属的误工损失,无形经济负担是指与患者生命质量的降低和致残程度有关的价值损失[20]。以下将分别介绍三种经济负担的测算方法。

1. 直接经济负担测算方法 包括上下法、分步模型法和直接法。

（1）上下法:包括自下而上和自上而下两种方法。自下而上法是指从患者开始,把患者接受的各类医疗卫生服务数量与相应的单价相乘然后加权汇总得到总直接医疗费用[21]。该法将疾病患病率的数据与疾病治疗概率的信息结合起来,侧重于具体疾病实际的资源消耗情况。该法收集的数据更加具体,通常采用医疗记录、病人调查问卷等方式。自上而下法则是先获取全国或地区的总医疗费用,然后按住院天数或者就诊次数等多个比例分配到人群中[21]。该法以疾病死亡率、住院人数、医疗费用支出等的合计数据为基础,利用国家数据对疾病总成本进行分析,适用于具有完备国家数据库或调查资料的情况。

（2）分步模型法:是指把疾病耗费相关的医疗费用分成多个部分,对每一个部分分别建立数学模型[22]。该法一般通过调查资料得到相关医疗费用,测算精度较高,可对人群卫生服务利用及费用作全面研究。其中常见的是二步模型法[23],对门急诊和住院利用的费用分别建立数学模型进行计算,然后相加。

（3）直接法:是先测算出某疾病的例均直接负担,然后结合当地的人口数和患病率计算得出总的疾病经济负担[24]。然而,需要注意的是,由于受到患者支付能力等多种因素的影响,实际接受治疗的人数一般都小于发病或患者数,因此,利用直接法计算疾病直接经济负担时,需要了解确切的就诊率和住院率情况,最好乘以实际的医疗卫生服务利用率。

2. 间接经济负担测算方法 包括人力资本法和摩擦成本法。

（1）人力资本法:是按照个人创造社会价值的潜在能力,对疾病所致伤残、过早死亡等造成的寿命年时间损失进行货币价值的折算[25]。该法先是利用正常水平下的人均工资水平进行折算,后来逐步延伸到应用国民平均生产总值或平均收入进行折算;由于不同年龄对社会经济的影响不同,研究者们根据不同年龄阶段对于社会生产力的贡献不同提出了生产力权重的概念,0~14岁、15~44岁、45~59岁、60岁及以上等四个年龄组的权重值分别为0、0.75、0.80和0.10[26],从而使测算出的间接经济负担更加趋于实际损失。

（2）摩擦成本法:是以患者伤、残后等待他人接替工作期间的误工造成的损失为基础的一种测算间接经济负担方法,包括患者造成的损失以及需要人替代造成的维持正常生产所需的成本[27]。该法的基本思想是疾病导致生产力损失的数量取决于组织为恢复生产所花费的时间,间接经济负担主要发生在更换雇员的过程中,也就是磨合期内。该法计算的是实际的生产力损失,在一定程度上克服了人力资本法的局限性,但需要详细的随访调查数据,因此现阶段在国内的疾病经济负担研究中基本未见采用。

3. 无形经济负担测算方法 无形经济负担又称为精神成本,反映了疾病在精神层面造成的损失,更清楚、更全面地描述了疾病的严重程度。但是,体现无形经济负担的指标难以测量,因此在测量时最常用的方法是支付意愿法[28]。目前测量支付意愿的方法主要有两种:一为显示偏好法,就是观察个体对有关疾病或健康危险因素所采取的实际行动,进而推测其用金钱来换取相应健康结果的意愿;二是表达偏好法,就是利用调查表等方式来调查患者直接表达的支付意愿[29]。支付意愿法主观性较强,精确度较差。因此,在疾病经济负担研究中,大多数研究者没有计算无形经济负担。

三、研究意义

疾病经济负担研究是卫生经济学的重要研究内容。本研究系统总结国内外疾病经济负担研究相关的研究角度、评价指标和测算方法,分析各种指标和方法的应用条件和优缺点,探讨糖尿病经济负担研究的理论框架和研究思路,借鉴计量经济学和医学统计学的思路和方法,构建中国糖尿病经济负担测算模型。本研究将分别构建糖尿病患病人数测算模型和费用测算模型,然后计算得到总体的糖尿病经济负担;在测算研究中采用组分模型,按照年龄将研究人群分成不同的组分,对各个组分分别进行测算,然后加总得到总体的测算结果,并对其增长量进行归因分析。本研究构建的糖尿病经济负担测算模型,相比于已有研究的测算模型,更加细致和精确,能够测算各个年龄组的糖尿病经济负担以及各种因素对增长量的贡献度。本研究中相关数据的处理办法对于准确分析某类特定人群的疾病经济负担具有一定的理论意义。本研究虽然是糖尿病经济负担研究,但对其他慢性病的经济负担研究具有很好的借鉴意义。

疾病经济负担研究是确定卫生工作重点与优先的重要依据,有利于优化卫生资源配置。可持续的、比较性的疾病经济负担研究是卫生政策制定和计划实施的重要依据。准确选择配置卫生资源的优先疾病,有利于政府制定正确的卫生经济政策。持续增多的糖尿病患者不仅给人群健康带来了越来越严重的危害,而且需要越来越多的卫生服务提供和社会经济资源投入。本研究对中国糖尿病患病人数和经济负担及其变化趋势进行全面分析,揭示中国糖尿病经济负担及其分布特点,探讨糖尿病医疗费用的主要影响因素,并对糖尿病经济负担的增长量进行归因分析。从个体层面看,糖尿病患者经济负担及其影响因素分析有助于患者和家庭采取有效的应对措施规避或减轻经济风险。从社会层面看,糖尿病患者人群经济负担测算有利于政府部门科学、合理分配有限的卫生资源,提高卫生资源的经济效益和社会效益;同时,变化趋势的归因分析可以为政府制定相应措施降低疾病经济负担提供科学依据,有助于卫生政策制定者寻求减轻经济负担的方法和途径,有利于糖尿病防治战略的制定,也为国家卫生规划、资源配置和卫生政策制定提供参考依据,从而为健康中国战略的实施奠定基础。

四、文献综述

(一)总体情况

在目前的研究实践中,糖尿病经济学研究主要集中在直接经济负担上,间接经济负担研究较少,无形经济负担研究更加少见。然而,糖尿病是一种慢性疾病,会导致很高的缺勤率,尤其是很多糖尿病患者正处于最具有生产能力的年龄,因此糖尿病导致的间接经济负担是相当大的。

从研究的时间跨度看,糖尿病经济负担研究有历史趋势研究、现况研究和预测研究。现况研究是静态的,只能告知我们目前的情况;动态的趋势研究能够显示更加丰富的信息,从中可以得到规律性的发现;预测研究则具有前瞻性,对相关政策和策略制定具有长远的指导意义。然而,纵观目前国内外的糖尿病经济负担研究文献,绝大多数研究都属于现况研究,少数是历史趋势研究,预测研究则非常少见,尤其是中国。

(二)国外研究

国外发达国家较早开始糖尿病疾病经济负担的研究,首先是对糖尿病疾病负担的研究,而后延伸到经济负担方面,陆续开发了一系列的评价指标和研究方法,并利用各种可获得的数据资料进行实证研究。美国的卫生经济研究者[30]最早开始从经济学的角度研究糖尿病,首先开展了糖尿病的成本测算,随后又研究糖尿病防治措施的投入产出分析等。美国糖尿病协会[31]从 1978 年开始,每五年做一次糖尿病疾病负担和经济负担的报道,并进行相应的跟踪调查,主要包括直接经济负担和间接经济负担,很少计算疼痛和痛苦的无形成本。加拿大[32]于 1998 年根据全国疾病监测数据对糖尿病疾病经济负担进行测算,不仅对全国糖尿病的总经济负担进行计算,而且对除去并发症影响之后的糖尿病经济负担进行估计,目的在于反映糖尿病并发症造成的沉重疾病经济负担。

目前,国外糖尿病经济负担研究已经形成以下几类研究[33,34]:①根据疾病诊断类别资料进行的研究,这类研究使用国际疾病分类编码,从卫生服务利用、伤残、死亡等资料中测算由糖尿病造成的成本和经济损失,但这类研究可能会低估糖尿病的经济负担;②根据糖尿病患者的调查应答进行的研究,这类研究使用糖尿病患者个体的卫生服务资料,根据对患者的问卷调查来测算糖尿病的成本,研究结果会更加准确,但不可避免地会产生回忆偏倚;③测算糖尿病的超额经济负担,也就是计算糖尿病患者与非糖尿病人群在卫生费用方面的增量差别,其出发点是,与一般人群相比,整体上糖尿病患者的医疗服务利用及费用会偏高,通常采用直接比较或配比后比较两种方法;④预测糖尿病经济负担,即根据糖尿病患病率、卫生服务利用、伤残、死亡等方面的变化以及对物价指数和人口规模的预测,采用一定的模型和方法对未来年份的糖尿病经济负担进行预测,这类研究一般有两种形式,一是根据以往的文献研究结果的变化趋势进行预测,二是利用原始纵向数据资料根据一定的模型进行直接预测。

(三)国内研究

中国疾病负担研究开展较晚,而且流行病学资料不完善,因此中国糖尿病疾病经济负担研究较少。20 世纪 90 年代起,我国学者开始关注糖尿病经济负担研究,开展了一些糖尿病疾病负担和经济负担的研究工作,主要有糖尿病经济负担评价、糖尿病不同药物治疗方案的经济学评价、糖尿病及其并发症干预措施效果的经济学评价以及糖尿病健康教育经济学评价等[33,35]。国内关于糖尿病经济学的研究主要是利用来自医院的病例调查资料和通过家庭入户调查获得的数据进行的研究,重点分析糖尿病患者的医疗费用及其影响因素。

目前,中国糖尿病疾病经济负担研究具有如下特征[36,37]:①糖尿病直接经济负担方面的研究较多,而对由伤残、过早死亡等引起的间接经济负担的研究较少,且糖尿病疾病负担方面的研究也较少,主要原因是我国计算疾病负担的流行病学资料不完善,不具备计算 DALY等指标的数据条件;②全国层面糖尿病疾病经济负担的研究比较少,大多是地方性的研究,且多集中于少数大型城市,对中小城市和农村的研究较少;③糖尿病疾病经济负担研究缺乏连续性,且方法不一,可比性较差,难以进行趋势分析,多数研究是现有方法的应用性研究,方法学基础性研究很少,基本上都是借鉴国外研究的方法;④目前的研究主要是对糖尿病疾病经济负担现状的评价和测量,在糖尿病疾病经济负担的预测研究方面,只有很少的研究文献,且研究时间较早。

五、研究目的

(一)研究问题

糖尿病患病率和患者人数的快速增长,给卫生政策制定者计划糖尿病相关卫生服务提供和资源投入带来了巨大的挑战。因此,对糖尿病经济负担进行趋势分析和增长因素归因分析就显得至关重要。

中国糖尿病经济负担研究起步较晚,虽然有不少学者陆续开展了糖尿病经济负担研究,但研究比较零散,研究地区、内容和方法各种各样,研究结果也有较大差异。由于我国卫生信息系统不完善,糖尿病相关基础数据资料缺失或不公开,导致国家层面的糖尿病经济负担研究开展较少。在国家层面糖尿病经济负担测算研究方面,能够查阅到的文献更是少之又少,且预测方法较粗,研究时间较早,时效性较差,难以起到服务于卫生政策的作用。因此,亟须借鉴发达国家的研究经验和方法,探索糖尿病经济负担分析的理论方法和研究思路,构建中国国家层面糖尿病经济负担分析和测算模型,并应用于国家卫生研究和卫生规划实践,服务于国家卫生政策制定和资源规划。

基于此,本研究的核心问题是:如何构建分析模型来估算中国国家层面的糖尿病经济负担。与核心问题相关的几个问题是:①目前国内外糖尿病经济负担研究的评价指标和测算方法有哪些,其理论基础和优缺点各是什么;②如何构建国家层面的糖尿病经济负担分析模型,可获得的数据资料有哪些;③国家层面糖尿病经济负担的历史趋势如何,其增长动因是什么;④糖尿病给患者和国家带来多少额外经济负担,其应对策略是什么。

(二)研究目的

本研究的总目标是通过理论模型研究和实证分析,探讨如何构建中国糖尿病经济负担分析模型,对糖尿病经济负担的现状和趋势进行分析,并分解其趋势变化的推动因素,以期为国家卫生规划和资源配置提供数据基础和科学依据。具体目标是:①系统总结国内外糖尿病经济负担研究的评价指标和测算方法;②构建国家层面糖尿病经济负担分析和测算模型;③揭示国家层面糖尿病经济负担的趋势变化及其增长动因;④揭示糖尿病给患者和国家带来的额外经济负担;⑤提出以需求为基础的卫生规划和资源配置相关的政策建议。

第二节　研　究　方　法

一、研究框架

本研究是在糖尿病患病、医疗服务利用和疾病经济负担等相关理论的基础上,借鉴流行病学和数理统计学的思路和方法,结合国内外已有的糖尿病经济负担计算方法,探讨中国居民糖尿病群体患病模式和医疗服务利用模式的演变规律及其影响因素,揭示中国糖尿病经济负担的发展趋势及其增长动因,为卫生发展规划和医疗资源配置相关政策的制定和完善提供参考依据。

本研究采用的基本原理是:某一年份总的糖尿病经济负担=总人数×糖尿病患病率×人均经济负担。本研究的糖尿病经济负担主要是直接经济负担,包括门诊费用、住院费用和自我买药费用等。因此,本研究的研究框架,纵向为趋势分析,横向为人口数、糖尿病患病率和人均经济负担。首先,采用样本选择模型对糖尿病患者医疗服务利用及费用建模,探索糖尿病患者医疗费用的主要影响因素;然后,根据年龄分组的糖尿病患病率和人口数量及结构,计算糖尿病患病人数,结合人均经济负担,分析国家层面糖尿病经济负担的发展趋势和变化规律,并对其增长量进行归因分析;最后,利用比较分析法,计算相比于非糖尿病人群,糖尿病给患者人群带来的额外医疗费用和经济分担情况。

组分模型常用于国家或地区卫生费用研究领域[38,39],侧重于人群水平,可以把整个研究人群按照性别、年龄别、疾病别等分解成不同的组分,分别测算各个组分的医疗费用情况,然后各个组分的人均费用乘以该组的人数,得到该组的总费用,将各组的总费用加总得到全部人群的总费用。组分模型操作起来比较简便,可以根据研究需要,对各个组分单独设定相应的参数[40]。国家层面糖尿病医疗费用和经济负担分析的第一步是计算人群中糖尿病患者人数,而糖尿病患病率在不同年龄人群中的差异很大,因此,本研究采用基于年龄的组分模型。本研究的调查对象年龄为45岁及以上,结合已有文献中糖尿病患病率在不同年龄中的分布特征,且糖尿病常见于中老年人,本研究将研究对象分为45~54岁、55~64岁和65岁及以上三个组,分别分析这三组的糖尿病经济负担,然后加总得到国家层面45岁以上人群的糖尿病经济负担。

二、指标和调查方法

(一)指标和数据来源

1. **研究指标数据**　本研究的数据指标主要包括四类:①患病数据:患病率和患病人数;②人口数据:年龄别的中国人口数据;③医疗费用:门诊费用和住院费用,分别包括总费用和自付费用;④调查对象基本特征:居住地区(城市、农村)、性别、年龄、文化程度、家庭年收入、家庭人口数、家庭消费性支出等。

2. **数据资料来源**　患病数据来源于中国健康与养老追踪调查(CHARLS)数据库,包括2011年的基线数据和2013年、2015年、2018年的追踪数据,主要利用该数据库中的调查对象基本特征、糖尿病患病数据、门诊和住院医疗费用数据等。此外,参考权威文献或研究报告中的糖尿病患病率和患者人数相关数据,包括国家糖尿病和代谢紊乱研究组所做的四次全国性糖尿病调查报告、国际糖尿病联盟年度报告等。因为无法获得原始数据,所以只能使用文献或研究报告中计算出来的数据。

人口数据来源于国家统计局2012年、2014年、2016年、2019年《中国统计年鉴》,分别对应2011年、2013年、2015年、2018年的全国人口抽样调查数据;针对每一个年份,根据抽样调查人口中各年龄组的人口数,计算各年龄组的比例,再乘以总人数,估算该年份各年龄组的全国人口数。

医疗费用数据主要来自中国健康与养老追踪调查(CHARLS)数据库和课题组开展的2017年山东省糖尿病调查数据。前者虽然是全国代表性调查,但是其调查的医疗费用是调查对象过去一个月门诊费用或者过去一年住院费用,是调查对象因所有健康问题产生的费用,不仅仅是因糖尿病发生的费用,所以本研究用这个数据来计算糖尿病造成的额外医疗费用。后者是专门针对糖尿病患者开展的调查,调查对象的医疗费用是因糖尿病而发生的费用,包括门诊费用、住院费用和药店买药费用等。

(二)调查方法

1. **中国健康与养老追踪调查**　中国健康与养老追踪调查(CHARLS)项目是由北京大学国家发展研究院主持的全国大型家户调查,该项目于2011年5月—2012年3月开展全国基线调查,并于2013年、2015年和2018年进行了全国性追踪调查。CHARLS采用多阶段分层随机抽样的方法,在县/区和村/居抽样阶段均采用按人口规模成比例的概率抽样(PPS)方法,调查对象为45岁及以上居民及其家庭成员,基线调查范围覆盖了全国28个省(自治区、直辖市)、150个县级单位以及450个村级单位,共计10 257户家庭,17 708人。本研究使用2011年的基线数据以及2013年、2015年、2018年的追踪数据。

2. **山东省糖尿病患者抽样调查**　山东省糖尿病患者抽样调查是课题组于2017年在山东省自行开展的研究项目。根据人均GDP水平,将山东省所有地级市分为发达、中等发达及欠发达三类,每一类中选取一个市作为样本地区。同时考虑到省会城市在经济和卫生发展方面的特殊性。最终确定济南市章丘区、平阴县,青岛市崂山区、胶州市,潍坊市潍城区、诸城市,菏泽市牡丹区和单县,共 8 个县(市、区)作为项目点。每个项目点随机选取 3 个乡镇(街道),共 24 个乡镇(街道),作为调查现场。在每个样本乡镇(街道)随机选择 3 个村(社区),作为糖尿病患者调查的样本村(社区),随机抽取纳入基本公共卫生服务管理的 35~80 岁糖尿病患者 35 名,总共 2 520 人作为调查对象,开展现场调查。实际调查的有效问卷人数为 2 166 人,应答率为 86%。

三、分析方法

(一)糖尿病患者数的计算公式

某一年份的糖尿病患者数等于该年的糖尿病患病率乘以人口数,按照年龄分组进行计算,然后加总得到总人群的糖尿病患者数;或者先根据年龄分组的诊断糖尿病患病率和总人群年龄结构计算出年龄标准化的诊断糖尿病患病率,然后乘以总人口数得到总的诊断糖尿病患者数。计算公式如下:

$$P_{y,a} = POP_{y,a} \times PR_{y,a} \qquad \text{式}(15\text{-}1)$$

$$P_y = \sum a P_{y,a} \qquad \text{式}(15\text{-}2)$$

其中,P 代表患者人数,POP 代表人群人口数,PR 代表患病率,y 代表年份,a 代表年龄组。式(15-1)计算 y 年的年龄组患者人数,式(15-2)计算 y 年的总人群患者人数。

(二)糖尿病经济负担的测算方法

利用 CHARLS 数据库,分别计算糖尿病患者与非糖尿病居民的人均月医疗费用,包括门诊费用和住院费用,然后计算二者的差值,即为糖尿病给患者造成的额外医疗费用。调查的门诊费用为调查对象过去一个月的门诊费用,因此,人均年门诊医疗费用=人均月门诊费用×12。调查的住院费用为调查对象过去一年的住院费用,所以住院费用数据可以直接利用。门诊费用和住院费用加总得到人均年医疗费用,分别计算人均年医疗费用和人均年额外医疗费用。

在此基础上,根据相应年份国家层面糖尿病患者数分别计算各年份糖尿病患者的总医疗费用和总额外医疗费用,计算公式分别为,总医疗费用=糖尿病患者数×人均年医疗费用,总额外医疗费用=糖尿病患者数×人均额外医疗费用。按照年龄分组分别计算,然后加总。

利用 2017 年山东省糖尿病患者调查数据,分析糖尿病患者过去一年因糖尿病治疗而发生的费用,包括门诊费用、住院费用和药店买药费用,并比较分析不同特征糖尿病患者之间门诊费用、住院费用和药店买药费用的差异。

(三)统计分析方法

采用 STATA 15.1 软件和 Excel 2010 软件对数据进行整理和统计分析。在本研究中使用的统计分析方法主要有以下几种:①用均数(M)±标准差(SD)来描述研究中涉及的数值变量及其变化趋势,并对各年份之间的差异以及不同特征之间的差异进行方差分析;②用率和构成比来描述研究中涉及的分类变量及其变化趋势,并对各年份之间的差异以及不同特征之间的差异进行卡方检验;③对 2011 年、2013 年、2015 年、2018 年年龄分组的糖尿病患病率和人均经济负担进行趋势分析,得到中国 45 岁及以上人群的糖尿病患者人数和经济负担;④采用直接比较法和倾向得分匹配法对糖尿病患者与非糖尿病居民的医疗费用进行比较分析,前者主要侧重于糖尿病患者与非糖尿病居民群体水平的比较,而后者能够增强糖尿病患者与非糖尿病居民的可比性;⑤采用拉氏分解法分别对影响中国糖尿病患者数和经济负担变化的因素进行分解,对 2011—2018 年的发展趋势进行归因分析,以衡量各因素对其变化量的贡献度。按照年龄分组分别进行增长因素分解,然后加总。

第三节　主要结果与讨论

一、山东省糖尿病患者基本特征与医疗费用

（一）2017 年山东省糖尿病患者基本特征

2017 年山东省被调查的 2 166 名糖尿病患者中,女性患者占 65.42%,65~79 岁的患者占 49.86%,高中及以上学历的患者仅占 10.62%,有并发症的患者占 35.69%,城乡居民基本医疗保险的患者占 90.30%(表 15-1)。

表 15-1　2017 年山东省糖尿病患者抽样调查对象基本特征

变量	分组	人数/人	百分比/%
性别	男	749	34.58
	女	1 417	65.42
年龄	35~49 岁	121	5.59
	50~64 岁	965	44.55
	65~79 岁	1 080	49.86
文化程度	文盲	711	32.83
	小学	716	33.06
	初中	509	23.50
	高中/中专及以上	230	10.62
家庭人均收入	低	541	24.98
	较低	616	28.44
	较高	504	23.27
	高	505	23.31
居住地区	城市	1 070	49.40
	农村	1 096	50.60
患病时长	<5 年	833	38.46
	5~10 年	680	31.39
	>10 年	653	30.15
并发症	无	1 393	64.31
	有	773	35.69
医疗保险	自费/商业保险	56	2.59
	城乡居民基本医疗保险	1 956	90.30
	城镇职工基本医疗保险	154	7.11

（二）2017 年山东省糖尿病患者医疗费用

1. 因糖尿病发生的年住院费用　2017 年被调查的山东省糖尿病患者，因糖尿病发生的人均住院费用为 1 135.44 元。从不同特征分组来看，男性患者人均住院费用远高于女性患者，但差异无统计学意义；农村患者人均住院费用明显高于城市患者（$F = 3.85, P = 0.050$）；患病年限越长的患者人均住院费用越高（$F = 12.65, P = 0.000$）；有并发症的患者人均住院费用明显高于无并发症的患者（$F = 30.73, P = 0.000$）；不同年龄、文化程度、家庭人均收入、医疗保险的糖尿病患者之间人均住院费用的差异无统计学意义（$P > 0.05$）（表 15-2）。

表 15-2　2017 年山东省糖尿病患者抽样调查对象人均住院费用

变量	分组	均值/元	F 值	P 值
合计		1 135.44		
性别	男	1 448.06	3.53	0.060
	女	970.41		
年龄	35~49 岁	985.95	0.06	0.945
	50~64 岁	1 164.18		
	65~79 岁	1 126.54		
文化程度	文盲	1 335.94	1.23	0.296
	小学	858.04		
	初中	1 345.51		
	高中/中专及以上	913.32		
家庭人均收入	低	1 132.96	0.11	0.955
	较低	1 034.5		
	较高	1 187.23		
	高	1 209.52		
居住地区	城市	895.15	3.85	0.050
	农村	1 369.81		
患病时长	<5 年	632.13	12.65	0.000
	5~0 年	880.29		
	>10 年	2 044.57		
并发症	无	639.35	30.73	0.000
	有	2 030.58		
医疗保险	自费/商业保险	1 518.75	0.35	0.706
	城乡居民基本医疗保险	1 102.7	5 606.75	
	城镇职工基本医疗保险	1 411.69		

2. 因糖尿病发生的年门诊费用 2017 年被调查的山东省糖尿病患者,因糖尿病发生的人均年门诊费用为 531.55 元。从不同特征分组来看,越年轻的患者人均年门诊费用越高($F=3.26,P=0.039$);家庭人均收入越高的患者人均年门诊费用越高($F=5.42,P=0.001$);患病年限越长的患者人均门诊费用越高($F=17.15,P=0.000$);有并发症的患者人均年门诊费用越高($F=22.61,P=0.000$);城镇职工基本医疗保险的患者人均年门诊费用较高($F=6.56,P=0.001$)。不同性别、文化程度和居住地区的糖尿病患者之间人均年门诊费用的差异均无统计学意义($P>0.05$)(表 15-3)。

表 15-3 2017 年山东省糖尿病患者抽样调查对象人均年门诊费用

变量	分组	均值/元	F 值	P 值
合计		531.55		
性别	男	529.85	0.00	0.970
	女	532.44		
年龄	35~49 岁	777.4	3.26	0.039
	50~64 岁	581.37		
	65~79 岁	459.48		
文化程度	文盲	479.44	0.89	0.443
	小学	547.01		
	初中	521.72		
	高中/中专及以上	666.22		
家庭人均收入	低	351.84	5.42	0.001
	较低	476.9		
	较高	619.61		
	高	702.82		
居住地区	城市	553.6	0.44	0.509
	农村	510.02		
患病时长	<5 年	359.58	17.15	0.000
	5~10 年	470.16		
	>10 年	814.83		
并发症	无	415.32	22.61	0.000
	有	740.99		
医疗保险	自费/商业保险	793.79	6.56	0.001
	城乡居民基本医疗保险	492.98		
	城镇职工基本医疗保险	926.02		

3. 因糖尿病发生的年药店买药费用 2017 年被调查的山东省糖尿病患者,因糖尿病发生的人均年药店买药费用为 465.06 元。从不同特征分组来看,家庭人均收入高的患者人均年药店买药费用高($F=2.75, P=0.042$);患病年限越长的患者人均年药店买药费用越高($F=25.56, P=0.000$);有并发症的患者人均年药店买药费用越高($F=32.62, P=0.000$);城镇职工基本医疗保险的患者人均年药店买药费用明显高于城乡居民基本医疗保险的患者($F=5.82, P=0.003$)。不同性别、年龄、文化程度和居住地区的糖尿病患者之间人均年药店买药费用的差异均无统计学意义($P>0.05$)(表 15-4)。

表 15-4　2017 年山东省糖尿病患者抽样调查对象人均年药店买药费用

变量	分组	均值/元	F 值	P 值
合计		465.06		
性别	男	503.11	0.89	0.346
	女	444.95		
年龄	35~49 岁	555.3	1.38	0.251
	50~64 岁	507.1		
	65~79 岁	417.38		
文化程度	文盲	440.93	1.85	0.136
	小学	409.39		
	初中	497.33		
	高中/中专及以上	641.53		
家庭人均收入	低	425.31	2.75	0.042
	较低	467.32		
	较高	366.89		
	高	602.86		
居住地区	城市	512.82	2.59	0.108
	农村	418.43		
患病时长	<5 年	289.97	25.56	0.000
	5~10 年	381.71		
	>10 年	775.2		
并发症	无	341.22	32.62	0.000
	有	688.23		
医疗保险	自费/商业保险	749.29	5.82	0.003
	城乡居民基本医疗保险	432.37		
	城镇职工基本医疗保险	776.96		

二、45 岁及以上人群糖尿病患病与费用

（一）2011—2018 年 45 岁及以上人群的基本特征与糖尿病患病

1. 2011—2018 年 45 岁及以上人群的基本特征　2011 年和 2018 年中国健康与养老追踪项目调查的 17 708 名和 19 816 名 45 岁及以上人口的基本特征见表 15-5 和表 15-6，分别按照糖尿病患者和非糖尿病居民进行展示。可以看出，糖尿病患者和非糖尿病居民在性别、年龄、文化程度、居住地区等方面存在一定程度的差异（$P<0.05$），但二者在家庭消费性支出方面的差异无统计学意义（$P>0.05$）。

表 15-5　中国健康与养老追踪调查 45 岁及以上人群基本特征（一）[数量（百分比）]

变量	分组	2011 年		2018 年	
		糖尿病	非糖尿病	糖尿病	非糖尿病
性别	男	466（43.88）*	7 882（48.23）	1 110（43.74）*	8 221（47.65）
	女	596（56.12）	8 462（51.77）	1 428（56.26）	9 033（52.35）
年龄	45~54 岁	269（25.82）*	5 741（36.78）	492（19.51）*	5 245（31.02）
	55~64 岁	467（44.82）	5 734（36.73）	859（34.06）	5 452（32.24）
	65 岁~	306（29.37）	4 136（26.49）	1 171（46.43）	6 214（36.75）
文化程度	文盲/半文盲	433（40.85）*	7 373（45.13）	999（39.36）*	6 873（39.83）
	小学	239（22.55）	3 525（21.57）	686（27.03）	5 237（30.35）
	初中	219（20.66）	3 411（20.88）	492（19.39）	3 255（18.87）
	高中及以上	169（15.94）	2 030（12.42）	361（14.22）	1 889（10.95）
居住地区	城市	605（56.97）*	6 427（39.32）	1 255（49.45）*	6 736（39.04）
	农村	457（43.03）	9 919（60.68）	1 283（50.55）	10 518（60.96）

* 糖尿病患者与非糖尿病患者比较 $P<0.05$。

表 15-6　中国健康与养老追踪调查 45 岁及以上人群基本特征（二）

单位：元

变量	2011 年		2018 年	
	糖尿病	非糖尿病	糖尿病	非糖尿病
家庭消费性支出	27 392.74	24 896.60	49 836.03	48 071.26

2. 2011—2018 年 45 岁及以上人群糖尿病患病率　从 2011 年到 2018 年，45 岁及以上的人群中，糖尿病患病率从 6.10% 上升到 12.82%。从年龄分组的情况来看，糖尿病患病率在各个年龄阶段均呈现上升趋势，其中增长速度最快的是 65 岁及以上的老年人，患病率从 6.89% 上升到 15.86%，增长了将近 9 个百分点（表 15-7）。

表 15-7 2011—2018 年中国 45 岁及以上人群糖尿病患病率

单位：%

年龄分组	2011 年	2013 年	2015 年	2018 年
45~54 岁	4.48	5.15	6.95	8.58
55~64 岁	7.53	8.79	10.65	13.61
65 岁~	6.89	7.46	11.87	15.86
合计	6.10	7.48	9.90	12.82

3. **2011—2018 年 45 岁及以上人群糖尿病患病人数** 从 2011 年到 2018 年,45 岁及以上的人群中,糖尿病患者人数从 2 809.84 万人增加到 7 012.13 万人。从年龄分组来看,患病人数在各个年龄段均呈现上升趋势,值得注意的是,2011 年 65 岁及以上的患病人数最少,但到 2018 年,65 岁及以上的患病人数最多(表 15-8)。

表 15-8 2011—2018 年中国 45 岁及以上人群糖尿病患病人数

单位：万人

年龄分组	2011 年	2013 年	2015 年	2018 年
45~54 岁	859.54	1 050.46	1 584.94	2 083.19
55~64 岁	1 101.81	1 379.07	1 651.36	2 286.53
65 岁~	848.49	982.61	1 706.73	2 642.41
合计	2 809.84	3 412.14	4 943.03	7 012.13

（二）2011—2018 年 45 岁及以上糖尿病患者人均年医疗费用

1. **2011—2018 年糖尿病患者人均年门诊费用和住院费用** 从 2011 年到 2018 年,45 岁及以上糖尿病患者中,人均年门诊费用从 1 921.80 元增长到 2 208.36 元,增长了约 287 元;人均年住院费用从 2 439.51 元增长到 5 230.52 元,增长了约 2 791 元;人均年门诊自付费用和人均年住院自付费用分别增加了 110.64 元和 1 200.56 元。值得注意的是,2018 年的人均年住院费用较之前有大幅度的增长,且 2018 年的人均住院费用较高(表 15-9)。

表 15-9 2011—2018 年 45 岁及以上糖尿病患者人均年门诊及住院费用

单位：元

变量	2011 年	2013 年	2015 年	2018 年
人均年门诊费用	1 921.80	2 671.08	2 784.48	2 208.36
人均年门诊自付费用	1 705.80	2 075.76	2 263.56	1 816.44
人均年住院费用	2 439.51	3 285.25	4 225.24	5 230.52
人均年住院自付费用	1 353.73	1 700.56	2 528.11	2 554.29

2. **2011—2018 年糖尿病患者人均额外门诊及住院费用** 从 2011 年到 2018 年,45 岁及以上糖尿病患者中,因糖尿病所产生的额外人均门诊费用从 924.48 元降低到 865.08 元,降低了约 59 元;额外的人均住院费用从 1 758.55 增长到 2 915.85 元,增长了约 1 157 元;此外,人均额外门诊自付费用降低了 194.64 元,人均额外住院自付费用增长了 390.83 元。值

得注意的是,2018 年的人均额外门诊费用和人均额外门诊自付费用较之前有所下降,但人均额外住院费用和人均额外住院自付费用较之前均有所增长(表 15-10)。

表 15-10　2011—2018 年 45 岁及以上糖尿病患者人均额外门诊及住院费用

单位:元

变量	2011 年	2013 年	2015 年	2018 年
人均额外门诊费用	924.48	1 257.48	1 322.04	865.08
人均额外门诊自付费用	863.76	877.44	1 004.28	669.12
人均额外住院费用	1 758.55	1 941.97	2 623.95	2 915.85
人均额外住院自付费用	932.70	929.19	1 645.65	1 323.53

（三）2011—2018 年 45 岁及以上人群糖尿病患者年门诊和住院费用

1. **2011—2018 年 45 岁及以上人群糖尿病患者门诊和住院费用**　从 2011 年到 2018 年,45 岁及以上糖尿病人群中,门诊总费用从 539.99 亿元增长到 1 548.53 亿元,增长了 1 008.54 亿元;住院总费用从 685.46 亿元增长到 3 667.71 亿元,增长了 2 982.25 亿元;门诊自付总费用和住院自付总费用分别增加了 794.41 亿元和 1 410.72 亿元。值得注意的是,2018 年的住院总费用和住院自付总费用均明显高于其他年份(表 15-11)。

表 15-11　2011—2018 年 45 岁及以上人群糖尿病患者门诊和住院费用

单位:亿元

变量	2011 年	2013 年	2015 年	2018 年
门诊总费用	539.99	911.41	1 376.38	1 548.53
门诊自付总费用	479.30	708.28	1 118.89	1 273.71
住院总费用	685.46	1 120.97	2 088.55	3 667.71
住院自付总费用	380.38	580.26	1 249.65	1 791.10

2. **2011—2018 年 45 岁及以上人群糖尿病患者额外门诊和住院费用**　从 2011 年到 2018 年,45 岁及以上糖尿病人群中,因糖尿病所产生的额外门诊总费用从 259.76 亿元增长到 606.61 亿元,增长了 346.85 亿元;额外住院总费用从 494.12 亿元增长到 2 044.63 亿元,增长了 1 550.51 亿元;额外门诊自付总费用和额外住院自付总费用分别增加了 226.50 亿元和 666.01 亿元。值得注意的是,2018 年的额外住院总费用较之前有明显大幅度的增长,且2018 年的额外住院总费用较其他年份最高(表 15-12)。

表 15-12　2011—2018 年 45 岁及以上人群糖尿病患者额外门诊和住院费用

单位:亿元

变量	2011 年	2013 年	2015 年	2018 年
额外门诊总费用	259.76	429.07	653.49	606.61
额外门诊自付总费用	242.70	299.39	496.42	469.20
额外住院总费用	494.12	662.63	1 297.03	2 044.63
额外住院自付总费用	262.07	317.05	813.45	928.08

（四）2011—2018 年 45 岁及以上糖尿病患者年医疗费用

1. **2011—2018 年 45 岁及以上糖尿病患者人均和人群医疗费用**　从 2011 年到 2018 年,45 岁及以上糖尿病人群中,人均医疗费用(包括门诊费用和住院费用)从 4 361.31 元增长到 7 438.88 元,增长了 3 077.57 元;人群医疗费用(包括门诊费用和住院费用)从 1 225.46 亿元增长到 5 216.24 亿元,增长了 3 990.78 亿元;人均自付医疗费用和人群自付医疗费用分别增加了 1 311.20 元和 2 205.13 亿元。值得注意的是,2011 年到 2018 年,糖尿病患者的人均及人群医疗费用均呈现上升趋势,均有明显大幅度增长(表 15-13)。

表 15-13　2011—2018 年 45 岁及以上糖尿病患者人均和人群医疗费用

变量	2011 年	2013 年	2015 年	2018 年
人均医疗费用/元	4 361.31	5 956.33	7 009.72	7 438.88
人群医疗费用/亿元	1 225.46	2 032.38	3 464.93	5 216.24
人均自付医疗费用/元	3 059.53	3 776.32	4 791.67	4 370.73
人群自付医疗费用/亿元	859.68	1 288.53	2 368.54	3 064.81

2. **2011—2018 年 45 岁及以上糖尿病患者人均和人群额外医疗费用**　从 2011 年到 2018 年,45 岁及以上糖尿病人群中,因糖尿病所产生的人均额外医疗费用从 2 683.03 元增长到 3 780.93 元,增长了 1 097.90 元;人群额外医疗费用从 753.89 亿元增长到 2 651.24 亿元,增长了 1 897.35 亿元;人均额外自付医疗费用和人群额外自付医疗费用分别增加了 196.19 元和 892.49 亿元。值得注意的是,2015 年的人均额外自付医疗费用明显高于其他年份(表 15-14)。

表 15-14　2011—2018 年 45 岁及以上糖尿病患者人均和人群额外医疗费用

变量	2011 年	2013 年	2015 年	2018 年
人均额外医疗费用/元	2 683.03	3 199.45	3 945.99	3 780.93
人群额外医疗费用/亿元	753.89	1 092.70	1 950.52	2 651.24
人均额外自付医疗费用/元	1 796.46	1 806.63	2 649.93	1 992.65
人群额外自付医疗费用/亿元	504.78	616.45	1 309.87	1 397.27

三、45 岁及以上糖尿病患者人数和医疗费用增长贡献度

（一）2011—2018 年 45 岁及以上糖尿病患者人数增长因素的贡献度

从 2011 年到 2018 年,45 岁及以上人群糖尿病患者数增加了 4 202.29 万人,增长率为 149.56%;其中,人口数量变化引致的患者数增加为 690.89 万人,增长率为 24.59%,患病率升高引致的患者数增加为 2 780.91 万人,增长率为 98.97%,人口数量变化和患病率升高的共同作用引致的糖尿病患者数增加为 730.49 万人,增长率为 26.00%。从年龄分组来看,我国糖尿病患者数的增加以 65 岁及以上年龄组最多,其次为 45~54 岁年龄组。因患病率升高引致的患者人数增长的贡献度远远大于人口数量变化的贡献度(表 15-15)。

表 15-15　2011—2018 年 45 岁及以上糖尿病患者人数增长因素的贡献度

单位：万人

变量	45~54 岁	55~64 岁	65 岁~	合计
诊断糖尿病患者总数增加	1 223.65	1 184.72	1 793.92	4 202.29
因人口变化引致的增加	228.18	163.26	299.44	690.88
因患病率升高引致的增加	786.64	889.64	1 104.64	2 780.92
二者共同作用引致的增加	208.83	131.82	389.84	730.49

（二）2011—2018 年 45 岁及以上糖尿病患者医疗费用增长因素的贡献度

从 2011 年到 2018 年，我国 45 岁及以上糖尿病患者的总医疗费用增加了 3 990.78 亿元，总增长率为 325.66%；其中，因患者数增加引致的增长数量为 1 832.75 亿元，增长率为 149.56%；因人均医疗费用增加引致的增长为 864.75 亿元，增长率为 70.57%；二者共同作用引致的增加为 1 293.28 亿元，增长率为 105.53%。额外医疗费用增加了 1 897.35 亿元，总增长率为 251.68%；其中，因患者数增加引致的增长为 1 127.49 亿元，增长率为 149.56%；因人均额外医疗费用增加引致的增长为 308.49 亿元，增长率为 40.92%；二者共同作用引致的增长为 461.37 亿元，增长率为 61.20%（表 15-16）。

表 15-16　2011—2018 年 45 岁及以上糖尿病患者医疗费用增长因素的贡献度

单位：亿元

变量	45~54 岁	55~64 岁	65 岁~	合计
医疗费用总增长	1 174.79	1 220.39	1 595.60	3 990.78
因患者数增加引致的增长	533.67	516.70	782.38	1 832.75
因人均费用增加引致的增长	264.53	339.09	261.13	864.75
二者共同作用引致的增长	376.59	364.60	552.09	1 293.28
额外医疗费用总增长	557.02	568.90	771.42	1 897.34
因患者数增加引致的增长	328.31	317.87	481.31	1 127.49
因人均费用增加引致的增长	94.37	120.97	93.16	308.50
二者共同作用引致的增长	134.34	130.06	196.95	461.37

四、讨论

（一）糖尿病患者医疗费用和经济负担明显高于非糖尿病居民

对样本人群中糖尿病患者和非糖尿病居民整体平均水平的比较来看，糖尿病患者的人均门诊费用和住院费用均远高于非糖尿病居民。为了进一步增强可比性，采用特征分数匹配法，在同一人群样本中根据人口特征对糖尿病患者和非糖尿病居民进行配比，然后比较分析二者的医疗费用和经济负担。结果显示，从 2011 年到 2018 年，糖尿病患者人均门诊费用和住院费用远高于非糖尿病居民。比较国内外同类研究的结果，Jonsson 的研究发现 1999 年欧洲 8 个国家 2 型糖尿病患者例均年直接医疗费用是非糖尿病人居民的 2.63 倍[41]；美国糖尿病协会研究发现 2002 年和 2012 年糖尿病患者人均医疗费用分别是非糖尿病居民的 2.4

倍和 2.3 倍[30,42]；张震巍等人对 2004 年上海市某中心城区的研究显示糖尿病患者年直接卫生费用是非糖尿病居民的 2.47 倍[7]。

从整体上看,本研究结论与同时期国内外同类研究的结论相似,与非糖尿病居民相比,糖尿病患者人均年医疗费用明显更高。然而,本研究中糖尿病患者和非糖尿病居民年医疗费用的比值高于其他研究,原因可能是:有些研究没有利用特征分数匹配法,只是调查时进行人为配对;有些研究即使利用了特征分数匹配法,但所选匹配特征与本研究有差异。研究还发现,糖尿病患者和非糖尿病居民年人均医疗费用的绝对差距越来越大,这是因为糖尿病患者医疗费用基数较大,在以相似比例增长的情况下,增长幅度更显著。由于糖尿病患者的医疗费用明显较高,而家庭年收入又可能低于非糖尿病居民,导致糖尿病患者的经济负担明显高于非糖尿病居民。

(二) 中国糖尿病疾病经济负担呈现高速增长的趋势

研究结果显示,中国糖尿病患病率和患者数正处于快速增长时期。糖尿病患者数量取决于人口数量结构和患病率两个因素,其中任何一个发生改变都会引起患病人数的变化。从年龄分组来看,较高年龄组的糖尿病患病率和患者数增长明显较快,说明老龄化对糖尿病患者数的增加起着重要的作用。但是,从糖尿病患者数的增长因素分解结果来看,因糖尿病患病率升高引致的患者数增加远远大于人口数量及结构变化引致的患者数增加,说明由各种危险因素水平增长导致的糖尿病患病率升高对糖尿病患者数的增加有着更加重要的推动作用。人口数量增长和老龄化趋势是不可避免的,但是糖尿病患病率的增长却可以得到控制或延缓,而且其对糖尿病患者数增加的推动作用比人口数量增长和老龄化更大。

糖尿病患者总疾病经济负担和额外疾病经济负担均以较快的速度增长,预计未来一段时间仍将会继续快速增长。对于较低年龄组来说,额外疾病经济负担占总疾病经济负担的比重更大,说明低年龄组糖尿病患者的疾病经济负担主要是由糖尿病造成的;但是,低年龄组糖尿病患者的疾病经济负担增长速度较慢,且主要是由人均疾病经济负担的增长引致。从年龄分组来看,较高年龄组糖尿病疾病经济负担的增加量较大,主要归因于糖尿病患者数的增加,但人均疾病经济负担的增长也起着很重要的作用。由此可见,糖尿病疾病经济负担正在呈现快速增长趋势,如果不采取有针对性的控制措施,未来仍将持续增长。虽然糖尿病患者数的增加对糖尿病疾病经济负担增长的贡献度更大,但人均疾病经济负担的增长也起到了不可忽视的作用,因此控制糖尿病患者人均疾病经济负担的增长仍是减轻国家糖尿病疾病经济负担的重要措施。

第四节　政策建议与未来研究方向

一、研究进展

(一) 理论方法进展

疾病经济负担包括疾病直接经济负担、间接经济负担和无形经济负担,其中,对直接经济负担的测算方法有上下法、分步模型法和直接法,对间接经济负担的测算方法有现值法、人力资本法和将人力资本法与失能调整生命年(又称"伤残调整生命年")相结合测算的方法,对无形经济负担的测算方法有失能调整生命年法、质量调整生命年法和支付意愿法。因疾病无形经济负担很难量化测算,所以国内多数学者以直接经济负担和间接经济负担来代替疾病经济负担。目前国内专门针对糖尿病患者测算疾病经济负担的研究相对较少,并且在现有研究中以医疗费用代替疾病直接经济负担的研究居多。疾病经济风险的测算指标主要有灾难性卫生支出(包括灾难性卫生支出发生率、灾难性卫生支出平均差距、灾难性卫生支出相对差距、灾难性卫生支出集中指数等),致贫性卫生支出(包括贫困发生率、贫困总缺口、贫困平均缺口、贫困相对缺口、贫困标化缺口等)以及疾病相对危险度来测算疾病经济风险[43]。

国外对于疾病经济负担的研究多数是采用直接法测算疾病直接经济负担,采用人力资本法测算疾病间接经济负担。国外学者对糖尿病患者疾病经济风险的研究以测算灾难性卫生支出指标为主,主要包括对灾难性卫生支出发生率、灾难性卫生支出平均差距、灾难性卫生支出相对差距的测算。国外相关研究发现:印度有38%的糖尿病患者家庭经历了灾难性的医疗支出;韩国患有脑血管疾病、糖尿病或慢性肾脏疾病的患者发生灾难性卫生支出的风险明显更高;巴基斯坦高血压和糖尿病用药家庭的灾难性医疗支出发生率最高,其灾难性医疗支出发生率为9.8%~15.7%;即使在相对发达的具有风险分担机制的欧洲国家中,被诊断出患有糖尿病的患者发生灾难性医疗支出的风险仍然较高[43]。

疾病经济负担是疾病负担的一部分,在卫生经济研究中占有重要地位。由于健康需求的无限性和卫生资源的有限性,研究和对比不同疾病或伤害的经济负担,能为制定卫生服务政策提供依据,以便采取合理的措施来保证卫生资源的合理配置[44]。疾病经济负担分析能够为政府提供决策依据,在资源有限的前提下将资源分配到最需要资源(疾病经济负担最重)的区域或领域。目前疾病经济负担分析方法相对比较明确。但是因为某些指标数据的难获得性决定了疾病经济负担难以在各种疾病之间进行横向比较,这也是将来研究的重要领域。虽然目前的研究分析了各种慢性病以及急性病、传染病的经济负担,但是仍然有一些疾病的经济负担研究存在着空白点;目前的研究对象更多地侧重于普通人群,但是针对特殊人群进行分析也是一个不错的研究出发点;此外,当前分析角度多从个人角度进行分析,如果能够测量间接经济负担以及无形经济负担,则分析角度将从个人角度转向家庭角度以及社会角度[45]。疾病经济负担的研究仍在不断地发展中,很多国内外的学者也都致力于研究如何使用最合理的方法来确保研究成果的真实可靠。现今的疾病经济负担的研究仍然存在很多问题,如直接非医疗费用和间接经济负担的测算没有统一的具有代表性的标准,没有合理区分直接经济负担和卫生总费用,DALY指标不能反映所分析地区的实际情况,经济负担在很多国内文献中界定不清等,这些问题都需要不懈的探索和努力去解决[46]。

在糖尿病疾病经济负担方面,由于糖尿病本身的复杂性,致使目前的研究在糖尿病的诊断分类、费用分类、费用测算方法等方面尚不统一和完善,难以对不同国家、不同研究所得的结果进行比较。20世纪90年代末,我国就有学者提出,努力开发简便、准确的各类糖尿病成本的测算方法,积极寻求具有地区间可比性的糖尿病防治措施产出结果指标。国际糖尿病联盟近年来推荐国际通用的糖尿病疾病经济负担计算公式与此建议不谋而合。该公式用于概算一个国家或地区的卫生总费用中糖尿病患者所耗费的全部卫生费用以及归因于糖尿病的卫生费用。这两个公式仅仅需要三个参数:糖尿病患病率,糖尿病患者与非糖尿病人群的卫生费用比值,以及一个国家或地区的卫生总费用[47]。

从系统综述可以发现目前研究存在的一些问题:①从文献数量来看,次均住院费用的研究较多,而真正反映疾病经济负担的研究较少;②国内的经济负担研究多数集中于少数大型城市,而对中小城市、农村的研究较少;③多数疾病负担研究选择三级医院作为患者选择来源,然而这种选择无形中排除了一些不去医院就诊或只在医疗费用较低的卫生院就诊的糖尿病患者,因此这种患者来源的研究最终得到的推算结果很可能是一个高估的结果[48]。

糖尿病的总经济负担定义为超额医疗支出(直接成本)和因糖尿病及其并发症而放弃生产的价值(间接成本)的总和。直接成本采用三步法进行评估:①假设总卫生支出遵循的年龄分布与各年龄组间死亡率的分布大致相似;②文献回顾得到糖尿病患者和非糖尿病患者的患者层面支出之间的成本比;③从总卫生支出数据中得出糖尿病造成的超额成本。间接成本计算为工作年龄个人因劳动力辍学、缺工、工作时生产力下降(出勤)和退休前死亡(65岁)而造成的生产损失的总和,按平均年或日工资进行评估。工资数据来自经济合作与发展组织(经合组织),或根据工作者的人均 GDP 和劳动收入占总收入的份额的数据进行估算[49,50]。

（二）相关政策进展

为了应对糖尿病及其带来的经济负担问题,中国政府早在 2009 年就将糖尿病管理纳入了《国家基本公共卫生服务规范》,由社区卫生服务机构免费向居民提供糖尿病筛查和随访管理服务。虽然这一举措奠定了糖尿病防控在我国卫生服务决策中的重要位置,将大量财力、物力、人力投入到糖尿病防控工作中,然而其效果仍有待进一步提升。2016 年,WHO 在《全球糖尿病报告》中号召各国政府采取协调的综合性干预措施以加强卫生体系对糖尿病问题的应对。为进一步加强我国慢性病防控工作,2016 年国家卫生计生委办公厅制订并印发《国家慢性病综合防控示范区建设管理办法》,2017 年国务院办公厅制订并印发《中国防治慢性病中长期规划(2017—2025 年)》,均强调从卫生服务体系整合的角度,构建与患者健康需求相匹配、体系完整、分工协作、优势互补、上下联动的慢性病综合防控体系,积极完善专业公共卫生机构、医院、基层医疗卫生机构"三位一体"的慢性病防控机制,建立信息共享、互联互通机制,推进慢性病防、治、管整体融合发展,实现医防整合。

国务院办公厅 2015 年发布了《国务院办公厅关于推进分级诊疗制度建设的指导意见》,提出要逐步形成"基层首诊、双向转诊、急慢分治、上下联动"的分级诊疗模式,建立符合国情的分级诊疗制度。2017 年发布的《中国防治慢性病中长期规划(2017—2025 年)》着重指出"积极推进高血压、糖尿病、心脑血管疾病、肿瘤、慢性呼吸系统疾病等患者的分级诊疗,形成基层首诊、双向转诊、上下联动、急慢分治的合理就医秩序,健全治疗-康复-长期护理服务链。"2017 年又发布了《关于推进紧密型县域医疗卫生共同体建设的通知》,旨在推动构建分级诊疗、合理诊治和有序就医新秩序。2019 年 10 月国家医保局、财政部、国家卫生健康委、国家药监局提出《关于完善城乡居民高血压、糖尿病门诊用药保障机制的指导意见》,要求糖尿病纳入城乡居民医保门诊用药保障,认定病种后购买降血糖药物,在统筹基金起付标准以上发生的政策范围内药品费用由医保基金支付,且最高支付比例为 50% 以上,极大程度减轻了以门诊用药为主的糖尿病患者的医疗负担。

二、政策建议

1. **重视糖尿病经济负担研究和数据收集**　糖尿病疾病经济负担研究对于未来相关的卫生经济政策制定和卫生服务计划有着至关重要的意义。为了更好地对我国未来的健康问题进行研究,相关部门应当加强数据资料的收集工作,并进一步完善各级卫生部门的电子信息系统。

2. **做好糖尿病卫生服务规划和资源配置**　由于糖尿病患者医疗费用基数较大,糖尿病患者人均年医疗费用的增长幅度更大,与非糖尿病居民的绝对差距越来越大。糖尿病患者的医疗费用明显较高,而人均年收入和家庭年收入较低,所以个人经济负担和家庭经济负担均明显高于非糖尿病居民。应该依据糖尿病疾病经济负担发展趋势及其增长动因,有针对性地制定糖尿病相关的卫生经济政策和服务计划。

3. **完善糖尿病防控相关政策和干预措施**　糖尿病的流行已经给人群健康和社会经济带来了沉重的负担,而这种负担将来会更加严重。由于糖尿病危险因素的增加、医疗费用和经济发展水平的持续快速升高,以及人口老龄化的到来,糖尿病患病率、患者数和疾病经济负担将迅猛增长。为了控制和延缓我国糖尿病疾病经济负担的增长,针对可以控制的因素采用有效的卫生经济政策和预防干预措施势在必行,加强糖尿病患者管理,以期从源头上减少糖尿病疾病经济负担。

4. **加强对糖尿病重点人群的政策支持**　糖尿病及其严重并发症导致的直接医疗卫生费用增加、劳动力衰退、有效工作时间减少等,给患者及其家庭带来沉重的经济负担。对于糖尿病疾病经济负担比较沉重的重点人群,需要制定特殊的卫生政策和援助计划,如将糖尿病门诊服务纳入医疗保险支付,扩大医疗保险对糖尿病医疗费用的报销力度,以切实减轻糖尿病患者的疾病经济负担,提高糖尿病患者及其家庭的生活质量。

5. **对糖尿病患者进行全生命周期健康管理**　对糖尿病患者进行包括早期筛查、早期诊断和生活方式干预的全生命周期健康管理可以显著降低致残率和病死率,能有效缓解疾病经济负担。明确各级医疗卫生机构功能定位和加强联合协作是确保患者全生命周期能够得到便捷、质量有保障、可负担的医疗卫生服务的前提。WHO 呼吁采取整个政府和全社会参与的方法,以控制糖尿病为共同目标,科学规划医疗卫生服务体系和合理配置卫生资源。分级诊疗制度对于提高糖尿病患者生命质量和降低疾病经济负担十分关键,糖尿病经济负担研究也有利于优化分级诊疗制度和防控疾病发病趋势[51]。

三、未来研究方向

1. **加强糖尿病经济负担的方法学研究**　目前尚未发现关于糖尿病疾病经济负担预测模型的系统研究,不同研究采用的预测模型各异,得到的预测结果也存在很大差异。本研究在文献综述的基础上,系统总结国内外糖尿病疾病经济负担测算方法,比较分析其优缺点,并借鉴数理统计学和计量经济学的思路和方法,对现有糖尿病疾病经济负担测算模型进行调整和完善。

2. **加强糖尿病经济负担的预测研究**　目前国内缺少糖尿病疾病经济负担预测方面的研究。未来将在理论模型研究的基础上,对国家层面糖尿病疾病经济负担开展预测研究,并探讨预测过程中会遇到的问题和解决办法,弥补国内该领域研究的不足,也为其他健康问题的预测研究奠定基础。

3. **加强糖尿病医疗费用的数据收集**　本研究所利用的数据资料年份较少,这会对结果的准确性造成一定程度的影响。将来可以长期追踪收集数据资料,把新获得的资料加入时间序列数据中,重新拟合模型来对其进行校正和数据更新。另外,有很多关系复杂的因素影响糖尿病患病率和医疗费用,社会经济政策环境的未来变化会使原有模型的预测效果下降,未来研究可以考虑动态情景分析法。

4. **加强糖尿病间接和无形经济负担研究**　国内疾病经济负担研究注重直接的费用评价而忽视间接费用,现有的结果可能会低估糖尿病的经济负担。糖尿病及其并发症的间接经济负担无疑是很重的,越来越多的糖尿病患者需要家庭和社会的照料和支持,家庭和社会负担(比如医疗保险)问题也日益突出。与间接经济负担一样,无形经济负担也是不可忽视的一部分,但是由于其难以衡量,很少被纳入研究范围。但高质量的疾病经济负担研究是不能不考虑间接负担和无形负担的,未来仍需要不断优化糖尿病经济负担的评价指标和测算方法[52]。

5. 加强国家层面糖尿病经济负担研究　在已有的糖尿病疾病经济负担研究中,除了少数几篇文献的样本来自多个省市外,很多研究只在当地选择几家医院或只是一家医院作为目标医院进行研究,根据该样本得到的结论是否可以推广到更大范围的人群值得商榷。因此,未来需要建立调查面广、质量高的糖尿病疾病经济负担研究,提高糖尿病疾病经济负担研究的质量,更好地为糖尿病的防治策略指导提供依据[52]。

(王海鹏)

参考文献

[1] International Diabetes Federation. IDF Diabetes Atlas[R/OL]. 8th Edition. (2017)[2022. 05. 30]. https://diabetesatlas. org/atlas/eighth-edition/.

[2] 中华医学会糖尿病学分会. 中国 2 型糖尿病防治指南:2010 年版[M]. 北京:北京大学医学出版社,2011:4-5.

[3] XU Y,WANG L,HE J,et al. Prevalence and control of diabetes in Chinese adults[J]. JAMA,2013,310(9):948-959.

[4] International Diabetes Federation. IDF Diabetes Atlas[R/OL]. 7th Edition. (2015)[2022. 05. 30] https://diabetesatlas. org/atlas/seventh-edition/.

[5] 张毓辉,万泉,柴培培,等. 我国糖尿病医疗费用及筹资负担研究[J]. 中国卫生经济,2017,36(4):17-19.

[6] 唐玲,陈兴宝,陈慧云,等. 中国城市 2 型糖尿病及其并发症的经济负担[J]. 中国卫生经济,2003,22(12):21-23.

[7] 张震巍,陈洁,唐智柳,等. 中国糖尿病直接卫生费用研究[J]. 中国卫生资源,2007,10(3):162-164.

[8] WANG W,FU C,PAN C,et al. How do type 2 diabetes mellitus-related chronic complications impact direct medical cost in four major cities of urban China?[J]. Value Health,2009,12(6):923-929.

[9] 刘克军,王梅. 我国慢性病直接经济负担研究[J]. 中国卫生经济,2005,24(10):77-80.

[10] 徐楠,刘克军,顾雪非,等. 糖尿病治疗人群医疗总费用研究[J]. 中国卫生经济,2016,35(10):65-68.

[11] 《卫生软科学》杂志编辑部. 糖尿病社会负担沉重:城市病人每年医疗总成本超过 200 亿[J]. 卫生软科学,2003,1:23.

[12] 胡建平,饶克勤,钱军程,等. 中国慢性非传染性疾病经济负担研究[J]. 中国慢性病预防与控制,2007(3):189-193.

[13] 胡善联,刘国恩,许樟荣,等. 我国糖尿病流行病学和疾病经济负担研究现状[J]. 中国卫生经济,2008,27(8):5-8.

[14] PAGANO E,BRUNETTI M,TEDIOSI F,et al. Costs of diabetes. A methodological analysis of the literature[J]. Pharmacoeconomics,1999,15(6):583-595.

[15] 贾恩志,徐耀初,沈洪兵,等. 疾病的经济负担及其评价方法[J]. 江苏预防医学,1999,10(3):2-3.

[16] 江济华,臧桐华,杨明功. 糖尿病及并发症与疾病负担[J]. 疾病控制杂志,2000,4(3):259-262.

[17] 张梅,吴先萍,扬晓妍,等. 糖尿病经济负担的主要影响因素[J]. 预防医学情报,2003,19(6):510-512.

[18] 庄润森,王声勇.如何评价疾病的经济负担[J].中国预防医学,2001,2(4):245-247.

[19] 刘克军,李新华,王克安.糖尿病的卫生经济学评价研究[J].中华医院管理,2000,16(5):318-320.

[20] 周尚成,蔡乐,万崇华.疾病经济负担研究的方法学探索[J].国际医药卫生导报,2005(5):27-29.

[21] 孔灵芝,胡建平.中国居民高血压造成冠心病和脑卒中的经济负担研究[J].中华流行病学,2006,27(9):745.

[22] 程晓明.卫生经济学[M].北京:人民卫生出版社,2007.

[23] 翟屹.我国肥胖和高血压相关慢性病的直接经济负担研究[D].北京:中国疾病预防控制中心,2007.

[24] 侯儒寅,高凤清.疾病经济负担研究方法案例分析[J].中国医药导报,2012,9(3):146-147.

[25] 张洁,钱序,陈英耀.疾病负担研究进展[J].中国卫生经济,2005,24(5):69-71.

[26] MATHERS C D,VOS T,LOPEZ A D,et al. National burden of disease studies:a practical guide[R]. 2nd ed. Geneva:World Health Organization,2001.

[27] 陈宁姗,金顺花,黄冬梅,等.磨合成本法在卫生经济学评价中的应用[J].国外医学(卫生经济分册),1998,15(4):189-191.

[28] 贾恩志,徐耀初,沈洪兵,等.疾病的经济负担及其评价方法[J].江苏预防医学,1999,10(3):2-3.

[29] 徐凌中,立方亿.经济学评价中支付意愿的测量方法[J].国外医学(卫生经济分册),1998,15(2):63-65.

[30] American Diabetes Association. Economic costs of diabetes in the U. S. in 2002[J]. Diabetes Care,2003,26(3):917.

[31] American Diabetes Association. Economic costs of diabetes in the U. S. in 2007[J]. Diabetes Care,2008,31(3):596-615.

[32] DAWSON K G,GOMES D,GERSTEIN H,et al. The economic cost of diabetes in Canada in 1998[J]. Diabetes Care,2002,25(8):1303-1307.

[33] 张震巍,陈洁,唐智柳,等.糖尿病经济负担研究方法进展[J].中华医院管理,2006,22(2):91-93.

[34] ETTARO L,SONGER T J,ZHANG P,et al. Cost-of-illness studies in diabetes mellitus[J]. Pharmacoeconomics,2004,22(3):149-164.

[35] 张永新,王梅.1980—2002年我国居民糖尿病疾病负担和变化趋势[J].中国卫生经济,2009,28(3):46-48.

[36] PAN C,SHANG S,KIRCH W,et al. Burden of diabetes in the adult Chinese population:A systematic literature review and future projections[J]. International Journal of General Medicine,2010,3(7):173-179.

[37] 雷海潮,刘兴柱,卞鹰,等.糖尿病、脑血管病、冠心病住院治疗费用的预测研究[J].中国卫生经济,1996,15(10):20-22.

[38] GOSS J. Projection of Australian health care expenditure by disease,2003 to 2033[M]. Canberra:Australian Institute of Health and Welfare,2008.

[39] WANLESS D. Securing our future health:taking a long term view[R]. London:HM Treasury,2002.

[40] 陈嘉丰.2020年我国系统别慢性病治疗费用的预测[D].北京:北京中医药大学,2013.

[41] JONSSON B. Revealing the cost of type Ⅱ diabetes in Europe[J]. Diabetologia,2002,45(7):5-12.

[42] American Diabetes Association. Economic cost of diabetes in the U. S. in 2012[J]. Diabetes Care,2013,36(4):1033-1046.

[43] 冷瑶.我国中老年糖尿病患者疾病经济负担及风险研究[D].重庆:重庆医科大学,2020.

[44] 崔朋伟,刘娜,段招军.疾病经济负担研究进展[J].中国预防医学杂志,2016,17(8):612-616.

[45] 何敏媚,何闽江,崔斌.疾病经济负担研究进展[J].中国老年学杂志,2010,30(18):2700-2702.

[46] 侯儒寅,高凤清.疾病经济负担研究方法案例分析[J].中国医药导报,2012,9(3):146-147.

[47] 张震巍.我国糖尿病疾病负担研究[D].上海:复旦大学,2007.

[48] 郑亚明,纪立农,吴晶.中国糖尿病经济负担研究系统综述[J].中华内分泌代谢杂志,2012(10):

821-825.

［49］ BLOOM D E,CAFIERO E T,JANÉ-LLOPIS E,et al. The global economic burden of noncommunicable diseases［R］. PGDA working papers 8712,Program on the Global Demography of Aging,2012.

［50］ BOMMER C,HEESEMANN E,SAGALOVA V,et al. The global economic burden of diabetes in adults aged 20-79 years:a cost-of-illness study［J］. The lancet Diabetes & endocrinology,2017,5(6):423-430.

［51］ 杨兴怡. 基于分级诊疗制度下糖尿病疾病经济负担研究［D］. 武汉:华中科技大学,2017.

［52］ 祝菁菁,范文君,黄韻宇,等. 我国 2 型糖尿病及糖尿病肾病的经济负担现状［J］. 中国卫生经济,2013,32(4):32-34.

第四篇

卫生体系绩效

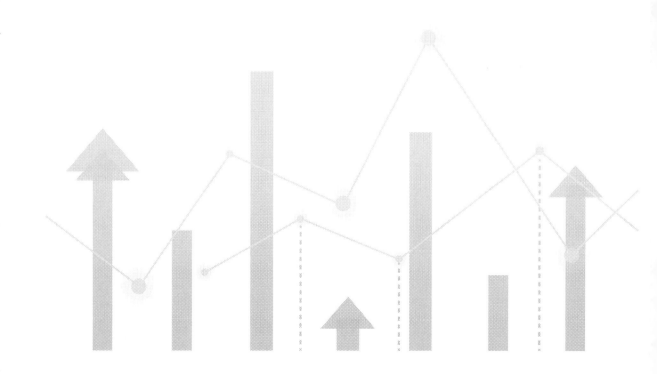

第十六章

卫生服务体系整合评价研究

为应对疾病谱改变和老龄化进程加快,卫生服务体系整合是目前全球卫生体系改革的重点议题。2016 年 WHO、世界银行和我国政府联合发布报告,提出通过以人为本的整合型服务模式深化医药卫生体制改革。2017 年国务院办公厅印发《国务院办公厅关于推进医疗联合体建设和发展的指导意见》。医疗联合体(简称"医联体")已成为我国现阶段推动卫生服务体系整合的主要载体。伴随各地医联体深入发展,政策制定者们面临共同的主题,即如何更好地建设优质高效整合型医疗卫生服务体系。

第一节 研 究 背 景

一、研究问题的提出

伴随疾病谱的改变和人口老龄化进程的加快,慢性疾病的流行病学负担和疾病经济负担日益加重。与此同时,慢性疾病预防和治疗的复杂性、居民健康意识的增强对卫生体系提供卫生服务的模式、类型以及质量提出了更高的要求。但目前,我国卫生体系内医疗网络断裂、转诊机制缺失、机构之间缺乏分工协作,以医院为主导、以疾病治疗为中心、各机构自给自足的低效服务提供模式难以满足居民的卫生服务需求。因此,卫生服务整合成为目前我国甚至世界各国卫生体系改革的重点议题。

(一)人口老龄化和慢性病高发推动居民对卫生服务的需求变化

第一次全球卫生革命背景下,各国卫生体系建立的基础是应对单一、急性和短期疾病[1]。然而 1970 年以来,伴随疾病谱的改变,慢性非传染性疾病已成为威胁健康的主因,人口老龄化进程的加快使慢性病的疾病负担越来越重。2021 年民政事业发展统计公报显示,截至 2021 年底,全国 60 周岁及以上老年人口 26 736 万人,占总人口的 18.9%,其中 65 周岁及以上老年人口 20 056 万人,占总人口的 14.2%[2];第二次和第四次国家卫生服务调查结果显示,1998—2008 年间我国每年平均新增慢性病患者约一千万人[3]。疾病谱的改变和居民健康意识的增强共同推动了居民对卫生的需求变化。不同于急性疾病对单一治疗服务的高需求,慢性疾病的复杂转归过程使其对健康教育、疾病预防、筛查、治疗、康复等全周期全病程的卫生服务都具有较高的需求。

(二)现有卫生服务提供网络断裂、服务提供模式低效

改革开放以前,我国在计划经济体制下建立了三级医疗网络和转诊机制。但改革开放以来,尤其是社会主义市场经济体制确立之后,三级医疗网络和转诊机制被打破,不同层级、不同类型卫生机构间缺失分工协作的网络基础和机制保障。当前我国以医院为主导、疾病治疗为中心、机构自给自足的服务提供模式[4],忽视了治疗以外其他服务对降低

疾病负担的作用[5],忽视了多机构、多部门协作提供服务的作用,阻碍了综合、协调、全病程服务的可及性[6],削弱了卫生体系提供全民的、公平的、高质量的、经济上可负担的卫生服务的能力。

（三）卫生服务整合的政策背景

2009 年公共卫生服务均等化实施后,我国"自由择医,碎片化提供"的非连续服务模式得到了扭转,出现卫生服务整合的趋势[7]。2015 年 3 月国务院办公厅印发的《全国医疗卫生服务体系规划纲要(2015—2020 年)》[8]体现出机构协作和服务整合的理念,要求"建立和完善公立医院、专业公共卫生机构、基层医疗卫生机构以及社会办医院之间的分工协作关系,整合各级各类医疗卫生机构的服务功能,为群众提供系统、连续、全方位的医疗卫生服务"。2015 年 9 月国务院办公厅印发《国务院办公厅关于推进分级诊疗制度建设的指导意见》[9],2015 年 12 月,国家卫生和计划生育委员会发布通知要求各地做好高血压、糖尿病的分级诊疗试点,通过分级诊疗推动慢性病服务的整合实践。2016 年 3 月,《中华人民共和国国民经济和社会发展第十三个五年规划纲要》中指出"优化医疗机构布局,推动功能整合和服务模式创新。健全上下联动、衔接互补的医疗服务体系。[10]"上述政策文件的出台为分级诊疗、机构协作和卫生服务整合创造了支持性政策环境。

二、相关理论和方法

1. **卫生服务整合的概念**　WHO 将卫生服务整合定义为"通过卫生体系内不同层级机构间协作,根据人们生命不同阶段的需要,进行健康促进、健康教育、疾病预防、诊断、治疗、康复和临终关怀等连续性服务的组织和提供"[11]。因社会、文化和卫生体系背景不同,整合型卫生服务在不同国家有不同概念:在美国称为管理型服务(managed care),在英国称为共享型服务(shared care),在荷兰称为跨学科服务(multidisciplinary care),部分国家称为综合型服务(comprehensive care)或疾病管理(disease management)。

2. **卫生服务整合的理论框架**　1996 年 Shortell[12]首先提出"功能整合+医师整合=临床整合",随后 Contandriopoulos[13]、Fulop[14]等不断完善卫生服务整合的理论框架。基于以上研究 Valentijn[15,16]等提出一个将初级卫生保健的功能和卫生服务整合的各维度相结合的理论框架(又称"彩虹模型",如图 16-1 和表 16-1)[14,15]。指出以个人为中心、人群为基础的服务是实现卫生服务整合的指导原则,不同的整合维度在不同体系层面上发挥着不可或缺的作用。临床整合在微观层面上,组织整合和专业整合在中观层面上,系统整合在宏观层面上,而功能整合和规范整合在体系的不同层面间发挥了连接作用。同时强调,无论对个人还是群体的服务,只有在体系的不同层面都追求整合才可能真正实现连续、综合和协调的服务。但这些整合层面间如何相互作用会因体系背景的差异而有所不同。

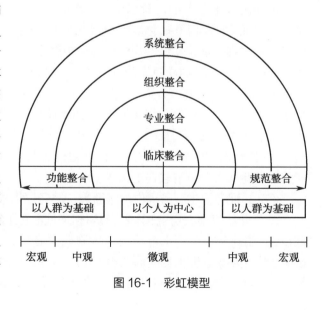

图 16-1　彩虹模型

表 16-1　卫生服务整合的维度及其特征

维度	含义	特征
临床整合	患者所需的同类型或不同类型服务提供是一个单独的或者连贯的过程	以患者需求为核心,病例管理,服务连续性,医患互动,个人的多学科保健计划,服务的特征,人群健康需求
专业整合	不同学科医师间协作提供不同的临床服务,专业整合更强调协作过程	跨专业教育,不同专业间的共同愿景,跨学科合作的协议,跨专业管理,人际关系,绩效管理
组织整合	各机构通过正式合并、形成集团、组建服务提供者协调网络或者患者促成单个服务提供者达成协议等方式将多个不同类型组织连接在一起	组织间管理,利益管理,绩效管理,人群需求为黏合剂,组织间策略,管理式领导,学习型组织,有效的管理
系统整合	体系内所有机构遵守相同的规则和政策,有时也被称为"整合型服务体系"	利益相关者管理,创造社会价值,可得的资源,人群特征,利益相关者管理,好的管理,环境氛围
功能整合	非临床的支持性功能的整合	信息管理,资源管理,支持系统和服务,服务管理和定期反馈绩效指标
规范整合	对协作的共同的价值观和承诺能够增强服务提供过程中的信任和合作	共同的态度,紧迫感,可靠的行为,富有远见的领导,共同愿景,优质的非正式合作,相通的文化,超前的观念,信任

三、研究意义

在研究内容方面,本研究对我国东部、中部、西部三省推动卫生服务整合的典型体系进行实证分析,增进国内学者和政策制定者对我国城乡卫生体系开展卫生服务整合影响因素、适宜策略的认识,同时弥补目前国内卫生服务整合实证评价研究的不足。在研究方法方面,本研究以 Donabedian 评估医疗服务质量的三个维度(结构、过程和结果)对卫生服务整合进行综合效果评价,且结合我国卫生体系背景构建各维度下的评价指标,为国内及国外相关研究的深入开展提供方法学借鉴。

近年来,国务院办公厅和国家卫生健康委发布政策文件积极推进慢性病的分级诊疗试点,全国各地都在踊跃探索实践、逐步深化改革。此实证研究可以为不同卫生体系结合体系背景选择恰当整合策略、合理设计整合的实施过程、系统评价整合效果并通过评价调整整合策略提供政策依据。科学、合理、可行及有效的政策对各地改革成效的取得至关重要,对我国卫生事业发展具有重要意义和深远影响。

四、文献综述

(一)国际卫生服务整合研究

1. 国际卫生服务整合研究概述　国际卫生服务整合研究主要集中在:①初级卫生保健各部门之间以及初级保健与二、三级卫生机构在服务提供过程中的整合[17];②特殊人群的服务整合,如老年人、儿童、慢性病(精神疾病、艾滋病、糖尿病、肾病等)患者[18-21]。研究视角包括:加强整合的理论基础(组织学、社会学等)[22-24]、整合模式[25]、整合流程[26]、影响因素分析[27]、对服务质量的影响[28,29]、经济学评价[30]、整合经验介绍和教训总结[31,32]等。

2. 国际卫生服务整合评价研究　国际研究[33]多采纳 Donabedian 评估医疗服务质量的三个维度(结构、过程和结果)对卫生服务整合的效果进行测量。Martin[34]等测量卫生服务整合效果的综述(结构和过程测量)纳入了 19 篇期刊文献和工作报告中的 24 个相关研究,其中包括 15 个结构评价的研究、12 个过程评价的研究。结果表明所纳入研究对测量概念的界定和对测量方法的选择非常多样。

(1) 结构评价:所谓"结构"又称为提供整合型卫生服务的准备工作。目前比较综合的结构评价工具是西班牙 Basque 地区卫生服务整合组织所采用的慢性病服务准备评价工具。该评价工具包括 6 个维度:组织构成,评价体系是否具备提供整合型服务的组织架构、组织职能划分等;社区服务,评价体系其他服务与社区资源和社区服务的连接;服务模式,评价其服务提供模式的计划性、主动性和协调性;自我管理,评价患者能够进行自我管理的程度;临床决策支持,评价体系借助决策支持工具、专业培训和知识共享来改善健康结局的能力;信息系统,评价信息和沟通系统的联通程度。在组织构成的评价方面,有多个研究[35,36]采用服务链分析体系内各类组织的分工协作。美国医院协会(the American Hospital Association,AHA)年度调查(annual survey)问卷[37]正是采用这种方式,该问卷列出 101 个卫生服务项目构成服务链,所有机构在此基础上针对每项服务回答以下问题:本机构是否提供此项服务、本地体系是否有机构提供此项服务、通过正式协议是否有本地体系外的其他机构提供此项服务。

(2) 过程评价:过程评价大多以整合理论框架为基础,对功能整合[33,38]、服务整合[39]、临床整合[40]、跨学科医师整合[41]、信息整合[42]等具体措施的实现程度进行评价。过程评价的数据收集方式分三类:①问卷调查数据;②自动登记数据;③混合数据。问卷调查是最常见的方式,且多为自评问卷;采用自动登记数据的研究比较少,可采用的登记数据包括诊疗记录和再次入院记录;混合数据中最常见的组合是问卷调查和访谈数据的结合。数据收集的对象包括政策制定者、机构管理者、医生、护士和患者等,大部分研究者结合研究目的选择数据收集对象的组合,只有极少数研究的数据收集只针对单一群体。此外,针对不同整合模块的数据收集对象与方式也不同:规范整合、系统整合和组织整合相对宏观,研究中一般通过对政策制定者、机构管理者的访谈获得数据[40,42],对功能整合、临床整合和专业整合的过程评价多采用服务提供者问卷调查收集信息。

(3) 结果评价:对卫生服务整合结果的评价多采用卫生服务体系绩效评价的三重目标:提高患者满意度,改善人群健康和降低次均费用。其中,需要说明的是人群健康结局维度,在传统单个机构服务提供模式下通常以较长时间段内所提供服务的安全、有效、以患者为中心、及时、效率和公平六个子维度进行评价;而目前大多数现有研究开展卫生服务整合实践的时间比较短,人均期望寿命、死亡率等健康结局指标尚不能体现出变化,上述六个子维度针对单一机构虽然有效但不能反映出体系层面上多机构协作服务的效应。

(二) 国内卫生服务整合研究

1. 国内卫生服务整合研究概述　国内多个学术团体推动了我国卫生服务整合的理论研究与实践发展。相关研究主要集中于宏观体系层面的纵向整合[43,44]。研究的视角包括:整合的概念和内涵[45-47],整合的目的和意义[48,49],整合医疗模式、特点及评价[50],整合的结构形态和联结方式[45],整合机制[50]和影响因素[47],整合的国际经验[48]、效果与不足[51]、建议[45]。

2. 国内卫生服务整合评价研究　国内实证研究多为对参与卫生服务整合的机构组成

及整合过程的定性描述,对整合效果评价的研究极少。少量整合效果评价研究采用的评价方法比较简单,主要是单个机构整合前后某项指标的描述性分析;评价指标比较单一,如双向转诊人次[52]、门急诊及出院人次[53]、床位使用率[54]、业务收入[43]、联合体内技术培训次数[44]、提供业务指导次数[54]、信息化程度[43]等。因为现有研究的评价方法缺乏理论支撑、评价指标过于单一且不切合整合型卫生服务的特点,所以 WHO 和世界银行在《深化中国医药卫生体系改革报告》[55]中指出中国的六个案例研究中有五个无充足证据/结论不明确,只有一个案例能够充分证明卫生服务整合改进了服务提供。

（三）现有研究不足

国际上对于卫生服务整合的理论研究相对成熟,但实施性研究和效果评价研究仍存在很大不足。不同于以往针对特定疾病或者服务提供者的干预,卫生服务整合需要结合卫生体系的背景、从卫生体系甚至社会系统的层面采取整合措施,进而提供具有综合性、连续性、协调性等特点的整合型服务。作用对象比较广泛、作用效果体现在多方面且可能存在动态性。因此,卫生服务整合的实施效果评价不能够采用以往研究中单一以健康结局或经济学评价为主的评价指标[56]。该领域的研究方法须结合系统思维进行突破,比如如何测量体系的整合程度、如何定量分析整合对体系绩效的影响、如何进行卫生服务整合的经济学评价等[57],实现在实施整合的不同阶段对不同作用对象作用于卫生服务不同维度的综合监测和评价。国内对卫生服务整合的实证评价研究较少。在少量的实证研究中,多数研究是对整合策略和整合过程的定性分析,评价整合实施效果的研究极少,且实证效果评价缺乏理论基础和方法学支撑。

五、研究目的

本研究的核心研究问题是:我国卫生体系背景下的卫生服务整合效果如何？为了回答这一问题,本研究的总体目标是通过评价不同地区卫生服务整合的实施效果,为各地卫生服务整合的开展和深化提供方法学基础和政策建议。具体研究目的包括:剖析推动卫生服务整合的策略,构建卫生服务整合实施效果评价模型,评价开展卫生服务整合的效果,提出开展和深化卫生服务整合的政策建议。

第二节　研　究　方　法

一、研究框架

结合国内外相关评价研究、我国推动卫生服务整合的策略以及数据的可获得性,确定本研究的框架(见图 16-2)。本研究框架的主线:首先,在卫生体系内外部背景的共同影响下,开展卫生服务整合;其次,结合体系背景确定整合目标、选择适当的整合模式及具体措施;最后,基于影响整合的体系背景因素以及整合策略,从结构、过程和结果三个维度对卫生服务整合的实施效果进行系统评价。

二、数据来源与抽样方法

（一）数据来源

本研究的资料来源包括文献研究、专家咨询、现场调查。现场调查采用多阶段抽样方

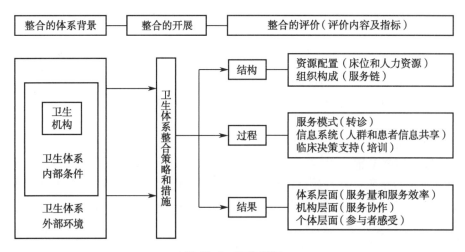

图 16-2 研究框架

法,分别进行样本地区、样本机构和调查对象的抽样。

（二）抽样

1. **样本地区** 为分析不同架构体系对卫生服务整合策略的选择及整合的实施效果,本研究采取典型调查方法。对卫生体系架构的分类主要考虑三方面:体系的整合程度、体系的多元化程度、体系的功能定位。在我国东、中、西部各抽出 1 个典型省(青海、安徽、浙江),每个省抽出 1 个区、2 个县进行城乡差异比较和农村两县差异比较,以县域和城市区域卫生体系为研究单元。其中,农村的两个县中一个是样本县,另一个是基于卫生资源水平、2009 年新医改后卫生服务体系重点改革实施情况与样本县进行匹配后选取的对照县。

2. **样本机构** 在卫生体系内,不同层级机构采用不同的抽样方法。县/区级及以上级别机构的抽样:每个县/区内,县级及以上的医疗卫生机构(综合/专科/中医医院)、专业公共卫生机构(包括疾病预防控制中心、妇幼保健院和计生指导站)全部纳入调查。乡镇/街道机构的抽样:按照发展情况将所有机构分为好、中、差三个等级,每个等级随机抽取一所机构,在县内抽取三个乡镇卫生院,在城区内抽取三个社区卫生服务中心。村/社区机构的抽样:按照机构与上级乡镇卫生院/社区卫生服务中心的距离将所有机构分为远、近两个等级,每个等级随机抽取一所机构纳入研究,在每个乡镇抽取两个村卫生室,在每个街道抽取两个社区卫生服务站。样本地区和各级机构数量可见表 16-2。

表 16-2 典型调查地区及各级机构数量

单位：个

省份	样本地区	各级机构数量				
		省 市	县/区	乡镇/社区	村/街道	合计
青海省	西宁市城北区	2 4	3		6	15
	西宁市湟中县(样本县)*		6	3	6	15
	海东市化隆回族自治县(对照县)		5	3	6	14
安徽省	马鞍山市	8 0		3	3	14
	合肥市肥西县(样本县)		7	3	6	16
	合肥市肥东县(对照县)		7	3	6	16

续表

省份	样本地区	各级机构数量					
		省	市	县/区	乡镇/社区	村/街道	合计
浙江省	杭州市江干区	2		5	3	6	16
	台州市三门县(对照县)			5	3	6	14
	衢州市常山县(样本县)			5	3	6	14

注:* 湟中县于 2020 年更名为湟中区。2015 年开展本研究时,为湟中县。

3. 调查对象　在各县/区/市卫健委,通过目的抽样对主任进行访谈并由其指定医务科主任完成卫生体系基本情况调查表。

在各机构,调查对象包括负责人、医生和患者。对机构负责人进行访谈和机构间合作关系调查,并由其指定医务科主任完成机构调查表。对医生的调查采取目的抽样,从糖尿病和精神分裂症相关科室各选取一名对本机构所开展的相关服务最了解的权威医生。受访患者是从调查期间到各机构就诊的患者中方便抽样所得,每个机构调查门诊和住院患者 5 名左右。医生和患者样本量见表 16-3。

表 16-3　医生和患者样本量

单位:人

地区		糖尿病医生	精神分裂症医生	患者
青海省	城北区	12	10	30
	湟中县	12	12	28
	化隆县	11	10	16
	小计	35	32	74
安徽省	马鞍山	10	8	34
	肥西县	10	8	32
	肥东县	11	11	31
	小计	31	27	97
浙江省	江干区	11	11	30
	三门县	10	8	23
	常山县	10	10	24
	小计	31	29	77
合计		97	88	248

三、调查内容与工具

(一)定量调查内容与工具

定量调查内容包括卫生体系资源配置、服务提供的组织构成、整合过程和整合结果。

1. 资源配置　包括体系内各机构的资源配置情况,采用自制卫生体系调查表和卫生机构调查表进行调查。

2. 服务提供的组织构成　包括卫生体系层面和机构层面提供公共卫生服务的机构类

型、层级和数量,采用自制问卷(机构调查表)进行调查。

3. 整合过程 包括体系内机构的转诊网络、培训网络、信息共享网络的结构和运行,基于 Provan 社会网络调查表自制问卷(机构调查表)收集数据。

4. 整合结果 包括三个层面:①体系层面的服务量和服务效率:采用机构调查表收集数据;②机构层面的服务协作:采用根据糖尿病和精神分裂症"理论服务包"改编的问卷(医生调查问卷)进行调查;③个体层面医生和患者对服务整合的认知和满意度。分别通过自制的医生和患者调查问卷收集数据。

本研究的定量数据收集采用四个调查工具:卫生体系情况调查表,由县卫健委填写;机构调查表,由各机构负责人负责填写;医生调查表,由提供糖尿病和精神分裂症服务的医生填写;患者调查,由门诊出口处患者填写。

(二)定性调查内容与工具

定性调查内容包括影响整合的体系因素、整合策略、糖尿病和精神分裂症"理论服务包"的构建、服务整合结构和过程存在的问题及原因。

1. 影响整合的体系因素 包括卫生体系内外部政策环境、机构间关系以及其他社会子系统对卫生系统的影响,通过文献研究和关键知情人访谈获得信息。

2. 整合策略 包括开展整合的样本体系所采取的整合策略和具体措施等,通过现场收集相关文件资料获得信息。

3. 糖尿病和精神分裂症"理论服务包"的构建 为进行服务协作的差异分析,现场调查之前,研究者通过文献分析和专家咨询制订出两种疾病的"理论服务包",包括县域内应该开展的所有关于糖尿病和精神分裂症的服务。

4. 服务整合结构和过程存在的问题及原因 包括卫生体系内的资源配置、服务提供组织构成及多种类型网络运行存在的问题及原因,通过关键知情人访谈获得信息。

本研究的定性数据收集方法包括文献研究、专家咨询和关键知情人访谈。

四、分析方法

(一)定量资料分析

1. 描述性统计分析 采用率、构成比和相对比进行描述性统计分析,使用软件 SPSS 20.0。

2. 社会网络分析 与传统强调个体特征的研究方法不同,社会网络分析的是个体间的关系,它可以揭示卫生体系内机构间的关系,全面展示体系整合运行的过程。在对整合过程进行评价时,本研究采用社会网络分析,从整体网络层面绘制受访机构间的网络关系并对网络特征进行分析。

首先,以卫生体系为单位,采用软件 UCINET 的 NETDRAW 功能绘制网络结构图。以图 16-3 为例,不同形状的点代表不同类型机构,连线和箭头分别代表存在关系以及关系的方向,机构间不相连代表机构间没有转诊关系,不与任何机构相连的机构是体系中的"孤立点"。整个网络按照卫生体系层级进行布局,自下而上分别为:村/街道级、乡镇/社区级、县/区级、市级、省级。

在对网络特征的描述中,本研究采用了三个维度的指标:网络凝聚力、网络层级性和个体角色,分别通过网络密度和点度中心势、不同层级机构间平均距离、核心成员分析这四类指标反映。各指标的含义见表 16-4。

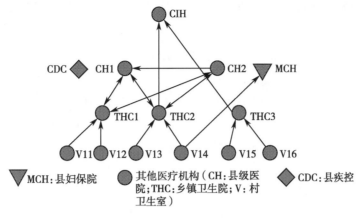

图 16-3 转诊网络示例

表 16-4 社会网络分析的指标及其含义

指标维度	指标	含义
网络凝聚力	密度	网络中实际连接数量占理论可能存在最大连接数量的比例
	点度中心势	反映网络中个体机构度数中心度的范围和变异性,可以体现网络中的权力和控制结构
网络层级性	平均距离	反映网络中个体间的最短测地距离
个体角色	核心/边缘成员分析	网络如可划分为 2 个集合(核心集合和边缘集合),则该网络具有核心/边缘结构。核心集合内的成员彼此间连接非常紧密且与边缘集合内成员有一定连接

3. 差异分析 本研究通过对比由文献研究和专家咨询确定的糖尿病和精神分裂症的"理论服务包"与机构实际开展服务现状的差异分析体系内、机构间的服务协作。服务协作性测量包括两方面,测量维度和指标见表 16-5。

(1) 体系层面:服务的连续性是以体系为单位,确定体系内所有机构是否能够提供"理论服务包"中所有应提供的卫生服务项目。体系内所有机构都不能提供的服务项目,称为服务断裂点。重叠指数是两个或多个层级机构间的重叠服务项目数量占这些机构能够提供的所有服务项目数量的比率。假设 A、B、C 分别是村卫生室、乡镇卫生院和县医院提供的服务项目的集合,∪代表集合间的并集,∩代表集合间的合集,那么:

$$整体体系的服务重叠指数 = \frac{(A \cap B) \cup (B \cap C) \cup (A \cap C)}{A \cup B \cup C}$$

$$村卫生室和乡镇卫生院的服务重叠指数 = \frac{A \cap B}{A \cup B}$$

$$乡镇卫生院和县医院的服务重叠指数 = \frac{B \cap C}{B \cup C}$$

(2) 机构层面:差距指数(gap index)是某一层级或整个体系内所有机构存在的"应提供但未提供"服务项目数量。过度指数(over-provision index)是某一层级或整个体系内所有机构存在的"不应提供但实际提供"服务项目数量。

本研究的假设是卫生体系内服务提供的断裂点越少,服务提供的不足数量越少,服务的过度提供数量越少,服务重叠度越接近合理重叠度,则体系内不同层级机构间的协作越好。

表 16-5 服务协作性测量维度及指标

测量层面	测量维度	测量指标
体系	服务连续性	服务断裂点
	服务重叠度	重叠指数(overlap index)
机构	服务提供不足	差距指数(gap index)
	服务过度提供	过度指数(over-provision index)

(二)定性资料分析方法

对样本卫生体系服务整合启动和实施过程中的文件进行分析。对关键知情人访谈录音进行文字转录后,采用主题框架法,借助定性分析软件 MAXQDA 10 对访谈资料进行整理分析。

第三节 主要结果和讨论

一、卫生服务整合实践与结构评价

(一)整合实践

在九个样本体系中,湟中县、马鞍山市、肥西县和江干区提出或实施了卫生服务整合。整合目标方面,样本案例的目标普遍比较广泛、不够具体明确且受国家"分级诊疗"政策导向影响很大。以彩虹模型为框架,对以上四地的整合策略进行梳理:均包括组织整合和系统整合,或为实体新组织的组建或为虚拟协议网络的构建;临床整合策略比较少,仍然是各机构发展自身优势服务,对跨机构临床路径、诊疗规范、服务协作的流程规范等均没有涉及;专业整合方面,除江干区逐步建立全科医生、家庭医生制度外,其他案例中没有涉及不同学科间医师的横向交流和沟通,只有上级机构对下级机构的纵向技术指导;功能整合方面,以上案例都是通过双向转诊为不同级别机构间服务的连接提供平台,且强调信息化建设;以上案例均未实施规范整合策略,没有培育整合文化的措施。

(二)卫生服务整合结构评价

通过资源配置、服务提供的组织构成两方面对体系提供服务的结构进行评价,验证出研究假设 1 不成立,整合体系的结构评价结果并没有一致好于对照体系。

1. **资源配置** 样本体系的人力和床位资源分析结果(略)表明,开展服务整合体系的资源配置情况并未优于对照体系。

2. **服务提供的组织构成** 本研究采用服务链分析体系内各类组织的职能分工,从体系层面分析应提供服务的覆盖率,从机构层面分析各类服务由体系内哪些机构提供以及应提供服务机构提供服务的比例。基于县域卫生机构功能、考虑医疗服务的复杂性和特殊性,本研究选择分析公共卫生服务(9 类 70 项)。

表 16-6 可见九个样本体系中实际提供公共卫生服务的机构占应提供该类服务机构的比例。结果显示:在体系层面,三省之间有九类服务的提供机构类型相同,有三类服务的提供机构类型不同;在机构层面,三省中服务提供组织构成合理性从高到低为农村整合体系、城市整合和未整合体系、农村未整合体系。

表 16-6 开展机构比例不足 50% 的公共卫生服务项目

公共卫生服务项目		开展率/%								
		城北区	湟中县	化隆县	马鞍山	肥西县	肥东县	江干区	三门县	常山县
健康教育	组织健康教育和健康促进活动	100.0	84.6	100.0	80.0	69.2	100.0	92.8	41.7*	66.7
	计划生育技术指导咨询	92.3	100.0	91.7	70.0	46.2*	57.1	78.6	50.0*	91.7
	孕产期保健指导	92.3	100.0	100.0	70.0	92.3	85.7	78.6	50.0*	100.0
	肿瘤预防	100.0	76.9	50.0*	80.0	84.6	85.7	92.8	66.7	66.7
	精神病防治宣教	100.0	100.0	100.0	80.0	69.2	78.6	78.6	33.3*	83.3
	眼病、牙病健康教育	100.0	76.9	83.3	80.0	84.6	78.6	78.6	33.3*	58.3*
预防接种	二类疫苗接种	75.0	83.3	36.3*	66.7	60.0	50.0*	100.0	100.0	100.0
	协助开展应急接种与强化免疫	100.0	91.7	100.0	66.7	100.0	50.0*	100.0	100.0	100.0
	协助开展接种不良反应处理	100.0	91.7	90.9	66.7	100.0	50.0*	100.0	100.0	100.0
儿童保健	新生儿访视	92.3	92.3	91.7	85.7	100.0	100.0	50.0*	40.0*	70.0
	7 岁以下儿童保健系统管理	92.3	92.3	91.7	57.1	100.0	60.0	40.0*	40.0*	70.0
	儿童生长发育监测	84.6	92.3	91.7	28.6*	90.0	40.0*	40.0*	40.0*	60.0
	儿童健康评估	92.3	92.3	91.7	42.9*	50.0*	40.0*	40.0*	40.0*	50.0
	营养不良儿童登记、访视	92.3	92.3	91.7	42.9*	100.0	40.0*	40.0*	40.0*	60.0
妇女保健与生殖健康	妇科健康查体	61.5	92.3	75.0	30.0*	41.7*	69.2	30.0*	40.0*	40.0*
	婚前医学检查	30.8*	23.1*	50.0*	10.0*	8.3*	7.7*	10.0*	10.0*	20.0*
	孕产妇系统管理	92.3	92.3	91.7	20.0*	83.3	69.2	30.0*	40.0*	60.0
	产前检查	84.6	100.0	91.7	20.0*	58.3	53.8	30.0*	40.0*	40.0
	发放叶酸	100.0	92.3	91.7	30.0*	100.0	100.0	20.0*	40.0*	60.0
	高危孕妇评估、转诊	100.0	100.0	91.7	20.0*	75.0	53.8	30.0*	40.0*	60.0
	妊娠合并症评估、转诊	92.3	100.0	91.7	20.0*	75.0	61.5	30.0*	40.0*	60.0
	产后访视(提供产后家庭访视)	100.0	100.0	91.7	50.0*	83.3	84.6	40.0*	40.0*	70.0
	乳腺癌筛查(对 45 岁以上妇女)	53.8	92.3	83.3	20.0*	66.7	23.1*	20.0*	40.0*	30.0*
	宫颈癌筛查(对 35 岁以上已婚妇女)	46.2*	100.0	83.3	20.0*	53.8	38.5*	20.0*	40.0*	30.0*
	突发公共卫生事件监测	100.0	100.0	90.9	77.8	90.9	83.3	100.0	30.0*	70.0
	突发事件应急准备	100.0	100.0	90.9	100.0	100.0	66.7	100.0	40.0*	70.0

续表

公共卫生服务项目		开展率/%								
		城北区	湟中县	化隆县	马鞍山	肥西县	肥东县	江干区	三门县	常山县
公卫监测与传染病控制	突发事件报告与预警	100.0	100.0	90.9	100.0	100.0	83.3	100.0	40.0*	90.0
	突发事件应急处置	100.0	100.0	90.9	100.0	100.0	66.7	83.3	30.0*	70.0
	突发事件评估	91.7	100.0	90.9	66.7	63.6	50.0	83.3	10.0*	70.0
	疫源地处理	91.7	91.7	100.0	77.8	72.7	41.7	66.7	40.0*	90.0
	结核病患者管理	100.0	100.0	100.0	77.8	90.9	66.7	66.7	30.0*	100.0
	艾滋病患者管理	83.3	75.0	100.0	33.3*	36.4*	8.3*	58.3	0.0*	70.0
	地方病监测和防治	83.3	91.7	72.7	11.1*	0.0*	25.0*	50.0*	10.0*	70.0
	寄生虫病监测和防治	8.3*	58.3	54.5	11.1*	0.0*	16.7*	25.0*	0.0*	40.0*
慢性非传染性疾病防治	糖尿病筛查(对35岁及以上人群)	100.0	91.7	100.0	77.8	100.0	83.3	83.3	50.0*	70.0
	糖尿病病例管理(包括建档、随访)	100.0	91.7	90.9	77.8	100.0	83.3	83.3	50.0*	70.0
	恶性肿瘤筛查(对35岁及以上人群)	100.0	91.7	27.3	55.6	45.5	8.3	75.0	30.0*	30.0*
	恶性肿瘤病例管理(包括建档、随访)	100.0	58.3	27.3*	66.7	54.5	8.3*	83.3	40.0*	20.0*
	冠心病病例管理(包括建档、随访)	100.0	58.3	27.3*	77.8	36.4*	8.3*	83.3	50.0*	20.0*
	脑卒中病例管理(包括建档、随访)	100.0	50.0*	27.3*	77.8	36.4*	8.3*	83.3	50.0*	20.0*
	重性精神疾病患者管理	91.7	91.7	81.8	77.8	81.8	83.3	75.0	50.0*	40.0*
	重性精神疾病患者分类干预	83.3	83.3	72.7	66.7	54.5	75.0	66.7	50.0*	60.0
	重性精神疾病患者健康体检	83.3	83.3	72.7	66.7	63.6	75.0	75.0	50.0*	60.0
卫生监督协管服务	承担辖区内公共卫生管理职能	83.3	83.3	100.0	33.3*	63.6	33.3*	50.0*	40.0*	60.0
	食源性疾病预防控制与公共营养	83.3	75.0	90.9	33.3*	18.2*	33.3*	41.7*	10.0*	60.0
	职业卫生咨询指导和危险因素控制	75.0	66.7	90.9	33.3*	54.5	50.0*	33.3*	30.0*	50.0
	饮用水安全巡查	83.3	75.0	81.8	33.3*	54.5	25.0*	33.3*	20.0*	60.0
	学校卫生和学生常见病控制	75.0	75.0	90.9	44.4*	63.6	16.7*	25.0*	30.0*	50.0
	非法行医和非法采供血信息报告	75.0	83.3	81.8	33.3*	63.6	41.7*	25.0*	30.0*	
健康档案	居民健康档案的应用	100.0	100.0	100.0	100.0	100.0	77.8	100.0	44.4*	66.7

注:* 表示提供服务的机构比例低于50%。

3. 卫生服务整合结构存在的问题及原因　访谈发现,在资源配置方面,大多数卫生体系都存在人力资源数量或质量不足的问题,以及基本药物制度改革之后药品种类不足且配送不及时影响服务开展的问题。在机构的功能界定和发挥方面,城北区和三门县存在功能界定不清的情况,所有体系均存在落实不力的弊端。除卫生人力资源不足、机构的服务提供能力不足,居民的传统观念、对私营基层机构的不认可也是功能落实不力的原因。

二、卫生服务整合过程评价

(一)整合过程分析

对样本体系的网络分析结果验证了研究假设 2,开展整合体系的网络分析结果优于对照体系。该部分以青海省三个样本体系服务提供过程的网络分析为例,其他两省略。综合四类网络结构图(图 16-4、图 16-5、图 16-6、图 16-7)及分析结果(表 16-7),青海省三个体系的主要特点为湟中县卫生体系的转诊网络结构明显比城北区和化隆县更合理和规范,城北区区级机构没有在体系中担任重要角色,化隆县网络结构中包括较多体系外省级医疗机构。

1. 转诊网络　图 16-4 和表 16-7 表明,湟中县转诊网络结构和城北区、化隆县差别显著,后两者的转诊网络中包括更多县/区级以上机构,因此网络的规模更大,尤其是城北区。湟中县县级医院均衡分担下级上转患者,但化隆县的转诊集中在一所县医院,城北区的转诊集中一所市级医院,因此湟中县转诊网络的点度中心势小、稳定性较强。这与湟中县三个纵向医疗联合体的建立及转诊政策的落实密不可分。在转诊网络中,平均距离的含义是最低级别机构(村卫生室/社区卫生服务站)的患者转诊到县/区级以上机构所需要跨越的连接数量。例如,湟中县转诊网络的平均距离是 2.667,表明湟中县六所村卫生室的患者转诊到县级以上机构(可及的机构)平均需要经过 2.667 次转诊。城北区和化隆县转诊网络的平均距离分别为 1.750 和 0.857,意味着存在跨级别转诊。在网络构成方面,除医疗机构,化隆县的疾病预防控制中心(简称"疾控中心")和妇幼保健院(简称"妇保院")均参与到网络中,城北区妇保院亦与其他机构有转诊关系,而湟中县的疾控中心和妇保院与其他机构都没有转诊。

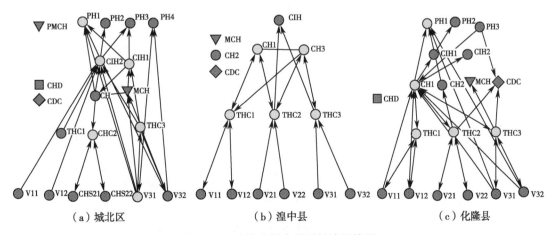

（a）城北区　　　　　（b）湟中县　　　　　（c）化隆县

图 16-4　青海省样本体系转诊网络图

注:PH:省级医院;PMCH:省妇保院;MCH:县妇保院;CIH:市级医院;CHD:县卫健委;CDC:县疾控中心;CH:县级医院;CHC:社区卫生服务中心;THC:乡镇卫生院;V:村卫生室;CHS:社区卫生服务站。

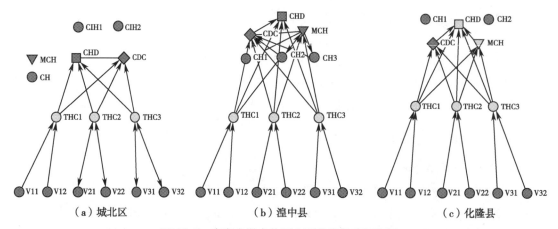

图 16-5 青海省样本体系人群信息共享网络图

注:MCH:县妇保院;CIH:市级医院;CHD:县卫健委;CDC:县疾控中心;CH:县级医院;THC:乡镇卫生院;
V:村卫生室。

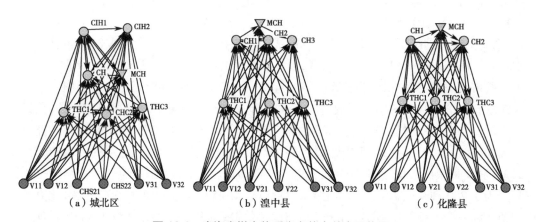

图 16-6 青海省样本体系患者信息共享网络图

注:MCH:县妇保院;CIH:市级医院;CH:县级医院;CHC:社区卫生服务中心;THC:乡镇卫生院;V:村卫生
室;CHS:社区卫生服务站。

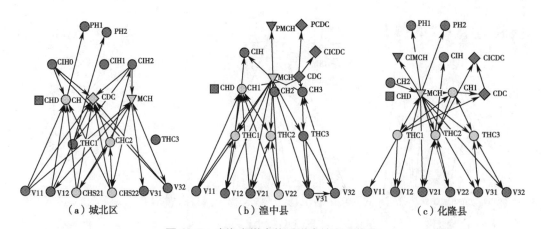

图 16-7 青海省样本体系联合培训网络图

注:PH:省级医院;PMCH:省妇保院;PCDC:省疾控中心;CICDC:市疾控中心;MCH:县妇保院;CIH:市级
医院;CHD:县卫健委;CDC:县疾控中心;CH:县级医院;CHC:社区卫生服务中心;THC:乡镇卫生院;
V:村卫生室;CHS:社区卫生服务站。

表 16-7　青海省三样本卫生体系整合过程评价结果

指标	转诊网络			人群信息共享			患者信息共享网络			联合培训网络		
	城北区	湟中县	化隆县	城北区	湟中县	化隆县	城北区	湟中县	化隆县	城北区	湟中县	化隆县
规模	17	12	18	14	15	11	13	13	12	17	18	18
密度	0.076	0.095	0.117	0.081	0.110	0.093	0.455	0.423	0.424	0.101	0.123	0.102
点度中心势	0.308	0.220	0.428	0.236	0.203	0.160	0.152	0.189	0.145	0.283	0.546	0.693
平均距离	0.857	2.667	1.750	—	—	—	—	—	—	1.40	1.75	3.0
核心成员	青大附院,市二院,市三院,妇保院,社区卫生服务中心2,乡镇卫生院3,村卫生室31	县一院,县中医院,乡镇卫生院1,乡院2,乡镇卫生院3	省人民医院,县人民医院,乡镇卫生院1,乡院2,乡镇卫生院3	区卫健委,疾控中心,乡镇卫生院1,社区卫生服务中心2,乡镇卫生院3	妇保院,疾控中心,乡镇卫生院1,乡院2,乡镇卫生院3	县卫健委,妇保院,乡镇卫生院1,乡院2,乡镇卫生院3	市二院,市三院,妇保院,乡镇卫生院1,社区卫生服务中心2,乡镇卫生院3	县一院,县中医院,妇保院,乡镇卫生院1,乡院2,乡镇卫生院3	县人民医院,县中医院,妇保院,乡镇卫生院1,乡镇卫生院2,乡镇卫生院3	区中医院,疾控中心,妇保院,乡镇卫生院1,社区卫生服务中心2,乡镇卫生院3	县一院,妇保院,乡镇卫生院1,乡院2,村卫生室22	县人民医院,妇保院,乡镇卫生院1,乡镇卫生院2,乡镇卫生院3

2. **人群信息共享网络** 图 16-5 显示,三样本体系的人群信息共享网络的差别主要体现在县级及县级以上机构间。在基层,乡/村和社区/街道两级机构间均可共享电子化健康档案,乡/社区级机构均为人群信息共享网络的核心成员。虽然城北区内有两所市级医疗机构,但其并没有参与人群信息共享。此外,城北区的妇保院、县中医院与其他机构也没有共享人群信息。在县级,卫健委和疾控中心发挥核心作用;在湟中县,所有县级机构均参与该网络;在化隆县,两所县级医院没有参与该网络,卫健委接收疾控中心和妇保院共享的人群信息,并与妇保院共同发挥该网络的核心机构作用。

3. **患者信息共享网络** 图 16-6 显示,相比其他网络类型,患者信息共享网络规模大、密度大、凝聚力强。所有机构均认可患者在上级机构所做检查和化验的结果,且所有县/区级医院认可同级机构的结果。不同的是,城北区乡镇卫生院/社区卫生服务中心认可彼此的结果;在基层卫生机构条件较弱、患者自付能力较差的化隆县,县级医院认可乡镇卫生院的检查化验结果;湟中县乡镇卫生院不认可同级机构的检查结果并且县级医院不认可下级机构的检查结果。

4. **联合培训网络** 图 16-7 显示,三样本体系的联合培训网络中都涉及不同级别医疗机构、疾控中心和妇保院,且涵盖村/街道、乡镇/社区、县/区、市、省五个层级的卫生机构,这为体系内的跨专业培训、医师多学科专业技能的提高奠定了基础。同时,卫生行政管理部门都没有参与三个体系的联合培训网络。表 16-7 中的网络密度结果显示,湟中县和化隆县高级别机构的地理位置远一点,但两县内机构接触培训机构的平均数量并不少于城北区。平均距离在联合转诊网络中的含义是最低级别机构的医生到县/区级及以上机构培训所需要跨越的连接数量。化隆县联合培训网络的平均距离明显大于城北区和湟中县,表明县/区级及以上机构培训对该县村医的可及性比西宁市两个样本体系差。

(二)整合过程存在的问题及原因

访谈发现,进行整合的四个体系对目前合作现状的认可度和满意度比未整合体系更高。湟中县医联体的成立使机构间关系更密切,合作更便利;马鞍山市市立医疗集团内机构间合作紧密且关系融洽,集团成立 6 年来所有机构在自身服务能力提升方面均受益;肥西县中医院-紫蓬分院的成立在医务人员间获得了良好的口碑;江干区省级医院与少数基层机构形成紧密联合体下转康复患者,促进了分级诊疗和基层康复服务的开展。未整合体系的机构合作现状不乐观,城北区市级医院认为合作对其自身没有影响,肥东县和三门县县级机构与基层机构鲜有合作,常山县基层机构无合作意向和能力。

在转诊、信息共享和培训网络运行效果方面,开展整合的地区虽然也存在特异性问题,但总体反映较好:四个卫生体系均实施双向转诊规范了患者流向,但下转有待加强;除肥西县,其他三地在一定程度上实现了信息共享;培训产生了一定效果。未整合体系的网络运行效果及问题:除城北区,其他地区的双向转诊无法实现,基层机构缺乏承接下转的能力。医院没有积极性下转患者;患者信息无法共享;体系内培训有限,基层医生因无人代班无法接受培训。

三、卫生服务整合结果评价

该部分从体系、机构和个体三个层面对九个样本体系的卫生服务整合结果进行评价。结果表明,开展卫生服务整合的体系结果指标并未一致好于对照体系。

(一)机构层面

不同层级机构间服务提供协作性的差异分析表明,卫生体系内服务提供的协作性在不同病种间差异很大,对于服务提供普遍过度的糖尿病,整合体系的协作并未优于未整合体系,但对于服务提供普遍不足的精神分裂症,整合体系的协作优于未整合体系。以青海省三个样本卫生体系中糖尿病服务提供为例。

根据文献研究和专家咨询确定的不同层级机构在糖尿病服务提供过程中的分工见表16-8。青海省化隆县的服务提供与"理论服务包"最相近,城北区表现突出的是基层的服务过度提供,两县则是县级诊断和治疗类服务提供不足。

表 16-8　糖尿病干预措施的服务包

序号	服务项目	村卫生室/社区卫生服务站	乡镇卫生院/社区卫生服务中心	县级医院	县级以上医院
	预防				
1.	健康教育	✓	✓	✓	✓
2.	高危人群定期随访咨询		✓	✓	✓
	筛查				
3.	高危人群筛查	✓	✓	✓	✓
4.	普通人群筛查		✓	✓	✓
	诊断				
5.	空腹血浆葡萄糖(FPG)		✓	✓	✓
6.	口服葡萄糖耐量试验(OGTT)			✓	✓
7.	糖化血红蛋白 A1C			✓	✓
	治疗				
8.	医学营养治疗		✓	✓	✓
9.	运动治疗	✓		✓	
10.	药物治疗		✓	✓	✓
11.	综合治疗		✓	✓	✓
12.	治疗低血糖	✓	✓	✓	
13.	治疗慢性合并症			✓	✓
14.	治疗急性并发症		✓	✓	✓
15.	手术治疗(肥胖 2 型糖尿病)				✓
16.	糖尿病特殊情况处理			✓	✓
	患者管理				
17.	建档:患者病程、检查结果、治疗过程		✓	✓	✓
18.	评估:评估和调整糖尿病治疗方案		✓	✓	✓
19.	随访:每年提供 4 次免费空腹血糖检测,至少进行 4 次面对面随访		✓	✓	✓
20.	健康体检:每年一次	✓	✓	✓	✓
21.	健康教育	✓	✓	✓	✓

图 16-8 是糖尿病服务项目在青海省三样本卫生体系不同层级机构间的连续性。虽然湟中县所有机构都不提供"手术治疗",但该服务应是县级及以上机构提供的,所以三个体系内都不存在服务的断裂点。

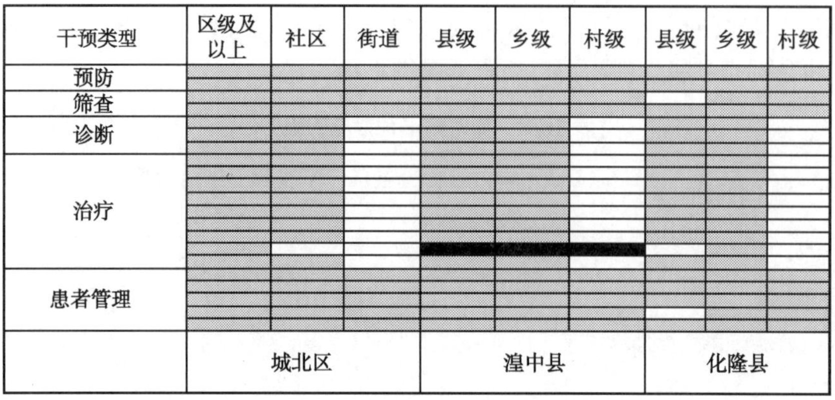

干预类型	区级及以上	社区	街道	县级	乡级	村级	县级	乡级	村级
预防									
筛查									
诊断									
治疗									
患者管理									
	城北区			湟中县			化隆县		

图 16-8　青海省糖尿病相关服务提供的连续性

表 16-9 中,三个体系内村卫生室/社区卫生服务站和乡镇卫生院/社区卫生服务中心提供的重叠服务相同;乡镇卫生院/社区卫生服务中心和县/区级医院之间提供服务的重叠指数在三地之间有差别,湟中县乡镇卫生院能够提供全部县医院提供的服务。城北区的社区卫生服务中心也能够提供全部区人民医院提供的服务。从整个体系角度,化隆县的服务重叠度更接近合理重叠度。

表 16-9　青海省三个体系内的服务重叠指数（糖尿病）

样本体系	村/街道-乡/社区	乡/社区-县/区级及以上	整个体系
城北区	0.45(0.31)	0.95(0.71)	0.43(0.24)
湟中县	0.45(0.31)	1.00(0.75)	0.45(0.25)
化隆县	0.43(0.31)	0.86(0.75)	0.35(0.25)

图 16-9 显示的是青海省三体系不同层级机构提供糖尿病服务的不足和过度。城北区的主要问题是村卫生室/社区卫生服务站的每一类服务都存在过度提供,尤其是诊断和治疗服务;其次是区人民医院在治疗和患者管理两类服务上存在少量提供不足。湟中县的村卫生室也存在过度服务提供(尤其是患者管理服务),另一问题是县医院的每一类服务提供都存在不足。化隆县不同层级服务的提供模式和湟中县非常类似,且县医院的服务提供不足更加明显。

（二）个体层面

研究结果表明,开展整合的卫生体系参与者对体系有效性的认知高于对照体系。以青海省参与者对体系有效性的认知分析为例。表 16-10 是青海省三个卫生体系参与者对各体系运行有效性的认知。城北区、湟中县和化隆县所有受访医生都曾转诊过患者到其他机构,比例高于其他两省,体现出青海省在全省范围内推行分级诊疗的效果。其他四个指标的比较显示,湟中县医生的有效行为和患者对体系整合有效性的认知要好于城北区和化隆县。值得注意的是,两县 2013 年接受过上级机构培训的医生比例高于城北区。

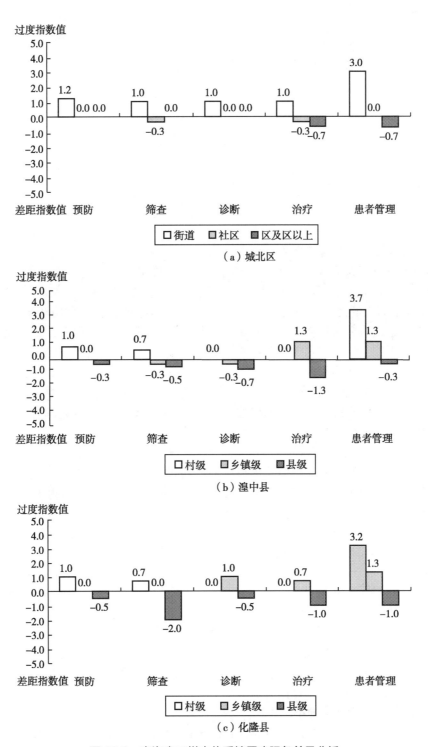

图 16-9 青海省三样本体系糖尿病服务差异分析

表 16-10 青海省参与者对网络有效性的认知

单位：%

维度	指标	城北区	湟中县	化隆县
转诊网络	曾转诊过患者的医生比例	100.0	100.0	100.0
	患者对转诊的满意度	65.0	72.2	54.5
患者检查结果共享网络	认可患者在同级机构医学检查的医生比例	33.3	41.7	37.3
联合培训网络	接受过上级机构培训的医生比例（2013年）	50.0	58.3	54.5
	患者对医生能力的满意度	83.3	89.3	87.5

四、讨论

（一）服务整合的结构不合理

国内目前没有研究从服务提供的组织构成角度评价服务整合的结构，但有多项整合提及了整合对资源配置的影响，认为通过整合促进了卫生资源的整合，使资源配置更趋合理[21,24]，这与本研究的结果不一致。可能存在的原因包括：首先，采用的资源配置指标不同，本研究采用的是人力和床位资源配置的绝对数量，而以上研究中采用人员到其他机构进修培训的"往来"数量，实质上"往来"数量并不能反映人力资源配置数量或技术水平，其反映的是整合过程中机构间的临床决策支持网络（本研究过程评价中的培训网络）；然后，现有研究是单纯评价资源配置情况，本研究将服务提供与资源配置相结合。卫生资源配置不应是根据卫生服务利用对资源要素进行的配置，而应从患者需求出发，将以需求为基础的卫生服务提供与资源配置相结合。

（二）服务整合的过程良好

本研究表明服务整合对卫生体系内机构间的转诊、培训及信息共享关系产生了良好效果。目前国内大部分实证评价研究均采用过程评价指标，但与本研究不同的是，现有研究不是从机构间关系的角度探讨整合过程，是通过机构个体的定量指标反映整合过程的效果。如上转和下转患者人次数、门急诊人次数[52]，联合医学讲座次数、培养进修生人次数、合作课题[53,54]，医院管理、电子病历、电子政务等医院信息系统的建设和联通[28]等指标。虽然评价方法不同，但结果与本研究结果一致，都反映服务整合对机构间关系有促进作用。

服务整合能够促进机构间合作关系的原因可能有以下两方面：一是样本卫生体系的多项整合策略直接与机构间关系的建立相关，如在体系内加强信息系统建设、推进双向转诊的开展等；二是机构有较强的合作意愿，医院希望通过合作达到巩固区域内地位、获得更大市场份额的作用，基层机构希望通过合作达到促进本机构人才培养和提高技术水平的目的，与其他机构建立不同类型的关系是实现合作目的的基础，因此各机构借开展服务整合的有利环境积极与其他机构建立各类合作关系。

（三）服务整合的结果尚不明确

在体系层面，服务量和服务效率在不同省之间存在差异，部分整合案例的结果低于对照案例；在机构层面，机构间服务协作水平在不同病种间效果不同，对于服务提供普遍存在不足的病种，整合案例的结果好于对照案例；在个体层面，开展整合的体系中参与者对整合的认知和满意度高于对照体系。

国内有少量研究对卫生服务量和服务效率进行评价。任莐等[44]对辽宁省医疗资源纵向整合的研究结果表明整合后县医院的医疗服务提供效率提升,主要表现在医疗服务总量增加和人均服务量增加。与本研究的结果不同,原因主要是评价主体不同:本研究探讨的整合是整合体系的服务整合,评价对象是整个体系的服务量和服务效率,而上述研究的评价对象是县级医院,纵向资源整合可能对不同层级机构的服务量和服务效率产生不同影响。刘永泉等对北京市某区整合型医疗服务组与非整合型医疗服务组对比的研究[52]表明,整合型医疗服务组的服务效率(卫生人员数/服务人口数)并未高于非整合医疗服务组,与本研究的结果一致。

青海省和浙江省整合体系的服务量和服务效率并未高于对照体系可能存在两方面原因,一是上文提及的整合结构尚不合理,资源配置与服务提供的组织构成尚未匹配,因此整合案例的服务效率并未高于对照案例;二是体系层面效果的出现具有一定滞后性,在短期内没有体现。

第四节　政策建议与未来研究方向

一、研究进展

(一)研究进展

以上研究的设计和实施是在 2013—2014 年,之后国内关于卫生服务整合的评价研究进展如下。

1. **评价指标与工具**　国内卫生服务整合效果评价研究,主要是从卫生服务机构和患者两方视角来评价相关干预措施对"结构-过程-结果"的影响,尤其是对服务提供的组织结构和实施过程的评价。其中,对组织结构的评价主要是通过政策文件及运行机制定性分析治理机制、利益分配机制、人员队伍建设、信息化平台建设等[58,59];实施过程评价采用的指标包括服务提供的变化(如专家下沉坐诊带教次数、上下转诊人次数等),服务利用的变化(如基层就诊人次数、急门诊就诊人次数等)[60,61]。从患者视角的评价主要包括临床结果(如血压值和血糖值),功能改善(如肺功能),行为改变(如用药依从性、知识知晓率等),对服务的满意度和费用等[62,63]。在采用标准化评价工具方面,主要是采用汉化的国际工具对所提供服务的属性进行测量,王欣等利用开发的 RMIC-MT 量表对深圳市罗湖区和南山区、广州市番禺区和黄埔区、佛山市南海区、阳江市阳西县的卫生服务的整合性进行了测量和比较[64],袁莎莎等采用 PCAT 量表对县域医共体试点的整合型服务质量进行了测量[65]。

2. **评价分析方法**　在采用相关方法拓展评价的决策影响力方面,国内的探索非常少,陈帆等[66]在对厦门市高血压"三师共管"模式进行经济学评价时,采用决策树-马尔科夫模型模拟 10 年后的成本和效果。

3. **评价结果**　国内现有研究评价结果偏向服务提供的结构性因素和过程指标,与国内医联体组织建设和机制建立的实践步伐相一致。对服务过程和结果进行定量分析的现有研究,绝大多数都报告了实验组的管理效果高于对照组,例如急诊次数变少、血糖控制率更高、慢病管理与用药知识得分更高等[61,62],极少数研究报告了没有统计学显著性的效果差异[67],没有研究报告对照组好于实验组的管理效果。但尚未有研究质量评价佐证结果的可信度,不排除存在报告偏倚。部分对医联体服务提供机制的定性研究,基于评价结果提出了存在的问题:我国整合型服务的制度体系不健全,相关工作制度与国家政策要求不匹配;在机构功能和资源整合方面,分工不细致、责任分摊不明确,缺乏长效合作机制;专业协同方面,虽有分工但少协作,学科衔接性差;在服务方面,缺乏规范性文件的指导,一体化管理流于形式,服务质量难以保证[68]。

(二)相关政策进展

2009—2016 年,我国公共卫生服务均等化项目的实施,分级诊疗制度的建设,"十三五"期间医疗服务体系的规划建设,大卫生、大健康理念的提出,共同推动了卫生服务提供模式的转变和卫生服务整合理念的传播。2017 年以来医联体建设及其绩效考核相关政策文件的出台,进一步推动了卫生体系和服务整合的实践。

1. 医联体建设与管理政策进展　2017 年 4 月,国务院办公厅印发《国务院办公厅关于推进医疗联合体建设和发展的指导意见》(国办发〔2017〕32 号)[69],尤其鼓励各地积极探索在城市组建医疗集团、在县域组建医共体,逐步推动跨级别跨类型机构的组织整合。

2018 年 8 月,国家卫生健康委员会和国家中医药管理局发布关于进一步做好分级诊疗制度建设有关重点工作的通知(国卫医发〔2018〕28 号)[70],提出加快推进医联体建设,网格化布局组建城市医疗集团和县域医共体。

2019 年国家卫生健康委员会、国家中医药管理局联合印发《关于推进紧密型县域医疗卫生共同体建设的通知》(国卫基层函〔2019〕121 号)[71],鼓励各地先行先试,确定 567 个县(市、区)为试点县,成立国家专家组,跟踪指导各地工作进展。

2020 年 7 月,国家卫生健康委员会与国家中医药管理局再次联合印发《关于印发医疗联合体管理办法(试行)的通知》(国卫医发〔2020〕13 号)[72],在全国 118 个城市、567 个县推动紧密型医联体建设,逐步推动医联体网格化布局管理。一个医疗集团或者医共体负责一个网格,为该网格内居民提供疾病预防、诊断、治疗、营养、康复、护理、健康管理等一体化、连续性医疗卫生服务。

2. 医联体绩效考核政策进展　2018 年 8 月,为进一步加强医联体绩效考核、规范医联体建设发展、调动医疗机构积极性,国家卫生健康委员会、国家中医药管理局制订了《医疗联合体综合绩效考核工作方案(试行)》(国卫医发〔2018〕26 号)[73]。在方案中,分别构建了对行政部门和医联体的绩效考核指标体系,对行政部门的考核包括 4 个维度(组织实施、分工协作、医疗资源上下贯通和效率效益)共 18 个指标,对医联体的考核包括 5 个维度(组织实施、分工协作、医疗资源上下贯通、效率效益和可持续发展)共 18 个指标,同时制订医联体综合绩效考核自评报告框架。方案要求,结合当地医疗实际情况,分别细化考核指标体系,加强对地市推进医联体建设的考核;按照推动分级诊疗制度建设和以基层为重点的目标,建立指标权重动态调整机制,明确指标的衡量标准和评分标准,充分发挥指标的导向作用,可对指标进行必要的增补。方案提出,国家卫生健康委员会根据医联体建设工作进展情况,适时对考核评价指标体系进行动态调整。

为及时总结和评判县域医共体建设进展情况,确保试点地区医共体建设取得预期成效,2020 年 9 月国家卫生健康委员会、国家医保局、国家中医药管理局印发了《紧密型县域医疗卫生共同体建设评判标准和监测指标体系(试行)》(国卫办基层发〔2020〕12 号)[74]。该文件旨在提升县域整体服务能力和资源统筹绩效,同时指导各地统筹辖区内不同医共体协同发展。因此,监测对象以县域整体为单位,监测采取定性和定量相结合的方式进行。通过定性指标评价所建设的医共体紧密程度;通过定量指标监测县域医共体建设实际成效。该文件进一步明确了紧密型县域医共体建设的评判标准和监测指标。其中,评判标准由责任共同体、管理共同体、服务共同体、利益共同体 4 个维度 11 条评判标准构成;监测指标体系由有序就医格局基本形成、县域医疗卫生服务能力提升、医疗卫生资源有效利用、医保基金使用效能提升4个方面26个指标构成。同时,文件要求各试点县(市、区)于每年3月底前将监测资料报送省级卫生健康行政部门,省级卫生健康行政部门汇总后报送国家卫生健康委。

二、政策建议

基于本研究结果为设计、实施以及评价卫生服务整合提出以下政策建议。

1. 横纵向整合相结合,构建差异化服务网络 在开展整合之前,应充分考虑"差异化"原则,合理匹配纳入机构的层级、类型、服务对象、技术水平及规模,减少机构间利益冲突,构建共同的整合愿景,减少"机构水平"间竞争,形成与其他整合体系"系统水平"上的高效率竞争。

2. 依据患者需要优化服务链,合理配置卫生资源 以患者需要为中心,明确各机构服务类型和服务流程,优化体系服务链。资源配置时,改变之前以机构服务利用为基础的资源要素配置模式,采用系统思维、从体系层面出发、结合体系及各机构的服务链进行资源配置,在促进资源整合的同时提高资源的利用率。

3. 提高基层服务水平,促进机构间协作 针对基层机构不能承接高级别机构下转患者的问题,可通过加强体系内机构间培训或技术支持、编制多病种跨机构服务规范的方式,规范基层医务人员的行为、提高其技术水平,使高级别机构和患者对基层卫生机构的服务能力更加信任。

4. 定期进行整合效果评价,推进整合实践 因为卫生服务整合具有强烈的体系特异性,没有适合所有地区的整合目标、策略或效果。因此,在整合的设计中应纳入定期的评价和反馈机制,并在整合的实施阶段根据评价结果不断调整整合的目标和具体策略,从而不断推进深入整合。

5. 引导和发挥公众力量,提高公众参与 首先,通过健康促进和健康教育等方式强化居民的健康意识、健康素养及自我保健能力;其次,发挥媒体作用做好分级诊疗工作的宣传,引导居民提高对基层医疗卫生机构和分级诊疗的认知度和认可度;最后,可以通过医保制度设计引导居民合理选择就诊机构。

三、未来研究方向

对未来研究提出以下建议。

第一,研究视角前移,关注整合设计和实施。不同于2012—2013年对卫生服务整合相关理论的关注,近五年来国内的卫生服务整合研究主要聚焦于效果评价。一方面,受国内医联体快速发展的评价需求引导;另一方面卫生行政机构主导整合设计和实施工作,往往邀请研究者进行效果评价。然而,评价的目的是识别有效的整合策略,但如果整合设计和实施工作缺乏科学性、整合策略界定不清晰,即使评价出好的效果也难以识别有效策略和实施路径。建议研究者基于卫生服务整合相关理论和国内的卫生体系背景,更多参与和关注我国卫生服务整合的设计和实施。

第二,关注体系背景因素,采用典型案例研究。2015年WHO发布以人为本的卫生服务整合理论框架时提出,没有完美的卫生服务整合模式,具体改革措施的选择应结合地方卫生体系的现实背景。本研究的结果同样表明,受体系背景因素的影响,四个开展卫生服务整合的样本地区所采用的整合策略不尽相同,同样的整合策略实施路径和实施强度也有所区别。因此,开展卫生服务整合研究需以"体系"为研究单位,关注体系背景因素和整合策略的实施机制,可采用典型案例研究进行深入剖析。

第三,"中国化"卫生服务整合策略,推动临床和专业整合。目前国际研究中采用较多的理论框架"彩虹模型"基于荷兰的初级卫生保健体系背景,虽然理念已引入国内多年但仍有些"水土不服"。如专业整合如何与我国实践中的全专联合相结合,临床整合在我国体系中可以涵盖哪些服务和机构,我国积极推动的分级诊疗制度到底涵盖哪些整合措施。同时,国际研究表明组织整合(如医联体建设)并非推动服务整合的必要条件,应更加关注与医护行为密切相关的临床整合和专业整合措施。

第四,基于整合的作用链条,定期动态纵向评价整合效果。卫生服务整合是一个在不同发展阶段可能对不同作用对象产生不同影响的动态过程,且研究证明其整合效果的显现具有一定滞后性。国家卫生健康委也提出须根据医联体建设工作进展情况适时对考核评价指标体系进行动态调整。因此,须定期动态纵向监测卫生服务整合的效果,并根据不同阶段结果深入分析其不同阶段的作用对象和影响程度。

第五,将利益相关者纳入评价的设计和实施,加强评价结果的应用。推动卫生服务整合是一项系统工程,不同利益相关者基于角色、利益诉求、提供和接受服务的体验等可能对评价指标选择、评价过程和评价结果的认可不同。建议将利益相关者纳入评价的设计和实施,尤其须纳入政府部门以推动医保和人事等政策的配套和调整,须纳入居民以体现以人为本的理念和宗旨;同时,多方利益相关者参与也可推动评价结果的反馈和应用,达到以评促改的目的。

(王　欣)

参考文献

[1] WANER E H, AUSTIN B T, DAVIS C, et al. Improving chronic illness care: translating evidence into action [J]. Health Affairs(Millwood), 2001, 20(6): 64-78.

[2] 中华人民共和国民政部. 2021年民政事业发展统计公报. [R/OL]. (2022-08-26) [2022-11-15]. https://images3. mca. gov. cn/www2017/file/202208/2021mzsyfztjgb. pdf.

[3] 中华人民共和国中央人民政府. 卫生部27日公布第四次国家卫生服务调查主要结果. [R/OL]. (2009-02-27) [2022-11-15]. http://www. gov. cn/gzdt/2009-02/27/content_1245006. htm.

[4] YIP W, HSIAO W. Harnessing the privatisation of China's fragmented health-care delivery[J]. Lancet, 2014, 384(9945): 805-818.

[5] World Health Organization. World health report 2002: reducing risks, promoting healthy life [R]. Geneva: World Health Organization, 2002.

[6] WALLEY J, LAWN J E, TINKER A, et al. Primary health care: making Alma-Ata a reality[J]. Lancet, 2008, 372(9642): 1001-1007.

[7] 魏米. 连续-碎片-整合:我国农村三级医疗卫生网络服务提供模式的历史演变及启示[J]. 中国卫生政策研究, 2014, 7(12): 24-30.

[8] 国务院办公厅. 全国医疗卫生服务依稀规划纲要(2015—2020)[EB/OL]. (2015-03-30) [2022-11-15]. http://www. gov. cn/zhengce/content/2015-03/30/content_9560. htm.

[9] 国务院办公厅. 国务院办公厅关于推进分级诊疗制度建设的指导意见[EB/OL]. (2015-09-11) [2022-11-15]. http://www. gov. cn/zhengce/content/2015-09/11/content_10158. htm.

[10] 中华人民共和国中央人民政府. 中华人民共和国国民经济和社会发展第十三个五年规划纲要[EB/OL]. (2016-03-17) [2022-11-15]. http://www. gov. cn/xinwen/2016-03/17/content_5054992. htm.

[11] World Health Organization. Integrated health services: what and why? [J]. Geneva: WHO, 2008.

［12］SHORTELL S M,GILLIES R R,ANDERSON D A,et al. Remarking health care in America. Building organized delivery system［M］. San Francisco:Jossey-Bass Publishers,1996.

［13］CONTANDRIOPOULOS A P,DENIS J L,TOUATI N,et al. The integration of health care:Dimensions and implementation［D］. Montreal:University of Montronl,2003.

［14］FULOP N,MOWLEM A,EDWARDS N. Building integrated care:lessons from the UK and elsewhere［R］. London:The NHS Confederation,2005.

［15］VALENTIJN P P,SCHEPMAN S M,OPHEIJ W,et al. Understanding integrated care:a comprehensive conceptual framework based on the integrative functions of primary care［J］. International Journal of Integrated Care,2013,13:e010.

［16］VALENTIJN P P,BOESVELD I C,VAN DER KLAUW D M,et al. Towards a taxonomy for integrated care:a mixed-methods study［J］. International Journal of Integrated Care,2015,15:e003.

［17］REED J,COOK G,CHILDS S,et al. A literature review to explore integrated care for older people［J］. International Journal of Integrated Care,2005(5):e17.

［18］DAVIES G P,PERKINS D,MCDONALD J,et al. Integrated primary health care in Australia［J］. International Journal of Integrated Care,2009(9):e95.

［19］SINGER S J,BURGERS J,FRIEDBERG M,et al. Defining and measuring integrated patient care:promoting the next frontier in healthcare delivery［J］. Medical Care and Research Review,2011,68(1):112-127.

［20］JOHNSON C. Health care transitions:a review of integrated,integrative,and integration concepts［J］. Journal of Manipulative Physiological Therapeutics,2009,32(9):703-713.

［21］SCHLETTE S,LISAC M,BLUM K. Integrated primary care in Germany:the road ahead［J］. International Journal of Integrated Care,2009(9):e14.

［22］LAMONTAGNE M E. Exploration of the integration of care for persons with traumatic brain injury using social network analysis methodology［J］. International Journal of Integrated Care,2013,13:e038.

［23］GOODWIN N. It's good to talk:social network analysis as a method for judging the strength of integrated care［J］. International Journal of Integrated Care,2010,10:e120.

［24］ANDERSSON J,AHGREN B,AXELSSON S B,et al. Organizational approaches to collaboration in vocational rehabilitation-An international literature review［J］. International Journal of Integrated Care,2011,11:e137.

［25］GOODWIN N. How do you build programmes of integrated care? The need to broaden our conceptual and empirical understanding［J］. International Journal of Integrated Care,2013,13:e040.

［26］VAN BUSSEL E F,JEERAKATHIL T,SCHRIJVERS A J. The process flow and structure of an integrated stroke strategy［J］. International Journal of Integrated Care,2013,13:e025.

［27］KELLY M. An exploration of the factors influencing the local implementation of the Care Programme Approach in the provision of mental health services for clients with learning disabilities［J］. International Journal of Integrated Care,2013,13(4).

［28］DE BRUIN S R,VAN OOSTROM S H,DREWES H W,et al. Quality of diabetes care in Dutch care groups:no differences between diabetes patients with and without co-morbidity［J］. International Journal of Integrated Care,2013,13:e057.

［29］ADNANES M,STEIHAUG S. Obstacles to continuity of care in young mental health service users' pathways-an explorative study［J］. International Journal of Integrated Care,2013,13:e031.

［30］TUMMERS J F,SCHRIJVERS A J,VISSER-MEILY J M. Economic evidence on integrated care for stroke patients:a systematic review［J］. International Journal of Integrated Care,2012,12:e193.

［31］THYGESEN M K,PEDERSEN B D,KRAGSTRUP J,et al. Benefits and challenges perceived by patients with cancer when offered a nurse navigator［J］. International Journal of Integrated Care,2011,11:e130.

［32］SOMME D,STAMPA M D. Ten years of integrated care for the older in France［J］. International Journal of Integrated Care,2011,11(Spec 10th Anniversary Ed):e141.

［33］DEVERS K J,SHORTELL S M,GILLIES R R,et al. Implementing organized delivery systems:an integration scorecard[J]. Health Care Management Review,1994,9(3):7-20.

[34] STRANDBERG-LARSEN M,KRASINK A. Measurement of integrated healthcare delivery:a systematic review of methods and future research directions[J]. International journal of integrated care,2009,9:e01.

[35] LUKAS C V,METERKO M,LOWCOCK S,et al. Monitoring the progress of system integration[J]. Quality Management in Health Care,2002,10(2),1-11.

[36] MORRISEY M A,ALEXANDER J,BURNS L R,et al. The effects of managed care on physician and clinical integration in hospitals[J]. Medical Care,1999,37(4):350-361.

[37] NEWHOUSE R P,MILLS M E,JOHANTGEN M,et al. Is there a relationship between service integration and differentation and patient outcomes? [J]. International Journal of Integrated Care,2003,3:e15.

[38] AHGREN B,AXELSSON R. Evaluating integrated health care:a model for measurement[J]. International Journal of Integrated Care,2005,5:e01.

[39] BRAZIL K,WHELAN T,O'BRIEN M A,et al. Towards improving the co-ordination of supportive cancer care services in the community[J]. Health Policy,2004,70(1):125-131.

[40] WAN T T,WANG B B. Integrated healthcare networks' performance:a growth curve modelling approach [J]. Health Care Management Science,2003,6(2):117-124.

[41] KARMANN A,DITTRICH G,VALLIANT J. How well coordinated are patient hospital careers? Evidence from Saxony,Germany[J]. Journal of Public Health,2004,12(5):329-338.

[42] HEBERT R R,VEIL A A. Monitoring the degree of implementation of an integrated delivery system[J]. International Journal of Integrated Care,2004,4:e05.

[43] 任苒,许晓光,刘明浩,等.辽宁省医疗资源纵向整合模式特征及效果分析[J].中国医院管理,2012,32(2):1-3.

[44] 江萍,陈支援,缪栋蕾,等.上海市长宁区构建区域医疗联合体的政策效果、经验与建议[J].中国卫生政策研究,2013,6(12):19-24.

[45] 代涛,陈瑶,韦潇.医疗卫生服务体系整合:国际视角与中国实践[J].中国卫生政策研究,2012,5(9):1-9.

[46] 任苒.卫生服务体系整合的发展与实践[J].中国卫生政策研究,2012,5(9):17-21.

[47] 王小万,何平,代涛,等.医院与社区卫生服务机构互动与整合的基本概念及影响因素[J].中华医院管理杂志,2009,24(2):125-126.

[48] 李玲,徐扬,陈秋霖.整合医疗:中国医改的战略选择[J].中国卫生政策研究,2012,5(9):10-16.

[49] 李立明.医学整合:我国医改目标实现的关键[J].医学与哲学(人文社会医学版),2010,31(1):17-19.

[50] 匡莉,甘远洪,吴颖芳."纵向整合"的医疗服务提供体系及其整合机制研究[J].中国卫生事业管理,2012(8):564-566.

[51] 刘谦,代涛,王小万,等.我国医院与社区卫生资源互动整合模式与政策研究[J].中华医院管理杂志,2007,23(10):688-692.

[52] 刘永泉,钟军,董朝晖,等.北京市某区整合型医疗服务的实践效果研究[J].中国全科医疗,2012,15(12):3948-3950.

[53] 王艳,周珠芳,金明广,等.医疗联合体的实践和成效分析[J].卫生经济研究,2009(1):39-40.

[54] 唐智柳,金其林,王颖丽,等.上海市某区医疗服务纵向整合的发展状况分析[J].中国医院管理,2008,28(12):29-30.

[55] World Bank Group,World Health Organization,Ministry of Finance,et al. Deepening health reform in China building high-quality and value-based service delivery[R/OL]. (2016-07-20)[2022-11-15]. https://documents. worldbank. org/pt/publication/documents-reports/documentdetail/800911469159433307/deepening-health-reform-in-china-building-high-quality-and-value-based-service-delivery-policy-summary.

[56] BARDSLEY M,STEVENTON A,SMITH J,et al. Evaluating integrated and community-based care:How do we know what works[J]. London:Nuffieldtrust,2013.

［57］ NOLTE E,PITCHFORTH E. What is the evidence on the economic impacts of integrated care？［J］. Denmark：WHO regional office for Europe and European Observatory on health systems and policies,2014.

［58］ 国家卫生健康委医政医管局.《医疗联合体管理办法（试行）》解读［EB/OL］.（2020-07-31）［2022-11-15］. http：//www. nhc. gov. cn/yzygj/s3594r/202007/0f58f93e3f5a4a26ab9079f78bf2dca5. shtml.

［59］ 林伟龙,代涛,朱晓丽. 安徽省天长市县域医联体改革实践分析［J］. 中国卫生经济,2017,36（4）：74-77.

［60］ 车峰远,马颖霞,李玉英,等. 基于移动医疗技术的社区老人一体化慢性病管理模式的探索［J］. 中国老年保健医学,2016,14（4）：3-6.

［61］ 严训. 基于 SERVQUAL 模型的家庭医生慢病管理服务质量研究［D］. 合肥：安徽医科大学,2018.

［62］ 周莹,马志敏,陈志航,等. 区域居民健康的慢病管理模式探索：以医联体糖尿病管理为例［J］. 中国卫生质量管理,2020,27（4）：150-152.

［63］ 杨元敏,谭卫国,崔砚峰. 慢性阻塞性肺疾病应用慢病管理一体化模式的效果研究［J］. 中国现代药物应用,2018,11（15）：4-7.

［64］ HUANG Y,ZHU P,CHEN L,et al. Validation of the care providers version of the Rainbow Model of Integrated Care measurement tool in Chinese primary care systems［J］. BMC Health Service Research,2020,20：727.

［65］ YUAN S,WANG F,ZHAO Y,et al. Assessing perceived quality of pirmary care under hospital-township health centre integration：a cross-sectional study in China［J］. International Journal of Health Planning and Management,2020,35（1）：e196-e209.

［66］ 陈帆. 厦门市高血压"三师共管"模式卫生经济学评价［D］. 厦门：厦门大学,2018.

［67］ 熊伟芬,朱李艳. 医院-社区-慢病-志愿者一体化慢病管理新体系的建立［J］. 中医药管理杂志,2020,28（13）：1-3.

［68］ 刘万奇,杨金侠,谢翩翩,等. 我国慢病一体化管理的现状与思考［J］. 南京医科大学学报（社会科学版）,2019,8（4）：303-307.

［69］ 国务院办公厅. 国务院办公厅关于推进医疗联合体建设和发展的指导意见.［EB/OL］.（2017-04-26）［2022-11-15］. http：//www. gov. cn/gongbao/content/2017/content_5191699. htm.

［70］ 国家卫生健康委员会,国家中医药管理局. 关于进一步做好分级诊疗制度建设有关重点工作的通知.［EB/OL］.（2018-08-07）［2022-11-15］. http：//www. gov. cn/xinwen/2018-08/20/content_5315056. htm.

［71］ 国家卫生健康委员会,国家医疗保障局,国家中医药管理局. 关于印发紧密型县域医疗共同体建设评判标准和监测指标体系（试行）的通知.［EB/OL］.（2019-05-15）［2022-11-15］. http：//www. gov. cn/zhengce/zhengceku/2020-09/18/content_5544471. htm.

［72］ 国家卫生健康委员会,国家中医药管理局. 关于印发医疗联合体管理办法（试行）的通知.［EB/OL］.（2020-07-09）［2022-11-15］. http：//www. nhc. gov. cn/yzygj/s3594q/202007/62e9df95714741fa95f9074828848f05. shtml.

［73］ 国家卫生健康委员会,国家中医药管理局. 关于印发医疗联合体综合绩效考核工作方案（试行）的通知.［EB/OL］.（2018-07-26）［2022-11-15］. http：//www. gov. cn/gongbao/content/2019/content_5358685. htm.

［74］ 国家卫生健康委员会办公厅,国家医疗保障局办公室,国家中医药管理局办公室. 关于印发紧密型县域医疗卫生共同体建设评判标准和监测指标体系（试行）的通知.［EB/OL］.（2020-08-31）［2022-11-15］. http：//www. gov. cn/zhengce/zhengceku/2020-09/18/content_5544471. htm.

第十七章

卫生与健康平等

卫生与健康平等是卫生体系绩效评价的重要指标。本章从卫生资源、卫生服务利用和健康三个维度，首先梳理研究背景，包括问题的提出、公平和平等的相关理论、学术意义和政策价值、既往研究对国内外卫生与健康平等的总结，以及研究问题和目的；其次归纳研究方法，包括研究框架的整理、各维度选取的指标及其来源，以及本研究采用的数据分析方法；再次描述本研究主要结果，包括我国卫生与健康不平等现状及其发展、交叉地区卫生与健康平等，以及各维度不平等间的关系；最后总结政策建议和未来研究方向。

第一节 研 究 背 景

一、研究问题的提出

近年来，我国医疗卫生领域整体发展较好，卫生资源配置不断增加，卫生服务利用不断增长，居民的健康水平逐渐提高。2020年，我国每千人口卫生技术人员数、每千人口执业（助理）医师数和每千人口注册护士数分别为2005年的2.16倍，1.86倍和3.24倍；医疗机构床位数增加了1.47倍；平均每床固定资产增加了50%以上；人均卫生费用增加了6.72倍（662.3~5 112.3元），城镇职工基本医疗保险人均筹资额增加了近3.5倍，城乡居民基本医疗保险人均筹资额增加了20倍；居民平均诊疗人次和年住院率分别从3.13次和5.49%提高到5.49次和16.32%；婴儿死亡率、五岁以下儿童死亡率、孕产妇死亡率逐年下降，降幅为60%~70%。

然而，全国平均卫生状况发展较好不能真正反映居民健康差距之间的问题。我国卫生资源、服务利用和居民健康状况在不同经济发展水平地区和东、中、西部地区间都存在着巨大的差异。

二、相关理论和方法

卫生公平（health equity）目前尚未有一个统一的定义。WHO和瑞典国际开发合作署认为：卫生服务的公平性是指以需要为导向的配置或者获取卫生服务，而在此过程中，不考虑社会地位、收入水平等因素。主要可以分为水平公平和垂直公平两个层面[1]。水平公平指处于相同社会经济水平或健康状况的个人或群体可以获得同等的对待，又称"横向公平"，比如健康状况相同的个体应该获得相同的医疗卫生服务。垂直公平指处于不同健康状况的个人或群体可以获得不同的对待，又称"纵向公平"，比如健康状况越差的个体应当获得更多的医疗卫生服务。对卫生与健康公平的测量可以通过测量卫生资源配置（包括人力、物力、财力资源）、卫生服务利用和健康状况三个维度的公平性[2]。

卫生不平等(health inequality)是对卫生领域差距(difference)、变异(variation)、差异(disparity)的统称,卫生不平等与卫生差异(health disparity)可互相替换。对卫生不平等概念的表述很多,如今学界对 Paula Braveman 的观点较为认可和接受,他认为卫生不平等是一种特殊类型的卫生领域的差异,是一种由卫生政策在不同人群或地区间产生的影响不同而造成的差异,这种差异是指弱势群体系统性地比优势群体健康状况更差,或者健康风险更大[3]。简单来说,卫生不平等包括优势和弱势社会群体之间卫生与健康(或政策可能影响的健康风险)的潜在可避免的差异,还包括一些不可避免的差异,这些差异不仅使社会弱势群体的经济社会地位处于劣势,之后还会使这部分群体的卫生与健康水平处于劣势地位。

现有研究容易将不平等(inequality)和不公平(inequity)混淆使用[4]。Margaret White-head 和 Goran Dahlgren 认为,一定时期内,可以避免的、非必需的卫生不平等即为卫生不公平[5]。也就是说,卫生差异包括卫生领域可避免的差异和不可避免的差异,其中一定时期内可避免的差异即为卫生不公平。由于可避免的差异可通过一定的干预来避免,而不可避免的差异较难通过理论或实践来缩小,因此对卫生公平的研究更有政策意义和价值。同时,提高现阶段的卫生公平是政策和实践的核心与最终追求。但由于卫生领域可避免与不可避免的差异较难区分,卫生公平难以被精确测量[6],而卫生不平等能够比较容易地被测量和计算,通常作为间接测量卫生公平的一种方式。

从可操作性和实际意义考虑,本研究从不平等的角度,着重测量我国卫生资源、服务利用和健康在不同地区的不平等,以改善健康不平等,提高健康水平。

三、研究意义

(一)学术意义

国内外已有研究利用不平等指数对卫生资源配置、卫生服务利用和健康不平等进行测量和评价,但缺乏健康与其他维度不平等关系的分析。已有研究对我国卫生与健康不平等的描述还集中在省级水平,缺乏对更细分的交叉地区不平等的分析,影响了政策提出的针对性。因此,对我国卫生资源、服务利用和健康不平等研究,在实证研究方面具有很强的学术价值。

(二)政策意义

国际上的联合国可持续发展目标,国内的"健康中国 2030"、健康扶贫和共同富裕等战略均将改善卫生与健康不平等作为重要目标之一。对我国卫生与健康不平等进行科学系统地评价,在制定相关卫生政策、合理配置卫生资源、改善卫生服务利用、提高健康水平等方面具有重要的政策指导意义。另外,医疗卫生是致贫返贫的重要原因,不平等研究对于全面脱贫和小康社会建成后防止因病致贫、因病返贫具有重要意义。

四、文献综述

本节首先梳理卫生资源配置、卫生服务利用和健康三个维度的研究现状,然后总结各个维度不平等之间的关系研究,从而提出需进一步研究的问题。

(一)卫生资源配置不平等研究

国内外对卫生资源配置不平等的研究很多,主要有以下几个特点:①以地级市、省级等宏观数据为主,部分研究结合个体数据;②主要选择卫生人力相关指标,部分研究辅以医疗机构床位数、医疗机构数、医疗设备数、卫生支出和医疗保险等指标;③主要测量方法是基尼系数、集中指数和泰尔指数；④各个国家卫生资源配置均存在一定程度的不平等。但大多数研究选取的宏观数据单元不够细致，对不平等的描述较为粗糙。另外，大部分研究以单一的指数测量不平等，大部分指数如基尼系数、集中指数和泰尔指数均只能基于现有宏观单元评价其高一层级的不平等，如利用省级数据仅能分析东、中、西部地区或国家级的不平等，难以满足精准施策的政策需求。

由于卫生人力的质量、构成和分布是卫生体系绩效和妇幼健康结局的重要决定因素，很多研究对卫生人力资源配置的不平等进行分析，以医生数、护士数等卫生技术人员数为主要分析对象。在国际上，大部分中等收入国家也面临卫生人力数量不足、分布不均的问题，可能因为财政限制，对卫生人力的激励不够，难以将高质量的卫生人力吸引到偏远地区。从数量上看，WHO 建议每千人口 2.8 名医生、护士和助产士，大部分中低收入国家很难达到该标准，如柬埔寨、菲律宾、泰国、越南、老挝等。世界范围内，偏远地区的卫生人力最为短缺，如柬埔寨西北部省份[7]。从平等的角度看，医生护士的配置存在差异。大部分国家卫生人力配置的不平等主要是地区内的不平等造成的，地区间的差异对不平等贡献较小[8]，说明政府的干预会影响卫生资源的差异[9]。而在我国，东、中、西部地区卫生资源配置也存在差异，北京和贵州的每千人口卫生技术人员相差近三倍[10]。国内外对卫生人力资源配置的研究结论较为一致，中低收入国家须在政策层面提高卫生人力的激励水平，增加卫生人力的数量。但研究单元太大，尤其是各中低收入国家财政较为紧张，难以短时间内大范围地增加卫生人力资源数量；而且我国省内差异较大，省级数据难以区分各级政府的责任。对我国卫生人力资源不平等贡献度的分析也仅限于东、中、西部地区内和地区间，进一步提高研究精确度会对卫生政策的制定更有帮助。

在卫生物力资源层面，无论国际还是国内，与卫生人力资源配置相比，医疗机构床位的配置较为平等，但仍然存在一定差距，如我国上海和贵州每千人口医疗机构床位数相差近 3 倍[10]。而医疗机构的密度和三级医院的密度在我国差距更大，配置最多的省份和最低的省份差距能够达到 10 倍以上。但值得注意的是，医疗机构的密度在经济发展水平较高的地区较小，如上海，而三级医院的密度则相反，经济发展水平高的地区最大[10]。对卫生物力资源的研究大多数仅限于比较各个地区间各物力资源的绝对数量，如比较不同经济发展地区或者东、中、西部地区间每千人口医疗机构床位数、医院数量等。而且这部分研究的方法学较为简单，现有研究也缺乏对差异的统计学检验，应对绝对不平等和相对不平等进一步分析。实际上，在我国，中央政府拨款或补助之后，各省级政府有较大的权限进行资源的重新配置，对我国省内或者交叉地区（如东部贫困县，西部非贫困县等）卫生资源不平等的研究很有必要。

国际和国内对卫生财力不平等的分析主要包括对个人卫生支出和医疗保险体系的研究和对卫生筹资系统的研究。主要指标包括个体水平的税收费用、个人现金卫生支出、医疗保险费用等，多采用 Kakwani 指数和集中指数进行测量。国外对卫生财力不平等的研究较多，但各个国家税收制度和医疗保险体系的差异较大，如英国的国家医疗服务制度，德国的社会医疗保险制度，以及美国的商业医疗保险模式等。从医疗保险利用的不平等来看，不同经济发展水平的组间和不同种族之间的差异较为明显。20 世纪 90 年代，部分国家居民收入差距很大，使得低收入组难以利用私立医疗保险，不同收入组之间对医疗保险的利用存在差异，如越南[11]。而美国医改实施后，种族和民族间的差异突显，在非西班牙裔黑人和西班牙裔群体中，西班牙裔由卫生费用引起的延迟或放弃治疗的比例最高[12]。对卫生筹资方式的研究发现,国际上对医疗保险利用和累进、累退制度的研究多在个体水平上,用 Kakwani 指数进行测量,将卫生筹资与个体税收水平相对比,但各个国家,或者某些国家各个地区的税收制度均有所不同,难以相互比较。另外,在利用纵向数据或面板数据的研究中,很多研究直接将各年份的卫生财力资源水平进行比较,各年份间差异较大,而在研究过程中,需要考虑通货膨胀的因素,使研究结果更有实践意义。我国主要以基本医疗保险为主。根据 2000 年 WHO 在世界卫生报告中推出卫生系统绩效评价体系和评价方法并进行测算,将 191 个国家按从好到坏进行排序,中国的卫生财力资源不平等居于第 188 位,因此,我国卫生财力资源不平等亟待改进。国内现有的研究主要是以年龄或经济水平作为分层因素进行差异分析,用绝对差异或相对差异的方法测量我国基本医疗保险制度的覆盖率和筹资额[13]的不平等,以及各地区或人群经济发展水平[14]及卫生财力资源投入的不平等。但国内研究大部分仅集中于特定的地区,全国范围的研究较少,难以服务于全国范围的政策制定;部分全国范围的研究仅描述东、中、西部地区间的差异,不能满足精准施策的要求。另外,现在我国基本医疗保险的覆盖率均较高,各省份或各地区差异不大,再研究各地区间覆盖率的差异的意义不大,所以应重点对我国各省份人均卫生费用或医疗保险人均筹资额进行分析,提出更有针对性的政策建议。

(二)卫生服务利用不平等研究

对卫生服务利用不平等的研究分为两大类,一类是测量卫生服务利用不平等,另一类是对卫生服务利用影响因素的研究。

卫生服务利用不平等的研究多选择就诊次数、住院率、某项医疗服务覆盖率或利用率等指标,大多数用集中指数和集中曲线来测量卫生服务利用的不平等。结果表明,世界上大部分国家存在卫生服务利用不平等的情况,但在逐渐好转[15]。按年龄分层分析,老年人中可以用医保支付的服务的利用率高,反映卫生服务需求在老年人中较高,而对须自费的服务来说,老年人的利用率低,反映了医疗保险覆盖的差异[16]。按经济状况分层分析,穷人更多选择全科医生和医院的服务,而富人则多选择专科医生和口腔科医生的服务[17]。在我国,近三十年来,门诊就诊次数和入院人数等卫生服务利用指标较为波动[18];我国农村居民医疗服务的利用水平与其健康需求呈相反趋势,越落后的地区,人们医疗服务供需关系越不合理,卫生服务利用存在不平等问题[19]。

对卫生服务利用不平等的研究方法较为单一,在计算集中指数的过程中,大多数研究将研究单元按收入或经济相关的指标进行排序,计算不同经济水平个人或群体的卫生服务利用的相对差异。需要增加对卫生服务利用绝对差异的测量,这样会更直观地体现哪类人群或者哪些地区的卫生服务利用量多或者少,再去分析原因。卫生服务利用多的地区,可能因为老年人口多或者健康水平差,大量的利用可以满足人们的需求;但也可能因为诱导需求或过度医疗,应尽量避免这部分的利用,减少资源浪费。卫生服务利用少的地区,可能因为健康水平高,这部分地区已经优先达到了提高健康水平的目的;但也可能因为卫生服务的可及性差,人们的需求受到抑制,政府应多加关注这部分地区,投入更多的卫生资源,满足人们的需求,提高整体健康水平。

对卫生服务利用影响因素的研究很多,得出的结论不尽相同。大部分研究利用多元回归的方法分析,表明卫生服务的覆盖率、卫生人员数量(全科医生、专科医生和牙医的数量)、医疗保险覆盖率更高的地区利用越多。但值得注意的是,有些学者认为,收入和受教育水平越高的人利用专科医生的服务越多,收入越低的人利用除手术以外的住院服务越多[20]。而有些研究则表明收入与专科医生的利用[21]和住院服务的利用[22]无关。

（三）健康不平等研究

2000 年以后对健康不平等的研究逐渐增多,有的研究单纯描述了健康不平等的现状,也有研究重点探索健康及其不平等的影响因素。

对健康不平等评价的研究中,主要研究指标集中在患病率、孕产妇死亡率、婴儿死亡率、五岁以下儿童死亡率、期望寿命等。研究方法包括绝对差异、相对差异、基尼系数、集中指数、斜率指数等。分层方式主要是年龄、性别、城乡等。主要从规模、速度和选择性三个维度进行研究,首先分析健康的绝对数在不同分层方式下的差异,对健康及其差异随时间的变化趋势进行梳理;其次对不同收入组的健康状况进行干预,分析干预后不同收入组的健康差异,计算卫生服务的覆盖率,对个体或群体的健康状况差异进行分析;最后对社会经济影响因素进行分析。部分国家的健康状况的绝对差异在减小,而相对差异变化很小。过去的十五年,我国的五岁以下儿童死亡率有着大幅度的下降[23]。在 2008 年完成了千年发展目标中规定的五岁以下儿童死亡率下降三分之二的目标,比计划早实现了 7 年[24],说明我国健康状况持续好转,但不同省份间、东、中、西部地区间健康状况差距巨大。经济水平越高的农村地区,人群患病严重程度越轻,健康状况越好[19]。

全球范围内健康差异极大,对国际上各国健康状况的研究结果不完全适用于我国。而国内的研究大多利用不平等指数,在省级层面或个体水平进行研究,研究结果多为我国健康状况持续改善,但差异仍然存在。

在对健康及其不平等的影响因素的探索中,主要应用多元回归模型,探索期望寿命、婴儿死亡率、五岁以下儿童死亡率和孕产妇死亡率的影响因素,其影响因素主要集中于个人特征因素、生活环境因素、社会经济因素、卫生体系因素。个人特征因素包括性别、民族、个人教育水平、母亲受教育程度等;生活环境因素包括居住地等;社会经济因素包括家庭经济地位、收入、支出、花费、财富等,家庭经济地位越低,母亲和孩子的健康状况越差[25],婴儿死亡率越高[26];卫生体系因素包括预防措施知晓率、卫生服务覆盖率、风险保护机制可及性、医疗机构床位配置、卫生人员配置和政策干预措施等。但各研究对这些影响因素是否对健康有影响的结论不完全一致。以卫生体系为例,有的研究发现卫生体系的因素对健康有一定的影响,也有的研究认为某些卫生体系因素对健康没有影响。

因此,需要进一步确认卫生体系因素与健康的关系,探索在中国卫生体系背景下,卫生资源等可干预的卫生体系因素与健康的关系。

（四）卫生资源配置、卫生服务利用和健康不平等关系研究

在卫生资源配置、卫生服务利用和健康不平等的研究中,国内外仅有部分文献研究了卫生财力资源不平等与卫生服务利用不平等的关系,以及卫生服务利用不平等与健康的关系。

从卫生资源不平等(主要是财力资源)与卫生服务利用不平等的相关性研究来看,卫生资源不平等会对收入分布和卫生服务利用产生不利影响,长久下去,可能会导致更大的健康状况的不平等。在中低收入国家,个人卫生支出占卫生总费用的比例很大,卫生服务利用主要依赖于直接费用,直接费用越高越会妨碍人们利用卫生服务。对中国[27]和泰国[28]等中等收入国家的研究表明,通过扩大医疗保险覆盖面以及增加医疗保险投入等方法改进卫生筹资机制,有利于提高卫生服务的可及性从而增加必要的卫生服务利用,提高人群健康,尤其是贫困人口的健康。Rifat Atun 等人[29]的研究表明卫生财力资源会影响健康,可能是因为国家的经济状况与卫生服务利用的不平等有关[30]。在非洲,经济条件较差,不能支持卫生体

系的利用和发展,卫生服务的利用只能依靠居民自付。有人对非洲 15 个国家的个人现金卫生支出进行了计算,支付卫生费用会影响其家庭经济条件,23%~68% 的家庭需要借钱或者卖东西支付卫生服务[31]。这种情况会产生两个方面的负面影响:①由于劳动力缺失或者生病造成的直接经济损失;②由于没有收入而且还要还债,加剧家庭的贫困,产生社会不平等。因此,部分研究表明卫生资源不平等与卫生服务利用不平等相关,改进卫生资源不平等有利于卫生服务利用不平等的改善。但这些研究大多为国际上其他国家的研究,卫生财力资源在各个国家差异较大,因此卫生资源不平等是否会对卫生服务利用不平等有影响,还需要在中国卫生体系背景下验证。

从卫生服务利用不平等与健康不平等关系研究来看,部分研究将个体数据与宏观机构数据相结合,建立回归模型分析卫生服务利用不平等与健康不平等之间的关系。美国农村卫生服务可及性的不平等与死亡率有关[32]。有些国家找专科医生看病的可及性的不平等会导致心脑血管疾病患者健康结局的不平等[33]。但总体来看,相关研究很少,对我国卫生服务利用不平等和健康关系的研究更少。因此,需要在我国卫生体系背景下,研究卫生服务利用与健康的关系,而利用率增加的可能原因很多,包括诱导需求等,现有研究较难区分,应进一步从省级层面,研究省内卫生服务利用不平等对各县健康水平的影响。

（五）需进一步研究的问题

现有研究对卫生资源、卫生服务利用和健康的分层分析较粗,不能精准地定位最落后或最不平等的地区,难以满足精准施策的需求;同时,缺少从不平等的角度探索健康的影响因素的研究,现有研究不能回答卫生不平等与健康的关系问题。

从研究内容来看,提高卫生与健康公平性的第一步就是测量其不平等,更有针对性地找到最落后或最不平等的地区,再有针对性地对可避免的差异进行干预,最终达到提高公平性的目的。但现有研究大多只选用一种分层方式比较不同组的卫生差异,比如以经济发展水平或者地理区域分层,分层方式较为粗糙,实际上难以满足精准的政策需求,需要利用多种分层方式对交叉地区卫生与健康不平等进行研究,更精准地找到卫生资源和卫生服务利用数量最少或最不平等,以及健康状况最差或者最不平等的交叉地区,比如研究西部非贫困地区和东部贫困地区的卫生差异。另外,现有研究大多仅有一种或几种不平等指数对卫生与健康不平等进行评价,但每种指数均有其局限性,应该用多种评价方法相结合,进行更全面、科学的评价。

从研究范围和研究单元来看,有大量文献测量我国卫生与健康不平等,而大部分利用个体数据的既往研究仅聚焦于某一个或几个地区,而用省级分析单元评价全国范围的卫生与健康不平等的研究针对性不强,并且忽视了对卫生与健康不平等贡献很大的省内差异,忽视了省级政府的责任与贡献,也难以服务精准施策的需求。需要从卫生体系的角度,利用更小的研究单元,更精准地评价全国范围卫生与健康不平等,比如以地市级或者区县级为分析单元,同时分析省内和省间的差异。

从关系研究来看,不研究与健康状况的关系,仅研究卫生资源配置或者卫生服务利用不平等是远远不够的,提高全民健康水平才是最终目标。既往研究对健康和卫生服务利用的影响因素研究较多,主要关注社会经济因素及其不平等对健康的影响,但研究结论不甚统一。而且,社会经济因素难以在短期内改变。需要从卫生体系的角度,探索健康或者卫生服务利用的易于干预的影响因素,除了卫生资源和服务利用的数量对健康的作用以外,较少文献研究不平等对健康的影响。需从不平等角度入手,探索卫生资源和利用及其不平等与健康的关系,包括卫生资源配置不平等与卫生服务利用的关系,卫生资源配置不平等与健康的关系,卫生服务利用不平等与健康的关系。

五、研究目的

(一)研究问题

根据以上研究进展以及需要进一步研究的问题,本研究提出以下研究问题。

1. 我国卫生资源、卫生服务利用和健康不平等现状及其发展 2005 年以来,我国医疗卫生服务事业得到大力发展,尤其是我国 2009 年实施新一轮医药卫生体制改革,更加大了对医药卫生领域的投入。然而,卫生与健康水平的提高是否使得不平等得以改善仍然值得探讨。因此,本研究关注 2005 年以来我国卫生与健康不平等的现状及发展。

2. 我国交叉地区卫生与健康不平等分析 现有评价卫生与健康不平等的研究分层方式过于单一和粗糙,政策建议的覆盖面过广,难以精准施策,因此,需要用多种分层方式的交叉分析,评价交叉地区的卫生与健康不平等。另外,省内和省间差异共同造成了我国卫生与健康的不平等,还需要对省内和省间的卫生与健康不平等的贡献进行区分。

3. 卫生资源、卫生服务利用及其不平等和健康的关系研究 在我国现有卫生事业发展条件下,卫生资源配置的数量可能会影响居民对卫生服务的利用,从而影响居民健康状况;卫生资源配置不平等也可能会对居民就医选择过程产生影响,从而影响卫生服务利用和健康状况。对卫生服务的利用可能会影响健康状况;卫生服务利用的不平等也可能会影响健康状况。因此,卫生资源、卫生服务利用及其不平等和健康的关系值得探索和分析。

(二)研究目的

本研究的总目标是通过评价 2005 年以来我国卫生资源、卫生服务利用和健康不平等,分析我国交叉地区的卫生与健康不平等,构建我国卫生与健康不平等评价的实证模型,分析卫生资源和卫生服务利用及其不平等对健康的影响,为缩小卫生与健康在贫困县与非贫困县和地理区域间的差异提供决策依据。具体目的包括:①描述我国卫生与健康不平等现状及其发展;②分析我国交叉地区卫生与健康不平等;③揭示卫生资源、卫生服务利用及其不平等与健康之间的关系;④提出改善卫生与健康不平等的策略和政策建议。

第二节 研 究 方 法

一、研究框架

本研究实证研究逻辑框架见图 17-1。本研究分析 2005—2017 年我国卫生与健康不平等现状及发展,从省级和区县级水平,研究贫困县和非贫困县以及东、中、西部地区间卫生资源配置、卫生服务利用和健康状况的差异。

二、指标和资料来源

卫生资源配置包括每千人口卫生技术人员数、每千人口执业(助理)医师数、每千人口注册护士数、每千人口医疗机构床位数、平均每床固定资产、人均卫生总费用、城镇职工基本医疗保险人均筹资额、城乡居民基本医疗保险人均筹资额;卫生服务利用包括居民平均就诊次数和居民年住院率;健康状况包括期望寿命、婴儿死亡率、五岁以下儿童死亡率、孕产妇死亡率。

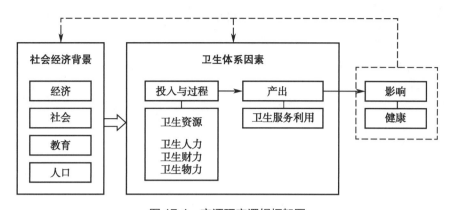

图 17-1 实证研究逻辑框架图
注:据 WHO 健康社会决定因素概念框架和卫生体系评价概念框架修改。

本研究在省级层面上分析全部的 14 个指标,各指标来源于统计年鉴,包括《中国卫生统计年鉴》《中国统计年鉴》《中国劳动统计年鉴》《中国区域经济统计年鉴》;期望寿命来源于世界银行,时间跨度均为 2005—2017 年。区县级层面的数据是各区县上报数据,来源于国家统计局、各省统计信息中心以及《区域经济统计年鉴》,时间为 2008 年、2010 年、2012 年和 2014 年,共包含 7 个指标:每千人口卫生技术人员数、每千人口执业(助理)医师数、每千人口注册护士数、每千人口医疗机构床位数、居民年平均就诊次数、居民年住院率以及五岁以下儿童死亡率。由于数据限制,2014 年 5 岁以下儿童死亡率仅包含农村县,不包含城市区。因为篇幅限制,结果和讨论部分只在每一维度选择一个指标汇报。

三、分析方法

(一)分层

本研究将上述研究指标按东、中、西部地区和贫困县与非贫困县分层分析和比较。按地理区域分层分析时,采取《中国卫生健康统计年鉴》的分类方法,将指标覆盖的省份划分为东、中、西部三地区,东部地区包括北京、天津、河北、辽宁、上海、江苏、浙江、福建、山东、广东、海南 11 个省、直辖市;中部地区包括山西、吉林、黑龙江、安徽、江西、河南、湖北、湖南 8个省;西部地区包括内蒙古、重庆、广西、四川、贵州、云南、西藏、陕西、甘肃、青海、宁夏、新疆 12 个省、自治区、直辖市。在按贫困县与非贫困县分层时,贫困县包括国家扶贫开发工作重点县和连片特困地区的片区县。

(二)分析方法

分析方法一共分为四类,简单两组差异分析、复杂不平等测量、交叉分层分析以及多因素分析(表 17-1)。四类方法可以对应实现不同的研究目的,而且由于各类分析方法均有优缺点,需要用多种方法互相弥补达到最终研究目标。

1. 简单两组差异分析 较为常用的两组间差异分析的方法包括绝对差异和相对差异。它是将人群按某个因素(如经济水平、地区等)分组,比较两组之间的差异,通常是最高组和最低组之间的差异,从而表明不同人群之间的不平等。绝对差异为一组与对照组均值的差值($\overline{X}_2 - \overline{X}_1$);相对差异为一组与对照组均值的比值($\overline{X}_2 / \overline{X}_1$)。采用绝对差异和相对差异在同一时间点对同一指标测量时得出的结果一致,但当时间点不同且评估指标不同时,采用二者测量的结果不一致[6]。

表 17-1 研究方法汇总

研究方法及其研究目的	差异类型		优点	缺点
简单两组差异分析(不平等现状及其发展)	绝对差异 相对差异	绝对 相对	操作简单,容易理解	忽略中间各组;没有考虑各组的人数
复杂不平等测量(不平等现状及其发展,以及省内和省间不平等的贡献)	斜率指数	绝对	考虑自然顺序,反映经济对卫生与健康不平等的影响	绝对值意义较小,与其他组的斜率指数相比更有意义
	集中指数与集中曲线	相对	反映不同收入人群中的分布是否均匀;考虑了分层变量,衡量卫生与健康不平等与经济社会因素的关系	仅以某一项指标作为观察指标,属于单因素分析方法
	泰尔指数	相对	测量不存在自然顺序的组间不平等;可对不平等进行分解,分析组内差距和组间差距及其贡献度	缺少分层变量,不能衡量健康差异在多大程度上与社会阶层相关;仅以某一项指标作为观察指标
交叉分层分析(交叉地区不平等)	交叉分析	—	比较不同亚组人群的差异,促进精准施策	每增加一个分层,分组数剧增,对样本量要求高
多因素分析(卫生资源、卫生服务利用及其不平等与健康的关系)	多水平模型	—	考虑组内相关性的影响,探索卫生资源和卫生服务利用不平等与健康的关系	—

　　除了以上较为常用的两组间差异分析评价方法以外,方差和标准差、变异系数、t 检验、方差分析、卡方检验等方法,也可用来比较不同地区或同一地区不同人群的不平等状况。

　　2. 复杂不平等测量　包括不平等斜率指数、集中指数与集中曲线和泰尔指数。

　　(1)不平等斜率指数:不平等斜率指数用来描述存在自然顺序的组之间的不平等状况,评价不同地区或人群间的差异[6],用来测量绝对不平等。

　　在计算斜率指数时,将各地区按社会经济状况分组后,计算每组卫生与健康状况的平均值,然后按其社会经济状况排序。横轴即为排序后各地区人口累计百分比,取值范围是 0~1,纵轴是相应地区观测指标的绝对值,回归分析即可得到拟合曲线,其斜率即为不平等斜率指数[6]。

　　本研究利用不平等斜率指数,在省级水平上,测量我国卫生资源配置、卫生服务利用和健康的不平等及其发展情况。可根据各年份不平等斜率系数的 95% 置信区间是否重合,判断各年份之间不平等斜率系数的差异是否显著。

　　(2)集中指数与集中曲线:集中曲线用来描述存在自然顺序的组的相对不平等,可以直观地反映不平等,横轴为按经济水平排序的人口累计百分比,取值 0~1,纵轴是相应地区观测指标的累计百分比,取值 0~1[6]。集中曲线用于衡量与社会经济水平相联系的健康差异程度。如果各经济水平人群的健康状况是绝对平等的，集中曲线和 45°对角线重合；如果低收入人群的卫生与健康指标数值较小，集中曲线位于对角线下方，相反，位于对角线上方，曲线与对角线的距离越远表示越不平等。除了健康状况外，集中曲线还可以用于测量不同经济水平人群卫生资源配置和卫生服务利用的差异[6]。

集中曲线还可以用集中指数来量化，集中指数是集中曲线和 45°对角线之间面积的 2 倍，取值范围为 −1~1。如果与经济水平相关的健康状况是平等的，集中指数为 0；当集中曲线位于 45°对角线上方时集中指数为负值，表明该指标更倾向于穷人；当集中曲线位于 45°对角线下方时集中指数为正值，表明该指标更倾向于富人。集中指数等于 1 或 −1 时，说明绝对不平等，集中指数等于 0 时，说明完全平等。在实际测量中，集中指数一般不会超过 0.5，0.2~0.3 即提示有较大的不平等[6]。

根据集中指数的定义，公式为式(17-1)[34]：

$$C = 2 \times \frac{cov(h, r)}{\mu} \qquad \text{式(17-1)}$$

本研究中，h 为各个省级研究指标，μ 为各指标人口加权后的均值，r 为按人均 GDP 排序后的各省份人口累计百分比。

（3）泰尔指数：泰尔指数用来描述不存在自然顺序的组的不平等，具有可在不同人群或不同区域间分解的性质，可以测量组内和组间差异及其各自对总差异的贡献度[35]，公式如式(17-2)[6]：

$$I_0 = \left(\frac{1}{N} \right) \times \sum \text{Log} \left(\frac{\overline{X}}{X_i} \right) \qquad \text{式(17-2)}$$

N 为单位数，X_i 为第 i 个单位的变量值，$\overline{X}$ 是 X_i 的均值。泰尔指数越大，说明越不平等，当泰尔指数等于 0 时，说明绝对平等。本研究利用泰尔指数在区县级水平上测量我国卫生与健康不平等。与斜率指数和集中指数不同，泰尔指数的计算过程中，不需要纳入人均 GDP 等经济指标，因为人均 GDP 不在城市区一级别统计，所以斜率指数和集中指数不能用于全部区县的测量，而泰尔指数可以弥补这一缺陷。

总体差异可以分解为组内差异和组间差异，分解公式如式(17-3)[6]：

$$I_t = I_w + I_b = \sum_{g=1}^{G} X_g \left[\sum_{i \in S_g} \text{Log} \left(\frac{x_i / X_g}{1 / N_g} \right) \right] + \sum_{g=1}^{G} X_g \text{Log} \frac{X_g}{N_g / N} \qquad \text{式(17-3)}$$

其中，N 代表 31 个省份，X_i 为第 i 个省份的卫生与健康情况，$\overline{X}$ 为研究指标均值。同时，根据式(17-3)，泰尔指数还可以在区县级水平，测量省内和省间的差异，并计算各个差异的贡献度。式(17-3)中，I_w 为省内差距，I_b 为省间差距，G 为 31，代表省份数量，N_g 为第 g 个省中区县的个数，x_i 为县 i 的卫生指标的绝对值在该省内的占比，X_g 为第 g 个省的卫生指标值在全国水平的占比。本研究中泰尔指数可以用来测量省级水平上我国卫生资源、卫生服务利用和健康的不平等及其发展，区分我国卫生与健康不平等主要是由于省内还是省间差异造成的。

3. 交叉分层分析　本研究选用交叉分层分析的方法，将各地区分为贫困县与非贫困县或东、中、西部地区，分层分析卫生资源配置、卫生服务利用和健康的分布。交叉分层分析强调各社会分层因素之间的共同作用与交叉作用[36],如比较东部低收入地区和西部高收入地区的卫生与健康状况。

4. 多因素分析 本研究建立三水平模型,区县级水平为水平1,时间水平为水平2,省级水平为水平3。模型估计如式(17-4)~式(17-8)[37]:

$$Y_{ijk} = \beta_{0jk} + \beta_1 X_{1ijk} + e_{0ijk} \qquad \qquad 式(17\text{-}4)$$

$$\beta_{0jk} = \beta_{0k} + \mu_{0jk} \qquad \qquad 式(17\text{-}5)$$

$$\beta_{0k} = \beta_0 + v_{0k} \qquad \qquad 式(17\text{-}6)$$

组合式(17-4)~式(17-6)后得到式(17-7)和式(17-8):

$$Y_{ijk} = \left[(\beta_0 + v_{0k}) + \mu_{0jk} \right] + \beta_1 X_{1ijk} + e_{0ijk} \qquad \qquad 式(17\text{-}7)$$

$$Y_{ijk} = \beta_0 + \beta_1 X_{1ijk} + (e_{0ijk} + \mu_{0jk} + v_{0k}) \qquad \qquad 式(17\text{-}8)$$

式中,i 为水平1区县级水平,j 为水平2时间水平,k 为水平3省级水平。固定效应部分为 β_0,v_{0k} 为水平3省级水平的随机截距,μ_{0jk} 为水平2时间水平的随机截距,e_{0ijk} 为水平1区县级水平的随机截距。

本研究用多水平模型探索卫生资源不平等分别与卫生服务利用和健康的关系,以及卫生服务利用不平等与健康的关系。因变量为健康或卫生服务利用指标,主要自变量为卫生资源或卫生服务利用不平等,控制其他社会经济人口变量。选用泰尔指数表示卫生资源或卫生服务利用不平等,因为经济因素对健康的影响较大,必须纳入人均GDP这一控制变量。省级泰尔指数是利用各农村县的数据计算得出,不包含城市区,因为人均GDP不在区一级别统计,以下回归分析仅在县级数据中进行,所有县级层面的不平等仅利用县级数据汇总。

第三节 主要结果和讨论

一、卫生与健康不平等

本节描述了我国卫生与健康不平等现状及其发展。从省级水平,描述2005年以来我国卫生资源配置(以每千人口卫生技术人员数为例)、卫生服务利用(以居民平均就诊次数为例)和健康状况(以五岁以下儿童死亡率为例)不平等现状;从省级水平,分析卫生与健康状况在不同分层条件(不同地理区域,贫困县与非贫困县)下的差异;从区县级水平,分析我国卫生与健康不平等主要是由省内还是省间差异造成的。

(一)卫生资源配置

2005—2017年,在省级水平上汇总斜率指数和集中指数。我国卫生资源配置的不平等状况逐渐改善,但仍然存在;经济发展水平较高的省份拥有的卫生资源更多;卫生人力资源的配置存在较大的不平等。

以每千人口卫生技术人员数为例,卫生技术人员主要集中在经济发达的省份,绝对不平等和相对不平等均逐渐好转,但不显著。每千人口卫生技术人员数的斜率指数从2.7波动下降到2.1(图17-2A),说明绝对不平等呈好转趋势,但好转并不显著;人均GDP较低的前60%的省份在不同年份间的集中曲线差距较大(图17-2B),说明经济发展水平较差的省份相对不平等有所好转。

2005—2017年,将各省份按东、中、西部地区三分类分组后,每一组的每千人口卫生技术

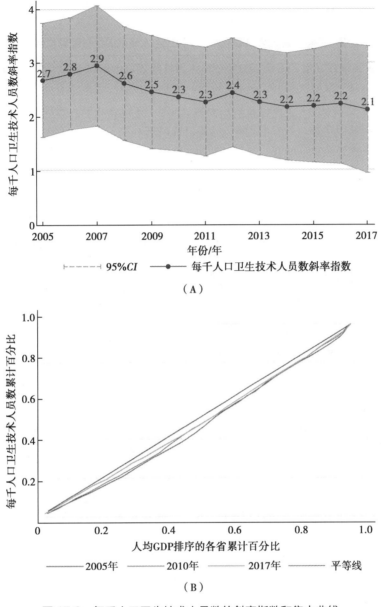

图 17-2 每千人口卫生技术人员数的斜率指数和集中曲线

人员数都在逐年增加,西部地区增长最快,年均增长率 6.40%,其次是东部地区 4.98%。东部地区的每千人口卫生技术人员数均比西部地区多(表 17-2)。

2008—2014 年,以区县级行政区域为单元,纳入我国全部区县级单位,进行每千人口卫生技术人员数不平等的分析和泰尔指数的计算。按贫困县和非贫困县分组后,非贫困县的每千人口卫生技术人员数比贫困县多,绝对差异在拉大,相对差异和不平等变化不大,省内差异的贡献远远大于省间差异,并且贡献度在逐渐增加。具体来说,2008 年非贫困县比贫困县的每千人口卫生技术人员数多 1.66 人,即绝对差异为 1.66 人,逐年扩大到 2014 年的 2.37 人;而从相对差异来看,非贫困县的每千人口卫生技术人员数维持在贫困县的 1.60~

1.70 倍,变化不大。由区县级单位集合计算出的泰尔指数来看,省内差异占总差异的 90% 以上,仅有不足 10% 是由于省间差异造成的(表 17-3)。

表 17-2 不同地区分组的每千人口卫生技术人员数的绝对差异和相对差异

分组	2005 年	2006 年	2007 年	2008 年	2009 年	2010 年	2011 年	2012 年	2013 年	2014 年	2015 年	2016 年	2017 年
东部	3.82	4.00	4.11	4.21	4.52	4.73	4.98	5.33	5.69	5.92	6.19	6.47	6.83
中部	3.39	3.45	3.53	3.69	4.06	4.24	4.38	4.65	4.92	5.17	5.43	5.67	5.98
西部	3.10	3.15	3.26	3.42	3.81	4.07	4.35	4.71	5.16	5.48	5.76	6.10	6.52
东部-西部	0.72	0.85	0.85	0.79	0.71	0.66	0.63	0.62	0.53	0.44	0.43	0.37	0.31
东部/西部	1.23	1.27	1.26	1.23	1.19	1.16	1.14	1.13	1.10	1.08	1.07	1.06	1.05

表 17-3 贫困程度分组的每千人口卫生技术人员数的差异和泰尔指数

年份/年	贫困	非贫困	非贫困-贫困	非贫困/贫困	泰尔指数				
					全国	省内	贡献度/%	省间	贡献度/%
2008	2.40	4.06	1.66	1.69	0.196	0.177	90.27	0.019	9.73
2010	2.74	4.77	2.03	1.74	0.189	0.171	90.48	0.018	9.52
2012	3.12	5.35	2.23	1.71	0.187	0.171	91.38	0.016	8.62
2014	3.63	6.00	2.37	1.65	0.192	0.178	92.62	0.014	7.38

(二)卫生服务利用不平等

2009—2017 年,我国卫生服务利用的不平等状况未见明显好转,并有恶化趋势。

从居民平均就诊次数来看,门诊就诊主要集中在经济发达的省份,绝对不平等和相对不平等均逐渐恶化,但不显著。居民平均就诊次数的斜率指数从 2.8 逐年增加到 4.5(图 17-3A),说明绝对不平等性呈恶化趋势,但恶化并不显著;2017 年的集中曲线与 2009 年的存在一定差距,且 2017 年离平等线更远(图 17-3B),说明相对不平等状况也有所恶化。

2009—2017 年,将各省份按东、中、西部地区三分类分组后,每一组的居民平均就诊次数均逐年增加,东部地区增长最快,年均增长率 4.67%,西部地区年均增长率最低,为 4.17%。东部地区的居民平均就诊次数均比西部地区多,东西部地区的绝对差异先上升后比较平稳,绝对差异从 2009 年的 1.33 人次增加到 2014 年的 2.10 人次,之后基本不变。相对差异先升后降,2009 年东部地区的居民平均就诊次数是西部地区的 1.36 倍,2014 年增加到 1.44 倍,之后下降到 2017 年的 1.41 倍(表 17-4)。

表 17-4 不同地区分组的居民平均就诊次数的绝对差异和相对差异

分组	2009 年	2010 年	2011 年	2012 年	2013 年	2014 年	2015 年	2016 年	2017 年
东部	5.03	5.28	5.68	6.22	6.60	6.85	6.91	7.06	7.24
中部	3.40	3.60	3.87	4.21	4.42	4.61	4.59	4.69	4.77
西部	3.70	3.91	4.10	4.46	4.69	4.75	4.81	4.96	5.13
东部-西部	1.33	1.37	1.58	1.76	1.91	2.10	2.10	2.10	2.11
东部/西部	1.36	1.35	1.39	1.39	1.41	1.44	1.44	1.42	1.41

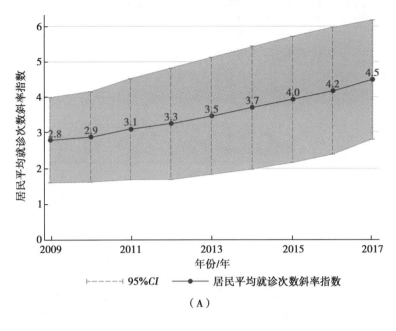

（A）

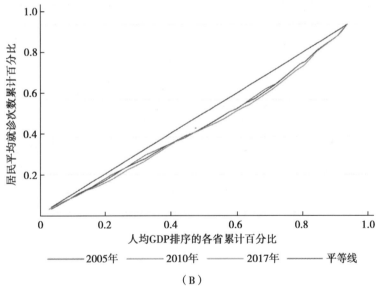

（B）

图 17-3　居民平均就诊次数的斜率指数和集中曲线

2008—2014 年,非贫困县的居民平均就诊次数比贫困县多,绝对差异在拉大,相对差异和不平等先降后升,省内差异的贡献大于省间差异,并且贡献度在逐渐降低。具体来说,2008 年非贫困县比贫困县的居民平均就诊次数多 1.26 人次,即绝对差异为 1.26 人次,逐年扩大到 2014 年的 2.03 人次;而从相对差异来看,2008 年非贫困县的居民平均就诊次数是贫困县的 1.79 倍,下降到 2010 年的 1.43 倍,后增加到 2014 年的 1.52 倍。区县级单位集合计算出的不平等中,省内差异占 70% 以上,仅有不足 30% 是由于省间差异造成的(表 17-5)。

表 17-5 贫困程度分组的居民平均就诊次数的差异和泰尔指数

年份/年	贫困	非贫困	非贫困-贫困	非贫困/贫困	泰尔指数				
					全国	省内	贡献度/%	省间	贡献度/%
2008	1.59	2.85	1.26	1.79	0.257	0.196	76.34	0.061	23.66
2010	3.22	4.62	1.40	1.43	0.132	0.101	76.50	0.031	23.50
2012	3.71	5.41	1.70	1.46	0.135	0.098	72.30	0.037	27.70
2014	3.91	5.94	2.03	1.52	0.143	0.102	70.93	0.042	29.07

（三）健康状况不平等

由于缺少各年份省级五岁以下儿童死亡率的数据,本部分不汇报 2005—2017 年省级水平的斜率指数、集中指数和泰尔指数,仅汇报县级水平贫困县与非贫困县的差异、省内和省间差异以及交叉地区的健康状况。

2008—2014 年,按贫困县和非贫困县分组后(由于数据限制,2014 年仅包含农村县,不包括城市区),非贫困县的五岁以下儿童死亡率比贫困县低,绝对差异和不平等在缩小,相对差异先升后降,省间差异的贡献大于省内差异,并且省间差异的贡献度先升后降。具体来说,2008 年非贫困县比贫困县的五岁以下儿童死亡率少 12.50 个千分点,即绝对差异为 12.50 个千分点,逐年减小到 2014 年的 8.47 个千分点;而从相对差异来看,2008 年贫困县的五岁以下儿童死亡率是非贫困县的 1.82 倍,下降到 2012 年的 1.72 倍,后增加到 2014 年的 2.08 倍。全国各县五岁以下儿童死亡率不平等情况分析显示,2008—2014 年间不平等好转,泰尔指数由 0.148 降低到 0.110。其中省间的不平等是造成我国五岁以下儿童死亡率分布不平等的主要因素,但省内和省间的不平等相差不大(表 17-6)。

表 17-6 贫困程度分组的五岁以下儿童死亡率的差异和泰尔指数

年份/年	贫困	非贫困	非贫困-贫困	非贫困/贫困	泰尔指数				
					全国	省内	贡献度/%	省间	贡献度/%
2008	27.99	15.49	−12.50	0.55	0.148	0.073	49.04	0.076	50.96
2010	23.54	13.38	−10.16	0.57	0.121	0.049	40.24	0.072	59.76
2012	20.43	11.83	−8.60	0.58	0.117	0.046	39.41	0.071	60.59
2014	16.17	7.70	−8.47	0.48	0.110	0.051	46.16	0.059	53.84

综上,我国卫生与健康趋向平等,但不平等仍存在。卫生资源配置和健康的不平等逐渐改善;卫生服务利用不平等未见明显好转。这一结论可能因为中共中央、国务院通过转移支付等措施,重点关注西部地区和经济发展水平较低的地区,使卫生资源配置和健康不平等得到改善。这一研究结论与张小娟等人的研究一致,其研究也发现卫生人力资源不平等逐渐好转[38]。健康不平等得到改善的结果与丁雪等人的研究一致,其研究得出孕产妇死亡率的集中指数在逐渐减小[39]。而我国卫生服务利用不平等未见好转,可能因为卫生服务利用与人的观念和行为有关,在卫生资源数量增加和不平等改善的基础上,利用的改变需要一定的时间。另外,卫生服务利用不平等可能原因很多,从经济发展角度,收入存在差异,对卫生服务的支付能力存在差异,可能会导致不平等地利用卫生服务。从社会角度,人们观念的差异可能导致不平

等的利用。从卫生体系的角度,资源分布不均,导致可及性存在差异,但这种差异是可避免的,即卫生服务利用不公平;从医疗保险角度,筹资额度不同,也可能影响利用,这种差异也可以通过调整医保政策来避免,也属于卫生服务利用不公平;从健康角度,健康状况不同,卫生服务的需求不同,比如老年人的需求更高,对卫生服务的利用应该更多,即使老年人多的省份卫生服务利用率高于其他省份,但由于这种差异是不需要避免的,这种不平等反而是公平的。

从各不平等指数的数值来看,每千人口卫生技术人员、居民平均就诊次数和五岁以下儿童死亡率仍然较不平等。卫生人力资源主要分布在东部地区或者经济发展水平高的地区,其不平等主要是因为卫生人员的职业选择,除了工资和福利以外,工作环境、生活环境和职业发展等都是影响卫生人员选择工作地点的因素。2014 年西部地区卫生人员支出 6.6 万元,比东部地区(9.2 万元)低 28%,从收入和福利待遇上看,东部地区更有竞争力。经济发展较差的地区可支配的费用更少,投入到卫生和健康领域的更少,就更难吸引到高质量的卫生人力,造成恶性循环。卫生人力的不平等较差也与既往研究一致,白玲等人的研究结果表明卫生人力资源的公平性比卫生物力资源的公平性差[40]。笔者认为,卫生人力的差异是卫生与健康不平等的最主要的动因,而缩小人力资源的差异可以一定程度上通过改善激励机制、优化未来发展,在卫生人员最在意的因素上提出优待措施,促进人力资源的公平性。

居民平均就诊次数不平等主要是因为收入较低的人支付能力较低,小病不去门诊就医,待病情加重后,病人不得不选择住院治疗,使得平均就诊次数在不同收入群体中存在较不平等,而年住院率反而较为平等。笔者认为,医疗保险对卫生服务的可及性有一定影响,优化的医保模式可以一定程度上避免卫生与健康不平等,促进卫生与健康公平性。

省内差异造成了我国卫生资源配置和卫生服务利用绝大部分的不平等,而省内差异也造成了近 50% 的五岁以下儿童死亡率不平等。此研究结果与 Sudhir Anand 等人结果一致,其研究表明我国医生和护士的数量存在较大的不平等,有 82% 以上都是由于省内差异造成的[41]。可能因为在政策的制定和实施过程中,我国政府首先提出指导性建议,但省级政府须根据各省情况制定具体的计划,并自行实施,除了国家的支持以外,省级政府对合理地进行卫生资源配置和卫生服务利用的责任更大,更应该关注省内的差异,对可避免的差异进行干预,从而改善卫生与健康公平性,提高健康水平。

二、卫生与健康不平等交叉分层分析

评价我国交叉地区的卫生与健康不平等,将贫困县和非贫困县与东、中、西部地区两种分层方式交叉分析,从区县级水平,对比各交叉地区卫生资源配置(以每千人口卫生技术人员数为例)、卫生服务利用(以居民平均就诊次数为例)和健康(以五岁以下儿童死亡率为例)水平,精准定位最落后或最不平等的地区。

(一)卫生资源配置

我国各交叉地区各年份每千人口卫生技术人员的分布见表 17-7。总体来看,无论东部、中部还是西部地区,任一年份非贫困县的每千人口卫生技术人员数均显著高于西部贫困县,并且该差异随时间扩大;任一年份"中间组"西部非贫困县每千人口卫生技术人员数最多;任一年份"中间组"东部贫困县比"极端组"西部贫困县少,2012 和 2014 年"中间组"中部贫困县也比"极端组"西部贫困县少,但均不显著。具体来看,2014 年西部非贫困县的每千人口卫生技术人员数最多,比西部贫困县显著性地多 2.54 人,该差异在 2008 年时仅为 1.79 人;2014 年东部贫困县最少,比西部贫困县少 0.61 人,但不显著。

表 17-7　每千人口卫生技术人员数在交叉地区的分布

分组	2008 年	2010 年	2012 年	2014 年
西部贫困县（对照）				
西部非贫困县	1.79 ***	2.09 ***	2.40 ***	2.54 ***
中部贫困县	0.11	0.066	−0.048	−0.40
中部非贫困县	1.69 ***	2.07 ***	2.07 ***	1.90 ***
东部贫困县	−0.028	−0.094	−0.26	−0.61
东部非贫困县	1.56 ***	1.86 ***	2.12 ***	2.11 ***

*** $P<0.01$。

（二）卫生服务利用

交叉地区各年份居民平均就诊次数的分布见表 17-8。总体来看，2010 年以后其他五组的居民平均就诊次数均比西部贫困县多，且除中部贫困县以外，其他四组均显著多于西部贫困县，并且该差异随时间扩大；任一年份"极端组"东部非贫困县居民平均就诊次数最多。具体来看，2014 年西部非贫困县的居民平均就诊次数比西部贫困县显著性地多 1.69 人次，该差异在 2008 年时仅为 1.08 人次；2014 年东部非贫困县的居民平均就诊次数最多，比西部贫困县显著性地多 3.19 人次。

表 17-8　居民平均就诊次数在交叉地区的分布

分组	2008 年	2010 年	2012 年	2014 年
西部贫困县（对照）				
西部非贫困县	1.08 ***	1.27 ***	1.57 ***	1.69 ***
中部贫困县	−0.32	0.091	0.30	0.19
中部非贫困县	0.35 ***	0.59 ***	0.81 ***	0.95 ***
东部贫困县	−0.028	0.81 **	1.05 **	1.19 **
东部非贫困县	1.38 ***	2.04 ***	2.72 ***	3.19 ***

** $P<0.05$，*** $P<0.01$。

（三）健康状况不平等

各交叉地区各年份五岁以下儿童死亡率的分布见表 17-9。总体来看，任一年份其余五组的五岁以下儿童死亡率均显著低于西部贫困县，并且该差异随时间缩小；任一年份"极端组"东部非贫困县五岁以下儿童死亡率最低；任一年份非贫困县均比同地区的贫困县五岁以下儿童死亡率低。具体来看，2014 年西部非贫困县的五岁以下儿童死亡率比西部贫困县显著性地少 8.1 个千分点，该差异在 2008 年时为 18.5 个千分点；2014 年东部非贫困县最低，比西部贫困县显著性地少 14.0 个千分点。

综上，我国卫生发展在交叉地区间存在差异。在门诊服务利用和五岁以下儿童死亡率上，交叉地区分析的结果符合预期，西部贫困县的居民平均就诊次数最少，五岁以下儿童死亡率最高，而东部非贫困县的门诊利用和健康状况最好。但在卫生资源配置上，结果则不同，反而是西部非贫困县卫生发展状况最好。这可能因为国家对西部地区政策倾斜，但由于

表 17-9 五岁以下儿童死亡率在交叉地区的分布

分组	2008 年	2010 年	2012 年	2014 年
西部贫困县(对照)				
西部非贫困县	−18.5 ***	−14.3 ***	−12.5 ***	−8.1 ***
中部贫困县	−21.2 ***	−16.8 ***	−14.7 ***	−11.4 ***
中部非贫困县	−24.3 ***	−19.0 ***	−16.4 ***	−11.4 ***
东部贫困县	−18.7 ***	−13.5 ***	−12.0 ***	−11.9 ***
东部非贫困县	−28.2 ***	−22.4 ***	−19.5 ***	−14.0 ***

*** $P<0.01$。

"性能优势",西部经济发展较好的地区更容易吸收国家支持,吸引到优质卫生人力资源;同时由于"利用优势",西部经济发展较好的地区卫生资源的可及性更高[42]。所以造成了西部非贫困县卫生资源配置最多的现状。

与之相对应,东部贫困县的卫生资源配置与西部贫困县的差异并不显著,甚至还比西部贫困县低。这可能因为东部地区经济较发达,人口众多,交通便利,东部贫困县的居民可以比较方便地去其他经济发达的地区就诊,形成"影子效应":即一方面周边地区吸引了当地患者去异地就医,一定程度上满足了当地患者的医疗服务需求,使本地医疗卫生发展的积极性减低,导致发展状况变差,发展速度变慢;另一方面东部贫困县容易被政策忽视,我国政策对西部地区的补偿和支持较多,东部地区自身发展较好而受到的政策惠及较少,东部贫困县既少受政策优惠又无法自身发展,所以东部贫困县的卫生发展较差,甚至比西部贫困县更差。因此说明,我国卫生发展情况经地区和经济的交叉分层分析后,经济水平极端的组并不一定是卫生发展情况极端的组,反而中间组(如西部非贫困县和东部贫困县)则成为卫生发展情况极端的组。这一结论与既往研究一致,以江苏省为例,苏南、苏北差距极大,苏北的经济发展较为落后,东部欠发达地区的经济发展的条件、规律和困难与中、西部地区不一样,容易受自然因素、区位因素和政策因素的制约[43]。尚建宝的研究也得出相似结论,东部贫困地区邻近发达地区,但与发达地区差距较大,人才流失很严重[44]。

三、卫生资源和卫生服务利用及其不平等与健康平等关系

本部分揭示卫生资源配置(以每千人口卫生技术人员数为例)、卫生服务利用(以居民平均就诊次数为例)和健康(以五岁以下儿童死亡率为例)及其不平等的关系。经拐点检测,确定 2 年为滞后时间段,经过 Hausman 检验,选择固定效应模型。多水平模型结果见表 17-10。

模型一仅纳入自变量和因变量,模型二控制人均 GDP(ln)、65 岁以上老年人口占比、城镇化率、区域面积、文盲率,以及县级/省级每千人口卫生技术人员数或者居民平均就诊次数。

(一)卫生资源不平等与卫生服务利用

仅考虑每千人口卫生技术人员不平等对居民平均就诊次数的影响时,每千人口卫生技术人员数的泰尔指数每增加 0.01 个单位,居民平均就诊次数会显著减少 3.21%。当控制县级每千人口卫生技术人员数、经济、人口、社会、教育等因素和省级每千人口卫生技术人员数后,每千人口卫生技术人员数的泰尔指数每增加 0.01 个单位,居民平均就诊次数会减少 0.13%,但不显著。

表 17-10 卫生资源、卫生服务利用及其不平等和健康的关系

模型	模型一[系数 β（95%CI）]	模型二[系数 β（95%CI）]
因变量：居民平均就诊次数(ln)		
省级每千人口卫生技术人员数泰尔指数	-3.21***	-0.13
	(-4.59,-1.83)	(-1.61,1.35)
因变量：五岁以下儿童死亡率(ln)		
省级每千人口卫生技术人员数泰尔指数	5.67***	3.61***
	(3.74,7.59)	(2.04,5.18)
因变量：五岁以下儿童死亡率(ln)		
省级居民平均就诊次数泰尔指数	4.77***	2.25***
	(3.39,6.15)	(0.65,3.85)

*** $P<0.01$。

（二）卫生资源不平等与健康

仅考虑每千人口卫生技术人员数不平等和五岁以下儿童死亡率时，每千人口卫生技术人员数的泰尔指数每增加 0.01 个单位，五岁以下儿童死亡率会显著增加 5.67%。当控制县级每千人口卫生技术人员数、经济、人口、社会、教育等因素和省级每千人口卫生技术人员数后，每千人口卫生技术人员数的泰尔指数每增加 0.01 个单位，五岁以下儿童死亡率会显著增加 3.61%。

（三）卫生服务利用不平等与健康

仅考虑居民平均就诊次数不平等对五岁以下儿童死亡率的影响时，居民平均就诊次数的泰尔指数每增加 0.01 个单位，五岁以下儿童死亡率会显著增加 4.77%。当控制县级居民平均就诊次数、经济、人口、社会、教育等因素和省级卫居民平均就诊次数后，居民平均就诊次数的泰尔指数每增加 0.01 个单位，五岁以下儿童死亡率会显著增加 2.25%。

综上，卫生资源和卫生服务利用及其不平等与健康密切相关。省内卫生资源配置越平等，卫生服务利用量越多。当卫生资源配置平等性较好时，在各地就医享受的卫生资源较为均等，则人们的就医选择较为固定，人们越容易与当地医疗卫生服务提供者建立稳定的就医关系，有利于卫生服务的利用。笔者认为，卫生资源配置不平等主要通过影响就医行为而影响服务利用。而这种配置上的不平等在一定程度上是可以避免的，因此这种资源配置的不平等也是不公平的。在各个县内根据需求对卫生资源公平地配置，可以提高就医可及性。

省内卫生资源配置越平等，五岁以下儿童死亡率越低。可能有以下三个原因：第一，各县卫生资源、五岁以下儿童死亡率的关系是一个凹函数，当卫生资源处于较低水平时，卫生资源越多，五岁以下儿童死亡率越低，随着资源的增加，五岁以下儿童死亡率下降速度变慢，当各县卫生资源差距较大时，五岁以下儿童死亡率均值较高，卫生资源差距缩小时，平均五岁以下儿童死亡率降低，即"绝对影响"；第二，当省内卫生资源分布不均时，卫生服务利用多集中于卫生资源丰富的地区，对于外地患者来说，就医可及性变差，对于本地患者来说，本地卫生资源被外地患者挤占，导致本地患者的就医可及性也变差，因此无论本地还是外地居民的健康状况均可能变差；第三，卫生资源配置不平等的地区，患者就医行为发生变化，患者会不信任卫生资源较少地区的医疗服务，更愿意选择卫生资源丰富的地区就医，这样一方面增加了就医时间和出行成本，在就医途中容易发生延误或意外，另一方面不在本地就医很难得

到连续性的医疗服务,可能发生重复问诊、开药、检查等问题,病史资料也不连续,不利于患者的康复。因此卫生资源配置越不均,五岁以下儿童死亡率越高。目前还没有对卫生资源不平等与健康结局关系的定量研究,本研究可以从卫生资源合理分布的角度,减小可避免的资源不平等,支持对卫生资源的公平配置,从而提高健康水平。

省内卫生服务利用越平等,五岁以下儿童死亡率越低。卫生服务利用不平等和健康关系的研究较少,本研究得出该结论,可能因为省内卫生服务利用越平等,患者越容易与医疗服务提供者形成稳定的就医关系,可以避免不必要的重复开药和检查,这样即可改善卫生服务利用的公平性;同时,稳定的就医关系也使医生更了解患者情况和既往病史,利于诊断和治疗,提高了卫生服务利用的效果,从而利于健康水平的提高和改善。因此减小可避免的卫生服务利用差异,改善不平等的同时提高了卫生服务利用的公平性,提高了健康水平。

第四节 政策建议与未来研究方向

一、提高卫生资源配置公平性

本研究表明,我国卫生资源配置、卫生服务利用和健康水平不断提高,但卫生与健康不平等仍然存在。不同经济发展水平地区间、东中西部地区间绝对差异和相对差异均较大。卫生人力资源不平等,所以根据垂直公平性,应增加对卫生人力资源的激励,尤其是偏远地区或者贫困地区的卫生人员。为了促进卫生人力资源提供更有效的卫生服务,除了招募和保留落后地区的卫生人员,还应提高医疗技术。医疗服务质量的提高一方面可以借助远程医疗,对卫生发展状况较差的地区提供远程的医疗援助,缓解其卫生需求的压力;另一方面可以增加高质量执业(助理)医师的流动性,比如,高质量执业(助理)医师在落后地区执业1~2年,利于其职业发展和晋升,以此激励执业(助理)医师去落后地区服务,有利于提高卫生资源配置的公平性。

未来研究可以进一步细化卫生资源指标,以卫生人力资源为例,可以测量不同科别的卫生人员配置是否平等,如影像科、儿科医生等,以便更精准地配置卫生资源。另外,在研究方法上,现有研究均是通过测量不平等来代替公平性,下一步应研发公平性的直接测量方法,使政策的制定更准确和严谨。

二、地方政府承担起更大的促进公平的责任

现阶段,我国政府在调控地区间不平等上做出了很多努力,中央转移支付额度也在逐年增加。但本研究对我国卫生资源配置和卫生服务利用不平等进行测量,结果发现省内差异的贡献度达70%~90%,说明在政府宏观调控的基础上,省级政府应承担起更大的责任,重点关注本省内卫生资源配置和卫生服务利用的分布情况,减小省内各区县间的差异,尤其要改善各省内最落后的区县的卫生发展状况。重点要提高省内各区县医疗卫生机构的技术水平,由于不同经济发展水平地区的卫生服务质量有一定差异,居民就诊时仍选择去本省内卫生资源发达的地区或较高级别的医疗卫生机构就诊,造成卫生服务利用的不公平,因此要推广落实基层首诊、双向转诊、分级诊疗制度,公平配置卫生资源,改善卫生服务利用不公平的现状,从而提高健康水平。

未来可以从市级等更小单元进行分析,定位省内较不平等的市,明确其卫生与健康不平

等的原因,从而提高改善不公平措施的效率。

三、精准施策促进卫生与健康公平

对交叉地区分析的结果显示,各交叉地区的卫生与健康状况有较大差异,因此,需要科学阶梯性增加政府卫生投入,落实"中部崛起"战略。对经济发展水平较低的地区或者西部地区增加投入的同时,适当调整经济发展水平一般的地区或者中部地区的财政投入,防止出现"两头高,中间低"的现象。不同地区宜采用不同的政策措施,在经济发展水平较差但可及性较好的地区(如东部贫困县),应重点关注基层卫生服务,鼓励就医下沉,做到"小病不出村,大病不出县",因为东部地区交通便利,各区县地理面积较小,去外地就医相对比较方便,但由于经济发展水平较差,患者支付能力较低,如果基层卫生服务被有效利用,会增加当地居民卫生服务的利用,提高其健康水平;对经济发展水平较高但可及性不好的地区(如西部非贫困县),要重点关注卫生服务质量的提高,因为西部地区多为山区,而且各县或区地理面积较大,医疗服务的地理可及性不高,异地就医较不方便,应该提高自身医疗卫生服务质量,更好地为当地患者服务,提高当地居民的健康水平。

本研究只分析了东、中、西部地区和贫困县与非贫困县的交叉作用,还可以用更多的指标分层分析,如城乡、年龄、职业、性别等,精准施策于更具体的人群。

四、将健康公平作为发展更重要指标

本研究对卫生资源和卫生服务利用及其不平等与健康的关系进行研究,发现省内卫生资源配置越平等,卫生服务利用越多;省内卫生资源配置和卫生服务利用越平等,健康状况越好。因此,关注省内卫生资源和卫生服务利用不平等对居民健康水平的提高的意义更大,健康公平应作为发展的更重要的指标。具体而言,在增加卫生资源和服务利用数量的同时,应重点关注可避免的不平等,并对其进行政策干预。从平等配置卫生资源入手,逐渐向按需配置卫生资源转变,从而提高卫生服务利用水平和健康水平。同时引导人们按需利用卫生服务,改善卫生服务利用公平性,促进健康水平的提高。

因为数据的可及性,本研究仅应用个别指标指代卫生资源、卫生服务利用和健康维度,下一步的研究应纳入更全面的指标,并且在关系研究时,应使用与健康结局更相关的资源或利用指标。另外,各维度不平等之间关系研究的文章很少,需要更多研究验证本研究的结论,同时探索卫生资源和卫生服务利用及其不平等对健康影响的原因和机制。

(宋宿杭)

参考文献

[1] 李顺平,孟庆跃. 卫生服务公平性及其影响因素研究综述[J]. 中国卫生事业管理,2005,21(3): 132-134.

[2] CULYER A J,WAGSTAFF A. Equity and equality in health and health care[J]. Journal of Health Economics,1993,12(4):431-457.

[3] BRAVEMAN P. Health disparities and health equity:concepts and measurement[J]. Annual Review of Public Health,2006,27(27):167-194.

[4] ASADA Y. A framework for measuring health inequity[J]. Journal of Epidemiology and Community Health, 2005,59(8):700-705.

［5］ DAHLGREN G,WHITEHEAD M. Policies and strategies to promote social equity in health. Background document to WHO- Strategy paper for Europe［J］. Arbetsrapport,1991,14:1063-1069.

［6］ WHO. Handbook on health inequality monitoring with a special focus on low- and middle-income countries ［M］Geneve:WHO,2013.

［7］ SCHWANKE KHILJI S U,RUDGE J W,DRAKE T,et al. Distribution of selected healthcare resources for influenza pandemic response in Cambodia［J］. International Journal for Equity in Health,2013,12:82.

［8］ PALLIKADAVATH S,SINGH A,OGOLLAH R,et al. Human resource inequalities at the base of India's public health care system［J］. Health & Place,2013,23:26-32.

［9］ UNAL E. How the government intervention affects the distribution of physicians in Turkey between 1965 and 2000［J］. International Journal for Equity in Health,2015,14:1.

［10］ 王耀刚,崔壮,夏青,等. 基于公平与效率的我国卫生资源优化配置战略选择与实施路径［J］. 中华医院管理杂志,2013,29(11):826-830.

［11］ CHAUDHURI A,ROY K. Changes in out-of-pocket payments for healthcare in Vietnam and its impact on equity in payments,1992—2002［J］. Health Ppolicy,2008,88(1):38-48.

［12］ CLARK C R,OMMERBORN M J,Coull B A,et al. Income inequities and medicaid expansion are related to racial and ethnic disparities in delayed or forgone care due to cost［J］. Medical Care,2016,54(6):555-561.

［13］ 赵东辉,汪早立. 我国基本医疗保障制度整合路径探析:从覆盖人群特征分析［J］. 卫生经济研究,2013,(5):9-13.

［14］ 韩春蕾,于晓阳. 我国区域居民收入及健康的关系研究［J］. 中国卫生事业管理,2015,(10):754-757.

［15］ WAGSTAFF A,DMYTRACZENKO T,ALMEIDA G,et al. Assessing Latin America's progress toward achieving universal health coverage［J］. Health Aff(Millwood),2015,34(10):1704-1712.

［16］ ZHONG H. On decomposing the inequality and inequity change in health care utilization:change in means,or change in the distributions? ［J］. International Journal of Health Care Finance and Economics,2010,10 (4):369-386.

［17］ VAN DOORSLAER E,WAGSTAFF A,VAN DER BURG H,et al. Equity in the delivery of health care in Europe and the US［J］. Journal of Health Economics,2000,19(5):553-583.

［18］ LIANG D,ZHANG D,HUANG J,et al. Does rapid and sustained economic growth lead to convergence in health resources:The case of China from 1980 to 2010［J］. Inquiry,2016,53:0046958016631699.

［19］ 马玉琴,张鹭鹭,孙金海,等. 不同地区农村居民医疗服务需求与利用现况比较研究［J］. 中国初级卫生保健,2008,(1):11-12.

［20］ ROOS N P,MUSTARD C A. Variation in health and health care use by socioeconomic status in Winnipeg, Canada:does the system work well? Yes and no［J］. The Milbank Quarterly,1997,75(1):89-111.

［21］ FINKELSTEIN M M. Do factors other than need determine utilization of physicians'services in Ontario? ［J］. CMAJ,2001,165(5):565-570.

［22］ ASADA Y,KEPHART G. Equity in health services use and intensity of use in Canada［J］. BMC health services research,2007,7:41.

［23］ RUDAN I,CHAN K Y,ZHANG J S,et al. Causes of deaths in children younger than 5 years in China in 2008［J］. Lancet,2010,375(9720):1083-1089.

［24］ WANG H,LIDDELL C A,COATES M M,et al. Global,regional,and national levels of neonatal,infant,and under-5 mortality during 1990—2013:a systematic analysis for the Global Burden of Disease Study 2013 ［J］. Lancet,2014,384(9947):957-979.

［25］ ANWAR I,SAMI M,AKHTAR N,et al. Inequity in maternal health-care services:evidence from home-based skilled-birth-attendant programmes in Bangladesh［J］. Bulletin of the World Health Organization,2008,86 (4):252-259.

［26］ HOSSEINPOOR A R,VAN DOORSLAER E,SPEYBROECK N,et al. Decomposing socioeconomic inequality in infant mortality in Iran［J］. International Journal of Epidemiology,2006,35(5):1211-1219.

［27］ WAGSTAFF A,LINDELOW M,JUN G,et al. Extending health insurance to the rural population:an impact evaluation of China's new cooperative medical scheme［J］. Journal of Health Economics,2009,28(1):1-19.

［28］ TANGCHAROENSATHIEN V,PATCHARANARUMOL W,IR P,et al. Health-financing reforms in southeast Asia:challenges in achieving universal coverage［J］. Lancet,2011,377(9768):863-873.

［29］ ATUN R,AYDIN S,CHAKRABORTY S,et al. Universal health coverage in Turkey:enhancement of equity ［J］. Lancet,2013,382(9886):65-99.

［30］ KIM K,MOODY P M. More resources better health? A cross-national perspective［J］. Social Science & Medicine,1992,34(8):837-842.

［31］ LEIVE A,XU K. Coping with out-of-pocket health payments:empirical evidence from 15 African countries ［J］. Bulletin of the World Health Organization,2008,86(11):849-856.

［32］ COSSMAN J,JAMES W,WOLF J K. The differential effects of rural health care access on race-specific mortality［J］. SSM Popul Health,2017,3:618-623.

［33］ ALTER D A,CHONG A,AUSTIN P C,et al. Socioeconomic status and mortality after acute myocardial infarction［J］. Annals of Internal Medicine,2006,144(2):82-93.

［34］ KAKWANI N C. Income inequality and poverty:methods of estimation and policy applications［M］. Oxford:Oxford University Press,,2010.

［35］ 张彦琦,唐贵立,王文昌,等. 基尼系数和泰尔指数在卫生资源配置公平性研究中的应用［J］. 中国卫生统计,2008,(3):243-246.

［36］ SEN G,IYER A,MUKHERJEE C. A methodology to analyse the intersections of social inequalities in health ［J］. Journal of Human Development & Capabilities,2009,10(3):397-415.

［37］ SUBRAMANIAN S V,KIM D J,KAWACHI I. Social trust and self-rated health in US communities:a multi-level analysis［J］. Journal of Urban Health,2002,79(4 Suppl 1):S21.

［38］ 张小娟,朱坤. 2004—2015 年我国卫生人力资源配置公平性趋势研究［J］. 中国全科医学,2018,21(1):82-87.

［39］ 丁雪,王芳,刘晓曦. 基于集中指数的妇幼健康服务和妇幼健康公平性分析［J］. 中国社会医学杂志,2017,34(4):383-387.

［40］ 白玲. 基于基尼系数和差别指数的北京市卫生资源配置公平性分析［J］. 中国医院统计,2017,24(1):17-20.

［41］ ANAND S,FAN V Y,ZHANG J,et al. China's human resources for health:quantity,quality,and distribution ［J］. Lancet,2008,372(9651):1774-1781.

［42］ CECI S J,PAPIERNO P B. The rhetoric and reality of gap closing:when the " have-nots" gain but the " haves" gain even more［J］. American Psychologist,2005,60(2):149.

［43］ 向巧玲. 中国经济发展进程中的地域不平衡性分析基于比较研究的角度［J］. 实事求是,2017,(2):36-40.

［44］ 尚建宝. 中国东部贫困地区县域政府公共产品有效供给研究［D］. 上海:东华大学,2011.

第十八章

卫生体系效率

从整个社会的角度研究卫生资源投入的效率,能够真正反映卫生事业发展促进健康的根本性目的。卫生体系效率(health system efficiency)提供了分析框架和方法,可以满足上述目的。本章主要以健康为产出指标,对资源投入效率进行评价,希望有益于推动卫生体系效率的研究。

第一节 研 究 背 景

一、研究问题的提出

相对于医疗卫生服务需求,卫生资源存在着稀缺性和有限性。如何提高卫生资源配置和使用效率,最大程度地满足居民的医疗卫生需求,不仅是公共政策的核心问题,也是世界各国医疗卫生改革的重点[1,2]。卫生体系效率是从宏观和体系层面评价卫生资源投入产出的水平,其通常是以国家和区域作为分析单元,评价在一定的卫生资源投入下,健康改善或者卫生服务提供的水平,对于完善卫生投入政策、合理配置卫生资源、改善卫生体系绩效具有重要意义。WHO 在 2000 年发布的《世界卫生报告》中,明确指出提高卫生体系效率是卫生体系发展的主要目标之一[3]。卫生体系效率作为卫生体系绩效评估中的一个重要维度,已经引起国内外学者及政策制定者广泛关注和研究[4-5]。

在卫生体系投入方面,我国卫生总费用增长稳定,特别是 2009 年实施医改以来,增长幅度明显加快。卫生总费用从 2000 年的 4 586.6 亿元增加到了 2019 年的 65 841.4 亿元,20 年间增长了超过 13 倍,并在近几年保持 10% 以上的年增长速度。

在卫生体系产出方面,我国医疗卫生服务利用数量和健康水平改善都有着极大的提高。我国医疗卫生机构诊疗人次数快速上升,2019 年已达到 79.3 亿人次,是 2002 年的 3.7 倍;2019年医疗卫生机构总入院人数已达到 2.66 亿人次。在健康水平上,我国居民的平均期望寿命从2000 年的 71.4 岁提升到 2019 年的 77.3 岁,五岁以下儿童死亡率从 2000 年 39.7‰下降到 2018年的 8.6‰,婴儿死亡率从 2000 年的 32.3‰下降到 2019 年的 5.6‰,居民健康水平不断提高[6]。

随着经济发展水平和人民群众健康意识的提高,以及人口老龄化和疾病转型等因素的影响,医疗卫生服务需求的数量和质量正在快速上升[7],人民群众日益增长的医疗卫生服务和健康需求与不平衡和不充分供给之间的矛盾日益凸显,在资源约束条件下提高效率显得尤为重要。

2009 年 3 月我国开始的新一轮医药卫生体制改革,提出了"建立健全覆盖城乡居民的基本医疗卫生制度,为群众提供安全、有效、方便、价廉的医疗卫生服务"的改革目标。"提供安全、有效、方便、价廉的医疗卫生服务",要求不断提升卫生体系效率,即通过卫生资源合理有效配置和使用,满足人民群众医疗卫生服务需求。在每年"深化医药卫生体制改革重点工作任务"中,也多次提出要合理配置资源、提高卫生资源的利用效率。

提高效率对于卫生体系可持续发展至关重要,也是走向全民健康覆盖的必要条件[8]。在不同国家的卫生体系中,或者同一国家的不同地区中,尽管有着相似的经济发展水平、教育程度或卫生投入水平,但其健康产出水平可能存在较大差异,而卫生体系效率绩效的差异则是导致健康水平差异的重要因素。无论是在发达国家还是在我国等发展中国家,基于医疗成本的攀升和医疗费用的上涨,如何在有限的投入下获得更高的健康产出已经成为了各个卫生体系中亟待解决的主要政策问题。因此,对卫生体系效率进行科学和系统的评价,对深化我国医改和促进医疗卫生事业健康发展意义重大。

二、文献综述

(一)基本概念

1. 技术效率 技术效率(technical efficiency)是指在既定技术水平和投入水平下获得最大产出的能力。技术效率也称为生产效率,即投入的资源能够获得多少产出。在获得相同数量的产出时投入最少,或者是在相同的投入下获得产出最大,此时说明决策单元技术有效。在医疗卫生方面,效率指投入一定的资源,能够提供多少的医疗卫生服务量,或产生多少的健康收益。

2. 配置效率 配置效率(allocative efficiency)是指以投入要素的最佳组合来生产出最优的产品数量组合,即以最优比例来利用投入的能力。在投入不变的条件下,通过资源的优化组合和有效配置,效率就会提高,产出就会增加。相对地,配置的无效率意味着由于没有恰当地考虑投入要素的价格从而没能选择合适的投入要素组合。

(二)国内外研究

国内外卫生领域效率评价研究多集中在微观水平,即以单个的医疗卫生机构作为分析单元[8-15],从宏观卫生体系水平上进行的效率评价研究相对较少。Hollingsworth(2008)对效率评价研究综述发现,大多数关于医疗卫生领域效率的研究都关注的是微观层面的分析,非常需要卫生体系效率评价研究[16]。

卫生体系效率评价研究根据分析维度的不同可以分为以健康水平为产出指标的健康生产技术效率研究、以卫生服务利用为产出指标的卫生服务技术效率研究两个方面。2016年,Varabyova等人对经济合作与发展组织(Organization for Economic Cooperation and Development,OECD)国家健康生产技术效率评价文献进行了系统综述与Meta分析,发现截至2014年,在国家层面分析卫生体系健康产出效率的研究仅有22个[17]。例如,Fare(1997)等人使用平均期望寿命和婴儿死亡率为产出指标测量了19个国家在1974—1989年之间的卫生体系效率变化情况,并通过计算Malmquist生产率指数,将各国健康生产率的增长分解为效率变化和技术进步进行解释[18]。Puig-Junoy(1998)在健康生产函数的传统概念下,应用数据包络分析(DEA)对OECD国家健康生产效率绩效进行了研究,并将技术效率分解为纯技术效率和规模效率[19]。Evans等人(2001)利用1993—1997年间191个国家健康水平和卫生投入的数据,测量了不同卫生体系的效率绩效,发现在贫困国家投入更多的卫生资源对于提高健康水平有着至关重要的作用,但同时提高对现有资源的利用效率也可以收获很大的成效[20]。Grosskopf(2006)等基于世界银行数据库,利用平均期望寿命和婴儿存活率作为产出指标评价了各国卫生体系的健康生产效率。该研究还提倡在效率评价研究中使用国际公认的指标,从而使得效率评价在不同国家间更为可比[21]。

此外,Spinks 和 Hollingsworth(2011)将来源于 OECD 数据库的人均 GDP、受教育年限、失业率和人均卫生总费用作为投入指标,平均期望寿命作为产出指标;以及将 WHO 数据库的人均 GDP、受教育年限、失业率、人均卫生总费用作为投入指标,伤残调整的预期寿命作为产出指标,对 28 个 OECD 国家的技术效率变化、技术变化以及全要素生产率变化进行了分析[22]。Tchouaket(2012)等基于多维理念评测了 27 个 OECD 国家的卫生体系绩效,其绩效评价的维度包括卫生资源的数量、卫生服务利用的数量以及取得的健康结局和卫生体系的效率、生产率等[23]。通过国家间的比较,可有效地对各国卫生体系的效率水平进行判断,从而为卫生体制改革提供决策证据。除了国家间比较的文献,在其他国家内也有对该国区域卫生体系效率进行测量的文献[24-25]。

国际上虽然已经开展了一些卫生体系效率评价研究,并在理论和方法方面积累了一定的经验,但是,由于各个国家卫生体系差异较大,国际上卫生体系效率研究的方法与指标体系难以直接应用于我国。此外,国际上的卫生体系效率研究主要集中在发达国家,发展中国家的相关实证研究很少[19,26-27]。

近年来,我国也有越来越多研究者开始关注卫生体系效率评价。例如,张宁(2006)曾以卫生资源、卫生总费用作为投入指标,预期寿命作为产出指标测算中国 31 个省份健康生产效率,并分析其影响因素。研究发现各年份处于生产前沿面上的省份各不相同,而效率较低的省份基本一致,总体而言我国健康生产效率的平均水平不断提高[28]。李向前(2014)等人应用随机前沿分析(SFA)和 DEA 两种方法,结合 Malmquist 指数,基于 2002—2010 年我国 31 个省份的健康面板数据,比较分析了我国健康生产效率及其变化状况[29]。陈松来(2015)基于我国 30 个省级地区 2004—2013 年的面板数据,运用随机前沿分析方法估计健康生产效率及其影响因素的作用程度,分析了我国健康产出的增长过程。该研究选用的产出指标为各地区人口总生存年,投入指标为卫生总费用和卫生技术人员数[30]。申曙光(2017)等人利用固定效应面板随机前沿模型,以围产儿死亡率、孕产妇死亡率等产出指标考察了我国各省市 2010—2014 年的健康生产效率,并对健康生产效率的影响因素进行分析[31]。

回顾既往文献发现,国内卫生体系效率评价研究的主要问题是方法学比较单一,未能全面反映卫生体系效率的整体现况。大部分文献是以卫生服务利用为产出指标进行区域间效率绩效差异的研究[32-34],而关注健康生产技术效率的研究数量较少。此外,由于数据限制,大部分研究是在国家和省级层面,缺乏县(区)级水平上的分析,在一定程度上影响了政策应用价值。

三、研究目的

目前卫生体系效率评价研究主要存在两个方面的问题:一是由于卫生体系的差异性和复杂性,国际上的研究发现对我国卫生政策制定的价值有限;二是国内研究方法比较单一,难以体现卫生体系效率评价的复杂性。本研究的主要目的包括测量我国卫生体系健康产出效率,以及基层卫生服务和资源占比分析。

第二节　研　究　方　法

一、研究框架

在评价一个医疗卫生体系的效率绩效时,其过程主要涉及所有卫生资源的投入和卫生体系目的的实现这两个方面。卫生体系从投入到产出的生产过程可简化并分解为多个阶段（图18-1）。从决策的逻辑过程来看：卫生体系的最终目标是保障和提高居民的健康水平，要达到这一目的，需要保障居民合理的卫生服务利用；卫生服务可及性及其质量是保障居民卫生服务利用的前提条件；卫生人力资源和基础设施、设备与技术是实现卫生服务可及性与质量的基础；卫生筹资与管理则是卫生资源的源头[35]。

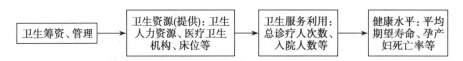

图 18-1 卫生体系效率测量的四个节点

根据测量节点的不同，卫生体系的产出可以选择中间产出或最终产出，即投入一定的资源，能够提供多少的医疗卫生服务量，或产生多少的健康收益。因此，根据意义的不同，卫生体系的效率可以分为两种技术效率：第一种是健康生产技术效率，即产出为健康水平，投入可以是卫生总费用或卫生资源或卫生服务利用三个层级，促进健康水平的提高是卫生体系提高效率的本质目标；第二种是卫生服务技术效率，即产出为卫生服务利用，投入可以是卫生总费用或卫生资源两个层级（表18-1）。

表 18-1 卫生体系的两种技术效率

技术效率类型	产出	投入	模型
健康生产技术效率	健康水平	卫生总费用、卫生资源或卫生服务利用	1. 卫生总费用→健康水平 2. 卫生资源→健康水平 3. 卫生服务利用→健康水平
卫生服务技术效率	卫生服务利用	卫生总费用或卫生资源	1. 卫生总费用→卫生服务利用 2. 卫生资源→卫生服务利用

效率是卫生体系绩效评价的重要方面，而卫生体系效率绩效则指其效率表现水平。由于卫生体系的最终目标是促进人群健康水平，因此在对卫生体系进行效率测量时，其健康生产技术效率应是最重要的维度之一，采用健康指标作为产出指标可以有效地对卫生体系效率绩效进行评价[36,37]。卫生总费用包含了卫生筹资、管理、卫生服务提供以及卫生服务利用等多个环节，覆盖了前3个测量节点，因此常被用作卫生体系的投入指标进行效率评价分析。同时，探索卫生服务技术效率可以有效地了解卫生资源的利用现状，对优化资源配置、提高医疗卫生服务能力都有着重要的政策和现实意义。本研究主要集中在健康生产技术效率层面。

二、指标和资料来源

本研究采用的数据分为国家间比较数据、国家级数据、省级数据以及县级数据四个水平。其中，世界各国卫生投入产出数据来源于世界银行数据库（World Development Indicators，World Bank）；国家级和省级卫生体系与宏观经济数据主要来源于《中国卫生和计划生育统计年鉴》和《中国统计年鉴》。

三、分析方法

本研究基于效率评价方法学文献综述,构建了我国卫生体系效率评价方法体系。通过结合多种效率分析方法对我国卫生体系效率绩效进行多维度测量,可以对卫生体系效率水平进行更为系统和全面的评价。

(一)投入产出水平绝对数分析

在进行效率评价时,许多研究选择使用绝对数评价法来描述投入产出水平。近 20 年我国人均卫生总费用排名与健康水平排名的相对关系,可以大致反映我国卫生体系投入产出的整体效率水平及其动态变化趋势。若健康水平位次(由好到差排序)先于卫生投入(由高到低排序)位次,则说明效率相对较高;两项排名位次差别越大,效率水平越高;反之则说明我国卫生体系效率水平较低。

(二)基层医疗卫生服务和资源占比

除了以上医疗卫生服务生产率与效率指标可以评价卫生体系的效率,基层医疗卫生服务利用及服务能力也是评价一个卫生体系效率的重要方面。加强基层医疗卫生服务的能力,不仅可以大大提高居民的健康水平,预防重大疾病发生,也有利于降低财政支出水平,从而提高卫生资源的使用效率[38]。

有多个研究结果表明,卫生体系效率与基层卫生服务能力有明显的正相关关系,认为随着医疗卫生服务利用层级的提高,所需要的费用支出水平也越高,但健康促进的效果将下降。通过建立有效的分级诊疗制度,让患者能够在适宜的地点获得适宜的服务,是有效控制医疗费用、确保医疗服务体系宏观高效率的重要基础[39]。例如,Starfield(2005)等人指出,以初级保健为原则所组织的卫生体系能够更为有效地促进健康[40]。还有许多国际经验都证实了,基层卫生服务发展较好的国家,其卫生保健成本相对较低,人群的健康结果也相对更好[41]。综合既往研究的结论可以进一步说明基层卫生服务能力对卫生体系效率提高的重要性[42]。因此,本研究构建了基层住院比、基层就诊率以及基层卫生人员占比这 3 个指标,从多方面反映基层医疗卫生服务利用与能力,可以有效地从结构方面解释我国卫生体系效率。

1. 基层住院比=基层医疗卫生机构入院人数/全部医疗卫生机构入院人数;
2. 基层就诊率=基层医疗卫生机构总诊疗人次数/全部医疗卫生机构总诊疗人次数;
3. 基层卫生人员占比=基层医疗卫生机构卫生人员数/全部医疗卫生机构卫生人员数。

(三)健康生产函数

健康生产函数是将生产函数的思想应用于卫生领域,构建出能够反映一定时期内卫生体系的总投入和其健康产出之间的数量关系,健康生产函数的一般形式为:

$$Health = F(X) = F(卫生投入) \qquad 式(18\text{-}1)$$

在衡量卫生体系的投入产出水平时,既往文献一般采用平均期望寿命、婴儿死亡率、孕产妇死亡率、五岁以下儿童死亡率等指标作为健康产出。健康水平会受到社会、经济、生活方式等诸多因素的影响[43,44],而相较于婴儿死亡率、五岁以下儿童死亡率等指标,平均期望寿命会在更大程度上受这些社会经济因素的影响。五岁以下儿童死亡率不仅是国际上公认用来衡量一个国家国民健康水平的基本指标,也是联合国千年发展目标确定的主要目标[45]。因此,本研究在构建前沿健康生产函数时选择人均卫生总费用(total health expenditure per capita）、五岁以下儿童死亡率（under-five mortality rate，U5MR）分别作为投入、产出指标构建健康生产函数。通过拟合我国卫生体系的投入产出指标，可以建立我国的健康生产函数模型。

根据文献综述、理论研究和曲线拟合过程，本研究构建的健康生产函数一般形式为：

$$U5MR = \beta \times \frac{1}{\sqrt{THEper}} \qquad \qquad 式（18-2）$$

式（18-2）$U5MR$ 为五岁以下儿童死亡率，β 为健康生产函数模型参数，$THEper$ 为人均卫生总费用。

（四）与世界前沿相比的健康生产效率

前沿健康生产函数是利用计量经济学回归分析的统计方法，构建卫生投入与可能的最大健康产出之间的定量函数关系，将不同分析单元的产出水平同最大产出进行比较，从而决定是否有效率的一种方法。使用前沿健康生产函数进行效率评价研究，属于前沿法中的参数分析方法范畴。本研究将我国的健康生产函数与世界范围内前沿健康生产函数进行比较，可以获得我国的健康生产效率水平，有效地揭示我国卫生体系效率绩效及其提升潜力。

本研究采用两步法构建前沿健康生产函数。首先基于全世界 217 个国家的数据，先筛选出 2005 年到 2018 年之间与我国卫生体系投入产出水平处于相同范围的数据（即人均卫生总费用在 70~510 美金之间，并且 U5MR 小于 25‰的国家）。第一步，将筛选后的投入产出变量数据纳入规模收益可变的产出导向 DEA 模型，找出有效前沿点（即分离出 DEA 效率得分＝1 的数据）；第二步，再通过拟合有效前沿点的投入产出数据，构建前沿健康生产函数。

通过两步法构建前沿健康生产函数从而进行卫生体系的效率绩效评价，是一种将非参数效率方法（DEA）与参数方法（生产函数法）相结合的效率评价分析方法，比起随机前沿分析方法在更大程度上利用了有效的数据信息，可以更为科学、有效地获取我国的健康生产效率水平。

根据前沿健康生产函数，计算我国相对于世界前沿的健康生产效率为：

$$E = \frac{\beta_{frontier} \times \dfrac{1}{\sqrt{THEper}}}{U5MR_{China}} \qquad \qquad 式（18-3）$$

式（18-3）中分子为利用前沿生产函数代入我国的人均卫生总费用数据计算得出的五岁以下儿童死亡率目标值，分母为我国实际的五岁以下儿童死亡率。

（五）边际健康产出分析

为了定量分析我国卫生投入的效率水平，通过把由于投入不断增长所带来的规模效率下降（即由于边际产出下降所产生的效率下降）分离出来，可以获得更为有效的健康生产分析结果。因此，本研究在构建我国的健康生产函数后，对其求导获得我国卫生体系的边际健康生产函数，从而构建我国边际健康产出曲线。

根据边际健康生产理论，在不同国家之间，健康水平较低（或卫生投入水平较低）的国家，其边际健康产出水平相对较高；这一趋势在国家内部也同样存在，即一个国家在健康水平较低（或卫生投入水平较低）时，其健康的边际产出较高。因此，通过构建健康生产函数，可以分析我国卫生体系在不同时期边际健康产出的变化趋势,提供提高健康生产效率的政策建议。

第三节　主要结果和讨论

一、卫生体系投入产出

我国人均 GDP 在 2005 年时略低于中等收入国家,不足世界平均水平的四分之一。2011 年,我国的人均 GDP 达到了 5 614.35 美元,接近中等收入国家平均水平;2020 年达到 10 434.78 美元,比中等收入国家平均水平高出约一倍。见表 18-2。

我国人均卫生总费用的发展趋势与人均 GDP 相类似,证明我国卫生体系的投入水平与社会经济发展水平相一致。在健康结局指标上,自 2005 年以来,我国的平均期望寿命、五岁以下儿童死亡率水平始终高于世界平均水平与中等收入国家平均水平。

图 18-2 展示了我国卫生体系投入产出水平在国际上的排名。自 2005 年以来,我国的人均 GDP 与人均卫生总费用的排名相对比较接近,并始终低于预期寿命、五岁以下儿童死亡率的排名,说明目前我国健康生产效率在国际上相对较高,但值得注意的是,我国人均卫生总费用排名在飞速前进,而健康结局的变化则较为平缓。

二、健康生产函数

通过拟合 2005—2018 年我国人均卫生总费用与五岁以下儿童死亡率数据,获得我国的健康生产函数为(Adj R-square 为 0.997 1,标准误为 2.97,$P < 0.001$,95% 置信区间为 201.231 1~214.081 2):

$$U5MR = 207.656\ 1 \times \frac{1}{\sqrt{THEper}} \qquad 式(18\text{-}4)$$

基于我国的健康生产函数,2018 年我国五岁以下儿童死亡率为 8.5‰,如果按照目前的趋势,我国五岁以下儿童死亡率达到《"健康中国 2030"规划纲要》中 2030 年的目标时(即 U5MR≤6.0‰),人均卫生总费用将达到 1 197.81 美元,是 2018 年的 2.39 倍;而达到发达国家水平时(即 U5MR≤5‰),人均卫生总费用将达到 1 724.84 美元,是 2018 年的 3.44 倍。

三、与世界前沿相比的健康生产效率

本研究基于从 217 个国家中筛选的与我国卫生体系投入产出水平相类似的国家数据,获得的世界前沿健康生产函数为(Adj R-square 为 0.870 9,标准误为 22.545,$P < 0.001$,95% 置信区间为 87.216 2~203.123 7):

$$U5MR = 145.17 \times \frac{1}{\sqrt{THEper}} \qquad 式(18\text{-}5)$$

图 18-3 为我国的健康生产函数与世界前沿健康生产函数的比较。从图中可以看出,使用我国五岁以下儿童死亡率和人均卫生总费用构建的健康生产曲线与真实值拟合效果较好,并且我国的健康生产函数与世界前沿健康生产函数之间保持着稳定的相对距离。

表18-2 我国经济发展水平、卫生投入与健康产出的比较

年份/年	人均GDP/美元			人均卫生总费用/美元			平均期望寿命/岁			五岁以下儿童死亡率/‰		
	世界平均	中等收入国家平均	中国	世界平均	中等收入国家平均	中国	世界平均	中等收入国家平均	中国	世界平均	中等收入国家平均	中国
2005	7 620. 57	2 327. 24	1 753. 42	685. 91	97. 59	71. 86	68. 92	67. 83	72. 99	62. 60	60. 09	24. 00
2006	8 225. 45	2 783. 28	2 099. 23	727. 92	112. 90	81. 23	69. 26	68. 18	73. 27	60. 10	57. 65	21. 90
2007	9 265. 01	3 499. 25	2 693. 97	797. 34	135. 92	97. 08	69. 59	68. 52	73. 55	57. 70	55. 25	20. 10
2008	10 193. 51	4 267. 87	3 468. 30	864. 32	162. 69	131. 89	69. 90	68. 86	73. 84	55. 50	53. 14	18. 50
2009	9 691. 78	4 270. 56	3 832. 24	875. 73	167. 00	162. 62	70. 25	69. 22	74. 12	53. 10	50. 66	17. 10
2010	10 548. 86	5 085. 95	4 550. 45	914. 21	192. 73	186. 49	70. 56	69. 56	74. 41	51. 20	48. 86	15. 80
2011	11 635. 58	5 989. 55	5 614. 35	988. 66	223. 59	236. 37	70. 88	69. 91	74. 71	49. 00	46. 55	14. 60
2012	10 629. 61	4 753. 73	6 300. 62	998. 68	238. 75	281. 68	71. 17	70. 25	75. 01	47. 20	44. 73	13. 50
2013	10 790. 53	4 969. 70	7 020. 34	1 015. 20	256. 21	326. 04	71. 47	70. 57	75. 32	45. 50	43. 07	12. 50
2014	10 951. 91	5 071. 56	7 636. 12	1 039. 20	262. 66	359. 31	71. 75	70. 86	75. 63	44. 00	41. 52	11. 60
2015	10 221. 03	4 756. 48	8 016. 43	998. 38	250. 22	390. 10	71. 95	71. 14	75. 93	42. 60	40. 09	10. 70
2016	10 263. 44	4 733. 85	8 094. 36	1 020. 09	246. 83	395. 36	72. 19	71. 40	76. 21	41. 30	38. 78	9. 90
2017	10 796. 63	5 143. 32	8 816. 99	1 064. 09	272. 78	437. 26	72. 39	71. 65	76. 47	40. 00	37. 49	9. 20
2018	11 345. 18	5 401. 50	9 905. 34	1 110. 27	286. 49	501. 06	72. 57	71. 86	76. 70	38. 80	36. 28	8. 50
2019	11 395. 41	5 481. 37	10 143. 84	—	—	—	72. 75	72. 06	76. 91	37. 70	35. 18	7. 90
2020	10 910. 08	5 216. 95	10 434. 78	—	—	—	—	—	—	—	—	—

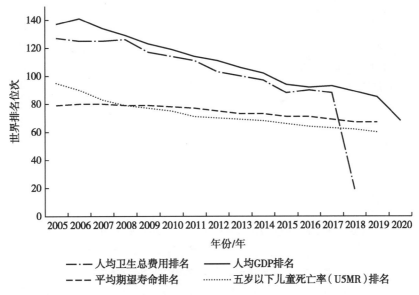

图 18-2　我国经济发展水平、卫生投入与健康产出的世界排名变化趋势

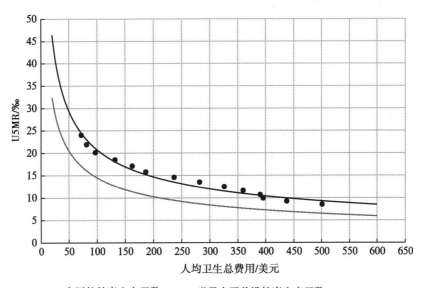

图 18-3　我国的健康生产函数曲线与世界前沿健康生产函数曲线的比较

根据世界前沿健康生产函数,计算我国健康生产效率为:

$$E = \frac{145.17 \times \dfrac{1}{\sqrt{THEper}}}{U5MR} \qquad 式(18\text{-}6)$$

从 2005 年至 2018 年,我国的健康生产技术效率在 0.64~0.76 之间波动,处于相对稳定的状况(图 18-4)。说明与相似卫生发展水平的国家相比,我国的健康生产水平处于生产前沿上国家的 64%~76%。

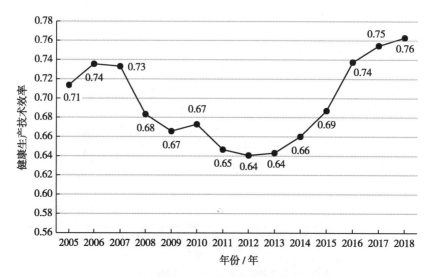

图 18-4　相对于世界前沿的我国健康生产效率

四、边际健康生产函数

对健康生产函数求导,得出边际健康生产函数为:

$$dU5MR = -0.5 \times 207.656\ 1 \times dTHEper^{(-1.5)} = -103.828\ 05 \times dTHEper^{(-1.5)} \qquad 式(18\text{-}7)$$

图 18-5 为我国的边际健康生产函数人均卫生总费用在 20~510 美元之间的曲线,这是过去一段时间和目前我国所处的边际健康生产水平。图 18-6 为 510~3 000 美元之间的边际健康生产函数曲线,这是我国未来一段时间所面临的边际健康生产曲线。其含义为:我国的人均卫生总费用每增加 1 美元,五岁以下儿童死亡率的变化值(‰)。例如,2018 年我国的实际边际产出为每增加 1 美元人均卫生总费用,五岁以下儿童死亡率下降 0.009 26 个千分点。随着五岁以下儿童死亡率的降低,我国在不同卫生投入水平下的边际健康产出值显著下降。根据健康生产函数和边际健康生产函数进行预测发现,如果按照目前的趋势进行发

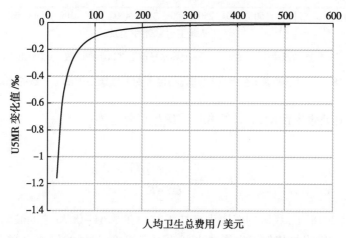

图 18-5　我国的边际健康生产曲线(人均卫生总费用在 20~510 美元之间)

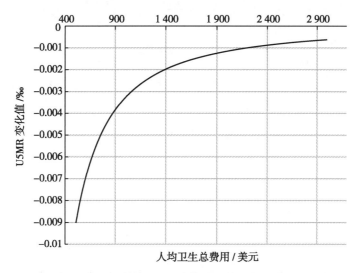

图18-6 我国的边际健康生产曲线（人均卫生总费用在510～3 000 美元之间）

展,在未来达到更低的五岁以下儿童死亡率时需要较大的卫生资金投入,并且其边际健康产出水平将非常低。在我国人均卫生总费用达到 1 000 美元时,每增加 1 美元投入,五岁以下儿童死亡率约下降 0.003 28 个千分点;而人均卫生总费用达到 2 000 美元时,每增加 1 美元投入将只能使五岁以下儿童死亡率大约下降 0.001 16 个千分点。

研究发现,20 世纪 80 年代以前,在当时卫生投入水平很低的条件下,我国居民的健康水平在十几年间获得了快速提升,我国卫生体系无疑是高效率的典范。但近年来,我国人均卫生总费用投入增加较快,健康水平的提升趋于平缓。在健康生产效率上,我国健康生产效率只相当于中等偏上的水平,还存在着较大的提升潜力。

富兰德(2004)提出,在健康生产函数中,健康结果随着卫生投入的增加而不断改善,但是同时,随着投入的总贡献越来越大,其对应的边际健康产出也会递减[46]。方敏(2015)在对计算卫生投入的经济学方法及评价标准进行文献综述后也发现,卫生投入达到最大投入规模的门槛值后边际健康产出开始递减,此时增加的投入不会再带来足够多的回报[47]。一般来说,健康生产效率的下降主要包含两个方面的因素:一是随着健康水平的不断提高,卫生投入的边际健康产出不断降低,这种规模效率的下降是不可避免的客观规律;二是由于有限卫生资源没有得到合理的配置和使用,卫生投入没有获得最大化的健康产出,这属于技术效率低下。既然规模效率的下降是卫生投入不断增加时所面临的必然结果,那么寻求技术效率的提高就成为提升卫生体系效率的主要途径。我国的健康生产函数与世界水平前沿健康生产函数之间存在着一定距离,这也说明我国卫生体系的效率仍存在着较大的改善空间。因此,在卫生总费用快速增长的背景下,提高卫生体系的健康生产效率迫在眉睫。

五、基层医疗卫生服务占比

从图18-7 中可以看出,从 2005 年到 2019 年,我国基层就诊率和基层卫生人员占比均呈现明显下降趋势,基层住院占比则是先上升,在 2009 年达到峰值,随后又有所下降。2005 年到 2019 年期间,我国基层就诊率下降了 11.34 个百分点,基层卫生人员占比下降了 9.07 个

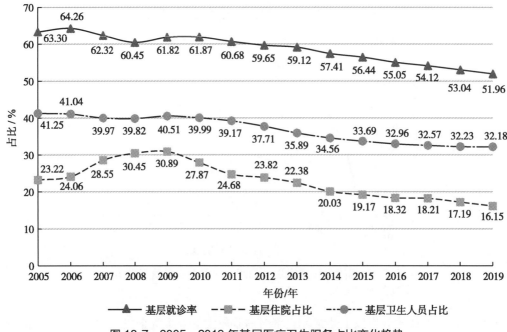

图 18-7 2005—2019 年基层医疗卫生服务占比变化趋势

百分点,基层住院占比下降了 7.07 个百分点。

以上 3 个基层医疗卫生服务指标的降低说明新医改尚未达到强基层的目标,我国基层医疗卫生服务体系的功能正在弱化。从分析结果看来,不仅患者倾向于到上级医疗卫生机构就诊与住院,基层卫生人员也正在不断流失。这与既往研究结果一致,即在新医改背景下,我国基层卫生人力资源仍存在数量不足与流失的现象[48]。

通过规划医疗卫生服务的层级结构,有效加强基层服务能力,可以避免医疗卫生资源过分集中,确保人民享受到质优价廉的卫生服务,从而降低财政负担,提高体系健康生产效率。基层医疗卫生服务体系的加强,可以在获得同样的健康收益下,投入少于上级医疗机构,因此健康生产技术效率将得到提升。虽然加强基层医疗卫生服务水平的过程存在时间滞后性,即基层服务利用率不会立刻随着投入增加而增长,但长远看,加强基层医疗卫生体系能更具有成本效益地提高居民健康水平。综上所述,真正加强基层医疗卫生服务体系的能力,为人民创造方便、质优、价廉的医疗卫生和预防保健服务,是未来进一步提升卫生体系效率的重要途径与手段。

第四节 政策建议与未来研究方向

提高卫生体系的效率是实现卫生服务体系可持续发展的基础。目前,我国卫生体系需要在现有基础上进一步优化投入产出水平,卫生体系建设和资源投入应以预防服务、基层卫生机构、适宜卫生技术为重点,从而在现有资源下实现最大产出。根据本研究的主要发现,未来一段时期内,影响卫生体系效率的可能因素将包括:基层医疗卫生体系的能力能否得到实质性加强;医疗卫生资源向医院和医疗服务集中的趋势能不能得到根本性扭转;医疗服务和公共卫生服务体系能不能有效整合和衔接;卫生和健康适宜技术使用率能不能显著提高。

一、以基层为核心强化卫生体系建设

第一,加强基层医疗卫生服务体系功能,继续推进分级诊疗制度的实施以引导患者合理分流。基层医疗卫生服务是我国卫生保健体系的基础与网底,一个健全的基层医疗卫生服务体系,可以使城乡居民享受到安全、便捷的基本医疗服务,有效减少居民的医疗经济负担,还可以有效提高居民的健康水平,有效避免重大疾病发生,也有利于降低财政支出水平,从而提高卫生体系的效率水平。目前,我国应继续加快全科医生培养,加强基层医疗卫生服务体系建设,提高基层医疗卫生服务利用水平(尤其是东部地区和高收入地区),做到切实提升基本医疗和公共卫生服务的能力、水平和质量,有效遏制健康危险因素的蔓延,做好重大疾病防控工作,加强重大公共卫生事件的预警和处理能力,引导患者合理分流,促进医疗资源的公平配置,从而提高医疗资源的利用效率。通过改善农村基层卫生人力资源配置、改革分配机制,如适当破除收支两条线等政策手段,调动基层医务人员的工作积极性,避免基层卫生人员的进一步流失。同时,应处理好基层医疗机构公共卫生服务职能和医疗职能之间的关系。自新医改后基本公共卫生服务均等化提供以来,基层医疗卫生机构从事医疗服务工作的时间和热情有所降低,调整基本公共卫生服务的推进方式,是保障和提升基层医疗卫生机构服务能力的手段。有效促进基层卫生服务能力提升和提高基层医疗卫生服务利用水平,是未来提升卫生体系效率的关键。

第二,强化区域卫生规划,形成医疗服务合理布局。在现有卫生资源的基础上,应以提升效率为目标,进行良好的区域卫生规划,从而形成医疗卫生机构、服务能力和患者需求相匹配的合理布局。由于部分地区卫生体系已进入规模收益递减的阶段,因此在区域卫生规划时应以提高效率为首要目标,追求卫生资源质量而非数量的增长。其次,均衡卫生财政支出在我国东、中、西部以及不同经济发展水平地区的配置,提高卫生资源的利用效率。例如,应根据各省份卫生服务需求的特点,均衡财政卫生支出的分配,从而优化卫生资源配置,促进效率增长。针对各地区实际情况,继续优化结构,例如引导东部地区、经济发展水平较高地区的患者到基层就医;而针对西部地区、广大农村地区地方政府应着重增加公共投入、增加医疗卫生投入,根据实际利用情况合理配置资源,以提高卫生服务技术效率。

二、预防为主有效配置卫生资源

第一,将卫生和健康资源向经济欠发达地区倾斜。我国健康水平和卫生健康投入水平区域性差异巨大,在健康水平较低的地区,其边际健康产出水平较高,增加这些地区的卫生健康投入会取得更好的健康产出,从而提高卫生资源效率。健康生产的效率分析表明,从体系的角度,效率和公平是统一的。国家通过转移支付等手段,进一步提高对经济欠发达和健康状况较差地区的资源倾斜,可以取得健康投入效率和公平的同步改善。

第二,切实贯彻预防为主的基本方针。预防为主一直是卫生工作方针中的核心内容,是解决当前及今后健康主要问题最有效的策略,也是最具有成本效果的健康策略。今后一个时期内,在贯彻预防为主方针中,需要突出预防为主的制度和机制建设,在公共财政制度、卫生与健康资源分配制度、医学教育体系、医疗卫生人力资源管理、健康评价等方面,体现预防为主,突出预防为主,发挥好预防的作用。通过有效的预防保健,可以获得更高的健康产出,从而提升我国卫生体系的健康生产技术效率。

第三,促进健康体系协同整合。医疗卫生服务体系与健康相关体系存在着分割分离的问题,降低了资源共享和配置的效率。在今后的一个时期内,需要通过创新大健康体系,扩展健康服务的范畴,加强医疗卫生体系与健康相关体系的整合,从而提高健康产出的效率。通过整合医疗、预防、保健、康复等不同的医疗卫生机构,可以促进协同协调发展。同时,应加强建设人力资源、基本建设和设备设施投入协调机制,从而发挥卫生资源投入的整体效果,以及强化卫生资源投入与健康产出的关联,为建立以健康为导向的筹资制度奠定基础,从而大幅提高居民健康水平,达到提升我国卫生体系健康生产技术效率的本质目标。

在未来研究中,可以在条件成熟的情况下,通过进一步扩展数据集,获得更加完整和系统的数据。例如,收集县级层面卫生投入与健康产出的指标,进行县级水平健康生产技术效率的评价,从而提高研究的完整性,对卫生体系效率评价的维度及其影响因素进行更为系统与全面的探索。其次,在条件和数据允许时,重视卫生体系质量对效率影响的调整,并进一步深入分析不同区域卫生体系效率差异原因,提高政策建议的针对性。

(张鲁豫)

参考文献

[1] 王晓,董刚,徐继红,等.基于 DEA 窗口的江西省卫生资源配置效率研究[J].中国卫生事业管理,2014,31(9):681-683.

[2] OGLOBIN C. Health care efficiency across countries:A stochastic frontier analysis[J]. Appl Econo Int Dev,2011,11(1):5-14.

[3] World Health Organization. World health report 2000[R]. Geneva:World Health Organization,2000.

[4] HANDLER A,ISSEL M,TURNOCK B. A conceptual framework to measure performance of the public health system[J]. Am J Public Health,2001,91(8):1235-1239.

[5] GREENBERG L,CAMPION D,FRASER I,et al. Efficiency in health care:What does it mean? How is it measured? How can it be used for value-based purchasing[R]. Washington D. C. :The Agency for Healthcare Research and Quality,2006.

[6] 国家卫生和计划生育委员会. 2017 中国卫生和计划生育统计年鉴[M].北京:中国协和医科大学出版社,2017.

[7] 张亮. 健康整合:引领卫生系统变革[M].北京:科学出版社,2014.

[8] HADJI B,MEYER R,MELIKECHE S,et al. Assessing the relationships between hospital resources and activities:A systematic review[J]. J Med Syst,2014,38(10):1-21.

[9] KIADALIRI A A,JAFARI M,GERDTHAM U G. Frontier-based techniques in measuring hospital efficiency in Iran:A systematic review and meta-regression analysis[J]. BMC Health Serv Res,2013,13:1-11.

[10] VARABYOVA Y,SCHREYÖGG J. International comparisons of the technical efficiency of the hospital sector:Panel data analysis of OECD countries using parametric and non-parametric approaches[J]. Health Policy,2013,112(1):70-79.

[11] KOUNETAS K, PAPATHANASSOPOULOS F. How efficient are Greek hospitals? A case study using a double bootstrap DEA approach[J]. Eur J Health Econ,2013,14(6):979-994.

[12] 黄奕祥,胡正路.数据包络分析在评价乡镇卫生院投入产出效率中的应用研究[J].中国卫生经济,2004,23(4):61-64.

[13] 钟若冰,张靖,钟晓妮,等.数据包络分析在医院效率评价中的应用[J].中国卫生事业管理,2010,27(6):372-374.

[14] 郭晓日.我国公立医院效率及其影响因素研究[D].济南:山东大学,2012.

[15] 王小万,刘丽杭,匡绍华,等.大型综合公立医院效率特征及变动研究[J].中国卫生政策研究,2015,8(10):33-40.

[16] HOLLINGSWORTH B. The measurement of efficiency and productivity of health care delivery[J]. Health Econ,2008,17(10):1107-1128.

[17] VARABYOVA Y,MÜLLER J M. The efficiency of health care production in OECD countries:A systematic review and meta-analysis of cross-country comparisons[J]. Health Policy,2016,120(3):252-263.

[18] FÄRE R,GROSSKOPF S,LINDGREN B,et al. Productivity growth in health-care delivery[J]. Med Care,1997,35(4):354-366.

[19] PUIG-JUNOY J. Measuring health production performance in the OECD[J]. Appl Econ Lett,1998,5(4):255-259.

[20] EVANS D,TANDON A,MURRAY C J L,et al. Comparative efficiency of national health systems:Cross national econometric analysis[J]. BMJ,2001,323(7308):307-310.

[21] GROSSKOPF S,SELF S,ZAIM O. Estimating the efficiency of the system of healthcare financing in achieving better health[J]. Appl Econ,2006,38(13):1477-1488.

[22] SPINKS J,HOLLINGSWORTH B. Cross-country comparisons of technical efficiency of health production:A demonstration of pitfalls[J]. Appl Econ,2009,41(4):417-427.

[23] TCHOUAKET É N,LAMARCHE P A,GOULET L,et al. Health care system performance of 27 OECD countries[J]. Int J Health Plan M,2012,27(2):104-129.

[24] DASH U,VAISHNAVI S D,MURALEEDHARAN V R. Technical efficiency in the use of health care resources:A case study of Tamil Nadu[J]. Indian Econ Rev,2008,43(1):69-82.

[25] DE P,DHAR A,BHATTACHARYA B N. Efficiency of health care system in India:An inter-state analysis using DEA approach[J]. Soc Work Public Health,2012,27(5):482-506.

[26] RAVANGARD R,HATAM N,TEIMOURIZAD A,et al. Factors affecting the technical efficiency of health systems:A case study of Economic Cooperation Organization(ECO) countries(2004-10)[J]. Int J Health Plan M,2014,3(2):63-69.

[27] ALEXANDER C A,BUSCH G,STRINGER K. Implementing and interpreting a data envelopment analysis model to assess the efficiency of health systems in developing countries[J]. IMA J Manag Math,2003,14(1):49-63.

[28] 张宁,胡鞍钢,郑京海.应用 DEA 方法评测中国各地区健康生产效率[J].经济研究,2006(7):92-105.

[29] 李向前,李东,黄莉.中国区域健康生产效率及其变化:结合 DEA、SFA 和 Malmquist 指数的比较分析[J].数理统计与管理,2014,33(5):878-891.

[30] 陈松来.中国健康生产效率评价与健康产出增长动力来源分析[J].当代经济,2015(30):136-138.

[31] 申曙光,郑倩昀.中国的健康生产效率及其影响因素研究[J].中山大学学报(社会科学版),2017,57(6):153-166.

[32] 赵露,方鹏骞.我国省域卫生资源利用效率的 Malmquist 跨期分析[J].中国卫生经济,2013,32(2):79-82.

[33] 谢金亮,方鹏骞.我国医疗卫生资源省际间的配置公平性和利用效率研究[J].中国卫生经济,2013,32(1):60-62.

[34] 江宇.中国医疗卫生体系绩效及其影响因素分析[D].北京:北京大学,2011.

[35] 成刚,钱振华.卫生体系效率评价的概念框架与测量方法:兼论应用数据包络分析的方法学问题[J].中国卫生政策研究,2012,5(3):52-60.

[36] CHISHOLM D,EVANS D. Improving health system efficiency as a means of moving towards universal coverage[R]. Geneva:World Health Organization,2010.

[37] TANDON A,MURRAY C J L,LAUER J A,et al. Measuring overall health system performance for 191 coun-

tries[R]. Geneva:World Health Organization,2000.

[38] 李华.新医改背景下提升基层医疗卫生机构公共服务能力问题研究[D].天津:天津师范大学,2014.

[39] 国务院发展研究中心社会部课题组.推进分级诊疗:经验·问题·建议[M].北京:中国发展出版社,2017.

[40] STARFIELD B,SHI L,MACINKO J. Contribution of primary care to health systems and health[J]. Milbank Q,2005,83(3):457-502.

[41] 代涛,王芳,李永斌.我国基层卫生综合改革实施效果[J].中国卫生政策研究,2013,6(5):1-8.

[42] 孟庆跃.建设以人为本的卫生服务体系[J].中国卫生政策研究,2015,8(10):1-4.

[43] JOUMARD I,ANDRÉ C,NICQ C,et al. Health status determinants:Lifestyle,environment,health care resources and efficiency[R]. Paris:OECD Publishing,2008.

[44] CRÉMIEUX P Y,OUELLETTE P,PILON C. Health care spending as determinants of health outcomes[J]. Health Econ,1999,8(7):627-639.

[45] 唐幼纯,汪泓,吴忠,等.上海市医疗卫生投入产出效益的实证研究[J].中国卫生统计,2010,27(4):416-419.

[46] LICHTENBERG F R. Sources of US longevity increase,1960—2001[J]. Quart Rev Econ Fin,2004,44(3):369-389.

[47] 方敏.国家应该花多少钱用于健康?卫生投入与健康结果的文献评估[J].公共行政评论,2015(1):164-187.

[48] 朱晓丽,陈庆琨,杨顺心.新一轮医改以来我国基层卫生人力资源现状及问题分析[J].中国卫生政策研究,2015,8(11):57-62.

第十九章

基层卫生服务质量评价

向居民提供高质量的初级卫生保健服务是推动健康和社会公平的根本措施,也是我国新一轮医药卫生体制改革的主要目标之一。在我国卫生体系改革进程中,2003 年建立的新型农村合作医疗制度和 2009 年新医改时期的纵向整合卫生服务体系改革两项关键政策,通过筹资与支付、协作机制和资源联动等关键路径对我国基层医疗卫生机构的发展产生重要影响。本章内容聚焦于上述两个关键改革时期,探索基于不同质量评价角度对我国基层卫生服务质量做出分析评价,为进一步促进我国基层卫生服务质量提升提供政策建议。

第一节 研 究 背 景

一、研究问题的提出

(一)高质量初级卫生保健服务的重要性

初级卫生保健服务(primary health care)是国家卫生体系的核心组成部分,主要是指普及适宜的、技术可靠、社会能接受和负担的技术,使全体人民公平地获得基本卫生服务。有关初级卫生保健的定义较多,但基本上都涵盖首诊(first contact)、协调(coordination)、连续(continuous)及综合(comprehensive)四个基本特征。初级卫生保健服务不代表低水平、低成本和简单,而是强调公平合理地分配和利用卫生资源,注重成本投入的效率和效果。1978 年的《阿拉木图宣言》和 2018 年的《阿斯塔纳宣言》尤其强调了初级卫生保健在卫生系统的重要地位和作用,明确提出初级卫生保健是推动健康和社会公平的根本措施[1]。近年来,WHO 也着重强调初级卫生保健的重要性并且呼吁各个国家采取行动来改变现状。

质量是衡量卫生体系绩效的一个重要维度,对居民提供有质量保证的卫生服务是一个国家卫生体系改革所要达到的主要目标之一,与卫生服务的可及性和公平性居于同等重要的地位[2]。初级卫生保健被作为卫生系统内接受服务的入门点,提供高质量的初级卫生保健服务对每个人都很重要[3],评价初级卫生保健质量以此促进质量提升成为各国卫生体系改革的主要内容之一。从国际经验来看,不同研究的质量评价维度均有差异,具体质量评价指标来源也各不相同,或借鉴已建立的较为成熟的质量评价体系,或根据实际需要选取有代表性的指标进行。但由于"初级卫生保健"和"质量"二者本身内涵的丰富和不确定性,使得各国在实践中对初级卫生保健进行质量评价时遇到了很多难点,也阻碍了初级卫生保健进一步提升质量。

(二)我国基层卫生服务质量亟须实践证据支持

我国基层医疗卫生机构(简称"基层机构")是初级卫生保健服务的主要提供者,典型代表机构如社区卫生服务机构和乡镇卫生院,考虑到概念的适用性,本研究用"初级卫生保健"

阐述和讨论国际研究和经验,以"基层卫生服务"来指代中国的初级卫生保健服务,以便相关描述更符合国际趋势和中国国情。与综合医院较为完善的质量评价体系相比,我国基层卫生服务质量虽然在 2009 年以来的医疗卫生体制改革("新医改")中受到较多的重视,但在实践中如何对基层卫生服务质量进行评价仍是新医改过程中一个绕不开的难点。

在卫生体系改革进程中,有两个改革时期对基层机构的发展产生了重要的影响,一是 2003 年建立新型农村合作医疗(new rural cooperative medical system, NCMS, 简称"新农合");二是 2009 年新医改时期实施纵向整合服务模式改革(即实践中实施医疗集团、县域医共体等医疗联合体模式)。二者分别以筹资与支付、协作机制和资源联动作为关键路径影响基层机构的发展,对基层卫生服务质量产生重要影响。因此,对新农合和纵向整合模式下基层卫生服务质量进行分析与评价,对未来卫生体系改革有较为重要的启示意义。

1. 新农合时期 在 20 世纪 80 年代早期,随着市场经济的改革,旧的农村合作医疗体制逐渐解体,大量的农村居民被排除在社会医疗保障体系之外[4],资金困难超出其他因素成为阻碍穷人利用医疗服务最重要的原因。为解决这一问题,中国于 2003 年开始实行新农合以减轻农村居民的医疗负担、提高医疗服务可及性并最终实现全面覆盖。新农合是由政府组织、引导和支持,个人、集体和政府多方筹资,以大病统筹为主的农民医疗互助共济制度,并且秉承农民自愿参与的原则[5];国家和省级政府设计新农合实施的筹资和补偿政策,指定卫生服务提供者,制订风险分摊以县级为单位等基本原则;县级或市级政府负责新农合的具体设计和实施,以及相关改革措施的探索。2003—2008 年是新农合快速扩张的阶段,到 2008 年时,新农合已覆盖了 91.5% 的农村居民[6],但这一时期的新农合所涵盖的服务比较有限且补偿率较低;随着《中共中央 国务院关于深化医药卫生体制改革的意见》的发布,新农合也逐步重视全民覆盖的另外两个方面,即服务和实际补偿的费用。在这一时期,更多的资金被投入到新农合制度建设中,为其筹资和补偿能力的提高提供了坚实的经济支持。

新农合在快速发展的同时,也不可避免地遇到了住院费用上涨的困境,并且被来源于不同地区新农合费用数据的实证所支持[7-9]。但与此同时,对卫生保健系统的另一个关键要素——质量的关注相对较少。而且新农合主要在中国农村地区实行,主要住院服务提供者是县乡两级定点医疗机构,由于卫生服务人员能力及医疗设备等因素的限制,县乡两级定点医疗机构的服务质量通常被认为是较差的[10-12],集中体现在药物利用和检查检验项目利用的不规范性,具体表现为过度利用、利用不足或错误利用[13]。因此,在新农合背景下,作为过程质量的重要内容之一,县乡两级定点医疗机构的药物利用和检查利用是否符合质量规范成为政策制定者最为关心的问题。

新农合作为独立的保险制度发展直到 2016 年 1 月,《国务院关于整合城乡居民基本医疗保险制度的意见》(国发〔2016〕3 号)明确指出要整合城镇居民基本医疗保险和新农合两项制度,建立统一的城乡居民基本医疗保险(以下简称"城乡居民医保")制度,因此对新农合背景下基层卫生服务质量进行分析与评价对探讨整合后的城乡居民医保制度下基层机构的发展也具有较为重要的启示意义。

2. 新医改纵向整合模式时期 从医疗卫生领域的宏观发展趋势而言,随着人口老龄化趋势的加快、人均期望寿命的不断延长、慢性病发病率和死亡率逐年提高,整合型卫生服务体系在国内外受到越来越多的关注,许多国家开展了卫生服务体系整合改革,以达到提高效率、控制费用和促进健康的目的。在我国深入推进新医改的政策背景下,针对区域内不同级别的医疗卫生机构建立纵向整合模式,成为各地探索卫生服务体系整合改革实践的重点。

纵向整合是指不同级别医疗机构之间的联合,在我国常指基层机构和上级医院之间的联动。但是,二级及以上级别医院和基层机构的分工和职能定位不同,医院对基层机构的管理并不能沿用医院自身的管理模式。纵向整合模式出现的前提和背景是希望在不同级别医院之间整合资源构成协作机制的基础上,提升基层卫生服务能力和服务质量,使基层机构真正实现初级卫生保健首诊、协调、连续和综合的基本属性。因此,在纵向整合模式下,基层机构的功能是否体现了初级卫生保健首诊、综合、协调、连续的基本原则,医疗服务质量是否真正得以提升,这些问题成为纵向整合模式不断完善过程中绕不开的重点和难点,亟须来自实践的回答。进一步而言,患者是卫生服务的需求方和最终接受者,以患者为中心来构建医疗卫生服务体系在各国已达成共识。因此,从患者角度出发来评价纵向整合模式下基层卫生服务质量就显得尤为必要。

综上所述,本研究以基层卫生服务质量为研究对象,分别聚焦于新农合和纵向整合服务模式两个关键改革时期,探索基于不同角度的质量评价方法对中国基层卫生服务质量做出分析,并据此提出促进我国基层卫生服务质量提升的相关政策建议。

二、研究意义

在学术上,如前所述,"初级卫生保健"和"质量"二者本身内涵的丰富和不确定性,使得各国在实践中对初级卫生保健进行质量评价时遇到了很多难点,也阻碍了初级卫生保健进一步提升质量。不同研究所选取的质量维度和评价方法的不同,最终也会导致质量评价结果的不同。因此,以现有初级卫生保健质量评价研究为基础,本研究探索对中国基层卫生服务质量进行分析与评价,主要有两方面学术贡献:一是探讨现有初级卫生保健质量指标及相应评价工具在中国基层卫生服务质量评价领域的应用,以进一步启示未来方法学研究;二是进一步丰富现有关于中国基层卫生服务质量评价的研究证据。

在政策实践上,首先,从国际卫生政策的角度来看,立足于《阿拉木图宣言》和《阿斯塔纳宣言》,高质量的初级卫生保健服务日益重要,向居民提供有质量安全保证的初级卫生保健服务成为高绩效卫生体系的主要特征之一。因此,对我国基层卫生服务质量进行分析与评价有助于改善我国卫生体系绩效。其次,对初级卫生保健服务进行质量评价是国内外卫生体系改革的主要关注点之一。本研究聚焦于中国卫生体系改革进程中两个重要时期的基层卫生服务质量分析:一是始于2003年的新农合时期,二是始于2009年的新医改时期。前者属于基本医疗保障制度改革,在农村地区实行,较多研究认为新农合对以乡镇卫生院为代表的基层机构的发展(基层卫生服务利用、费用和质量)起到了重要的作用;后一时期的纵向整合服务模式改革(如医疗集团、县域医共体等)与基层机构密切相关,是分级诊疗制度的重要抓手之一,对实现初级卫生保健的首诊、协调、连续、综合的基本特征具有重要的实践意义。因此,本研究在上述两个重要卫生体系改革背景下分析评价我国基层卫生服务质量,对我国进一步实施基层卫生服务综合改革以及推进分级诊疗制度具有较为重要的政策价值。

三、文献综述

(一)初级卫生保健质量内涵及评价工具

对我国基层卫生服务质量进行分析评价,明确质量内涵及质量评价方法是前提条件。首先,理论上,质量是一个多维度、多层次的概念并且融合了关于好坏的价值判断[14],但迄今为止学界对于其内涵并没有一致的结论。美国医学协会(Institute of Medicine,IOM)将其定义为"健康保健服务提高患者预期结果并与当前医疗技术保持一致的程度"[15];英国国家临床评价研究所(National Institute for Health and Clinical Excellence, NICE)认为医疗服务质量包括安全、有效和病人体验3个方面[16];S. M Campbell 综述了关于医疗服务质量的一系列定义,认为可以从"可及性"和"有效性"两个维度来理解健康保健系统下卫生服务提供的质量[17];经济学家在提及个体福利(包括健康状况)时也会使用"效用"一词来评价质量[18]。被广为流传和接受的定义方法来自 Avedis Donabedian,他将医疗服务质量分为三个维度,称为结构质量、过程质量和结果质量[19]。其中,结构质量指标包括组织、人员、财政、设施等,过程质量指标主要是指就诊过程与药物、检查等相关的服务指标,结果质量指标通常以死亡率、二次住院率等表示[19]。

其次,由于初级卫生保健服务涉及的服务范围较广,质量评价不可能涵盖所有维度。因此,初级卫生保健质量评价的范围包括从微观如处方评价到中观不同规模的初级卫生保健机构评价直至最宏观评价整个系统。笔者所在团队于 2016 年通过系统综述的方法对实证研究中应用到的初级卫生保健质量评价指标及方法进行梳理与总结(表 19-1)[20]。此外,在实践中,根据是否依赖于预先制定的质量规范或标准,评价方法又可分为精确评价法(有现存质量标准)和模糊评价方法(依赖于主观判断)[21,22]。所选取的质量维度和评价方法的不同,最终都会导致质量评价结果的不同。

表 19-1 实证研究中应用的初级卫生保健质量含义及评价工具(代表性)

质量含义或评价角度	评价工具/国家	主要特点
初级卫生保健基本特征:首诊、综合、协调和连续,尤其是连续性	初级卫生保健评价工具(Primary care assessment tools, PCAT)/美国(多国改良应用) 服务提供者连续性指数(The usual provider continuity index, UPC)/挪威	• 评价首诊、综合、协调和连续基本特征 • 凸显家庭为中心、社区参与 • PCAT-患者版本,PCAT-机构版本,PCAT-提供者版本 • 患者接受全科医生服务的连续性
综合性质量评价工具:英国全科医生 QOF 考核体系	质量与结果框架(Quality and outcomes framework, QOF)/英国	初级卫生保健服务内涵:基本医疗,以慢性病管理、预防保健为代表的公共卫生服务(QOF2013/14): • 临床类:19 种慢性病临床管理相关 91 个具体指标 • 公共卫生:8 类 18 个具体指标 • 质量和成效:9 个指标 • 门诊时常为代表的患者体验指标
从患者角度出发,评价全科医疗服务	全科医疗服务评估调查(General practice assessment survey, GPAS/GPAQ)/英国	• 从患者角度出发,主要包含交流、以病人为中心的决策制定、医患关系交流三大类指标 • 作为 QOF 的补充评价部分使用

续表

质量含义或评价角度	评价工具/国家	主要特点
从患者角度出发,评价全科医疗服务	欧洲全科医疗服务评价(European task force on patient evaluations of general practice,EUROPEP)/欧洲初级卫生保健评估调查(Primary care assessment survey,PCAS)/美国	<li>1~17 项评价全科医生</li><li>18~23 项评价全科诊所</li> 包括 7 大类 11 小类指标:<li>可及:组织和财政</li><li>连续:全周期和以就诊为基础</li><li>综合:病人信息和预防相关咨询</li><li>整体</li><li>临床互动:医患交流、检查的考虑</li><li>人际交流</li><li>信任</li>
针对门诊服务的综合性质量指标系统	总质量指数(Summary quality index,SQUID)/美国	<li>36 个过程和结果指标</li><li>涵盖美国门诊初级卫生保健医生,有共同的电子病历数据来源</li>

(二)新农合时期基层卫生服务质量研究

本部分主要聚焦于国内研究进展。基于上述结构-过程-结果质量评价三维度,仅发现 1 项研究对山东省新农合制度下乡镇卫生院的结构质量进行分析评价[23];2 项来自云南省的实证研究对患者在新农合定点医疗机构就诊时所感知的过程质量进行评价[24,25];对于新农合定点医疗机构最为关注的两个方面——药物利用和检查利用,目前尚未发现有研究对其进行评价;此外,对于结果质量的评价也极为缺乏。

如果不局限于新农合这一医疗保险制度下,则相对较多的研究集中于质量评价。结果质量评价指标,例如好转率、治愈率、死亡率等,过程质量指标,例如并发症、检查和诊断符合率、入出院符合率等是被利用比较频繁的质量指标[26-28]。同时因为所纳入指标的广泛性和交互作用,因子分析是较常利用的方法之一。此外,较多的实证研究是基于患者感知进行过程质量评价[24,25,29],通常采取 likert-5 量表来询问患者关于就诊和治疗过程的评价和看法,然后对每一维度的主观评分进行分析。由于上述研究所用到的质量指标、分析方法及研究地点(通常是某一医院)的异质性较大,因此我们对最终的评价结果并没有进行总结。

(三)纵向整合模式下基层卫生服务质量研究

从国际视角来看,各国都根据卫生资源的供给和需求实际,不同程度地进行过整合实践。美国在 20 世纪 90 年代开始出现整合服务提供系统的概念,主要是为了应对变化的医疗服务环境[30];英国在国民卫生服务体系(NHS)下,建立医疗保健整合网络,进一步促进服务的连续性和协调性;德国则是通过将初级卫生保健机构、医院整合,同时联合协调医疗保险公司,以实施特定病种的疾病管理计划(如糖尿病、高血压、乳腺癌)等[31]。但由于各国卫生体系的构成及其功能实现的路径、程度与中国存在不同,尤其是上述国家以全科医生为主的初级卫生保健制度早已建立且发展完善,相应的保险支付制度也已经建立,初级卫生保健机构与医院职责分工相对明确。因此基层机构的功能实现在纵向整合模式下是否会受到影响并不是国外该领域的研究重点,对中国的借鉴性和可比性较差。

从国内研究来看,2009 年新医改以来,国内关于医疗联合体的研究探索日益增多,有关医疗整合或协作的名称也开始多样化,如医疗集团、医疗共同体、医院托管等[32,33]。多数研究集中于对实践中出现的不同整合模式的优缺点进行剖析,如对 2011 年建立的瑞金-卢湾区域医疗联合体的现状与成效进行思考[34],对山西高平的县乡医疗卫生机构一体化改革进行研究[35]等,但这些研究缺乏对社区卫生机构功能变化的探讨。其次,部分研究对不同纵向整合模式的协作机制、双向转诊情况进行剖析[36,37],或以慢性病为切入点对整合模式内的协作效果进行评价[38,39]。随着医联体等形式的逐步发展,部分研究开始对医联体等模式的运行进行绩效评价等[40,41]。少数研究对纵向整合模式下基层机构的服务质量做出分析,如对湖北枝江县域医共体模式下的基层机构的结构-过程-结果质量进行分析[42];袁莎莎等应用初级卫生保健质量评价工具对北京市大兴区民营医院托管模式[43]、江苏镇江医疗集团模式下基层机构的服务质量做出评价等[44](这也是本研究的阶段性产出),为本研究的开展提供了基础。

(四)小结

国内目前已有不少研究对初级卫生保健服务(基层卫生服务)质量评价的指标和方法进行了探讨,为我们进一步研究我国基层卫生服务质量提供了良好的前期基础。但局限性在于这些研究多集中于总体描述或是适用于一般医疗机构,针对新农合和纵向整合模式两个关键改革背景下的基层卫生服务质量的相关研究较为缺乏,证据不足。

一是基于目前的实证研究,我们并不明确新农合背景下基层卫生服务质量的具体情况,尤其对县乡两级机构最为关注的药物利用过程质量和检查检验利用过程质量,现有研究并不能做出较好的回答,亟需证据支持。对这些问题的深刻理解对我们进一步深入了解新农合制度,同时对现在城乡居民医保制度下基层卫生服务质量的分析有较为重要的启示。

二是聚焦于新医改时期,现有研究尚不能回答纵向整合模式下基层机构的服务质量到底发生了何种变化,是否实现了纵向整合模式建立的初衷,即通过区域内优质资源的有效协调与下沉,提高基层机构的服务能力和服务质量,从而向居民真正提供首诊、连续、协调、综合的初级卫生保健服务。

四、研究目的

主要研究问题包括:在新农合背景下,以县乡两级定点机构为代表的基层机构的服务质量如何,在该制度框架下如何对其进行评价;在新医改纵向整合改革背景下,如何对我国基层卫生服务质量进行分析与评价。

本研究的具体研究目的包括分析评价新农合县乡两级定点机构 2007—2011 年的药物利用过程质量和检查检验利用过程质量;分析评价纵向整合模式下基层卫生服务质量。

第二节　研　究　方　法

一、研究框架

由于质量含义的丰富性,并且本章涵盖新农合和纵向整合两个改革时期,因此,我们根据不同时期实施政策的关注点来选择质量分析维度及具体评价方法,以提高对我国基层卫生服务质量分析的针对性。在新农合时期,本研究主要侧重于 Avedis Donabedian 结构-过程-结果当中的过程质量,针对县乡两级定点机构关注度较高的药物利用和检查利用过程质量,利用新农合信息系统数据进行分析。纵向整合模式改革是我国实施分级诊疗制度的重要抓手,紧扣改革目标,本部分从患者角度出发,选取初级卫生保健质量评价工具(PCAT),对基层卫生服务的首诊、连续、协调和综合性做出分析与评价。研究框架可见图 19-1。

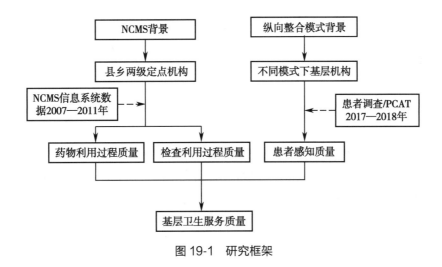

图 19-1　研究框架

二、指标和评价方法

(一)药物和检查利用过程质量

1. 过程质量在本研究的内涵界定及评价思路　本研究以脑梗死和急性阑尾炎(行阑尾切除术)作为内科和外科代表性疾病进行质量评价。鉴于过程质量对服务提供者的行为变化更为敏感而且更适合用来反映在某一健康保险计划下的卫生服务提供的质量状况[45],本研究主要聚焦于过程质量维度。在前述研究基础上,结合实践操作的可能性,本研究将过程质量进一步限定为"医疗服务提供者遵从质量规范的表现程度",重点评价药物利用和检查利用的过程质量。基于现有指南的可得性以及实践应用情况,本研究以两种疾病在实践中应用的临床路径为质量规范。评价过程即是将实际的药物利用和检查利用过程与质量规范中规定的标准药物和检查利用进行比对,最终质量评价的结果用实际药物或检查利用符合规范的程度来表示。对质量规范的依从性越高,过程质量越好。

2. 过程质量指标量化方法　量化方法包括以下两个方面。

(1)质量规范推荐药物和检查清单:为保持分类方法的一致,本研究采用《新编药物学(第 15 版)》的分类方法,这也是卫生部(现国家卫生健康委)等在制订国家基本药物目录、处方通用名书写等规范时所参照的主要参考书目[46]。

脑梗死质量规范中明确推荐了 4 大类药物(脑代谢及促智药、抗血小板药、抗凝血药和调节血脂及抗动脉粥样硬化药),含 10 种西药(吡拉西坦、胞磷胆碱;肠溶阿司匹林、奥扎格雷钠、硫酸氢氯吡格雷;低分子肝素钙、尿激酶;洛伐他汀、阿托伐他汀、辛伐他汀)和 3 种中成药。由于并没有中成药统一的分类标准,本研究没有对中成药的利用过程做出评价。共推荐了 11 项必做检查(CT/MRI、心电图、血常规、尿常规、便常规、肝功能、肾功能、血脂、血糖、凝血功能、电解质)。

急性阑尾炎(行阑尾切除术)质量规范仅对抗菌药物进行了具体阐述,明确推荐第二代头孢菌素(头孢呋辛钠),头孢噻肟(第三代头孢菌素)以及硝基咪唑类的甲硝唑。因此,本研究主要是对所推荐的抗菌药物进行依从率的评价,并不涉及其他类药品的利用。共推荐了13项必做检查(心电图、血常规、尿常规、肝功能、肾功能、血糖、凝血功能、电解质、内镜、乙型肝炎、丙型肝炎、艾滋病、梅毒)。

(2)过程质量指标的量化:①药物利用过程质量,脑梗死总药物符合率(P_{DS})= 4 药物大类符合率(P_1)×每一药物大类下具体推荐药物的平均符合率(P_2);急性阑尾炎(行阑尾切除术)总药物符合率(P_{DA})= 质量规范中推荐抗菌药物种类/实际利用的抗菌药物总数量×100%(因为两种疾病的质量规范所推荐的药物类别数量及具体药物种类数都不同,因此计算方法略有不同);②检查利用过程质量,脑梗死总检查符合率(P_{TS})= 实际利用的推荐检查项目类别/11×100%;急性阑尾炎总检查符合率(P_{TA})= 实际利用的推荐检查项目类别/13×100%。

(二)基于患者角度的基层卫生服务质量

基于纵向整合模式主要目标和相关系统综述研究结果[20],本研究选取 Johns Hopkins 大学开发的初级卫生保健质量评价工具(PCAT)中文版作为核心质量评价手段[47,48],该工具评价基层机构的质量维度与中国推行纵向整合模式的目标高度一致。PCAT 从初级卫生保健的基本特征出发,对基层卫生服务的首诊(包括利用和可及)、连续性、协调性(转诊和综合协调)以及综合性(可得服务和实际提供服务)等核心维度进行评价。每一维度包含若干个相关问题,根据 PCAT 计分原则,通过合并每一维度得分,计算 PCAT 得分作为质量评价标准;分数越高,表示患者体验的基层卫生服务质量越好[49]。问卷的使用已获得编者同意。其中文版经过汉化并且对信度和效度进行测试,结果表明其在中国使用具有较好的信度和效度[48,50,51]。

三、资料来源

(一)新农合时期基层卫生服务质量数据来源

1. 新农合信息系统数据 本部分内容主要基于 2011 年欧盟"亚洲健康公平和疾病风险研究"项目基线调查,所用数据来源于山东省莒南县新农合信息系统 2007—2011 年数据。该系统基于 Microsoft SQL 2005 构建,涵盖了新农合参合者丰富的信息,包括参合者的基本信息、就诊机构、疾病、费用记录、费用条目信息、药物或者检查检验利用信息等;且所有数据均是基于个人水平,包括门诊和住院服务两方面。剔除新农合系统中数据缺失及不完整信息后,本研究最终纳入脑梗死住院 6 214 人次(乡镇 1 688 人次、县级 4 526 人次);急性阑尾炎(行阑尾切除术)1 721 人次(乡镇 639 人次、县级 1 082 人次)。

2. 莒南县基本情况介绍 莒南县隶属于山东省临沂市,位于山东省东南部。调查当时(2010 年),莒南县户籍人口为 101.2 万人,农村人口占比 75.5%;莒南县农村居民人均纯收入为 6 665 元(在临沂市的排名位于倒数第三[52]);辖区包括 2 家县级医疗机构(综合医院、中医院各 1 家)、16 家乡镇卫生院和 511 家村卫生室。莒南县 2005 年开始实行新农合,到 2011 年为止,已覆盖 99%的农村居民。

(二)纵向整合模式下基层卫生服务质量研究数据来源

本部分数据主要基于笔者国家社会科学基金项目"纵向整合模式下基层卫生机构服务

功能实现程度研究"的质量评价部分。

1. 典型案例选取及基本情况　目的抽样。主要选取原则：①目前正在实行的具有代表性的纵向整合模式，比如医疗集团、县域医共体等形式，同时纳入公立医院主导和民营医院主导的整合模式；②涵盖松散型整合（仅以技术帮扶为主）和紧密型整合（包括组织管理、资产等任一方面进行整合）；③区域覆盖中国的东部、中部和西部地区，同时兼顾城市和农村地区。可见表 19-2。

表 19-2　典型案例纵向整合模式基本情况

调研地区	纵向整合模式	主要特点
江苏镇江（城市）	医疗集团模式	紧密型：康复医疗集团 ● 启动：2009 年 9 月 ● 集团独立经营管理层（编制） ● 集团管理层内设社区卫生服务管理中心（2010 年 11 月）
		松散型：江滨医疗集团 ● 启动：2009 年 9 月 ● 技术帮扶为主，协作相对松散 ● 管理层由成员单位兼任
湖北枝江（农村）	县域医共体模式	紧密型 ● 启动：2012 年 5 月/2012 年 11 月 ● 公立医院托管公立基层机构 ● 上级医院派驻管理人员担任院长 ● 2017 年医保支付方式改革 ● 托管 2 家乡镇卫生院
		松散型 ● 启动：2016 年 7 月 ● 技术帮扶为主，协作相对松散 ● 2017 年医保支付方式改革 ● 纳入 5 家乡镇卫生院
四川成都（城市、农村）	医联体（城市）	松散型 ● 启动：2016 年 1 月 ● 对应多家二级或三级医院 ● 技术帮扶为主，二级医院作用较弱
	医联体（农村）	松散型 ● 启动：2016 年 1 月 ● 对应 1 家县级公立医院 ● 上级医院技术帮扶为主，协作相对松散

2. PCAT 需方调查　需方调查分别于 2017 年 5—6 月和 2018 年 5—6 月进行，以持续跟踪质量变化情况。使用 G*Power 软件计算所需样本量，在 $\alpha=0.05$，$\beta=0.10$（检验效能为 90%）的条件下，每组调查样本量应为 169 例（预设协方差分析，F 检验）。调查对象为调查当日至样本基层机构接受服务的 18 岁以上成年患者。调查工具为 PCAT，采取出口调查，由调查员一对一进行，直到达到样本量要求。调查员来自本单位基层卫生领域的工作人员及

社会医学与卫生事业管理专业、公共卫生专业等在读硕士研究生,调查前进行统一培训,保证问卷调查质量。所有调查患者均签署知情同意书。问卷采取双录入,保证数据录入的准确性。不同地区调查对象的基本特征见表19-3。

表19-3 不同纵向整合模式下PCAT调查对象基本特征[数量(百分比/%)]

变量	江苏镇江		湖北枝江		四川成都	
	江滨医疗集团	康复医疗集团	托管模式	非托管模式	城市地区	农村地区
年度						
2017年	121(46.9)	148(52.3)	120(42.3)	81(37.3)	142(52.6)	132(48.7)
2018年	137(53.1)	135(47.7)	133(57.7)	136(62.7)	128(47.4)	139(51.3)
性别						
女	166(64.3)	190(67.1)	154(60.9)	128(59.0)	198(73.3)	200(73.8)
男	92(35.7)	93(32.9)	99(39.1)	89(41.0)	72(26.7)	71(26.2)
年龄						
18~44岁	21(8.1)	16(5.7)	41(16.2)	21(9.7)	22(8.2)*	42(15.5)*
45~59岁	54(20.9)	58(20.5)	86(34.0)	78(35.9)	37(13.7)*	83(30.6)*
≥60岁	183(70.9)	209(73.9)	126(49.8)	118(54.4)	211(78.2)*	146(53.9)*
户籍						
本地	241(93.4)	263(92.9)	243(96.1)	206(94.9)	234(86.7)*	263(97.1)*
常住	12(4.7)	19(6.7)	10(4.0)	11(5.1)	36(13.3)*	8(3.0)*
暂住	5(1.9)	1(0.4)				
家庭人口数						
3人及以下	205(79.5)*	192(67.8)*	158(62.7)	140(64.8)①	196(72.6)*	122(45.0)*
4~5人	52(20.2)*	82(29)*	70(27.8)	67(31.0)	63(23.3)*	116(42.8)*
6人及以上	1(0.4)*	9(3.2)*	24(9.5)	9(4.2)	11(4.1)*	33(12.2)*
教育水平						
初中及以下	154(59.7)	209(73.9)	193(76.3)	180(83.0)	123(46.1)*①	255(94.1)*
高中、中专	66(25.6)	51(18.0)	54(21.3)	31(14.3)	88(33.0)*	12(4.4)*
大专及以上	38(14.7)	23(8.1)	6(2.4)	6(2.8)	56(21.0)*	4(1.5)*
职业①						
农民	6(2.3)①	8(2.8)①	138(55.2)①	141(67.8)①	9(3.4)*①	144(55.2)*①
非农	52(20.2)	48(17.0)	35(14.0)	21(10.1)	26(9.8)*	34(13.0)*
退休	173(67.1)	191(67.5)	24(9.6)	16(7.7)	179(67.6)*	33(12.6)*
无业	25(9.7)	28(9.9)	53(21.2)	30(14.4)	51(19.3)*	50(19.2)*

续表

变量	江苏镇江		湖北枝江		四川成都	
	江滨医疗集团	康复医疗集团	托管模式	非托管模式	城市地区	农村地区
家庭月收入						
<3 000 元	32(12.4)	44(15.6)	137(54.4)*[1]	147(67.7)*	35(13.0)*[1]	126(46.8)*[1]
3 000~5 000 元	57(22.1)	67(23.7)	47(18.7)*	37(17.1)*	47(17.5)*	64(23.8)*
5 001~10 000 元	128(49.6)	124(43.8)	50(19.8)*	24(11.1)*	122(45.4)*	62(23.1)*
>10 000 元	41(15.9)	48(17.0)	18(7.1)*	9(4.2)*	65(24.2)*	17(6.3)*
自感健康状况						
好及以上	153(59.3)*	134(47.4)*	129(51.0)	107(49.5)[1]	138(51.1)	129(47.6)
一般	77(29.8)*	109(38.5)*	73(28.9)	78(36.1)	106(39.3)	109(40.2)
差及以下	28(10.9)*	40(14.1)*	51(20.2)	31(14.4)	26(9.6)	33(12.2)
是否患慢性病						
是	182(70.8)[1]	199(70.3)	124(49.0)	114(52.5)	196(72.6)*	105(38.8)*
否	75(29.2)	84(29.7)	129(51.0)	103(47.5)	74(27.4)*	166(61.3)*

注:χ^2 检验;* $P<0.05$。[1]存在缺失值。

四、分析方法

(一) 新农合信息系统数据处理

新农合信息系统数据处理主要由 4 名研究人员共同完成,其专业背景包括社会医学与卫生事业管理、医学和检验学。上述数据处理过程首先是临床医学专业人员和检验学专业人员依照事先制订的原则(药物商品名和通用名处理、药物分类、检查项目名称标准化等)进行处理,然后由社会医学与卫生事业管理专业人员进行二次审查。审查过程中若发现矛盾或者不确定的地方会和小组成员再次确认,最后找到适宜的归类方式。在数据提取、整合以及匹配过程中利用的软件主要是 Microsoft SQL 2005,Excel 2007 和 SPSS 17.0。

(二) 描述性统计分析

本研究主要利用描述性统计方法分析新农合背景下药物和检查利用过程质量的基本情况和纵向整合模式下 PCAT 不同维度得分及总得分情况。数值型变量用均数(符合正态分布)或中位数(符合偏态分布)来表示,分类变量用率或者构成比来表示,并根据数据特点(比如时间跨度)结合折线图、直方图等进行趋势分析展示。数值变量应用 t 检验或者单因素方差分析(满足正态分布和方差齐性)或 Kruskal-Wallis 检验,分类变量采用 Pearson χ^2 检验或者 Fisher 确切概率法,显著性水平为 $\alpha=0.05$。

(三) 多元线性回归分析

对不同纵向整合模式下基层服务质量差异(PCAT 得分)进行多元线性回归分析,在控制可能的混杂因素的条件下,进一步观察不同纵向整合模式下基层医疗机构的质量差异。数据分析利用 Stata15.0 和 Excel 2016 进行。

第三节 主要结果和讨论

一、新农合背景下基层服务质量分析结果

(一)药物利用质量评价

1. 脑梗死药物利用质量评价

(1) 具体推荐药物的单一符合率:推荐药物的符合率在不同年度和不同级别机构之间差异较大(表19-4)。首先,吡拉西坦和胞磷胆碱的符合率在乡镇卫生院要明显高于县医院;其次,在乡镇卫生院,奥扎格雷钠、低分子肝素钙和辛伐他汀类药物符合率很低仅为1%左右,在县级医院情况有所好转,但是这些药物的符合率在五年间均不超过50%。此外,"抗血小板类"推荐药物中,五年间仅有0.4%的患者利用硫酸氯吡格雷,"抗凝血类"推荐药物中,只有0.58%患者利用尿激酶,"调节血脂及抗动脉粥样硬化药"中,对其他两种他汀类药物的利用很少,故上述推荐药物没有在表中展示。

表 19-4 推荐药物的单一符合率

单位:%

年份/年	吡拉西坦		胞磷胆碱		肠溶阿司匹林		奥扎格雷钠		低分子肝素钙		辛伐他汀	
	乡镇[1]	县级[1]	乡镇[1]	县级[1]	乡镇[2]	县级[1]	乡镇	县级[1]	乡镇[2]	县级[1]	乡镇[1]	县级[1]
2007	16.4	8.5	83.0	42.9	49.1	75.0	0.0	34.4	1.8	23.6	0.0	11.3
2008	29.1	7.5	72.4	37.2	51.3	79.4	0.2	29.0	0.5	5.1	2.7	16.3
2009	41.2	6.9	68.8	34.8	56.7	83.1	1.0	24.3	0.3	16.3	6.7	28.8
2010	33.9	7.2	79.5	52.5	61.2	87.2	0.0	52.9	0.0	9.8	6.4	27.1
2011	28.8	8.2	76.4	56.7	53.1	88.1	1.0	66.8	0.3	8.1	21.3	31.2
合计	31.5	7.6	74.5	45.4	54.7	83.8	0.5	43.1	0.4	11.3	8.5	24.9

注:单一符合率基于该年度住院人次计算。
[1]χ^2 检验,$P<0.001$;[2]χ^2 检验,$P<0.05$。

(2) 推荐药物的总体符合率(P_{DS}):从2007年到2011年,推荐药物总体符合率的平均水平为37.5%($s=20.3\%$)。其中,525名(8.4%)患者没有利用任何推荐药物;仅有37名患者(0.6%)完全利用的是质量规范中推荐的药物。总体符合率在县乡两级机构都很低,五年间均小于50%;就同一年度而言,县级医院的总体符合率一般要高于乡镇卫生院;就同一级别机构不同年度来看,推荐药物的总体符合率在五个年度呈现逐步上升的趋势且差异具有统计学意义。可见表19-5。

2. 急性阑尾炎患者药物利用质量评价

(1) 具体推荐药物的单一符合率:质量规范推荐的抗菌药物单一符合率很低,最为明显的是乡镇卫生院第二代头孢菌素的利用及县医院头孢噻肟的利用。县级医院对第二代头孢菌素的利用状况要稍微好转,且其符合率在上升。另一推荐药物甲硝唑,其利用率在2007—2011年间下降明显,尤其是在县级医院。见表19-6。

表 19-5　推荐药物总体符合率（P_{DS}）的描述性分析（$\overline{x} \pm s$）

单位：%

年度	总体[1]	乡镇[1]	县级[1]
2007	35.3±20.0	28.7±14.3	37.9±21.3
2008	31.0±18.1	28.0±16.6	32.3±18.6
2009	36.8±20.2	31.5±17.5	38.7±20.7
2010	40.7±20.5	33.9±17.7	42.9±20.9
2011	41.9±20.6	37.2±21.6	43.6±20.0
合计	37.5±20.3	32.2±18.4	39.5±20.6

注：[1] Kruskal-Wallis 检验，$P<0.001$。

表 19-6　质量规范推荐药物的单一符合率

单位：%

年度	第二代头孢菌素		头孢呋辛钠		甲硝唑		头孢噻肟
	乡镇	县级[1]	乡镇	县级[1]	乡镇[1]	县级[1]	乡镇
2007	0.0	0.0	0.0	0.0	78.5	62.5	3.8
2008	5.7	19.5	3.2	19.0	59.9	93.8	1.9
2009	6.0	21.6	1.6	12.4	48.6	39.4	7.7
2010	7.7	30.1	6.0	24.3	52.1	23.9	6.0
2011	9.7	33.5	3.9	7.9	52.4	16.9	2.9
合计	6.1	24.7	3.0	14.7	56.3	43.1	4.7

注：头孢噻肟药物在县级医疗机构未利用。
[1] χ^2 检验，$P<0.001$。

（2）推荐药物的总体符合率 P_{DA}：五年间急性阑尾炎患者的推荐药物总体符合率的均值为 22.4%（$s=22.3\%$），约有 39.0% 的患者没有利用任何质量规范中推荐的抗菌药物，仅有 3.9% 的患者所利用的抗菌药物都属于质量规范推荐药物。总推荐药物符合率在乡镇卫生院五年间都很低，且各年度的变化无统计学意义。见表 19-7。

表 19-7　推荐药物的总体符合率（P_{DA}）描述分析（$\overline{x} \pm s$）

单位：%

年份/年	总体[1]	乡镇[1]	县医院[1]
2007	20.2±15.3	19.6±11.8	20.9±18.5
2008	31.9±24.7	16.6±16.8	42.5±23.7
2009	19.6±20.6	14.6±15.2	23.1±23.1
2010	20.4±21.9	16.7±16.3	22.0±23.9
2011	18.8±21.9	16.9±16.2	19.6±23.7
合计	22.4±22.3	16.5±15.6	25.9±24.8

注：[1] Kruskal-Wallis 检验，$P<0.05$。

（二）检查利用质量评价
脑梗死检查利用质量评价

（1）质量规范推荐的 11 类必做检查的完成情况：总体上，2007 年约有 3.0% 的患者没有利用任何推荐的必做检查，这一比例在 2011 年下降到 2.3%；完全利用 11 类必做检查的比例经历了先下降后上升的变化趋势，但仍然较低，2011 年为 2.4%。在同一年度，乡镇卫生院必做检查的平均项目数要低于县级医院。见表 19-8。

表 19-8 推荐 11 类必做检查完成数量的分布[数量（百分比/%）]

必做检查完成 数量分组	2007 年	2009 年	2011 年
总体			
0	15(3.0)	20(1.5)	31(2.3)
1~4	156(31.0)	618(45.7)	169(12.4)
5~8	125(24.9)	706(52.2)	410(30.2)
≥9	207(41.2)	8(0.6)	748(55.1)
总计	503(100.0)	1 352(100.0)	1 358(100.0)
均值[①]	6.2	4.5	7.6
乡镇			
0	13(15.3)	15(5.1)	25(9.3)
1~4	43(50.6)	216(73.2)	88(32.7)
5~8	29(34.1)	63(21.4)	142(52.8)
≥9	0(0.0)	1(0.3)	14(5.2)
总计	85(100.0)	295(100.0)	244(100.0)
均值[①]	3.0	3.0	4.8
县级			
0	2(0.5)	5(0.5)	6(0.6)
1~4	113(27.0)	402(38.0)	81(7.4)
5~8	96(23.0)	643(60.8)	268(24.6)
≥9	207(49.5)	7(0.7)	734(67.4)
总计	418(100.0)	1 057(100.0)	1 089(100.0)
均值[①]	6.9	4.9	8.3

注：[①]单因素方差分析，$P<0.01$。

（2）推荐必做检查的单一符合率：表 19-9 展示了总体、乡镇卫生院及县级医院推荐的 11 类必做检查的具体利用情况。其中，CT/MRI、便常规以及凝血功能检查在 2007 年的利用率要低于 50%；有 7 项必做检查的利用率在 2011 年超过 80%。在乡镇卫生院，CT/MRI、便常规以及凝血功能检查是 2007 年利用率最低的三个必做项目，且后两者在 2011 年的利用率仍然很低，分别为 0.4% 和 5.2%；与 2007 年相比，其余必做检查的利用率在 2011 年都有较大的增长。县级医院对质量规范所推荐的必做检查的利用率要高于乡镇卫生院，但是凝血功能检查在两级机构都利用不足。

表 19-9　推荐必做检查的单一符合率

单位：%

必做检查	总体			乡镇			县级		
	2007 年（N = 503）	2009 年（N = 1 352）	2011（N = 1 358）	2007 年（N = 85）	2009 年（N = 295）	2011 年（N = 269）	2007 年（N = 418）	2009 年（N = 1 057）	2011 年（N = 1 089）
CT/MRI	28.6	60.8	39.0	2.4	24.4	12.6	34.0	71.0	45.5
心电图	65.6	39.1	82.5	41.2	42.7	55.8	70.6	38.0	89.1
血常规	72.6	80.5	85.3	50.6	58.0	62.1	77.0	86.8	91.0
尿常规	65.8	74.3	74.9	31.8	43.4	37.5	72.7	83.0	84.1
便常规	39.4	44.3	49.9	3.5	1.0	0.4	46.7	56.4	62.1
肝功能	59.2	78.0	80.3	29.4	24.1	56.9	65.3	93.0	86.0
肾功能	59.8	21.4	81.3	27.1	12.5	55.8	66.5	23.8	87.6
电解质	60.0	3.8	80.3	25.9	13.9	52.8	67.0	0.9	87.1
血脂	76.9	11.0	88.4	40.0	34.2	62.9	84.4	4.5	94.7
血糖	87.3	28.4	91.4	45.9	42.0	72.9	95.7	24.6	96.0
凝血功能	8.0	5.0	8.1	2.4	3.4	5.2	9.1	5.4	8.8

注：N 为利用检查的患者数量。

（3）推荐必做检查的总体符合率 P_{TS}：总体上来说，约有 9.8% 的脑梗死患者住院期间没有利用任何检查。推荐检查的总体符合率在五年间的平均水平为 51.5%（$s = 30.9\%$）。在利用检查的患者中，717 名（11.5%）患者没有利用任何一项推荐的必做检查而用其他检查替代；90 名（1.4%）患者完全利用了这 11 项必做检查。可见表 19-10。

表 19-10　推荐检查的总体符合率（P_{TS}）描述分析（$\bar{x} \pm s$）

年份/年	总体[①]	乡镇[①]	县级[①]
2007	48.4±34.6	14.0±20.6	61.7±29.3
2008	43.6±30.2	14.7±18.3	57.0±24.8
2009	37.4±20.3	20.7±19.6	43.4±16.8
2010	63.5±30.1	28.4±26.7	74.5±21.4
2011	62.5±31.3	29.1±29.9	74.5±21.6
合计	51.5±30.9	22.1±24.5	62.5±25.4

注：[①]Kruskal-Wallis 检验，$P<0.05$。

（三）急性阑尾炎（行阑尾切除术）检查利用质量评价

1. 推荐的 13 类必做检查的完成情况　表 19-11 显示了总体水平、乡镇水平以及县级水平上必做检查数量的频数及均值分布。首先，与 2007 年相比，2011 年必做检查完成数量的均值要明显升高。其次，在 2007—2011 年间，必做检查完成数量的均值在县乡两级定点机构均不足 7 种。县级医院对必做检查的利用数量要略高于乡镇卫生院，但在五年研究期间乡镇卫生院对必做检查的增长要比县级医院更明显。

表 19-11 必做检查完成数量分析[数量（百分比/%）]

必做检查完成 数量分组	2007 年	2009 年	2011 年
总体			
0	4(3.3)	6(1.5)	14(4.0)
1~4	102(83.6)	272(66.8)	202(57.7)
5~8	16(13.1)	128(31.4)	122(34.9)
≥9	0(0.0)	1(0.2)	12(3.4)
合计	122(100.0)	407(100.0)	350(100.0)
均值[①]	2.9	3.7	4.0
乡镇			
0	4(5.8)	4(2.5)	4(4.2)
1~4	56(81.2)	111(68.1)	50(52.6)
5~8	9(13.0)	48(29.4)	38(40.0)
≥9	0(0.0)	0(0.0)	3(3.2)
合计	69(100.0)	163(100.0)	95(100.0)
均值[①]	3.6	4.8	6.4
县级			
0	0(0.0)	2(0.8)	10(3.9)
1~4	46(86.8)	161(66.0)	152(59.6)
5~8	7(13.2)	80(32.8)	84(32.9)
≥9	0(0.0)	1(0.4)	9(3.5)
合计	53(100.0)	244(100.0)	255(100.0)
均值[①]	5.0	5.2	6.1

注：[①]单因素方差分析，$P<0.01$。

2. 推荐必做检查的单一符合率 推荐必做检查的完成情况总体上较低，在每一年度，没有任何一项必做检查的利用率超过 80%。从 2007—2011 年，乡镇卫生院对必做检查的提升要比县级医院明显，但绝对值仍低于县级医院。在乡镇卫生院，2011 年与 2007 年相比，几乎所有必做检查的利用率均提高，尤其以电解质、血糖、凝血功能、肝功能和肾功能比较明显。可见表 19-12。

3. 必做检查的总体符合率 P_{TA} 从 2007 年到 2011 年，约有 188 名(10.9%)患者没有利用任何质量规范推荐的检查；仅有 2 人完成了 12 项必做检查。县级医院的总体符合率要优于乡镇卫生院；从 2007 年到 2011 年总体符合率在县乡两级定点机构都有不同程度的增加。可见表 19-13。

表 19-12 推荐必做检查的单一符合率

单位：%

必做检查	总体			乡镇			县级		
	2007 年 (N= 122)	2009 年 (N= 407)	2011 年 (N= 350)	2007 年 (N= 69)	2009 年 (N= 163)	2011 年 (N= 95)	2007 年 (N= 53)	2009 年 (N= 244)	2011 年 (N= 255)
血常规	70.5	78.6	71.1	65.2	70.6	67.4	77.4	84.0	72.5
尿常规	66.4	64.6	62.9	52.2	38.7	47.4	84.9	82.0	68.6
内镜检查	0.0	2.5	1.1	0.0	0.6	0.0	0.0	3.7	1.6
电解质	40.2	2.2	59.7	17.4	5.5	47.4	69.8	0.0	64.3
血糖	45.9	17.4	66.3	26.1	36.2	69.5	71.7	4.9	65.1
凝血功能	16.4	31.4	52.9	24.6	46.0	73.7	5.7	21.7	45.1
肝功能	48.4	58.5	63.7	29.0	30.1	55.8	73.6	77.5	66.7
肾功能	40.2	39.8	61.4	17.4	12.3	48.4	69.8	58.2	66.3
乙型肝炎	23.0	15.5	34.0	40.6	35.6	48.4	0.0	2.0	28.6
丙型肝炎	0.0	0.0	14.3	0.0	0.0	12.6	0.0	0.0	14.9
艾滋病	15.6	16.7	32.9	0.0	0.0	20.0	35.8	27.9	37.6
梅毒	3.3	10.3	28.3	0.0	0.0	13.7	7.5	17.2	33.7
心电图	46.7	35.6	46.6	68.1	63.2	75.8	18.9	17.2	35.7

表 19-13 推荐检查的总体符合率（P_{TA}）描述分析（$\bar{x} \pm s$）

年份/年	总体[①]	乡镇[①]	县级[①]
2007	25.9±19.1	22.9±13.9	29.2±23.2
2008	25.4±16.3	19.7±15.0	29.4±16.0
2009	26.4±14.6	23.2±14.7	28.7±14.1
2010	39.7±19.8	38.0±19.1	40.4±20.1
2011	43.4±20.3	41.2±21.3	44.3±19.9
合计	32.7±19.5	27.9±18.8	35.5±19.4

注：[①]Kruskal-Wallis 检验，$P<0.05$。

二、纵向整合模式下基层卫生服务质量分析结果

（一）医疗集团模式下基层机构服务质量

就 PCAT 各维度得分情况来看，与江滨医疗集团相比，康复医疗集团在所有核心维度得分均较高，且在"与基层联系程度"和"协调性（信息系统）"外的其余六个维度均存在显著性差异。PCAT 总得分康复医疗集团明显高于江滨医疗集团，表明需方认为康复医疗集团所辖基层医疗机构服务质量要更好。在控制性别、年龄、教育水平等调查对象基本特征的条件下，相较于江滨医疗集团，康复医疗集团在除了"与基层联系程度"和"协调性（信息系统）"

外的其余六个维度均存在显著性升高差异；且 PCAT 得分显著较高，系数为 2.191。可见表 19-14。

表 19-14　典型地区江滨医疗集团和康复医疗集团 PCAT 核心维度得分

PCAT 维度	江滨医疗集团[2] ($\bar{x}\pm s$)	康复医疗集团[2] ($\bar{x}\pm s$)	β（95%CI）[3]
与基层联系程度	3.65±0.83	3.76±0.76	0.095(−0.038,0.228)
首诊（利用）	3.43±0.70	3.66±0.70[1]	0.211(0.098,0.325)[1]
首诊（可及）	2.87±0.54	3.13±0.46[1]	0.255(0.168,0.343)[1]
连续性	3.37±0.36	3.58±0.33[1]	0.234(0.175,0.292)[1]
协调性（转诊）	2.42±0.85	2.97±0.70[1]	0.512(0.295,0.729)[1]
协调性（信息系统）	3.71±0.51	3.74±0.53	0.043(−0.047,0.133)
综合性（可得服务）	3.24±0.38	3.44±0.34[1]	0.208(0.142,0.273)[1]
综合性（实际提供）	2.69±0.79	3.10±0.63[1]	0.410(0.287,0.533)[1]
PCAT 总得分	23.06±3.96	25.21±3.33[1]	2.191(1.586,2.797)[1]

注：[1]$P<0.01$；[2]方差分析；[3]多元线性回归分析：在控制性别、年龄、户籍、教育水平、职业、家庭人口数、收入、慢性病状况、自感健康状况等社会经济学因素的条件下，比较江滨医疗集团和康复医疗集团质量差异，以江滨医疗集团为对照组，计算 β 和 95%CI。

（二）县域医共体模式下基层机构服务质量

就 PCAT 各维度得分情况来看，与非托管模式下乡镇卫生院相比，托管乡镇卫生院在除"协调性（转诊）"之外的核心维度得分均较高。PCAT 总得分非托管乡镇卫生院明显高于托管乡镇卫生院，表明需方认为松散型医联体下基层医疗机构服务质量要更好。在控制性别、年龄、教育水平等调查对象基本特征的条件下，相较于非托管模式，托管乡镇卫生院在"与基层联系程度""首诊（利用）""连续性"和"综合性（实际提供）"四个维度均存在显著性升高差异；且 PCAT 得分显著较低，系数为−1.640。可见表 19-15。

表 19-15　典型地区托管模式与非托管模式下基层机构 PCAT 核心维度得分

PCAT 维度	托管模式[3]（$\bar{x}\pm s$）	非托管模式[3]（$\bar{x}\pm s$）	β（95%CI）[4]
与基层联系程度	3.79±0.66	3.92±0.44[1]	−0.112(−0.218,−0.006)[1]
首诊（利用）	3.48±0.70	3.72±0.47[2]	−0.204(−0.319,−0.089)[2]
首诊（可及）	3.23±0.49	3.28±0.42	−0.059(−0.145,0.028)
连续性	3.52±0.34	3.65±0.31[2]	−0.114(−0.176,−0.052)[2]
协调性（转诊）	2.96±0.65	2.87±0.74	0.089(−0.098,0.275)
协调性（信息系统）	3.36±0.65	3.42±0.52	−0.086(−0.198,0.026)
综合性（可得服务）	3.48±0.31	3.50±0.35	−0.026(−0.092,0.039)
综合性（实际提供）	3.16±0.76	3.46±0.60[2]	−0.296(−0.425,−0.167)[2]
PCAT 总得分	24.60±3.87	26.31±2.89[1]	−1.640(−2.282,−0.998)[1]

注：[1]$P<0.01$；[2]$P<0.05$；[3]方差分析；[4]多元线性回归分析：在控制性别、年龄、户籍、教育水平、职业、家庭人口数、收入、慢性病状况、自感健康状况等社会经济学因素的条件下，比较托管模式（干预组）和非托管模式（对照组）质量差异，计算 β 和 95%CI。

（三）松散型医联体模式下基层机构服务质量

就 PCAT 各维度得分情况来看，农村地区和城市地区差距并不明显。PCAT 总得分城市地区明显低于农村地区，表明需方认为松散型医联体下农村地区的基层机构服务质量要更好。在控制性别、年龄、教育水平等调查对象基本特征的条件下，相较于农村地区，城市地区在"与基层联系程度""首诊（利用）"和"协调性（信息系统）"三个维度均存在显著性差异，均低于农村地区；且 PCAT 总得分显著较低，系数为-1.537。可见表 19-16。

表 19-16　典型地区松散型医联体模式下城市与农村地区 PCAT 核心维度得分

PCAT 维度	城市地区[④]（$\bar{x}\pm s$）	农村地区[④]（$\bar{x}\pm s$）	β（$95\%CI$）[⑤]
与基层联系程度	3.61±0.96	3.79±0.67[②]	−0.285（−0.494，−0.076）[②]
首诊（利用）	3.43±0.80	3.82±0.44[①]	−0.403（−0.571，−0.236）[①]
首诊（可及）	3.30±0.41	3.29±0.42	−0.149（−0.263，−0.035）[②]
连续性	3.70±0.34	3.59±0.33	−0.048（−0.127，0.032）
协调性（转诊）	2.76±0.62	2.93±0.74	−0.261（−0.681，0.159）
协调性（信息系统）	3.23±0.55	2.94±0.48[③]	0.202（0.053，0.351）[②]
综合性（可得服务）	3.42±0.33	3.47±0.35	−0.089（−0.183，0.004）
综合性（实际提供）	3.06±0.66	3.05±0.73	0.025（−0.158，0.207）
PCAT 总得分	23.27±4.45	23.58±3.55[①]	−1.537（−2.566，−0.509）[②]

注：[①]$P<0.001$，[②]$P<0.01$，[③]$P<0.05$；[④]方差分析；[⑤]多元线性回归分析：在控制性别、年龄、户籍、教育水平、职业、家庭人口数、收入、慢性病状况、自感健康状况等社会经济学因素的条件下，比较城市地区和农村地区（对照组）质量差异，计算 β 和 $95\%CI$。

三、讨论

（一）对主要结果的讨论

1. 新农合背景下基层医疗机构药物利用过程质量规范性较差　本研究发现 2007—2011 年脑梗死和急性阑尾炎两种疾病的药物利用过程质量都很低，表明在这两种疾病的诊疗过程中西药的利用偏离了质量标准，规范性较差。山东省新农合报销目录和疾病诊疗规范推荐药物的不一致可能是主要原因之一。因为两种疾病的质量规范中推荐的具体西药在 2007—2011 年并不全部属于山东省新农合报销目录，但新农合制度要求定点医疗机构在开药时须首先考虑补偿目录内药品，并且在《山东省新型农村合作医疗基本药物目录（2009 版）》和《山东省新型农村合作医疗报销药物目录（2009 版）》中也明确指出县乡两级定点机构中新农合补偿目录药品的费用应分别占到总药品费用的 85% 和 90%，这在一定程度上会影响县乡两级定点机构对推荐药物的利用。因此，医疗保险相关补偿目录在制订过程中须和常见疾病的质量规范保持一致，通过医疗保险报销制度的影响来促进药物利用的规范性以提高质量规范推荐药品的利用。

但同时本研究也发现：部分属于新农合报销目录的推荐药物利用程度仍然较低，突出表现在急性阑尾炎（行阑尾切除术）的头孢菌素类药物利用过程中。比如，对于质量规范推荐的两种头孢菌素类药物，第二代的头孢呋辛钠和第三代的头孢噻肟，均属于山东省 2007—2011 年期间颁布的三个版本的报销目录，而且也是基于 2004 年卫生部颁布的《抗菌药物临床应用指导原则》制订的。但头孢呋辛钠在研究期间几乎就没有被利用过,头孢噻肟则被头孢曲松所取代。此外,硝基咪唑类药物利用的不规范性也很明显,质量规范推荐药物甲硝唑的利用率在县乡两级定点机构越来越低。国内的许多研究也表明住院医疗服务中抗菌药利用不规范的严重性,尤其是在外科疾病中[53-55],然而这些研究通常都是基于市级及以上级别医院的抗菌药物利用评估,较少研究专门针对新农合县乡两级定点医疗机构。因此,保证国家已经制订和颁布的临床指南或质量规范在实践中能够被充分利用,是新农合制度下提升定点医疗机构质量的关键,亟待进一步提高。

2. 不同纵向整合模式下患者感知基层服务质量存在较大差异　本研究发现基层卫生服务质量在同一地区不同整合模式比较时呈现较大的差异性变化,这种差异性变化与管理、组织和服务提供层面的具体整合措施密不可分,整合模式内牵头医院与基层机构紧密型的组织及管理制度安排更有可能产生积极影响。

比如,以江苏省镇江市的康复医疗集团(紧密型)为例,良好结果的产生与组织管理和技术协作层面的举措密不可分。在组织管理维度,康复医疗集团设有独立的经营管理层,单独核定编制,总体协调相应资源,比如派驻管理团队长期扶持整个中心以及科室建设(康复病房建设),提升基层人员的管理理念。相比较而言,江滨医疗集团内部医院和基层医疗机构的联系更多是处于技术层面。从服务协作层面来看,江苏省镇江市连续发文支持利用集团优质资源打造基层康复联合病房和全-专科联合门诊,两大集团所覆盖的基层医疗机构基本都会与上级医院建立康复联合病房和全-专联合门诊,但效果差异明显。康复医疗集团对所调研基层医疗机构长期派驻神经内科管理和业务团队,参与康复联合病房的建设,临床带教"积极影响服务能力提升";江滨医疗集团所属基层医疗机构多反映"住院病人多为自己收治""服务协作不紧密但对能力有一定积极影响"。在本研究产出的两篇文章中可见对两种模式质量变化的详细分析与探讨[43,44]。

值得注意的是,基层卫生服务质量的提升受到多种变化的影响,突出表现在基层机构自身的能力基础和所处的政策环境。因此,无论地方采取何种纵向整合措施,核心是最终要提高基层机构自身能力,达到服务质量的持续改善。比如,在县域医共体模式下非托管基层医疗机构的患者感知质量优于托管基层机构,说明基层机构在自身能力较强的基础上,与上级医院松散的联系也可以对基层服务质量产生积极影响。因此,纵向整合模式对基层卫生服务质量的影响是复杂的,更有可能是与其他基层相关政策共同作用的效果,需要注意政策的协同效应,因地制宜设计实施。此外,由于现有研究探讨纵向整合模式下基层机构质量变化较少,因此无法进行结果间的对比,提示未来进一步研究的必要性。

(二)对研究设计的讨论

1. 新农合背景下过程质量指标及评价方法　对于过程质量指标而言,本研究中我们利用质量规范推荐的药物符合率来代表药物利用过程质量,用所推荐的必做检查的符合率来代表检查利用过程质量。这些指标都是文献中常用且实践中操作性比较强的,但也存在较大的局限性,即它们只能涵盖住院过程质量的一部分质量指标,并不能完全代表住院过程中的整个服务质量。其次,我们只考虑了县乡两级定点医疗机构对质量规范推荐的药物或检查是否利用进行分析,并没有在此基础上对药物使用剂量和检查利用频次做进一步的质量评价。因此本研究所用的质量指标可以认为是质量评价中的第一步,是进行药物剂量或检查频次适宜性评价的前提条件,因为只有在保证药物或检查选择正确的前提下,药物剂量或者频次的评价才有意义。

质量评价的指标和结果很大程度上受质量规范详细程度的影响。从这个角度上讲,急性阑尾炎质量规范所涵盖的药物利用信息较为局限,仅有抗菌药物的相关信息;脑梗死目前除了中华医学会颁布的教科书之外尚无国家层面的临床路径或指南,这些原因都影响了我们对这两种住院代表性疾病进行质量评价的精确程度。对比之下,国外研究中所提到的质量规范或质量指标的来源就更为成熟和综合,值得我们借鉴。文献中发现的一个很好的例子就是美国的医院质量联盟(the Hospital Quality Alliance),是医疗服务中心和医院组织等公立部门和私立部门合作的一个机构。这个机构从 2005 年开始通过"医院比较"的网站对医院过程质量的相关因素进行逐一报告[56],主要集中于三种疾病的监测和评价,急性心肌梗死、肺炎和充血性心力衰竭,所有过程质量的衡量都基于翔实的临床证据进行,可得的质量指标要更为详尽和综合。

2. **纵向整合模式下基于患者角度的基层卫生服务质量评价**　从评价基层机构功能实现的具体指标选取来看,对纵向整合模式下基层机构的服务质量进行评价,需要可信且可行的质量评价工具,与国内其他质量评价指标和方法不同的是,本研究选取 PCAT 中文版,通过测量患者感知的初级卫生保健基本特征的实现程度来评价基层机构的质量,其所评价的维度与纵向整合服务模式希望达成综合、协调、连续的服务体系的目标高度一致,对于构建以病人为中心的高质量的医疗服务体系具有重要的借鉴意义,也符合国际发展的趋势。有来自不同国家的学者利用本土化的 PCAT 工具在实践中对本国的初级卫生保健进行质量评价,如韩国[57]、西班牙[58]、美国[59]等,实践证明其信度和效度较高,应用性较好。国内也有学者对其适用性做出探讨[60,61],普遍认为 PCAT 中文版具有较高的信度和效度,在中国适用性较好。

该工具首诊、连续、协调、综合维度下的具体条目所反映的正是基层机构基本医疗服务和基本公共卫生服务的内容。因此,利用该评价工具所评价的是需方角度所感知的基层机构基本医疗服务和公共卫生服务的综合反应。但同时,从本研究需方调研经验来看,对部分具体条目患者的反应性较弱,尤其是协调性和综合性等维度,相比于其他维度条目,适用性有待加强。

3. **纵向整合模式典型案例的选取**　在纵向整合模式背景下,本研究所纳入的三个典型案例,既涵盖了城市地区与农村地区,也涵盖了紧密型整合(医院托管模式和医疗集团模式)和松散型整合(松散型医联体),代表性和综合性较强。本研究一方面对较早实施、发展较为成熟的镇江医疗集团模式进行案例分析,从 2009 年公立医院改革开始,相较于其他模式,该模式对基层机构的影响效果已经突显。因此,该案例的分析结果对未来我国城市医疗集团的建设具有重要的借鉴意义。另一方面,本研究同时对 2016 年政策提到的广泛意义上的县域医共体模式和城市医联体模式进行了分别的案例研究,紧扣政策热点,同时对这些案例的分析也是对政策执行效果的侧面反映,具有较强的政策意义。

但同时,典型案例的这种差异性会导致方法学上的局限性。由于各地纵向整合模式实施的背景、基层机构基础、具体的实施过程具有较大的差异化,因此标准的效果评价方法难以从总体上做到,且说服力不高,这也是政策评价最常面临的挑战之一[62]。因此本研究以多案例研究为主要研究设计,但由于是从患者角度进行质量分析,改革前需方数据不可得,故本研究于改革后两年进行需方调查,综合两年度变化进行干预对照比较,以更综合地反映质量的这种差异。由于上述方法学的局限性,尤其对于不同案例间结果的对比,我们需要持谨慎态度。本研究结果也发现,同一种模式(比如均为紧密型整合,或者托管模式)在不同地区会出现矛盾的结果,再次提示纵向整合模式未来的发展一定要充分考虑基层机构的特点和看法,因地制宜,不存在统一的模式。

第四节 政策建议与未来研究方向

一、政策建议

虽然新农合制度已与城镇居民基本医疗保险制度合并,但在城乡居民医保制度未来的发展中,如何保证和提升基层服务质量仍然应成为首要关注点,尤其是药物和检查利用的规范性。具体详尽的临床指南或路径是比较有用的工具,且应建立相应的工作指南保证其在实践中切实得到应用。注意将医保补偿目录的制订与常见病、多发病的诊疗指南或临床路径相结合,医保补偿目录的规范性有助于进一步加强基层医疗机构药物的合理利用行为。

纵向整合模式在未来一段时期内是新医改的重点内容,国家层面应围绕纵向整合的具体目标,加强顶层设计,尤其需要充分考虑基层机构的特点和功能定位,以基层首诊、服务连续性、服务协调性和综合性等初级卫生保健基本特征为引导,防止专科化和医院分院等结果的出现。值得注意的是,整个纵向整合模式是在新医改众多政策共同发力的背景下,对基层机构产生的综合效应。不同地区应因地制宜设计适合本地区的纵向整合模式,充分考虑本地区基层机构的能力和基础,以及基层机构对整合的态度和看法,如城市地区和农村地区,基层机构能力强与能力弱,采取差异化实施等等。同时医院与基层机构的协作不一定以完全整合为目标,在不同模式下,一定程度上的连接与协同,也可以对基层机构产生良性影响。

国家层面需要持续加强对基层卫生服务质量的监测评估,加强质量为导向的绩效考核。一是以医保报销目录和支付方式作为切入点,对基层定点机构加强监测;二是国家层面和地区层面均应及时对正在探索的纵向整合模式进行监测评估,包括政策配套支持情况、具体整合措施、服务能力相关定量指标对比等,确保纵向整合模式进程中,所有基层机构基本临床服务和公共卫生服务功能的良好实现,为基层首诊、分级诊疗制度的形成奠定基础。

二、未来研究方向

基层卫生服务质量内涵丰富,可进一步从理论上对基层卫生服务质量的内涵、评价指标、评价方法等进行深入研究,形成适用于我国的基层卫生服务质量评价方法。

在中国基层机构是新医改过程中许多政策的最终实施者,因此,新医改背景下基层卫生服务质量的变化理论上是多项政策共同作用的结果,这就为基层相关的政策评价方法带来了挑战,建议未来研究应探索科学的方法学分析相关医改政策作用于基层卫生服务质量的机制和效果。

结合本研究的主要结果和局限性,从质量维度来看,建议未来研究继续以基层医保定点机构为研究对象,结合医保数据和基层机构数据,一是继续加强对过程质量的监测和评价,二是选取合适的质量指标和评价方法对基层机构的结构质量和结果质量做出分析评价。

(袁莎莎)

参考文献

[1] WORLD HEALTH ORGANIZATION. Declaration of Alma-Ata, in international conference on primary health care [EB/OL]. (1978-09-12) [2022-05-07]. https://www.who.int/teams/social-determinants-of-health/de-

claration-of-alma-ata.

［2］ CHASSIN M R. The missing ingredient in health reform:quality of care［J］. JAMA,1993,270:377-378.

［3］ HSIAO C J,BOULT C. Effects of quality on outcomes in primary care:a review of the literature［J］. Am J Med Qual,2008,23(4):302-310.

［4］ LIU D,TSEGAI D. The New Cooperative Medical Scheme(NCMS) and its Implications for Access to Health Care and Medical Expenditure:Evidence from Rural China［R］. ZEF- Discussion Papers on Development Policy No. 155,2011. Available at SSRN:https://ssrn. com/abstract＝1945173.

［5］ YU B,MENG Q,COLLINS C,et al. How does the New Cooperative Medical Scheme influence health service utilization? A study in two provinces in rural China［J］. BMC Health Services Research,2010,10:116.

［6］ 卫生部. 2012 年中国卫生统计提要［EB/OL］. (2012-06-06)［2022-05-07］. http://www. nhc. gov. cn/mohwsbwstjxxzx/s7967/201206/55044/files/3ca7756121334b7a870a25ac79988f23. pdf.

［7］ 刘塈. 重庆市新型农村合作医疗医疗费用构成研究［D］. 重庆:重庆医科大学,2010.

［8］ 袁莎莎,REHNBERG C,孙晓杰. 新农合脑梗塞患者 2007—2010 住院费用构成及因子分析［J］. 中国公共卫生,2012,28(12):1636-1639.

［9］ 宋荣梅,丁国武. 不同级别医疗机构中参合农民的住院费用分析［J］. 中国卫生事业管理,2010(3):191-193.

［10］ 韩东,钱跃升. 山东省乡镇卫生院人员结构及运行状况分析［J］. 中国农村卫生事业管理,2002,22(6):19-20.

［11］ 刘成凤,张光成. 山东省乡镇卫生院现状分析及对策探讨［J］. 中国医院管理,2003,23(10):63-64.

［12］ 郑衍玲. 山东省乡镇卫生院人力资源现状分析［J］. 社区医学杂志,2007,5(4):10-12.

［13］ LIU X,MILLS A. Evaluating payment mechanisms:how can we measure unnecessary care? ［J］. HEALTH POLICY AND PLANNING,1999,14(4):409-413.

［14］ GEYNDT W D. Managing the Quality of Health Care in Developing Countries［M］. Washington D. C. :World Bank,1995.

［15］ LOHR K N,DONALDSON M S,HARRIS-WEHLING J. Medicare:a strategy for quality assurance,V:Quality of care in a changing health care environment［J］. Qual Rev Bull,1992,18:120-126.

［16］ 世行贷款/英国赠款中国农村卫生发展项目赴英考察组. "世界银行贷款/英国政府赠款中国农村卫生发展项目"卫生机构绩效与服务质量评价考察报告［J］. 中国卫生经济,2010,29(11):82-85.

［17］ CAMPBELL S M,ROLAND M O,BUETOW S A. Defining quality of care［J］. Social Science and Medicine,2000,51(11):1611-1625.

［18］ TORRANCE G W. Measurement of health state utilities for economic appraisal:A review［J］. Journal of Health Economics,1986,5(1):1-30.

［19］ DONABEDIAN A. The quality of care:how can it be assessed? ［J］. JAMA,1998,260:1743-1748.

［20］ 袁莎莎,王芳,衡弛,等. 初级卫生保健质量评价指标及方法研究的系统评价［J］. 中国循证医学,2016,16(6):719-729.

［21］ BROOK R H,MCGLYNN E A. Quality of health care. Part 2:measuring quality of care［J］. The New England Journal of Medicine,1996,335:966-970.

［22］ HETLEVIK O,GJESDAL S. Personalcontinuity of care in Norwegian general practice:A national cross-sectional study［J］. Scandinavian Journal of Primary Health Care,2012,30(4):214-221.

［23］ 袁莎莎,孟庆跃,孙晓杰. 基于结构视角的乡镇卫生院医疗服务质量分析［J］. 中国卫生事业管理,2012,29(11):841-844.

［24］ 罗家洪,董留华,常魏,等. 云南省禄丰县新型农村合作医疗定点医疗机构服务质量评价［J］,中国卫生事业管理,2006,22(12):750-751.

［25］ 董留华,罗家洪,黄兴黎,等. 云南省蒙自县新型农村合作医疗定点医疗机构服务质量评价［J］. 卫生

软科学,2006,20(2):79-82.

[26] 杨彩霞,孙广恭,郝凤娟,等.因子分析法在医院医疗质量评价中的应用[J].山东大学学报(医学版),2010,48(7):126-129.

[27] 李学文.应用 Ridit 分析法评价医院医疗质量[J].中国医药指南,2011,9(7):172-174.

[28] 赵志广,宏樊,韩春艳,等.应用主成分分析法综合评价深圳市 2005~2007 年的医疗服务质量[J].中国医院,2010,14(2):27-28.

[29] 张群祥.基于过程视角的医疗服务质量评价实证研究[J].中国卫生事业管理,2011,273(3):176-178.

[30] HUCKMAN R S. Hospital integration and vertical consolidation:An analysis of acquisitions in New York State[J]. Journal of Health Economics,2006,25(1):58-80.

[31] 代涛,何平,韦潇,等.国外卫生服务资源互动整合机制的特点与发展趋势[J].中华医院管理杂志,2008,24(2):137-139.

[32] 芦炜,梁鸿.如何构建医疗联合体:组织模式、利益机制和服务内容[J].中国卫生政策研究,2013,6(12):6-11.

[33] 史明丽.我国纵向型区域医疗联合体的进展与挑战[J].中国卫生政策研究,2013,6(7):28-32.

[34] 朱凡,高卫益,马捷,等.新医改背景下瑞金-卢湾医疗联合体实践与思考[J].中国医院管理,2013,33(5):10-12.

[35] 曹婵.县乡医疗卫生机构一体化改革研究[D].太原:山西大学,2018.

[36] 袁莎莎,贾梦,王芳,等.不同医联体模式下基层医疗机构与上级医院协作机制比较分析[J].中国卫生事业管理,2019,36(2):81-84.

[37] 许兴龙.分级诊疗背景下医疗机构分工协作机制及其实现策略研究[D].镇江:江苏大学,2018.

[38] 殷璇.农村慢性病服务纵向整合下医务人员协作效果评价研究[D].南京:南京医科大学,2018.

[39] TANG W,SUN X,ZhANG Y,et al. How to build and evaluate an integrated health care system for chronic patients:study design of a clustered randomised controlled trial in rural China[J]. Int J Integr Care,2015,15:e007.

[40] 江蒙喜.县域医共体改革发展效果的评价指标体系构建[J].卫生经济研究,2018,12:11-13.

[41] 连颖菁,李跃平.医联体内基层医疗机构运行效率的影响研究[J].现代医院管理,2019,17(3):16-19.

[42] 刘双.县域医共体对基层医疗卫生机构服务质量的影响研究[D].北京:北京协和医学院,2018.

[43] 袁莎莎,勇志鹏,高红茹,等.民营医院托管基层医疗机构服务质量研究[J].中华医院管理,2018,34(4):273-278.

[44] 袁莎莎,王国文,江琴,等.医疗集团下基层医疗机构病人感知质量研究:以江苏省镇江市为例[J].中国卫生政策研究,2018,11(10):29-33.

[45] BROOK R H,MCGLYNN E A,SHEKELLE P G. Defining and measuring quality of care:a perspective from US researchers[J]. Int J Qual Health Care,2000,12:281-295.

[46] 陈新谦,金有豫,汤光.新编药物学[M].15 版.北京:人民卫生出版社,2005.

[47] STARFIELD B,SHI L. Manual for the primary care assessment tools[M]. Baltimore:Johns Hopkins University,2009.

[48] WEI X,LI H,YANG N,et al. Comparing quality of public primary care between Hong Kong and Shanghai using validated patient assessment tools[J]. PLoS ONE,2015,10(3):1-15.

[49] 冯珊珊.广东省农村基本医疗服务质量及其影响因素分析:基于需方的视角[J].中国卫生事业管理,2016,11:824-827.

[50] WANG H,WONG S,WONG M,et al. Patients' experiences in different models of community health centers in Southern China[J]. ANNALS OF FAMILY MEDICINE,2013,11(6):517-526.

[51] YANG H,SHI L,LEBRUN L,et al. Development of the Chinese primary care assessment tool:data quality and measurement properties[J]. International Journal for Quality in Health Care,2012:1-14.

［52］临沂市统计局.临沂统计年鉴［M］.临沂:临沂市统计局,2011.

［53］卢仁宣,林素梅.住院患者抗菌药物不合理使用分析［J］.临床合理用药杂志,2010,3(20):6-7.

［54］冯文利,晔苏,孔繁翠,等.我院住院患者抗菌药物不合理使用分析［J］.中国药物应用与监测,2012,9(4):229-231.

［55］明星.湖北省县、乡两级医疗机构抗菌药物合理使用研究［D］.武汉:华中科技大学,2008.

［56］Centers for Medicare and Medicaid Services. Research, Statistics, Data & Systems: Hospital Service Area ［EB/OL］.(2021-12-01)［2022-05-07］. https://data. cms. gov/provider-summary-by-type-of-service/medicare-inpatient-hospitals/hospital-service-area.

［57］LEE J H,CHOI Y J,LEE S H,et al. Association of the length of doctor-patient relationship with primary care quality in seven family practices in Korea［J］. J Korean Med Sci,2013,28(4):508-515.

［58］PASARIN M I,BERRA S,GONZALEZ A,et al. Evaluation of primary care:The "Primary Care Assessment Tools-Facility version" for the Spanish health system［J］. Gac Sanit,2013,27(1):12-18.

［59］SHI L,STARFIELD B,XU J,et al. Primary care quality:community health center and health maintenance organization［J］. South Med J,2003,96(8):787-795.

［60］匡莉,梁媛,梅洁,等.全科医疗特征功能测量工具基础保健评价工具:成人简短版在我国的适用性研究［J］.中国全科医学,2016,19(7):813-819.

［61］张丽芳,姜润生,周梅,等.基层医疗评价工具 PCAT-AE 简化版(需方调查)信度效度评价［J］.中国卫生统计,2013,30(6):867-869.

［62］SHI L,MAKINEN M,LEE D C,et al. Integrated care delivery and health care seeking by chronically-ill patients:a case-control study of rural Henan province,China［J］. Int J Equity Health,2015,14:98.

第二十章

中医药服务体系经济分析

作为中国传统文化的瑰宝,中医药在健康促进中发挥了重要作用。当前中医药事业的发展得到高度重视,中医药被定位为独特的卫生资源、潜力巨大的经济资源、具有原创优势的科技资源、优秀的文化资源和重要的生态资源,彰显了中医药在我国经济社会发展中的地位与作用。中医药事业发展是我国经济社会发展的重要组成部分,分析中医药领域的经济现象与规律,总结中医药改革与政策进展,对中医药的政策与改革效果进行评估,有助于更好地推动中医药事业的健康发展。

第一节 中医药服务经济学特征

一、需求与供给

(一)中医药服务需求分析

1. **健康需要** 公众对中医药的需求,首先基于其健康需要。中医药将疾病治疗分为"治已病"与"治未病",居民既有治疗"已病"需要,也有治疗"未病"的需要。从"治已病"的角度分析,较多研究证明,中医药在治疗心脑血管疾病[3]、消化系统疾病[4]、传染病[5]、精神心理疾病[6]等方面均有确切疗效,因此,相关疾病患病状况越严重的地区或人群,对中医药"治已病"的需求越迫切。从"治未病"角度出发,中医药具有较好的"治未病"作用,比如"三伏贴"等手段广受人民群众喜爱,随着"预防为主"工作方针的深入落实以及人民群众健康防病意识的增强,人们对中医药"治未病"的需求将不断释放。

2. **联合需求** 现代医学服务与中医药服务并存是中国医疗服务的重要特征。鉴于疾病问题的复杂性,人们对现代医学服务存在需求的同时,也对中医药服务存在需求,比如癌症患者在放化疗过程中,需要寻求中医药服务以增强免疫功能,从此角度讲,居民具有对中医药服务和现代医学服务的联合需求。另外,中医药在治疗疾病过程中,需要中医师、中药师、针灸师以及中医类别护师(士)提供的合作服务,也需要中草药、针灸、推拿等复合中医技术手段的联合服务,因此,公众对中医药服务的需求,常常表现在对不同类型中医药人员的联合需求,也表现在对不同类型中医药手段的联合需求。

3. **公众中医认知与中医药偏好** 中医认知,是指居民对中医药的基本认可状况与患病后的选择状况。已有研究表明,年龄、性别、受教育程度、知识结构、患病情况、经济状况等,都是影响居民中医药认知与中医药选择的重要因素[7]。一般而言,公众对中医药的认知程度越高、认可程度越高,则患病后选择与利用中医药服务的可能性越大,对中医药服务的需求程度也就越高。因此,开展中医药的科普宣传工作,较大程度地提升公众的中医药认知度与认可度,是开发居民中医药服务需求的重要手段。

4. 中医药病种疗效　中医药与西医药在治疗疾病过程中,各有所长、各有所短。2019年1月,国家中医药管理局制订出台了《95个中医优势病种的中医临床路径和中医诊疗方案(2018年版)》,明确了中医药具有独特优势的临床病种。一般而言,居民对优势病种中医药治疗的需求量要高于其他病种。另外,在我国医学发展史上,中医药在传染病防治中曾经发挥了十分重要的作用。鉴于在传染病防治中的确切疗效,重大传染病发生时,公众对中医药的需求程度更为迫切。近年来,无论是2003年的"非典"还是2019年"新冠肺炎"[8],中医药的作用都非常突出,因此在以上疾病防治过程中,公众存在着相当可观的需求。

5. 价格与保险覆盖　价格和保险覆盖是影响公众卫生服务利用的重要因素,同样也是居民中医药服务需求的重要影响变量。一般而言,中医药技术价格与中医药服务需求存在反向的经济学关系,相同条件下,价格越高则公众对中医药服务需求量越低;另外,中医药适宜技术进入医保目录后,公众对其利用程度要高于进入目录之前。因此,积极的中医药医保政策是影响居民中医药服务需求的重要因素,推动中医药服务及适宜技术的医保广覆盖,是释放居民中医药服务需求的重要策略。

6. 中医药服务可及性　中医药服务可及性,指居民利用中医药服务的方便、可及程度,包括距离可及性、时间可及性、技术可及性与经济可及性等几个方面。通常而言,中医药服务的可及性越高,居民对中医药服务的需求程度则越高,反之亦然。因此,提升区域中医药服务可及性,加强基层中医馆建设,提升基层中医药服务提供水平,是提高中医药服务可及性的手段,也是刺激居民中医药服务需求的办法。

(二)中医药服务供给分析

1. 中医药政策　中医药政策,是指由党和各级政府部门制定的发展中医药的工作方针、法律、法规、规章与条例的总称。中医药政策对全国及各地区中医药事业的发展起到重要的导向作用。当前,党和政府高度重视中医药事业发展,新时代卫生工作方针强调"中西医并重",2017年7月1日《中华人民共和国中医药法》的实施是中国中医药事业发展的重要法律保障。对中医药事业发展投入力度的持续增强,是优质、高效中医药服务提供的重要前提和保障。

2. 中医药人力资源　中医药人力资源是提供中医药服务的最重要的力量,是指国家法律规定范围内能够提供中医药服务的专业技术人员,主要包括中医类别执业(助理)医师与中药师(士)等。其中,中医类别执业(助理)医师主要提供疾病诊治服务,中药师(士)主要提供中药配伍与煎制服务等。一般而言,中医药人力资源总量与能力是中医药服务供给能力的最直接影响因素,中医药人力资源数量的增多、能力的提升,可以保障国民获得更为高质量的中医药服务。近年来,我国中医人员数量不断增加,截至2020年底,全国中医类人员总数达到83.1万人,其中中医类别执业(助理)医师数68.3万人[2]。值得注意的是,中医技术对中医药人员的依赖性强,即使针对同一种病症不同的中医药技术人员疾病诊治效果可能差别很大,高水平的中医师的辨证论治能力更强,其疾病诊治效果更佳,因此,中医药服务供给质量不仅仅取决于中医药人力资源的数量,更取决于中医药人力资源的质量。

3. 中医药服务提供模式　各级、各类中医类医院是提供中医药服务的主阵地,另外,综合医院的中医科、中医门诊部、中医诊所以及基层医疗机构中医馆是中医药服务的重要力量。中医药服务可以分为门诊中医药服务和住院中医药服务两部分。反映或评价中医药服务利用的指标主要包括中医类医院门急诊总人次数与出院人次数、使用非药物中医技术的门急诊总人次数、中药饮片处方数及占总处方数之比、中成药处方数及占总处方数之比、住院患者中医药使用率等指标。反映中医药服务贡献度指标主要包括中药收入占药品收入之比、中药饮片收入占药品收入之比、中成药收入占药品收入之比等指标。近年来中医药服务研究领域比较关注对中医药服务模式的探讨。一般而言,中医类医院中门诊收入要远高于住院收入,提示患者更倾向于在门诊服务中获得中医药服务,通常情况下中医类医疗机构存在"大门诊、小住院"的服务模式。

4. 中草药疗效 中草药或中药饮片是最重要的中医药特色服务内容。中草药的种植能力是影响中草药供给能力的关键。中草药的效果是影响人民群众中草药服务利用的核心。但是,即使同样的中草药品种,不同的种植地区、不同的加工炮制方法、不同的煎药方法、不同的服药时间和方法、不同的处方调剂方法等,其治病效果也不尽相同[9]。另外,环境的变化、土壤污染等问题,也会影响中草药的疗效与安全性。因此,提升中草药种植能力,因时因地种植不同的中草药品种,提高中草药的供应能力,规范中草药的炮制与煎药方法,有益于公众获得更为安全、可及的中草药服务。

二、中医药服务与现代医学服务

现代医学服务,是基于现代医学理论提供的检查、诊断、治疗与康复服务,主要服务项目包括设备检查、西药、手术等,现代医学服务也称为西医药服务。就我国而言,不管是西医药服务还是中医药服务,均是人民健康的重要保护与促进性力量。从服务目标来看,中医药服务与西医药服务均以提升公众健康水平为终极目标,因此,中医药服务与西医药服务的服务目标高度一致。但是,中医药服务与西医药服务在理论基础与服务手段上存在不同,西医药服务以生物医学模式为基础,以医务人员的专业判断为主导,以实验室与设备检查为重要依据,对患者进行诊断与治疗;而中医药服务基于整体观、辨证施治等理论,以望、闻、问、切为主要手段,为患者提供以中草药、中成药、中医药适宜技术等为主的医疗服务。一般而言,西医药服务对设备的依赖高于中医药服务,中医药服务对卫生技术人员的依赖高于西医药服务。

从经济学角度分析,可将中医药服务与西医药服务视为两种不同的服务或商品,中医药与西医药服务提供主体,既存在竞争关系又存在合作关系;中医药服务与西医药服务,在某种程度上既是替代品又是互补品。

(一)中医药与西医药服务提供主体竞争合作关系

在中国,西医药服务主要由综合医院、西医诊所、基层医疗机构西医科室提供,而中医药服务主要由中医类医院、中医诊所与基层医疗机构中医类科室提供。从服务提供主体来看,存在着某种程度的竞争关系。以县域为例,我国每个县域在设立县级综合医院的同时,一般都要设置至少1所相同级别的县级中医类医院,相同区域不同类型的医疗机构要生存和发展,为了吸引患者必然存在着一定的竞争关系,因此价格机制在两类机构之间同样发挥作用,在其他条件不变的前提下,中医医疗机构收费状况的变化,必然会引起相同级别综合医院服务需求的变化,反之亦然(图20-1)。但是,由于疾病的复杂性,中医药与西医药在疾病诊治上各有所长,中医医疗机构与综合医疗机构为了治愈某类疾病又常常存在某种程度的合作关系,比如为了治疗某些复杂病例,中医医疗机构与综合医疗机构又时常互相转诊、会诊、共同诊断与协同治疗,中医医疗机构与综合医疗机构的稳定合作关系有利于提高区域内疾病诊治水平。

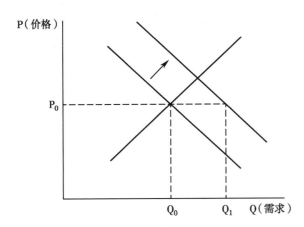

图20-1　中医与综合医疗机构竞争关系经济分析

注：如图所示，在其他条件不变的情况下，综合医院每诊次收费、例均住院收费的上调，会引起中医类医院服务需求量的增加，如由 Q_0 增加至 Q_1。

（二）中医药服务与西医药服务替代品关系

一般而言，对于某些中医药或西医药能够独立发挥作用的病种，比如胫骨骨折[10]、痔[11]、银屑病[12]等病种，中医药与西医药治疗手段不同，但疗效均确切，针对此种情况，中医药与西医药是替代品关系，公众对中医药的服务需求适合用替代品理论解释：在其他条件不变的情况下，西医药服务价格的增加，必然引起对中医药服务需求量的增加；西医药服务价格的相对降低，则会导致中医药服务需求量的降低。比如，对于胫骨骨折的治疗，患者可以选择西医的先进设备治疗，也可以选择中医的小夹板或小针刀治疗，如果西医的设备治疗价格快速提升，则患者对中医小夹板治疗的需求量将会较大幅度地增加。

根据中医药与西医药药品的疗效，可以将病种分为三种类型：第一类病种，中医药疗效优于西医药；第二类病种，中医药疗效与西医药疗效相近；第三类病种，中医药疗效弱于西医药。对于第一类病种，通常情况下，在相同价格水平上，公众对中医药的需求量高于西医药，中医药服务的需求对于西医药的价格的反应为"富有弹性"，即西医药价格的微小变化，会引起中医药需求量的较大变化，比如藿香正气液是治疗暑湿感冒具有确切疗效的公认药物[13]，西药同类感冒药价格的上升，会导致对藿香正气液需求量的较快增加。对于第二类病种，在相同价格水平上，公众对中医药的需求量与西医药需求量相似，中药服务的需求对于西医药的价格的反应为"具有弹性"，即西医药价格的变化会引起中医药需求量的适度变化，反之亦然。对于第三类病种，在相同价格水平上，公众对中医药的需求量低于西医药，中医药需求对西医药价格的反应为"缺乏弹性"，即西医药价格的增加不会对中医药需求产生迅速、较大的影响。比如对于心房颤动的治疗，西医射频消融的治疗方法要远优于中医药的相关疗法，但是射频消融手术价格的变化不会引起中医药在心房颤动治疗方面需求量的明显变化（图20-2）。

（三）中医药服务与西医药服务互补品关系

人们在治疗某种疾病时，在接受西医药疗法的同时，有时寻求一些中医药服务以获得最大的治疗效果。比如癌症患者手术后或放、化疗完成之后，常常服用一些中药汤剂以

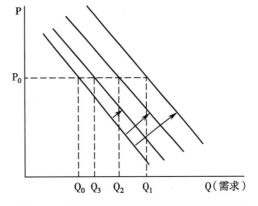

图20-2　针对不同病种西医药价格变化对中医药需求的影响差异分析

注：①如果中医药疗效优于西医药，西医药价格的变化导致中医药需求曲线由D0变化至D1；②如果中医药疗效与西医药相似，西医药价格的变化导致中医药需求曲线由D0变化至D2；③如果中医药疗效弱于西医药，西医药价格的变化导致中医药需求曲线由D0变化至D3。

巩固治疗疗效,或者对抗放、化疗的不良反应。又比如,2003 年"非典"治疗中,接受中医药治疗的患者股骨头坏死的风险远低于未接受中医药治疗者[14];新冠病毒感染治疗中,中国部分省份的中医药参与治疗率达到 100%,较大程度地降低了新冠病毒感染患者的重症率[15]。相关研究表明,不管是针对重大传染性疾病,还是针对慢性非传染性疾病,中医药与西医药的结合或合作治疗,可以取得更好的健康产出。以上情况,中医药服务与西医药服务的关系,符合经济学中的"互补品关系",此种情况下,公众对中医药服务需求的变化与西医药需求变化一致,比如连花清瘟胶囊在一定时期被认为治疗新冠病毒感染有效[16],各治疗点西医药服务需求量增加的同时,对连花清瘟胶囊的需求量也大幅度增加。

第二节 中医药改革与政策进展

一、中医药改革概述

(一)中医药体系

新中国成立以来,中国政府逐步建立了相对独立的中医药体系,包括中医药管理体系、中医药科研体系、中医药教育体系与中医医疗体系等。其中,中医药管理体系包括国家级(国家中医药管理局)、省级(省中医药管理局或省卫健委中医处)、市级(市卫健委中医科)、县级(县卫健委中医股)等四级;中医药科研体系以中国中医科学院为核心,部分省份设立省级中医科研机构;中医药教育体系主要指教育部以及各省辖属的中医药大学、中医药专科学校及卫生学校;中医医疗服务全部由中医医疗体系提供,中医类医院是提供中医医疗服务的主要机构,主要包括国家中医药管理局直属中医类医院(三级医院)、各中医药大学附属中医类医院(三级医院为主)、省级中医类医院(三级医院)、市级中医类医院(三级医院为主)与县级中医类医院(二级医院)等,同时,农村的乡镇卫生院、村卫生室,城市的社区卫生服务中心与社区卫生服务站均能提供一定程度的中医药服务[1]。

(二)中医药改革

中医药改革是指我国政府在中医药领域实施的一系列改革措施,中医药改革涉及中医药管理体系、医疗服务体系、教育体系、科技体系等多个方面。中医医疗服务体系改革,主要指在中医类医院、综合医院中医科以及基层卫生服务机构开展的围绕优化中医药服务供给的一系列改革措施,包括公立中医类医院改革、中医药服务价格改革、中医医保改革、基层中医药改革、社会办中医改革等等。2009 年新医改以来,特别是党的十八大以来,党和政府高度重视中医药事业的发展,以法律的形式明确了中医药的重要地位,并在中医药领域进行了一系列的改革措施以保障中医药事业的持续、健康发展。

(三)中医药投入与中医药总费用

中医药投入是指一个国家或地区在一定时间范围内中医药事业发展所有投入,包括经费投入、人力投入、基础设施投入、项目投入、技术投入等等。中医药财政拨款是反映政府中医药投入力度的重要指标,体现了政府对中医药事业的重视程度。据统计,2020 年中医医疗机构财政拨款为 981.1 亿元,比 2019 年增长了 408.3 亿元,增幅为 71.3%,占卫生健康部门财政拨款的 7.4%,比 2019 年增长了 0.9 个百分点[2]。中医药总费用是指国家或地区在一定时期内(通常是一年)全社会用于中医服务所消耗的资金总额[1]。中医药总费用的测算方法包括机构法、来源法、功能法等,目前中医药总费用的测算主要使用机构法。中医药总费用占国内生产总值（GDP）之比，反映了社会经济发展对中医药的重视程度，中医药总费用占卫生总费用之比，则反映了卫生事业发展对中医药的重视程度。表 20-1 的数据显示，中医药总费用占卫生总费用之比由 2010 年的 12.77% 增长至 2019 年的 16.10%，中医药总费用占 GDP 之比由 2010 年的 0.66% 增至 2019 年的 1.03%，数据显示在经济、社会与卫生事业发展中，对中医药的重视程度日益增强。

表 20-1　中医药总费用及占比情况（基于机构法的测算）

年份/年	中医药总费用 （机构法）/亿元	占卫生总费用比重 （机构法）/%	占 GDP 比重/%
2010	2 715.02	12.77	0.66
2011	3 490.16	13.65	0.72
2012	4 308.59	14.67	0.80
2013	5 178.08	15.49	0.87
2014	5 970.40	15.95	0.93
2015	6 784.62	15.59	0.99
2016	7 502.88	15.48	1.01
2017	8 281.00	15.66	1.01
2018	9 134.49	15.61	1.01
2019	10 208.42	16.10	1.03

注：数据来源于北京中医药大学"中医药总费用研究"课题组，数据可能会依据方法学更新而调整。

二、中医药改革特殊性

（一）卫生工作方针与法律法规对中医药重视程度

新中国成立至今，我国卫生工作方针与卫生政策中一直强调中医药事业的重要性。1950 年 8 月，第一届全国卫生工作会议将"团结中西医"确定为新中国卫生工作的三大方针之一。1982 年 12 月，我国宪法首次明确规定"发展现代医药和我国传统医药"。1997 年 1 月，《中共中央、国务院关于卫生改革与发展的决定》明确将"中西医并重"作为我国新时期卫生工作方针之一。2004 年 4 月，《中华人民共和国中医药条例》颁布。2007 年 10 月，党的十七大将"中西医并重"与"支持中医药事业发展"首次写入中国共产党全国代表大会报告。2009 年 4 月，《国务院关于扶持和促进中医药事业发展的若干意见》，高度概括和系统总结了新中国成立以来党和国家发展中医药事业的方针政策。2012 年 11 月，党的十八大召开，大会报告强调"中西医并重""扶持中医药和民族医药事业发展"。2016 年 12 月，第十二届全国人民代表大会常务委员会第二十五次会议表决通过《中华人民共和国中医药法》，国家主席习近平签发主席令，公布自 2017 年 7 月 1 日起施行。2017 年 10 月，党的十九大报告中指出"坚持中西医并重，传承发展中医药事业"。总体来看，党和政府支持中医药事业发展的政策是长期的、一贯的，卫生工作方针对中医药的界定经历了"团结中西医-中西医结合-中西医并重"三个阶段，"中西医并重"是我国当前卫生工作方针的重要特征。

（二）公立中医医院改革特殊性

新医改以来，公立中医类医院改革紧跟综合医院改革步伐，在"医药分开改革""医耗联动综合改革"中取得了重要进展。相关研究显示,"药品零差率改革"在中医医院取得了预期的成效,但是,效果的取得主要依赖政府投入的持续增加[17]。中医医院药品零差率政策,主要取消了"西药"与"中成药"的药品加成,但是保留了中药饮片的药品加成。主要原因包括两个方面:一是中药饮片在形成汤剂的过程中,耗损比较大,人力成本(中药师或中药士参与)比较高,因此,需要一定的药品加成补偿成本;二是通过保留药品加成的方式保护医院使用中药饮片的积极性。目前,是否继续保留中药饮片的药品加成仍在讨论阶段,从替代品理论出发,如果需方具有药品利用的决定权,其他情况不变的前提下,西药或中成药实施药品零差率之后,中药饮片的使用需求量将会降低。

(三)中医药价格政策

在中医药服务价格方面,长期以来存在着中医药服务价格偏低、中医诊疗收费普遍低于成本、中医服务定价背离价值等问题。过低的中医药服务定价,会影响中医人员使用中医技术的积极性,长远来看不利于中医技术的使用与传承。为了使卫生服务价格能够反映技术价值,国家计划委员会/国家发展和改革委员会、卫生部和国家中医药管理局分别在2001年、2007年和2012年印发了《全国医疗服务价格项目规范(试行2001年版)》《〈全国医疗服务价格项目规范〉新增和修订项目(2007年)》和《全国医疗服务价格项目规范(2012年版)》,建议修订的中医项目数量分别是97项、124项与337项,占项目总数之比分别为2.4%、3.0%与3.6%。依据《全国医疗服务价格项目规范(2012年版)》,国家中医药管理局指导各省(自治区、直辖市)调整中医药服务价格,中医药服务价格调整遵循"国家定项目、地方定价格"的基本原则,简言之,项目由国家定、价格由地方定。以北京为例,2017年北京市医药分开综合改革对96项(占调整项目总额的22.1%)中医医疗服务类项目进行了价格调整,逐步提高了针灸、推拿等中医技术的价格。

(四)中医医保政策与疾病诊断相关分组付费

政府特别重视中医药事业的发展,明确提出了医保应鼓励中医药服务提供和使用的政策措施。比如,2015年《国务院办公厅关于全面推开县级公立医院综合改革的实施意见》中提出"逐步扩大纳入医保支付的医疗机构中药制剂、针灸、治疗性推拿等中医非药物诊疗技术范围";2017年《国务院办公厅关于进一步深化基本医疗保险支付方式改革的指导意见》提出"探索符合中医药服务特点的支付方式,鼓励提供和使用适宜的中医药服务";2019年印发的《中共中央 国务院关于促进中医药传承创新发展的意见》明确提出"完善中医药价格和医保政策"。2021年9月29日《"十四五"全民医疗保障规划》(以下简称《规划》)正式发布,为2021—2025年的医疗保障事业绘制了一幅完整的发展蓝图,同时展望了到2035年的医保图景,也为地方各级人民政府和医保部门开展医疗保障工作提供了一份全面详尽的行动纲要和工作目标。相比历次规划,此次《规划》体现了新亮点,即中医药占有重要份额,体现出医保对中医药的支持。《规划》中明确提出:"探索符合中医药特点的医保支付方式,发布中医优势病种,鼓励实行中西医同病同效同价,引导基层医疗机构提供适宜的中医药服务。"

目前来看,疾病诊断相关分组(diagnosis related group,DRG)付费在综合医院得到了较好的应用,但是,在中医类医院的实施进展相对缓慢。中医类医院是中国医疗服务体系的一个极其重要的组成部分,中医医院与综合医院并存是中国医疗体系不同于世界其他国家医疗体系的重要特色。在中国的中医类医院,理论上以提供中医医疗服务为主,西医医疗服务为辅。从根本上讲,DRG付费之所以在综合医院、现代医学服务中行得通,是因为它的基本思想是基于"同病同治、异病异治"的原理;然而,中医医疗服务则讲究"同病异治、异病同治、辨证论治"。因此,学界对中医类医院是否适合 DRG 付费一直持有争议,鉴于此,DRG 付费管理在中医医院的实施进展缓慢。从试点地区来看,目前中医药 DRG 付费存在中医的特质导致编码困难,中医诊疗方式多元、疗效机制复杂、费用难以统一,机构协调不充分、缺乏领导小组和研究中心等诸多问题需要破解。

三、"新医改"时期中医药改革

"中西医结合"与"中西医并重"一直是中国的重要卫生发展战略。新医改以来,特别是中国共产党第十八次全国代表大会以来,党和政府对中医药事业极为重视,重大政策突破包括 2017 年实施了《中华人民共和国中医药法》以及制订了《中医药发展战略规划纲要(2016—2030 年)》。中国的中医医改,主要聚焦于中医医疗体系,其中改善中医药服务能力是重中之重。覆盖的主要领域包括:建立、健全中医药服务提供网络,提升公立医院中医药服务能力,提高基层医疗机构中医药服务水平,鼓励与支持社会资本办中医,建立与完善中医养生保健服务体系。表 20-2 梳理了主要的改革领域、政策进展与挑战。

表 20-2　2009—2018 年主要的中医药政策、进展及进一步解决的问题

改革领域	主要政策进展	挑战
建立、健全中医药服务提供网络	在农村地区建立了覆盖县、乡、村的三级中医药服务体系,在城市建立了覆盖市、区与社区的中医药服务网络	建立整合型中医药服务体系,实现区域内中医药服务提供的互联、互通,实现中医药服务能力提升的"传、帮、带"等
提升公立医院中医药服务能力	增加了中医医疗资源,扩大了服务规模,优化了中医医疗资源的层级与地区分布,在公立中医类医院实施了中医药特色药品零差率改革,增加了非中医类医疗机构的中医资源供给,实施中医临床优势培育工程,进一步完善了中医疗质量控制、评审、评价体系	①循证中医药在治疗重大疾病中的关键作用,科学回答中医药在疾病治疗中的主要优势; ②促进优质中医资源的地区合理分布; ③探讨公立医疗机构中药饮片药品零差率改革及补偿机制; ④进一步探讨中医医院付费机制
提高基层医疗机构中医药服务能力	实现了基层中医药服务的广覆盖,支持基层医疗机构中医馆建设,向基层医疗机构推广中医药适宜技术等	吸引高水平中医人员服务基层;在基层提供高质量的中医药服务,同时更好地解决基层中医药工作人员的待遇、职称等问题
鼓励社会资本办中医类卫生机构	医师可以按规定申请设置医疗机构,鼓励医师在基层开办中医诊所;鼓励医师利用业余时间到基层医疗机构执业或开设中医工作室;鼓励社会力量举办连锁中医医疗机构;实施中医诊所备案管理制度,简化了办理医疗机构证照的难度	实现对社会资本办中医院的科学监管
建立与完善中医养生保健服务体系	建立健全中医治未病服务网络,推动中医药纳入国家基本公共卫生服务体系,鼓励中医养生保健机构发展	研制与人民需求相适应的适宜的中医养生保健服务包

1. 建立、健全中医药服务提供网络　健全的中医药服务提供网络是国民获得公平、有效、高质量中医服务的基本保障。长期以来，中国的中医药服务网络存在地区之间资源分布不均衡及发展差异大等问题，这些问题影响了居民获得中医药服务的公平性与可及性。为完善中医药服务网络，中国政府提出建立以省、市级中医医院为龙头，县级中医医院为骨干，综合医院中医科为重要力量，基层医疗卫生机构中医药科室为基础的中医药服务网络。中国农村地区已经基本建立起了覆盖县、乡、村的三级中医药服务体系，城市建立起了覆盖市、区与社区的中医药服务网络[18]。

2. 提升公立医院中医药服务能力　公立中医类医院是提供中医医疗服务的主体。中国的公立中医类医院，担负着提供高水平中医医疗服务的重要使命。然而，与综合医院相比较，长期以来中医类医院存在服务能力低下等问题[19]。因此，中医医改的核心在于提高公立医院中医药服务能力与服务效率。新医改以来，围绕公立中医医院实施的主要改革举措包括做好公立医院科室设置[20]、扩大中医资源规模并优化中医医疗资源的层级与地区分布、实施中医临床优势培育工程并完善中医医疗质量控制体系和评审评价体系[21]、实施公立中医类医院中医特色药品零差率改革[17]等。除了针对公立中医类医院的措施，还实施了针对综合医院的中医药工作专项[22]。

3. 提高基层医疗机构中医药服务能力　基层中医药服务能力是影响公众能否公平、可及获得中医药服务的前提，提高基层中医药服务能力，是中医医改的一项十分重要的工作任务。主要举措包括：实现基层中医药广覆盖、支持中医馆建设[23]、推广中医适宜技术[24]等等。基层中医药服务能力的提升，得到了相关部门的高度重视：2012 年 8 月，国家中医药管理局、卫生部、人力资源和社会保障部、国家食品药品监督管理局、中国人民解放军总后勤部卫生部等五部门联合实施了基层中医药服务能力提升工程（以下简称"提升工程"），提出了"到 2015 年，力争 95% 以上的社区卫生服务中心和 90% 的乡镇卫生院、70% 以上的社区卫生服务站和 65% 的村卫生室能够提供中医药服务"的主要任务指标，并于"十二五"末基本完成。

4. 鼓励社会资本办中医类卫生机构　支持与鼓励社会资本办中医，主要举措包括：规定医师可以按规定申请设置医疗机构，鼓励医师到基层开办诊所；鼓励医师利用业余时间、退休医师到基层医疗卫生机构执业或开设工作室[25]；鼓励社会力量举办连锁中医医疗机构；依法实施中医诊所备案管理，简化了办理医疗机构证照的难度[26]。新医改以来，社会资本办中医医疗机构的数量快速增多，截至 2018 年底，全国共有备案中医诊所 8 404 个，共有民营中医类医院 1 891 个（占中医类医院总量的 41.4%）、民营门诊部和诊所 48 800 个。

5. 建立与完善中医养生保健服务体系　建立与完善中医养生保健服务体系[27]，鼓励中医药在公共卫生服务中发挥作用，是新医改以来对中医药的重要期待。主要举措包括建立中医治未病服务网络，拓宽"中医治未病"服务的覆盖范围，将中医药纳入国家基本公共卫生服务体系，鼓励中医养生保健机构发展等等。其中，提升"治未病"服务能力是最为重要的改革内容[28]，2017 年底，全国 73.33% 的县级以上公立中医类医院建立了治未病科室并提供治未病服务。

第三节　中医药改革与发展评估

一、中医药投入

国家在中医药事业的投入力度逐年增强。中医药总费用呈现持续增加趋势,从2004年的973.9亿元增至2017年的8 281.1亿元,中医药总费用增长了近8倍。其中,从2004年至2009年,中医药总费用年均增速为15.6%;从2009年至2017年,中医药总费用年均增速19.4%,医改之后中医药总费用的增速明显快于医改之前。

与卫生总费用相比较,医改之前(2004—2009年)卫生总费用的年均增速(18.2%)高于中医药总费用(15.6%),医改之后(2009年—2017年)中医药总费用的年均增速(19.4%)远高于卫生总费用(14.7%)(表20-3)。

表20-3　中医药总费用与卫生总费用绝对值及增速比较

费用类别	绝对值/亿元			年均增速/%	
	2004年	2009年	2017年	2004—2009年	2009—2017年
卫生总费用	7 590.3	17 541.9	52 598.3	18.2	14.7
中医药总费用	973.9	2 010.7	8 281.0	15.6	19.4

从2004年至2009年,中医药总费用占比出现缓慢降低趋势(2004年为12.8%,2009年为11.5%),2009年中医药总费用占比达到最低点;从2009年到2014年,中医药总费用占比呈现持续增高趋势,2014年达到最高点16.8%;2014年之后,中医药总费用占比出现缓慢降低趋势,2017年为15.7%(图20-3)。

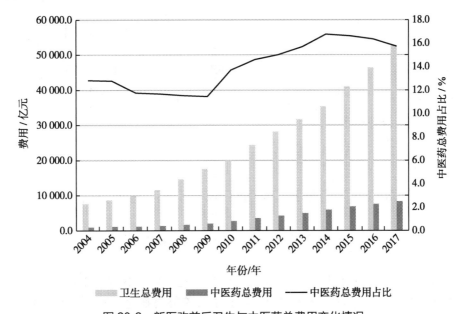

图20-3　新医改前后卫生与中医药总费用变化情况

数据来源:1. 卫生总费用:《2018年中国卫生健康统计年鉴》;2. 中医药总费用:2018年度中医药总费用测算报告,北京中医药大学管理学院课题组。

二、中医资源变化趋势

中医类别医院数量从 2002 年的 2 864 家增至 2017 年的 4 566 家,15 年共增加了 1 702 家。其中,2002—2009 年,中医类医院数量年均增速 1.4%;2009—2017 年,中医类医院数量年均增速 4.7%,医改之后中医类医院年均增速是医改前的 3 倍多(表 20-4)。图 20-4 是各省份中医类别医院平均数量变化趋势图,可以看出 2002—2007 年,中医类别医院数量一直呈现增长趋势,2007—2009 年,先降低后回升;2009 年之后,中医类医院数量一直呈现增长趋势。从省间差异来看,医改之后中医类医院数量的省际差异大于医改之前。

表 20-4 医改前后主要中医资源量及增速

指标	分类	资源量			年均增速/%	
		2002 年	2009 年	2017 年	2002—2009 年	2009—2017 年
医院数量	所有医院	17 844 家	20 291 家	31 056 家	1.9	5.5
	中医类医院	2 864 家	3 164 家	4 566 家	1.4	4.7
执业(助理)医师	总体	1 843 995 人	2 329 206 人	3 390 034 人	3.4	4.8
	中医类别	251 851 人	272 579 人	527 037 人	1.1	8.6
机构床位数	全国	3 136 110 张	4 416 612 张	7 940 252 张	5.0	7.6
	中医	272 861 张	426 930 张	1 135 615 张	6.6	13.0

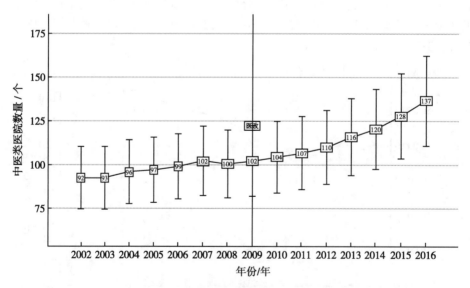

图 20-4 各省份中医类别医院平均数量变化

与全国所有医院增速相比较,医改前后中医类医院年均增速均低于全国医院。从中医类医院数量占全国医院总量之比来看,15 年的主要趋势是稳定中略有降低,从 2002 年的 16.1% 降至 2009 年的 15.8%,尔后由 2009 年的 15.8% 降至 2017 年的 14.7%(表 20-4,图 20-5)。

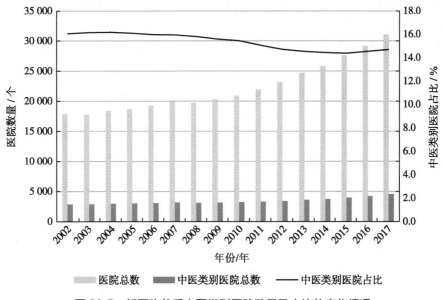

图 20-5　新医改前后中医类别医院数量及占比的变化情况

中医类别执业（助理）医师数量从 2002 年的 251 851 人增至 2017 年的 527 037 人，数量增长了 1 倍多。其中，2002—2009 年中医类别执业（助理）医师数量年均增速 1.1%，2009—2017 年年均增速 8.6%（表 20-4）。图 20-6 是各省份中医类别执业（助理）医师平均数量变化趋势图，可以看出，2002—2009 年中医类别执业（助理）医师数量出现先降（由 2002 年的省均 8 124 人降至 2006 年的省均 7 630 人）后升（增至 2009 年的省均 8 793 人）趋势，2009 年之后中医类别执业（助理）医师数量持续上升，同时，省际差异出现扩大趋势。

2002—2009 年中医类别执业（助理）医师数量年均增速（1.1%）低于全国执业（助理）医师总量增速（3.4%），2009—2017 年中医类别执业（助理）医师数量年均增速（8.6%）远高于全国执业（助理）医师总量增速（4.8%）。中医类别执业（助理）医师占全国执业（助理）医师

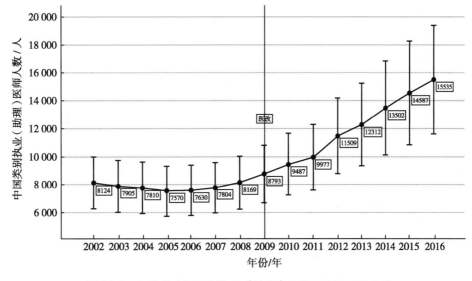

图 20-6　各省份中医类别执业（助理）医师平均数量及变化

之比由 2002 年的 13.7% 降至 2009 年的 11.7%,连续 7 年出现降低趋势;2009—2017 年,出现持续走高趋势,2017 年达到了 15.5%(表 20-4,图 20-7)。数据表明,医改以来,中医服务提供主体队伍不断壮大,医改之前中医类别执业(助理)医师队伍萎缩的趋势得到了遏制与扭转。

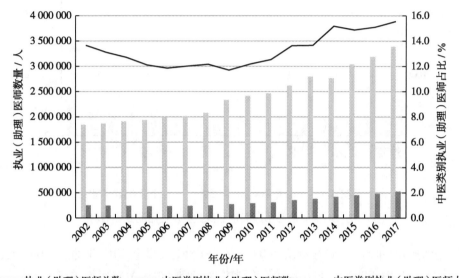

图 20-7　新医改前后中医类别执业(助理)医师数量及占比

　中医类别床位数由 2002 年的 272 861 张增至 2017 年的 1 135 615 张,增长 3 倍多。其中,2002—2009 年中医类别实有床位数年均增速 6.6%,医改之后中医类别实有床位数年均增速 13.0%,医改之后年均增速增至医改前的 2 倍(表 20-4)。图 20-8 是 2002—2016 年各省份中医类别实有床位平均数变化趋势图,如图所示,2002—2016 年中医类别实有床位数一直呈现明显增长趋势,但是省际之间的差异在不断扩大。

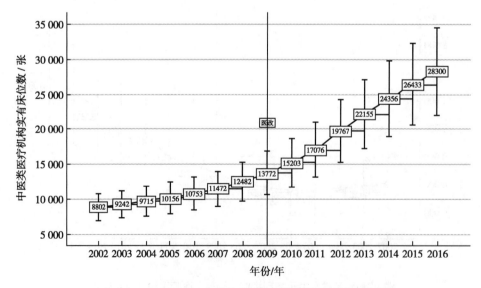

图 20-8　2002—2016 年各省份中医类别实有床位平均数

2002—2009 年中医类床位数年均增速（6.6%）是全国所有卫生机构床位数年均增速（5.0%）的 1.32 倍，2009—2017 年是全国的 1.71 倍（13.0%/7.6%），医改之后，中医床位数增速更快（表 20-4）。从中医类别实有床位数占比来看，2002—2017 年一直呈增长趋势，其中 2017 年较 2016 年有明显增长（图 20-9）。

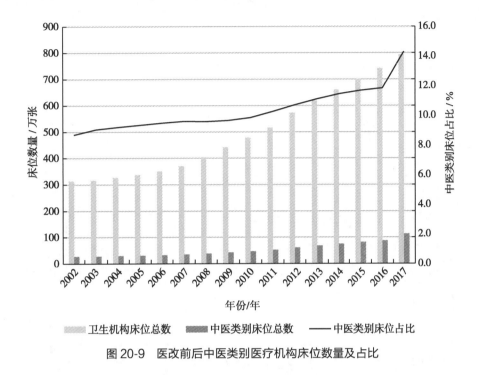

图 20-9　医改前后中医类别医疗机构床位数量及占比

如前所述，中医类别执业（助理）医师数、中医类别医院数、中医类别机构床位数量的地区差异呈现扩大化趋势。本研究将各省（自治区、直辖市）分为东部、中部与西部三类地区，比较了不同地区省份中医资源总量情况。数据显示，各类中医资源的平均量，均是东部地区省份最高，其次是中部地区省份，西部地区省份最低（表 20-5）。

表 20-5　2017 年不同地区各省份中医资源平均数量比较

地区分类	中医类别执业（助理）医师数/人	中医类别医院数量/家	中医类医院实有床位数/张
东部	20 615	151	37 961.8
中部	17 604	171	43 595
西部	13 287	129	30 773
平均	17 001	147	36 633

三、中医医疗服务利用

中医类医院门急诊总人次数由 2002 年的 19 237.3 万人次增至 2017 年的 58 853.1 万人次，医改前（2002—2009 年）与医改后（2009—2017 年）门急诊总人次数的年均增速保持不变，均略高于全体医院的门急诊总人次数增速。2002—2017 年中医类医院门急诊总人次数占全体医院门急诊总人次数之比在稳定中有略微增高（2002 年为 16.6%，2009 年为 17.3%，2017 年为 17.5%）（表 20-6，图 20-10）。

表 20-6　医改前后中医医疗服务量及增速

服务量指标	分类	中医医疗服务量/万人次			年均增速/%	
		2002 年	2009 年	2017 年	2002—2009 年	2009—2017 年
门急诊总人次数	全体医院	115 833.7	187 542.1	336 302.4	7.1	7.6
	中医类医院	19 237.3	32 373.7	58 853.1	7.7	7.7
出院人次数	全体医院	3 940.3	8 454.3	18 822.7	11.5	10.5
	中医类医院	449.8	1 123.5	2 829.1	14.9	12.2

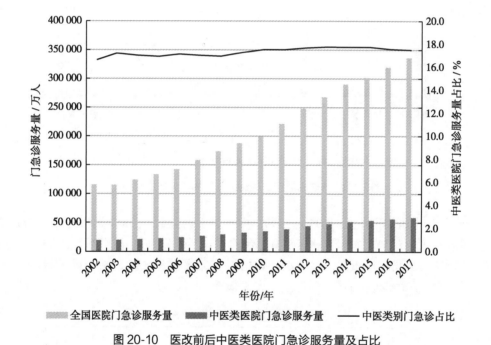

图 20-10　医改前后中医类医院门急诊服务量及占比

中医类医院出院人次数由 2002 年的 449.8 万人次增至 2017 年的 2 829.1 万人次，增加了 5 倍多。医改之后（2009—2017 年）出院人次数年均增速（12.2%）慢于医改前（2002—2009 年）年均增速 14.9%。医改前后，中医类医院出院人次数增速均快于全国医院总出院人次数。从趋势来看，2002—2017 年，中医类医院出院人次数占全国医院总出院人次数之比呈现缓慢、平稳增长趋势（图 20-11）。

四、中医药投入和服务利用

综合比较中医药总费用占卫生总费用之比、中医类别执业（助理）医师占比、中医类门急诊人次数占比与中医类出院人次数占比（图 20-12），可以发现：①2009 年之前中医药总费用占比与中医类别执业（助理）医师占比变化趋势线基本重合，2009—2014 年间中医药总费用

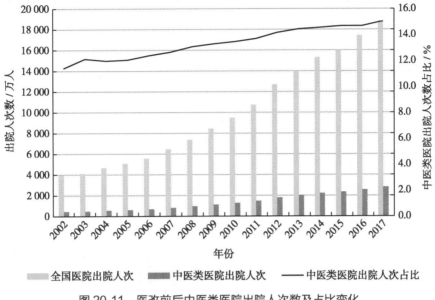

图 20-11　医改前后中医类医院出院人次数及占比变化

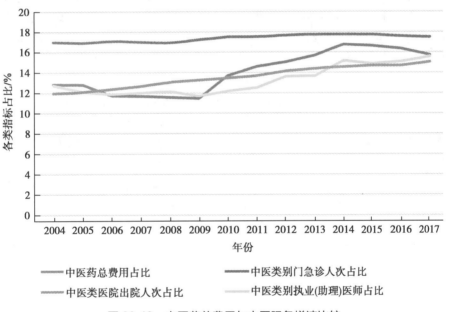

图 20-12　中医药总费用与中医服务增速比较

占比略高于中医类别执业(助理)医师占比,2014—2017 年之后逐渐趋于一致。总体而言,中医类别执业(助理)医师量的增长与中医药总费用的增长基本保持一致,医改(2009 年)之后中医投入占比的增加,壮大了中医药服务提供队伍;②医改前后,中医类别医院门急诊人次数占比一直保持稳定,一方面,中医类别医院门急诊人次数占比一直高于中医药总费用占比与中医类别(执业)助理医师占比,说明中医类医疗机构在提供门急诊服务方面效率较高;另一方面,持续增加的中医药投入及引起的中医人力队伍的相对壮大,并未促进门急诊服务提供效率的继续增高,中医药总费用占比及中医类别执业(助理)医师数量占比与中医药门急诊人次数占比的差距在缩小,提示中医类医院的门急诊服务提供效率出现增速放缓趋势;

③2005—2013 年,中医类医院出院人次数占比一直高于中医类别执业(助理)医师占比,表明了这段时间中医类医院出院服务提供的相对高效率;2013 年之后,中医类医院出院人次数占比低于或接近于中医类别执业(助理)医师占比,说明相对较高的中医药投入并未引起中医类别出院服务量的明显增加,反而出现了增速放缓趋势。

第四节 政 策 建 议

一、中医服务体系投入和建设

新医改之后中国政府对中医药事业的投入力度持续增强。虽然 2002 年以来中医药总费用一直呈现增加趋势,但是医改之后中医药总费用增速较医改之前明显加快,甚至远高于卫生总费用的平均增速,表明新医改之后中国政府和社会对中医药事业的投入力度不断增强。医改以来,特别是党的十八大以来,中国政府将中医药事业的发展放在极其重要的战略位置,主要体现在三个方面:一是党和国家领导人特别认可中医药,国家主席习近平指出,"中医药学凝聚着深邃的哲学智慧和中华民族几千年的健康养生理念及其实践经验,是中国古代科学的瑰宝,也是打开中华文明宝库的钥匙";二是中国的卫生工作方针及立法均对中医药事业高度重视,中国政府新时期卫生工作方针强调"中西医并重",2017 年 7 月 1 日起实施的《中华人民共和国中医药法》,使得中国中医药发展从此有法可依,这是中国中医药发展史上具有里程碑式意义的重要法律;三是制定了《中医药发展战略规划纲要(2016—2030年)》,明确了未来较长一段时间内中国中医药事业的发展目标。立法、政策对中医药事业发展的高度重视,是对中国中医药事业投入力度不断增强的重要政治与政策保障。

中医药总费用的增加、中医药投入力度的增强,丰富了中医药资源,主要体现在中医类别医院数量的增多、中医类别执业(助理)医师队伍的扩大以及中医类别床位数量的增加等方面。积极的中医人才发展政策,壮大了中国的中医药人才队伍。中医类别执业(助理)医师是中医服务提供的主要力量,公众能否获得高可及性、高质量的医疗服务,主要取决于中医类别执业(助理)医师的数量与质量。然而,医改前相当长一段时间内,中国的中医药人才队伍出现了萎缩的现象,成为了制约中国中医药事业发展的关键问题。为了从根本上解决中医服务提供主体力量趋于衰弱的问题,新医改以来,中国政府对中医人才队伍建设给予了充分的政策空间,2009 年 3 月颁布的《中共中央 国务院关于深化医药卫生体制改革的意见》中特别强调要"培育壮大中医药人才队伍";同年出台的《关于加强卫生人才队伍建设的意见》中指出:"加强中医药人才队伍建设,充分发挥中医药在医疗卫生服务体系中的作用。"新医改以来,中医类别执业(助理)医师队伍的发展,既有明确的目标,更有具体的策略与实现途径。2016 年颁布的《中医药发展战略规划纲要(2016—2030 年)》确定了中医服务提供主体的发展目标,提出了到 2020 年,每千人口卫生机构中医执业类(助理)医师数达到0.4 人。中医人才队伍的建设,既包括城市公立医院与社区卫生服务机构中医力量的增强,更包括农村地区县、乡、村三级医疗卫生服务体系中医人才的培养与供给。应该说,基层中医人才的培养一直是中医药政策的重点内容。2012 年《国务院关于印发"十二五"期间深化医药卫生体制改革规划暨实施方案的通知》中指出:"以城乡基层为重点加强中医医疗服务能力建设,到 2015 年,力争 95%以上的社区卫生服务中心和 90%的乡镇卫生院、70%以上的社区卫生服务站和 65%以上的村卫生室能够提供中医药服务。"2017 年《国务院关于印发

"十三五"深化医药卫生体制改革规划的通知》中指出:"到 2020 年,力争所有社区卫生服务机构和乡镇卫生院以及 70% 的村卫生室具备中医药服务能力,同时具备相应的医疗康复能力。"因此,积极的中医人才发展政策,壮大了中国的中医药人才队伍,快速增加了中医类别执业(助理)医师的数量,医改之前中医类别执业(助理)医师数量逐年降低的变化趋势得到了遏制与扭转。

二、中医服务体系效率和公平

中医类医院的服务提供效率出现增速放缓趋势,中医药投入力度的增强并未对中医类医院的服务效率产生明显的正向刺激。2009 年之后,中医类别医院门急诊总人次数、出院人次数均保持了医改之前的增长趋势。数据显示,中医类医院门急诊服务提供效率较高,2009—2013 年中医类医院住院服务效率较高,之后中医类医院住院服务提供量占比与中医类别执业(助理)医师数量占比持平。从中医类别医院服务量的变化来看,中医药投入的增加及引起的中医人力队伍的相对壮大,并未对中医类医院的服务效率产生明显的正向刺激,中医类医院的服务提供效率反而出现增速放缓趋势。

中医医疗资源存在绝对量不足、省间分布不均衡现象,中医医疗服务体系存在资源碎片化、中医服务提供协同机制不健全等问题。研究结果显示,虽然中医药投入的力度逐年增强,中医类别执业(助理)医师的数量不断增加,但是,截至 2017 年底,中医类别执业(助理)医师数量占全国执业(助理)医师数量之比也仅为 15.5%,中医类别执业(助理)医师数量与全体类别执业(助理)医师数量的绝对值差距逐年增大;不同省份之间中医类别执业(助理)医生总量等中医资源总量的差异在扩大,2017 年的结果显示东部地区中医资源的省均总量明显高于中部地区,后者明显高于西部地区。需要强调的是,虽然不同地区中医资源数量在增长,但是优质中医资源的分布及增长不均匀[29]。另外,虽然绝大多数的地区中医医疗服务提供网络基本建立,但是,与全国卫生服务体系相似,中医医疗服务体系同样存在资源碎片化、中医服务协同提供机制不健全等问题。有研究指出,构建市、区、镇、村城乡一体化的整合型中医药服务体系,能够有效地提升医疗机构的中医药服务能力[30]。因此,构建整合型中医药服务体系,进一步提高中医类资源的绝对水平,平衡东、中、西部地区之间中医资源特别是优质中医资源的分布,是未来中医药资源增长与布局的重点。

三、中医服务价格和效果

中医药服务的特殊性,导致了中医服务在医疗项目价格、病种付费等方面改革滞后于综合医院。中医医院的价格政策与付费机制,一方面影响到中医服务需求方利用中医药服务的积极性,同时也影响到中医服务提供方提供中医药服务的积极性。与西医服务相比较,中医医疗服务在医疗项目价格、病种付费改革等方面均有特殊性。比如,由于中医"同病异治、异病同治"的治疗理念,中医类医疗服务很难实现按病种付费的改革与探索,按项目付费是中医类医疗机构的主要付费方式,然而按项目付费存在的弊端(比如高成本)会影响公众使用中医药服务的积极性、抑制公众对中医药服务的需求;再比如,在现行的药品零差率政策改革中,为了鼓励医疗机构使用中药饮片,大多数的医疗机构取消了西药与中成药的药品加成,但保留了中药饮片的药品加成,这虽然对医生使用中药饮片是一种激励,但是,根据经济学上"影响需求的替代品理论",却可能反向鼓励患者更多地选择西药或接受西医服务。有文章指出,开展中医优势病种支付方式改革,可以取得"患者少花钱、医院增收入、医保减支出、中医特色得发挥"四方共赢的效果[31]。因此,开展中医药医疗项目价格、病种付费改革的政策研究,探讨适合中医医疗服务特征的付费机制,探索中医药饮片的药品零差率政策并制订积极的财政补贴方案,将有利于中医药服务的提供与利用。

中医医疗服务的效果问题,仍是影响中医医疗服务提供与利用的主要羁绊。中医医疗服务的效果,是影响中医药服务供给量的最重要因素。为了提升中医医疗服务效果,新医改以来,国家中医药管理局实施中医临床优势培育工程并完善了中医医疗质量控制体系和评审评价体系,对于督促、提升中医药服务的效果具有积极的意义。但是,过去数十年间,是否应该优先发展中医药事业一直是热议的话题,争议的焦点在于中医药的有效性。一项基于70篇Cochrane系统综述的研究发现,虽然部分综述指出中医药对某些患者有较好的疗效,但是大部分综述对中医药的疗效尚无定论[32]。因此,梳理并发布中医药优势病种讯息,开展基于真实世界数据的中医药疗效研究,开展中医药疗效的卫生经济学评估,科学寻找中医药疗效以及成本效果等方面的相关证据,是推升中医药认知度与认可度的主要策略,特别应该注重中医药理论现代化研究,切实提高中医药疗效。

四、政策建议

本文提出的主要建议包括:建立整合型中医药服务体系,进一步提高中医类资源的绝对水平,平衡东、中、西部地区之间中医资源特别是优质中医资源的分布;开展中医药医疗项目价格、病种付费改革等方面的政策研究,探讨适合中医医疗服务特征的付费机制,探索中药饮片的药品零差率政策并制订积极的财政补贴方案;梳理并发布中医药优势病种讯息,开展基于真实世界数据的中医药疗效研究,开展中医药疗效的卫生经济学评估,科学寻找中医药疗效以及成本效果等方面的相关证据,特别应该注重中医药理论现代化研究。

(石学峰)

参考文献

[1] 梁万年.卫生事业管理学[M].北京:人民卫生出版社,2017.

[2] 国家中医药管理局办公室.国家中医药管理局办公室关于印发《2020年中医药事业发展统计提要报告》的通知[EB/OL].(2022-01-20)[2022-02-22].http://gcs.satcm.gov.cn/gongzuodongtai/2022-01-20/24293.html.

[3] 景军.基于传统中医针灸理论的脑血管疾病物理治疗系统研究[D].秦皇岛:燕山大学,2009.

[4] 张靖折,李晓屏,唐雨,等.中医耳穴压籽联合穴位电生理对消化系统癌痛的改善作用[J].湖南中医药大学学报,2019,39(2):241-244.

[5] 原丹,郑泽宇,庄森,等.2021年福建莆田新冠Delta株感染患儿中医证候及诊治规律初探[J].福建中医药,2021,52(10):1-2.

[6] 潘勇娜,常月锋,郭璟静,等.中医五音疗法对消化系统肿瘤患者在化疗期间抑郁情绪影响分析[J].河北医药,2017,39(14):2211-2213.

[7] 程薇,石学峰,房耘耘,等.北京市居民中医认知及需求情况调查研究[J].中国全科医学杂志,2011,5(14):1693-1695.

[8] 张巍岚,王相东,王郁金,等.从国医大师邓铁涛治"非典"经验探讨新型冠状病毒肺炎中医诊疗思路[J].中医学报,2020,35(3):483-486.

[9] 王瑞芹,李书香.影响中草药疗效的集中因素[J].临床合理用药,2012,5(12):32-33.

[10] 黄银僖,王栋良,吕纬.基于倾向评分分析中医治疗对胫骨平台术后康复的影响[J].中华中医药杂志,2021,36(7):4408-4441.

[11] 孙亚峰,朱素华,常超.中医结扎法治疗痔疮的效果观察[J].中国使用医刊,2021,48(9):111-114.

[12] 李建伟,刘学伟,王刚,等.慢性复发性银屑病的中医临床分析及治疗策略[J].中国皮肤性病学杂志,2021,35(12):1412-1416.

[13] 张声生,吴咏东,冯培民,等.藿香正气口服液治疗胃肠型感冒暑湿证的多中心、双盲随机对照临床研究[J].中医杂志,2020,61(11):964-970.

[14] 王丹丹,张颖,张虹.中国专利检索系统中治疗股骨头坏死的中药复方用药规律分析[J].安徽医药,2022,26(2):417-421.

[15] 贾维刚,周泉宇,肖芙蓉,等.96例北方普通型新型冠状病毒肺炎中医证候特点及方案汤剂治疗效果观察[J].湖南中医药大学学报,2021,41(10):1559-1563.

[16] 谭杜勋,石文磊,刘楠,等.连花清瘟胶囊在新冠肺炎中早期抗病毒、抗炎的疗效观察[J].中国处方药,2021,19(5):92-93.

[17] SHI X,ZHU D,MAN X,et al. "The biggest reform to China's health system":did the zero-markup drug policy achieve its goal at tratidional Chinese meicines county hospital? [J]. Health Policy and Planing,34(7):483-491.

[18] 洪宝林,房耘耘,程薇,等.我国中医医疗服务体系的现状及问题[J].中国卫生经济,2010,29(9):33-35.

[19] 李显文,杨泉森,邬静艳.县级中医医院与综合医院服务能力比较研究[J].中国医院,2016,2(2):14-17.

[20] 国家卫生和计划生育委员会,国家中医药管理局.关于在公立医院综合改革中依法切实做好公立中医医院设置有关要求的通知[EB/OL].(2017-08-16)[2022-02-22].http://www.satcm.gov.cn/yizhengsi/zhengcewenjian/2018-03-24/3154.html.

[21] 国家中医药管理局办公室.国家中医药管理局办公室关于实施风温肺病(重症肺炎)等95个中医优势病种中医临床路径和中医诊疗方案的通知[EB/OL].(2019-1-10)[2022-02-22].http://www.satcm.gov.cn/yizhengsi/zhengcewenjian/2019-01-21/8896.html.

[22] 国家中医药管理局,国家卫生和计划生育委员会,总后勤部卫生部医疗管理局.关于开展综合医院中医药工作专项推进行动的通知[EB/OL].(2014-10-28)[2022-02-22].http://www.satcm.gov.cn/yizhengsi/gongzuodongtai/2018-03-24/2735.html.

[23] 国家中医药管理局办公室.国家中医药管理局办公室关于印发乡镇卫生院社区卫生服务中心中医综合服务区(中医馆)建设指南的通知[EB/OL].(2016-11-14)[2022-02-22].http://www.satcm.gov.cn/yizhengsi/gongzuodongtai/2018-03-24/2664.html.

[24] 国家中医药管理局,今年医改五项重点改革主要工作确定并提出提高中医药服务能力和水平鼓励基层医疗机构提供中医药适宜技术和服务:工作动态[2011][A/OL].(2011-2-22)[2022-02-22].http://yzs.stacm.gov.cn/gongzuodongtai/2018-03-25/5698.html.

[25] 卫生部医政司.关于开展有资质人员依法开办个体诊所试点工作的通知[EB/OL].(2011-07-04)[2022-02-22].http://www.satcm.gov.cn/yizhengsi/gongzuodongtai/2018-03-24/2994.html.

[26] 国家卫生和计划生育委员会.中医诊所备案管理暂行办法[EB/OL].(2017-11-16)[2022-02-22].http://fjs.satcm.gov.cn/zhengcewenjian/2018-03-24/2406.html.

[27] 国家中医药管理局.国家中医药管理局关于促进中医养生保健服务发展的指导意见[EB/OL].(2016-01-18)[2022-02-22].http://www.satcm.gov.cn/yizhengsi/gongzuodongtai/2018-03-24/2687.html.

[28] 国家中医药管理局.国家中医药管理局关于印发《中医医院"治未病"科建设与管理指南(试行)》的通知[EB/OL](2012-12-24)[2022-02-22].http://www.satcm.gov.cn/yizhengsi/gongzuodongtai/2018-

03-24/2831. html.

［29］张云辉,何静,李美婧,等.中医药政策视角下各地区中医类医院卫生资源发展分析［J］.中国卫生经济,2019,38(1):47-50.

［30］董杰昌,王洪,刘清泉,等.市、区、镇、村一体化中医医疗服务体系建设的创新与初步实践［J］.中国医院,2015,19(10):39-41.

［31］安徽省农村合作医疗管理办公室.山东省威海市扎实推进中医优势病种支付方式改革［A/OL］.(2017-11-21)［2022-02-22］.http://www.ahhzyl.com/NewsInfo.aspx? gID=66e51318-5d05-4d52-8efc-15c2cc4c3912.

［32］MANHEIMER E,WIELAND S,KIMBROUGH E,et al. Evidence from the Cochrane Collaboration for Traditional Chinese Medicine Therapies［J］. Journal of Alternative and Complementary Medicine,2009,15(9):1001-1014.